世界中医学专业核心课程教材

（中文版）

World Textbook Series for Chinese Medicine Core Curriculum

（Chinese Version）

总主编 Chief Editor

张 伯 礼
Zhang Bo-li

世界中医药学会联合会教育指导委员会
The Educational Instruction Committee of the WFCMS

（供中医学、针灸学和推拿学专业用）

（For Majors of Chinese Medicine, Acupuncture & Moxibustion and *Tuina*）

中 药 学

Chinese Materia Medica

主 编 钟赣生 陈蔚文 赵中振（中国香港）

Chief Editors Zhong Gan-sheng Chen Wei-wen Zhao Zhong-zhen (Hong Kong, China)

副主编 白效龙（美国） 约翰·斯科特（美国） 金 华 唐德才 周祯祥

Associate Chief Editors Eric Brand (USA) John Scott (USA) Jin Hua Tang De-cai Zhou Zhen-xiang

U0308036

中国中医药出版社

·北 京·

China Press of Traditional Chinese Medicine

Beijing PRC

图书在版编目（CIP）数据

中药学 / 张伯礼，世界中医药学会联合会教育指导
委员会总主编；钟赣生，陈蔚文，赵中振主编 . — 北京：
中国中医药出版社，2019.10
世界中医学专业核心课程教材
ISBN 978-7-5132-5711-4

Ⅰ.①中⋯　Ⅱ.①张⋯　②世⋯　③钟⋯　④陈⋯　⑤赵
⋯　Ⅲ.①中药学—中医学院—教材　Ⅳ.① R28

中国版本图书馆 CIP 数据核字 (2019) 第 191875 号

中国中医药出版社出版
北京经济技术开发区科创十三街 31 号院二区 8 号楼
邮政编码　100176
传真　010 64405750
山东临沂新华印刷物流集团有限责任公司印刷
各地新华书店经销

开本 787×1092　1/16　印张 26　字数 566 千字
2019 年 10 月第 1 版　2019 年 10 月第 1 次印刷
书号　ISBN 978–7–5132–5711–4

定价　198.00 元
网址　www.cptcm.com

社 长 热 线　010-64405720
购 书 热 线　010-89535836
维 权 打 假　010-64405753

微信服务号　zgzyycbs
微商城网址　https://kdt.im./LIdUGr
官 方 微 博　http://e.weibo.com./cptcm
天猫旗舰店网址　https://zgzyycbs.tmall.com

翻译委员会办公室

主　任

单宝枝

副主任

江　丰　李玲玲

出版人

范吉平

出版项目总协调

范吉平　李秀明　李占永　单宝枝　芮立新

总责任编辑

单宝枝

中文责编（以姓氏笔画为序）

马　洁　马晓峰　王　玮　王　琳　王利广　王淑珍　田少霞　华中健　邬宁茜

刘　喆　农　艳　李占永　李艳玲　肖培新　张　岳　张　晨　张　燕　张永泰

周艳杰　单宝枝　郝胜利　耿雪岩　钱　月　徐　珊　黄　巍　韩　燕

英文责编

单宝枝　欧阳珊婷（Shelley Ochs，美国）　克里斯·杜威（Chris Dewey，美国）　陈云慧

何叶博　摩耶·萨顿（Maya Sutton，美国）　汤姆·斯宾瑟（Tom Spencer，美国）

郝吉顺（美国）　何玉信（美国）　耿雪岩

封面设计

赵晓东　中国北京兰卡电脑彩色制版有限公司

装帧设计

中国北京嘉年华文图文制作有限责任公司

世界中医学专业核心课程教材

《中药学》编委会

主　编

　　钟赣生（北京中医药大学）

　　陈蔚文（广州中医药大学）

　　赵中振（香港浸会大学）

副主编

　　白效龙（美国加州太平洋中医学院）

　　约翰·斯科特（美国金花中药有限公司）

　　金　华（天津中医药大学）

　　唐德才（南京中医药大学）

　　周祯祥（湖北中医药大学）

编　委（以姓氏笔画为序）

　　崔　瑛（河南中医药大学）

　　郭建生（湖南中医药大学）

　　郭　平（香港浸会大学）

　　刘炳凯（巴黎公立医院集团）

　　刘树民（黑龙江中医药大学）

　　聂　晶（江西中医药大学）

　　秦华珍（广西中医药大学）

　　邱颂平（福建中医药大学）

　　任艳玲（辽宁中医药大学）

　　宋捷民（浙江中医药大学）

　　王加锋（山东中医药大学）

　　王景霞（北京中医药大学）

　　吴庆光（广州中医药大学）

　　杨柏灿（上海中医药大学）

　　杨　敏（成都中医药大学）

　　张一昕（河北中医学院）

序

自古以来，中医药就是古丝绸之路沿线国家交流合作的重要内容。随着健康观念和生物医学模式的转变，中医药在促进健康保健及防治常见病、多发病、慢性病及重大疾病中的疗效和作用日益得到国际社会的认可和接受，中医药海外发展具有巨大潜力和广阔前景。但是中医药教育在海内外的发展并不平衡，水平也参差不齐。在此背景下，遵循世界中医药学会联合会教育指导委员会制定的《世界中医学本科（CMD 前）教育标准》，编写一套供海内外读者学习使用的中医药教材，有助于更好地推动中医药走向世界，意义重大。

在《中华人民共和国中医药法》颁布一周年之际，"世界中医学专业核心课程教材"即将付梓问世。本套教材发轫于2008 年，两次获得国家中医药管理局国际合作专项立项支持，由张伯礼教授担任总主编，以世界中医药学会联合会教育指导委员会为平台，汇聚海内外专家，遴选海内外范本教材，进行诸章节的比较研究，取长补短，制定编写大纲，数易其稿，审定中文稿。在世界中医药学会联合会翻译专业委员会支持下，遴选了具有丰富的中医英语翻译经验、语言造诣高并熟知海外中医教育的海内外专家对此套教材进行了翻译和英文审校。十年磨一剑，细工出精品。编者们将本套教材定位于培养符合临床需求的中医师，重点阐述了国外常见且中医药确有疗效的疾病防治，有利于全面、系统、准确地向世界传播中医药学，堪称世界中医学专业核心课程教材典范之作。

欲诣扶桑，非舟莫适。本套教材的出版，有助于在世界范围培养中医药人才，有助于推进中医药海外发展，更好地服务于中医药"一带一路"建设，更好地服务于世界民众健康，必将在世界中医药教育史上产生重要影响！

国家中医药管理局国际合作司司长
王笑频
2018 年 7 月于北京

前　言

世界中医药学会联合会教育指导委员会，致力于引领和促进世界中医药教育的健康发展及世界中医药人才的规范培养。早在成立之初，就在世界中医药学会联合会领导下，组织海内外专家分析世界中医药教育未来发展趋势，提出了发展世界中医药教育的建议与对策。起草了《世界中医学本科（CMD前）教育标准（草案）》，2009年5月经世界中医药学会联合会第二届第四次理事会认真论证和审议，发布了《世界中医学本科（CMD前）教育标准》。

世界中医学教育正在快速蓬勃发展。中医药课程是实现中医药专业人才培养目标的重要基础。但各国（地区）中医学教育发展不平衡，各教育机构所开设的专业课程差异较大，且核心内容不尽统一，故有必要确定中医学专业核心课程。为使世界各国（地区）中医教育机构通过教育实践，实现中医学专业培养目标，依据《世界中医学本科（CMD前）教育标准》，结合中医学教育特点和职业需要，参考世界各国（地区）中医学教育的实际情况，世界中医药学会联合会教育指导委员会制定了《世界中医学专业核心课程》和《世界中医学专业核心课程教学大纲》，并启动"世界中医学专业核心课程教材"的编译工作。

本套教材包括《中医基础理论》《中医诊断学》《中药学》《方剂学》《中医内科学》《中医妇科学》《中医儿科学》《针灸学》《推拿学》《黄帝内经选读》《伤寒论选读》《金匮要略选读》《温病学》，共13个分册。

教材编译的工作基础

2012年世界中医药学会联合会教育指导委员会成立了"世界中医学专业核心课程教材"编译指导委员会，审议了"世界中医学专业核心课程教材编译原则和要求"，与会专家对"编译原则和要求"提出了许多建设性的意见与建议。世界中医药学会联合会教育指导委员会秘书处通过综合各位专家建议，于2012—2013年在天津中医药大学资助和参与下组织开展了"世界中医学专业核心课程中外教材比较研究"；在充分分析、总结各国（地区）教材特色和优势的基础上各课程研究团队组织起草了"课程教材目录和章节样稿"，并寄发到世界各国（地区）相关专家审议，收回专家反馈意见和建议94条，涉及教材内容、语言翻译、体例格式等方面。秘书处组织专家根据研究结果对"世界中医学专业核心课程教材编译原则和要求"进行了认真修订等。以上工作为编译"世界中医学专业核心课程教材"奠定了坚实的基础。

教材的定位

当前本科教育仍是各学科专业教育的基础主体。同时"世界中医学专业核心课程教材"还应服从、服务于已发布的相关中医学专业教育标准，以及综合考虑各国（地区）中医学教育的实际情况、临床实际需要等。"世界中医学专业核心课程教材"（以下简称"教材"）的适用对象定位为世界中医学专业本科教育，同时兼顾研究生教育及中医医疗人员自修参考；教材的知识范围以满足培养胜任中医临床需要的准中医师为度，同时应具有一定的深度和广度，为知识延伸提供参考。读者对象为海外中医药院校的学员，海外中医药从业人员，来华学习的外国留学生，以及内地高校中医药英语班学员。

教材的编译原则

本套教材的编译坚持了教材的思想性，科学性，系统性，实用性，先进性，安全性，规范性，普适性等原则。

思想性。中医学历来重视思想性的传承，大医精诚、倡导仁爱，注重学生思想观念和道德品质的培养，树立为人类健康服务的仁爱思想，这是中医学医德修养的核心，也是一名合格中医师的必备品质。

科学性。教材应正确反映中医学体系内在规律，中医概念、原理、定义和论证等内容确切，符合传统文献内涵，表达简单、明确、规范，避免用带有背景知识的词句。中医学理论内涵植根于中医学理论发展史中，尊重中医学理论的传统内涵，才能正本清源，使教材体现稳定性和延续性。

系统性。系统承载中医学理论，完整构建中医学核心知识体系，突出基本理论、基本知识和基本技能。课程资源要求层次清晰，逻辑性强，循序渐进，做好课程间内容衔接，合理整合，避免交叉重复等。

实用性。教材着力服务于临床，阐释基本理论时做到理论与实践相结合，临床内容主要选择中医的优势病种，以及被广泛应用的中药、针灸、推拿等处理方法，学以致用。实用性是教材的价值所在，在进行理论讲解时注重介绍各国（地区）的常见病、多发病的临床治疗，经典课程的学习重视其临床指导作用及对学生临床思维能力的培养等。

先进性。教材注重反映中医学的发展水平，引入经过验证的，公开、公认的科学研究或教学研究的新理论、新技术、新成果等内容，展示中医学的时代性特征。如温病学课程中介绍人类防治禽流感、重症急性呼吸综合征等研究的最新情况，针灸学课程中介绍了腧穴特异性研究进展等。教材的先进性是一个学科生命力的体现。

安全性。教材对治疗方法、技术的介绍重视安全性和临床实际，要求明确适应证、禁忌证。如针灸学课程中重视介绍相关穴位适应证、安全操作等，中药学课程介绍中药相关的科学炮制、合理辨用、明确剂量、汤剂煎煮及服用方法、濒危禁用药物的替代品等，推拿学课程中介绍推拿手法的宜忌等。教材知识内容选择应以服务临床应用为基础，重视安全性，各种表达力争严谨、精确，符合各国（地区）法律要求。

规范性。教材统一使用规范术语，文字通俗易懂但不失中医本色，语言翻译做到"信、达、雅"，采用现有的国际标准中的规范表述，翻译力争达到内容的准确性与语言的本土化兼顾，同时还重视知识版权的保护。

普适性。教材服务于中医教学，内容经典，篇幅适当，外延适度，尽可能符合各国（地区）教学实际。在版式、体例、表达等方面采用国际通用编写体例，避免大段叙述并及时进行小结。重视使用知识链接的表达方式，使教材版式活泼，在增加教材知识性同时不影响主体知识，如临床课程可适量链接增加西医基础知识，推拿课程增加介绍国外的整脊疗法等。加强图例、表格等直观表达方式的应用，简化语言叙述，将抽象问题具体化。

▎教材的编译过程

2015 年，根据世界中医学专业核心课程教材编译人员遴选条件，各国（地区）中医药教育机构专家积极申报，共收到推荐自荐表 313 份（境外 89 份）。最终确定教材主编 28 名、副主编 64 名。参与此套教材编写的专家来自中国、美国、英国、法国、澳大利亚、加拿大、新加坡、新西兰、马来西亚、荷兰、希腊、日本、西班牙、中国香港和中国台湾等 15 个国家和地区，共计 290 人，其中 59 名境外专家中有

26 人担任主编或副主编。参加机构包括 74 所高等中医药院校及研究院（所），其中境内 34 个机构，境外 40 个机构。

2015 年召开的"世界中医学专业核心课程教材"主编会议和编写会议，明确了世界中医学专业核心课程教材总体编译要求，深入研讨和合理安排了各课程编委对相关课程教材的编写任务、分工及进度安排，明确了教学大纲、编写大纲及相关课程交叉内容的界定，以及教材编译过程中相关问题的解决办法等。之后又召开了主编进度汇报会和教材审稿会，经过 20 个月的辛勤努力，汇集世界中医教育专家智慧，具有"思想性、科学性、系统性、实用性、先进性、安全性、规范性、普适性"的第一套世界中医学专业核心课程教材中文版于 2016 年 10 月召开的定稿会上定稿。

2016 年 10 月世界中医学专业核心课程教材翻译会召开，会上聘任了世界中医学专业核心课程教材的英文版主译。

主译人员的遴选是根据世界中医学专业核心课程教材翻译人员遴选条件，经推荐和自荐，充分考虑申报者在专业领域的学术地位、影响力、权威性，以及地域的代表性，经世界中医药学会联合会教育指导委员会、世界中医药学会联合会翻译专业委员会与中国中医药出版社认真研究，确定各课程教材主译 49 人，其中博士 39 人，硕士 8 人，本科 2 人。他们来自 9 个国家（地区），其中境外主译 38 人，美国就有 24 人参与此项工作，境内主译也大多具有海外教学经历，长期从事中医专业相关英语教学和翻译，经验丰富。

这套教材的出版具有重要意义，抓住了中医药振兴发展天时地利人和的大好时机，可为服务于中医药"走出去"，促进共建共享，推动中医药为实现世界卫生组织（WHO）"人人享有基本医疗服务"的崇高目标而作出贡献。同时，该套教材的出版发行，也有利于中医药国际标准的推广和普及，也较好适应了全球范围内以"预防为主，维护健康"为重点的医疗卫生体制改革，适应了世界对中医药需求增长的形势。因此，本套教材必将有助于世界中医药人才的培养，有利于中医药在世界范围内被更广泛地认识、理解和推广应用，惠及民众，造福人类。

书将付梓，衷心感谢海内外专家学者的辛勤工作，群策群力，认真编译，保障了核心教材顺利出版发行。感谢国家中医药管理局、世界中医药学会联合会、中国中医药出版社、天津中医药大学对本书给予的大力支持和无私帮助！感谢所有作出贡献的同道朋友们！需要特别指出的是单宝枝教授为本套教材尽力颇甚，贡献尤殊！

世界中医学专业核心课程教材总主编
张伯礼
2018 年夏

编写说明

中药学是介绍中药基本理论和常用中药来源、采制、性能、功效和临床应用等知识的一门学科，是学习中医药学必修的专业基础课程和核心课程。通过本课程的教学，使学生掌握中药的基本理论和常用中药的性能、功效、应用等理论知识及技能，为学习方剂学、经典医籍选读及中医药各专业课奠定基础。

为了促进世界中医药教育的发展，世界中医药学会联合会（以下简称"世界中联"）已正式发布《世界中医学本科（CMD前）教育标准》和《世界中医学专业核心课程》教育标准。为保证相关国际标准的顺利实施，世界中联教育指导委员会组织国内外专家编写了系列配套教材"世界中医学专业核心课程教材"，《中药学》教材为其中之一。

本《中药学》教材包括总论和各论两部分。总论系统介绍了中药的基本理论，包括中药、中药学等概念，中药的起源与中药学的发展，其中重点阐述各个历史时期本草学代表著作的主要内容及学术价值；中药的产地与采集介绍产地与疗效的关系，道地药材的概念，以及在保证药效的前提下，如何发展道地药材，并介绍适时采集与药效的关系及与采集相关的一般知识；中药的炮制介绍炮制的概念、目的与方法；中药的性能是总论的核心，主要阐明中药药性理论的概念、中药治病的机理，重点介绍中药药性理论的主要内容，如四气、五味、升降浮沉、归经、毒性等；中药的配伍阐明中药配伍应用的目的、原则及药物"七情"的概念、中药配伍应用规律；用药禁忌着重介绍配伍禁忌、证候用药禁忌、妊娠用药禁忌、服药时的饮食禁忌的概念及主要内容；用药剂量与用法，介绍剂量与疗效的关系，确定剂量的依据及中药煎服法等内容。总论附有中药的命名规律与分类。

各论共收载常用中药347味（含掌握药146味，了解药154味，附药47味），按主要功效分列为19章加以介绍。每章先列概述，介绍该章药物的概念、药性特点、功效、适用范围、分类、配伍方法、使用注意等内容。

每味中药的名称包括中文名称及汉语拼音名称，均以2015年版《中华人民共和国药典·一部》及有关各省现行《中药材标准》的名称为正名，并注明出处；药物来源部分以2015年版《中华人民共和国药典·一部》为准，并参照全国中医药行业高等教育"十二五"规划教材暨全国高等中医药院校规划教材（第九版）《中药学》和各省中药材地方标准等，介绍原植物的中文名、拉丁名、药用部位、采集加工、性状特征及炮制方法；以2015年版《中华人民共和国药典·一部》为准，并结合《中华本草》和历代本草文献、现代临床用药实际，介绍每味药的药性、功效、应用、用法用量、使用注意。其中功效和应用是各药论述的重点。在运用中医药基本理论阐述药物的功效、应用的同时，着重说明辨证用药的理法特色；并有选择地引用古今医家的名方、验方，方药对照，以便领会、掌握古今积累用药的理法特点、配伍应用经验。用法用量介绍成人一日内服剂量及方法，对炮制后功效有变化者说明区别用法，对有毒药物剂量的标定严格执行法定标准，注意安全有效；使用注意从配伍禁忌、妊娠用药禁忌、证候用药禁忌、服药时的饮食禁忌等方面介绍；现代研究介绍与疗效有关的主要化学成分、药理作用及不良反应，以展示中药现代研究进展，反映当代用药水平。每章节最后附本章节的常用中药功用归纳小结表。

书末附录一临床常见百种病证用药简介是在全书以功效分类纵向讲解的基础上，再按病证分类横向分析临床病证用药经验，以期使学生打下辨证用药的坚实药性基本功，同时为学习方剂学、中医临床课，搞好辨证论治和遣药组方创造条件。附录二药名拼音索引为查寻提供方便。

本教材是在全国中医药高等教育统编教材《中药学》一版至六版，"新世纪全国高等中医药院校规划教材《中药学》"新一版、新二版（同时系"全国普通高等教育'十五''十一五'国家级规划教材"），以及全国普通高等教育"十二五"国家级规划教材、

全国中医药行业高等教育"十二五"规划教材暨全国高等中医药院校规划教材（第九版）《中药学》的基础上，根据国外的教学和医疗实际需求，结合国外学习者的学习规律、认知规律，考虑到国外的教学、临床习惯，并兼顾各国文化背景的差异编写而成，突出了国际中医学专业的特色，体现了中药学发展的研究成果，注重强化中医思维，具有先进性、启发性、适用性，为学生知识、能力、素质协调发展创造条件，并与国际执业医师考试接轨。

本教材由活跃在中药学课程教学第一线的海内外21所高等中医药院校的24名专家组成编委会，共同承担编写工作，代表了当今中药学教材的编写水平，对读者具有吸引力与号召力，保障了教材的权威性。具体编写分工是：由赵中振编写中药的起源和中药学的发展、中药的产地采集与贮藏、中药的炮制、中药的命名与分类，钟赣生编写中药的性能、中药的配伍、解表药，陈蔚文编写中药的用药禁忌、中药的剂量与用法，秦华珍编写清热泻火药、清热燥湿药，金华编写清热解毒药，吴庆光编写清热凉血药、清虚热药，刘树民编写泻下药、化湿药，王加锋编写祛风湿药，宋捷民编写利水渗湿药，郭建生编写温里药、驱虫药，崔瑛编写理气药，刘炳凯编写消食药、涌吐药，周祯祥编写止血药，杨柏灿编写活血化瘀药，唐德才编写温化寒痰药、清化热痰药，王景霞编写止咳平喘药、附录二中药汉语拼音索引，任艳玲编写安神药、附录一临床常见百种病证用药简介，聂晶编写平肝息风药，郭平编写开窍药、补血药，张一昕编写补气药，杨敏编写

补阳药、补阴药，邱颂平编写收涩药。钟赣生负责全书的统稿工作。

中国中医药出版社在先后召开的本教材编写任务分工、统稿、审定稿会议上均给予了大力支持与帮助。本教材在编写过程中，参考了全国中医药行业高等教育统编教材《中药学》第一版至第九版和2015年版《中华人民共和国药典·一部》及配套丛书《临床用药须知·中药饮片卷》。在此一并表示衷心的感谢！

本教材主要供海外中医药院校的学员、海外中医药从业人员、来华学习的外国留学生，以及高校中医药英语班学员使用。对其他从事中医药教学、科研、医疗、生产、经营及管理工作者亦有参考和使用价值。欢迎大家对不足之处多提宝贵意见，以使新教材不断完善，有所提高。

《中药学》编委会
2016 年 7 月

目　录

总　论

绪　言

中药的应用在中国有着悠久的历史，它是中医用以防治疾病、养生康复与保健的主要工具。几千年来，为中华民族的繁衍昌盛和人类的健康长寿做出了不可磨灭的贡献。

中药主要源于天然产物，但天然产物并不一定都是中药。中药不仅具有天然产物的自然属性，更具有特定的内涵、独特的理论体系和应用形式，充分反映了中国的历史文化、自然资源等方面的若干特点。因此人们习惯将凡是以中医药理论指导采集、炮制、制剂，说明作用机理，指导临床应用的药物，统称为中药。简而言之，中药就是指在中医药理论指导下，用于预防、治疗、诊断疾病并具有康复与保健作用的物质。

在古代医药典籍中，中药常以"药""毒"或"毒药"称谓。19世纪以后，随着西学东渐，西方化学药品及其理论传入中国以后，为了与之相区别，便有了"中药"的称谓，一直沿用至今。由于中药以植物药居多，以草类药物为本，故自古相沿将中药称为"本草"。

所谓草药，习惯上是指主流本草尚未记载，流传于民间，在正规中医机构和人员中应用不普遍，多为民间医生所习用，且加工炮制尚欠规范的部分药物。中草药是中药和草药的合称。

中药主要包括中药材、中药饮片和中成药。其中，中药材是指在中医药理论指导下，所采集的植物、动物、矿物经产地加工后形成的原料药材，可供制成中药饮片、提取物及中成药。中药饮片系指中药材经过炮制后可直接用于中医临床或制剂生产使用的处方药品。中成药是指在中医药理论指导下，以中药饮片为原料，经过药学、药效、毒理与临床研究，获得国家药品主管部门的批准，按规定的处方、生产工艺和质量标准，加工制成一定的剂型，标明其成分、性状、功能主治、规格、用法用量、注意、不良反应、贮藏等内容，符合国家药品管理法规定的中药成方制剂或单味制剂。

中药学是研究中药的基本理论和常用中药的来源、产地、采集、炮制、性能、功效、临床应用规律等知识的一门学科，它是中医学的重要组成部分。中药学课程是中医药院校各专业必修的主干课程，也是从事中医药的工作者必须掌握的专业基础知识。

第一章

中药的起源和中药学的发展

中药源于人类长期的生活、生产和不断与疾病做斗争的实践活动。原始时期，人类在寻找食物的过程中，由于饥不择食，不可避免地会因食用一些"食物"而发生呕吐、泄泻等中毒反应，甚至死亡。也会因食用一些"食物"致原有呕吐、泄泻等病症得以减轻或消除。经过反复的口尝身受和实际体验，长期的探索和积淀，逐步萌发了"药物"的概念。

上古时期，由于没有文字记载，药物知识主要靠口耳相传。随着历史的递嬗，社会的进步和生产力的发展，人们对于药物的认识和需求也与日俱增，药物知识的传播形式也发生了根本性改变，即由最初的口耳相传发展到文字记载和书面交流。自汉代以来，尤其是《汉书》"本草"一词的出现，这不仅是本草史上划时代的一件大事，也是中药学形成和发展的重要标志。源远流长的本草历程，浩如烟海的本草文献，体现了传承与创新的发展脉络，成就了各个历史时期的辉煌成就。

总结起来，中国古代本草大致可以分为三大体系：主流本草、主题本草和地方本草。

一、主流本草

我国古代的本草典籍，以《神农本草经》为核心，后世本草像滚雪球一样不断扩充。虽说宋代以前的本草书籍多已散佚，但是中国古代的本草在发展过程中，继承了一个优良的传统，即在引用前人所著本草著作内容时，明确注明原出处。翻看古代的本草文献，如剥一颗卷心菜一样，层次分明。同时，因后世作者遵古尊贤的写作体例，散佚的古籍通过辑录有幸得以保存重刊。从宏观上看，中国历代代表性本草著作可谓中国本草史上的一座座丰碑。

1. 秦汉时期（前221—公元220）《神农本草经》（简称《本经》）是秦汉时期代表性的本草著作，作者不详，托名于神农，约成书于东汉末年（公元2世纪）。全书分为序录（总论）与药物（各论）两大部分。其中，总论部分13条，简要论述了四气、五味、有毒无毒、配伍法度、剂型选择、用药原则等中药的基本理论和基本知识。各论部分载药365种（其中植物药252种、动物药67种、矿物药46种），按有毒无毒和补虚祛邪的功用分为上、中、下三品（其中上品120种，中品120种，下品125种）。每药之下重点介绍了药物的性味、功效和主治，其中大多为后世本草所收录，迄今仍为临床所常用。如常山抗疟、苦楝子驱虫、阿胶止血、乌头止痛、当归调经、黄连治痢、麻黄定喘、海藻治瘿等。

《本经》是汉以前药学知识的第一次大

总结，代表了秦汉两代的药学成就，是中国现存最早的本草学专著，被奉为中医四大经典之一。所载中药基本理论和基本知识，具有重要的理论价值和实践意义，奠定了中药学的基础，对中药学的发展产生了极为深远的影响。该书首创药物按三品分类法，成为后世按药物功效分类的先驱。

《本经》原著已佚，其内容辗转保留在历代本草著作中。现存《本经》多种版本，均系南宋至明清以来的学者根据《太平御览》《证类本草》《本草纲目》诸书所引《本经》原文辑复而成，称之为复辑本，其中著名的有孙星衍、孙冯翼合辑本，顾观光辑本和日本森立之辑本等。

2. 两晋南北朝时期（265—581）《本草经集注》是两晋南北朝时期代表性的本草著作，作者陶弘景，成书于公元500年左右。该书以《本经》为基础，又从《名医别录》中选取365种药物，加上陶氏自注而成。全书7卷，载药730种。"序录"部分回顾了本草发展的概况，收载《本经》序文13条，并逐一加以注释和发挥。补充了大量采收、鉴别、炮制、制剂及合理取量方面的理论和操作原则，还增列了合药分剂料治法、诸病通用药、解百药毒、服食忌例、凡药不宜入汤酒例、诸药畏恶七情例等内容。"药物部分"采用了"朱书本经，墨书别录"，小字加注的编写体例。药性以"朱点为热，墨点为冷，无点者是平"的简洁方式。药物分类在传承了《本经》的基础上，又将药物按自然属性分为玉石、草、木、虫兽、果菜、米食及有名未用七类。

《本草经集注》对魏晋以来三百余年间的药学成就进行了全面总结，初步构建了综合性本草的编写模式。首创按药物自然属性分类法，一直为后世本草所沿用。以病为纲，分列了80多种疾病的通用药物，开创了以病类药之先河，丰富了临床用药的内容。

《本草经集注》现仅存敦煌石窟藏本的序录残卷，其主要内容仍在《证类本草》和《本草纲目》中窥测。近有尚志钧重辑本。

3. 隋唐时期（581—907）《新修本草》（又称《唐本草》）是隋唐时期代表性的本草著作，由长孙无忌、李勣领衔编修，由苏敬实际负责，23人参加撰写，成书于唐显庆四年（659）。全书54卷，由本草、药图和图经三部分组成。本草部分是在《本草经集注》的基础上进行修订、补充而成的。收载药物844种，其中新增药物114种，分玉石、草、木、禽兽、虫鱼、果、菜、米食及有名未用九类。在编写体例上基本保持了《本草经集注》的风格，在编写内容上更注重科学严谨。药图是在进行全国大规模药物普查的基础上，根据实物标本绘制而成的图谱；图经是对药图的文字说明。

《新修本草》由政府组织，集体编撰，内容丰富，结构严谨，具有较高学术水平和科学价值，反映了唐代本草学的辉煌成就。《新修本草》是中国药学史上第一部官修本草，是中国，也是世界上最早的国家药典。先于国外《纽伦堡药典》近9个世纪，对世界药学的发展做出了巨大的贡献。该书图文并茂，开创了药学著作编撰的先例。该书颁布后不久，很快流传海内外，成为当时中国和日本等国医生的必修课本。

《新修本草》原著已不全。其中，药图和图经在北宋已无存，正文部分现仅存残卷的影刻、影印本，其内容保存于《嘉祐本草》《本草图经》等后世本草及方书中，近有尚志钧重辑本问世。

4.宋金元时期（960—1368）《经史证类备急本草》（简称《证类本草》）是宋金元时期代表性的本草著作，作者唐慎微，成书于公元1082年。该书以《嘉祐本草》《本草图经》为基础，汇集经、史、子、集、方书等资料编纂而成。大凡药物各方面的知识，诸如药名、异名、产地、性状、形态、鉴别、炮制、性味、功效、主治、七情畏恶相反等，无不囊括其中。全书31卷，载药1746种，附有图谱933幅，附方3000余首，图文并茂，方药兼收。该书引用前代医药资料都原文转录，对文献出处都注明来源。

《证类本草》广泛引证历代文献，对长期以来的手抄本草资料进行了历史上最后一次大规模的搜集和整理，集宋以前本草学之大成。文献价值极高，是完整流传的最早的综合性本草著作，为后世保存了大量药学史料，在本草发展史上起到了承前启后、继往开来的作用。该书是研究古本草的重要文献来源和参考资料。故凡宋以前本草文献资料（因大多已失传），可在该书中查阅并直接引用。

《证类本草》原书已不存。宋大观二年（1108），艾晟据《证类本草》，增加《别说》44条及林希序，校刊为《大观经史证类备急本草》，简称《大观本草》。宋政和六年（1116），曹孝忠据《大观本草》重加修订，改名为《政和新修经史证类备用本草》。元初（1249），张存惠据《政和新修经史证类备用本草》增附《本草衍义》，校刊为《重修政和经史证类备用本草》，简称《政和本草》。此外，尚有《绍兴本草》《大全本草》

等多种校刊本。其中，《大观本草》和《政和本草》是唐氏多种修订本中最佳的本子。现在通常所说的《证类本草》系指人民卫生出版社影印的《重修政和经史证类备用本草》。

5.明代（1368—1644）《本草纲目》是明代代表性的本草著作，作者李时珍，成书于公元1578年。李时珍在《证类本草》的基础上，参考了800余种文献资料，又进行了广泛的实地考察、采访和亲自实践，历时二十七载（1552—1578），三易其稿，完成了近200万字的科学巨著《本草纲目》。全书52卷，载药1892种（新增药物374种），改绘药图1300余幅，附方11096首。该书在序例部分，介绍历代诸家本草、经史百家书目、七方、十剂、气味阴阳、升降浮沉、引经报使、配伍、禁忌、治法、治则等内容，全面总结了明以前药性理论内容，保存了大量医药文献。其百病主治药，既是临床用药经验介绍，又是药物按功效主治病证分类的楷模。本书按照自然属性将药物分为水、火、土、金石、草、谷、菜、果、木、器服、虫、鳞、介、禽、兽、人共16部60类。每药标正名为纲，纲下分列释名、集解、正误、修制、气味、主治、发明、附方诸项，逐一介绍，以纲系目，条理清晰。尤其是"发明"项下，主要是介绍李时珍对药物观察、研究和实际应用的新发现、新经验，极大地丰富了本草学的内容。

《本草纲目》集16世纪以前本草学之大成。其内容广博，涉及医学、植物学、动物学、矿物学、化学等诸多领域，其影响远远超出了本草学范围。故英国生物学家达尔文称之为"中国古代的百科全书"。1596年在南京首刊出版后，很快风行全国，17世纪即流传到国外，先后被全译或节译成英、法、德、俄、韩等20多种语言文字，再版100余次，在世界广泛流传，成为不朽的科学巨著。它是中国科技史上极其辉煌的硕果，在世界科技史上永放光辉。该书完备了药物按自然属性分类法，是中古时代最完备的分类系统，它比植物分类学创始人林奈的《自然系统》一书要早170多年。

2011年，《本草纲目》作为世界物质文化遗产，与《黄帝内经》同时入选《世界记忆名录》，标志着国际社会对中医药文化价值的广泛认同，对推动中国优秀传统文化走向世界具有重要意义。

6. 清代（1644—1911）《本草纲目拾遗》是清代具有代表性的本草著作，作者赵学敏，成书于公元1765年。该书专为补遗、正误《本草纲目》而作。凡《本草纲目》疏漏未载，或备而不详者加以补充订正，错误之处给予更正。引用文献600余种，收载了许多采访所得的辨证用药经验，均注明文献出处和人名，尤其重视草药、地方药、民族药和外来药物的记载。全书10卷，按《本草纲目》16部分类，除人部外，把金石分为两部，又增藤、花两部，共18部。载药921种，其中新增药物716种。

《本草纲目拾遗》对清中期以前的药学成就进行了系统总结，极大丰富了《本草纲目》的内容，堪称《本草纲目》的续编，对研究明以后本草学的发展提供了宝贵的资料，具有重要参考价值。

二、主题本草

主题本草以记载某个特定的主题为主，如中药的炮制、鉴定、食疗、药性等。

1. 以记载中药炮制经验为主　约成书于南北朝时期的《雷公炮炙论》，首次总结了前人炮制方面的记述和经验，是中国第一部中药炮制专著。另外两部比较著名的中药炮制专著是明代缪希雍的《炮炙大法》和清代张仲岩的《修事指南》。

2. 以记载中药鉴别经验为主　宋代寇宗奭撰写的《本草衍义》，以自身丰富的经验，对于药材真伪鉴别加以点评，寇氏后被加封"添差充收买药材所"，专职辨验药材。明代李中立撰绘的《本草原始》，是本草历史上最富有特色的药材经验鉴别专著，载药508条。该书的特色为药图以药材作为绘图对象，而非表现药物基原的全貌。初刻本有图426幅，均为写生得来，主要特点在于药图配合文字，一些品种还添加有图注，指明鉴别要点。

3. 以介绍食疗为主　唐代孙思邈在《千金要方》中列"食治篇"专论，是我国现存最早的食疗专著。唐代孟诜撰写了《补养方》，在此基础上，经其弟子张鼎增补后命名为《食疗本草》，是一部专门记述食物疗法的专著。元代蒙古族人忽思慧所撰写的《饮膳正要》亦是著名的食疗著作，具有鲜明的蒙古族特色。明代尚有一部彩绘的《食物本草》，收载食物386味，简述其性味功效和主治用法，并附有工笔彩色食物图。

4. 以论述药性为主　金元时期王好古所著的临床药学代表著作《汤液本草》载药242种。该书是金元时期药性理论和用药经验的总结，引用了张元素、李东垣等金元医家的论药之言，反映了当时的药物的功效主治。清代汪昂的《本草备要》收载常用药物475种，分为草、木、果、谷菜、金石水土、禽兽、鳞介、鱼虫、人等部。该书卷首为药性总义；各药项下叙述药物性味、归经、功效主治及炮制等内容，重点介绍药性，被认为是初学者必备之本草。此外，药性歌赋广为流传，也为中医药的普及起到了推动作用。

三、地方本草

地方本草主要记载某一特定地区使用的药物。

西晋时期嵇含撰写的《南方草木状》，是举世公认最早的地方植物志。《南方草木状》收载植物80种，主要是岭南特有的热带和亚热带植物，记述了不少岭南植物的功效，也涉及少数国外所产如薰陆香（乳香）等进口药物。

南宋时期王介撰写的《履巉岩本草》收载的是临安（今杭州）慈云岭一带的药用植物206种，是现知存世最早的地方彩色本草图谱，绘图精美俊逸，现仍可见明代抄本。

明代兰茂所著的《滇南本草》成书于14~15世纪。因记述云南地区药物，故以"滇南"命名。作者深入民间，采集草药，为民治病，收集民间防病治病的经验，历时20余年编撰而成。该书是我国现存最早的较为完善的地方性本草专著，具有鲜明的民族医药特色及地方特色，影响甚广。

此外，以记载岭南草药为主的本草还有三部：何克谏的《生草药性备要》（1711）、赵其光的《本草求原》（1848）和萧步丹的《岭南采药录》（1932）。其中以《岭南采药录》内容最全、流传最广、最具影响力。该书出版于1932年，1936年刊行再版，系统总结了自清代以来岭南医家运用草药的经验，全面搜集两广地区生药576味，多为《本草纲目》未收载的当地特色草药，且书中多数草药均列有药名、别名、植物形态、入药部位、性味、主治及用法用量等内容。

中华人民共和国成立以来所涌现的中药新著数量空前，其中最能反映中国当代本草学术水平的，有历版《中华人民共和国药典》（以下简称《中国药典》）、《全国中草药汇编》、《中药大辞典》和《中华本草》。

《中国药典》是我国药品标准的法典，由国家药典委员会组织编纂，经国务院批准后颁布施行，为中药材和饮片、植物油脂和提取物、成方制剂和单味制剂质量的提高、标准的确定，起了巨大的促进作用。迄今，《中国药典》已颁布了1953年版、1963年版、1977年版、1985年版、1990年版、1995年版、2000年版、2005年版、2010年版和2015年版。

20世纪70年代初，中国内地曾经兴起中草药群众运动，这一时期全国各地包括地区级、县级都相继出版了地方中草药手册。从某种意义上讲，这些地方中草药手册是地方本草的延续。《全国中草药汇编》（1975年9月出版）也正是在此基础上应运而生的，这部荣获全国科学大会奖的巨著由中国中医科学院中药研究所、中国医学科学院药物研究所、中国药品生物制品检定所（现名）会同全国九省二市及北京有关单位的代表组成编写组，负责编写整理及绘图工作。这是当时新中国成立20多年来中药研究和民间用药经验的一次大总结，对中药品种研究的成绩尤为突出。全书分上、下两册，正文收载中草药2202种，附录1723种，连同附注中记载的中草药，总数在4000种以上，并附墨线图近3000幅。为与原书配套而编绘的《全国中草药汇编彩色图谱》选收中草药彩图1156幅。

《中药大辞典》（1977年出版）由当时的江苏新医学院编写，分上册、下册及附编三部分，共收载中药5767种，包括植物药4773种，动物药740种，矿物药82种，如升药、神曲等加工制品172种。原植（动）物或药材均附以墨线图。各药以正名为辞目，下分异名、基原、原植（动、矿）物、栽培（或饲养）、采集、制法、药材、成分、药理、炮制、性味、归经、功用主治、忌宜、选方、临床报道、各家论述及备考等19项，分别依次著录；附篇列有中药名称索引、植（动、矿）物拉丁学名索引、化学成分中英文名称对照、化学成分索引、药理作用索引、疾病防治索引及现代参考文献目录等。全书内容丰富，既有历代本草摘要，又有较为全面的现代研究资料，引文直接标注最早出处，或始载文献，通过附录的各种索引，查阅方便，是有重要文献价值的巨型工具书。

《中华本草》由国家中医药管理局组织全国中药专家编撰而成。全书收药8980种，既系统总结本草学成果，又全面反映当代中药学科发展水平。书中项目齐全，图文并茂，学科众多，资料繁博，体例严谨，编排合理，发皇古义，融会新知。《中华本草》引入了化学成分、药理、制剂、药材鉴定和临床报道等内容，并采用现代自然分类系统。该书在深度和广度上超过了以往的本草文献，是一部反映20世纪中药学科发展先进水平的综合性本草巨著。本书于1998年2月由上海科学技术出版社出版了上、下两册的精选本，1999年9月出版了10册的全书，其民族药部分也于2002年12月出版了藏药卷，2004年9月出版了蒙药卷，2005年12月出版了维吾尔药卷、傣药卷和苗药卷。

中国本土科学家屠呦呦研究员利用现代科学方法从中药青蒿中分离出青蒿素应用于疟疾的治疗，并荣获2015年度诺贝尔生理学或医学奖，此次获奖得益于对中医药传统知识的传承与发扬，也是中国科学事业及中医药走向世界的一个荣誉，引起了海内外对中医药的热议，并对中医药在生命科学领域有新突破寄予了更多关注与期待。

第二章

中药的产地、采集与贮藏

中药的产地、采集与贮藏，是直接影响药物品质和疗效的重要因素，历来备受关注。因此，研究中药的产地、采集规律和贮藏方法，对于保证和提高药材的质量和保护药源都有十分重要的意义。

第一节　中药的产地

天然药材的分布和生产离不开一定的自然环境和条件，不同自然环境和条件决定了药材的品种和质量的差异性。中国幅员辽阔，经纬跨度大，地势高低不同，地形类型及山脉走向多样，有着复杂多样的气候，孕育了丰富的自然资源。中药的出产地不同，其内在活性物质的质和量都会存在差异，从而直接影响中药的临床效果。动、植物在其繁衍、进化过程中，对不同的生态环境产生了特殊的适应性，不仅导致动、植物品种分布存在地域限制，而且造成不同地区所产的同种动、植物药材，在质量、性能和功用等方面都可能存在差异。在自然地质作用中形成的矿物亦然，其分布也不均匀，某些矿物在某一地区蕴藏特别丰富，而在其他地区却难以见到。而且由于不同地区的同一矿物的成因和经历的地质作用可能不同，其药用价值也往往存在差异。因此，历代医药学家不仅十分关注药材的产地，更强调药材要"地道"。

道地药材作为中国特有的文化和自然资源，延续几千年，已经逐渐渗透到人们的日常生活，成为中医防病治病的重要武器。道地药材可定义为"在一特定自然条件、生态环境的地域内所产的药材，且生产较为集中，栽培技术、采收加工也都有一定的讲究，以致较同种药材在其他地区所产者质量佳、疗效好、为世所公认而久负盛名者"。如甘肃的当归、宁夏的枸杞子、青海的大黄、内蒙古的黄芪、吉林的人参、山西的党参、河南的地黄、云南的三七、四川的川芎、山东的阿胶、浙江的贝母、江苏的薄荷、广东的陈皮、湖北的蕲蛇等，自古以来都被称为道地药材。大凡道地药材，一般在其药名前冠以产地名表示，如吉林参、广陈皮、浙贝母等。

"道"，本为中国古代的行政区划单位。"道"在秦朝开始出现，起初与县同级别，专门使用于少数民族聚居的偏远地区。在唐贞观年间，根据山川地貌等自然地理条件将全国分为关内、河南、河东、河北、山南、陇右、淮南、江南、剑南、岭南十道，"道"成为州县之上的一级行政区划，之后迭有增加，至唐睿宗景云年间达23道之多。至今韩国和日本仍沿用"道"的行政区划。中国的道地药材根据其出产和集散区域，由北向南，可大致分为以下十二类。

1.关药（山海关以北，东北三省、内蒙古）　人参、西洋参、辽细辛、关防风、刺五加、薤白、平贝母、藁本、升麻、龙胆、桔梗、赤芍、黄芪、甘草、关黄柏、五味子、牛蒡子、郁李仁、苦杏仁、刺蒺藜、麻黄、淫羊藿、益母草、肉苁蓉、锁阳、灵芝、鹿茸、哈蟆油等。

2.北药（长城两侧，河北、山东、山西、陕西）　党参、紫菀、远志、甘遂、黄芩、白头翁、香附、北沙参、北豆根、柴胡、白芷、白薇、知母、板蓝根、大青叶、青黛、皂角刺、香加皮、蔓荆子、北山楂、连翘、酸枣仁、桃仁、薏苡仁、小茴香、王不留行、火麻仁、猪牙皂、大枣、阿胶、全蝎、土鳖虫、五灵脂、龙骨、龙齿、滑石、代赭石等。

3.秦药（古秦国及周边地区，包括秦岭、西安、丝绸之路、黄河上游地区）　当归、秦艽、羌活、大黄、银柴胡、枸杞子、地骨皮、秦皮、槐米、槐角、茵陈、猪苓、牛黄等。

4.怀药（古怀庆府，今河南境内）　怀地黄、怀牛膝、怀山药、怀菊花、茜草、天花粉、白附子、辛夷、红花、金银花、瓜蒌等。

5.淮药（淮河流域和长江中下游地区）　葛根、半夏、独活、续断、南沙参、明党参、太子参、天南星、苍术、射干、宣木瓜、女贞子、牡丹皮（凤丹皮）、白果、艾叶、苏薄荷、墨旱莲、石韦、夏枯草、绞股蓝、蒲黄、蕲蛇、龟甲、鳖甲、蟾酥、斑蝥、蜈蚣、石膏等。

6.浙药（浙江）　白芍、浙贝母、白术、延胡索、郁金、姜黄、莪术、玄参、台乌药、玉竹、骨碎补、前胡、山茱萸、栀子、乌梅、丝瓜络、乌梢蛇、蝉蜕等。

7.贵药（贵州）　天门冬、天麻、黄精、白及、杜仲、吴茱萸、通草、五倍子、冰片（艾片）、九香虫、朱砂、钟乳石等。

8.云药（云南）　云木香、三七、珠子参、重楼、诃子、茯苓、儿茶等。

9.川药（巴蜀古国，今四川省）　川芎、川贝母、附子、川乌、黄连、干姜、石菖蒲、川牛膝、常山、麦冬、丹参、川黄柏、厚朴、枇杷叶、青皮、陈皮、仙茅、补骨脂、川楝子、川楝皮、使君子、巴豆、花椒、冬虫夏草、虫白蜡、麝香等。

10.江南药（长江以南，南岭以北地区）　白前、百部、威灵仙、泽泻、蛇床子、湘莲子、枳实、枳壳、车前、莱菔子、紫苏、牡荆叶、仙鹤草、香薷、半边莲、白花蛇舌草、建曲、神曲、僵蚕、蚕沙、雄黄等。

11.广药（南岭以南地区，广东、广西、海南）　防己、巴戟天、广豆根、千年健、高良姜、何首乌、夜交藤、阳春砂、槟榔、益智仁、鸦胆子、八角茴香、胡椒、荜茇、胖大海、马钱子、肉豆蔻、广佛手、广藿香、青蒿、穿心莲、广金钱草、石斛、桑寄生、苏木、鸡血藤、沉香、肉桂、桂枝、钩藤、芦荟、蛤蚧、血竭、金钱白花蛇、穿山甲、广地龙等。

12.海药（海洋、河湖水网）　珍珠、珍珠母、石决明、瓦楞子、海螵蛸、牡蛎、海马等。

道地药材的形成，主要涉及以下六个方

面的因素。

（1）中医临床实践是道地药材形成的基础。中医在长期的临床实践中积累了丰富的药物应用经验，筛选出了优质药物品种。可以说，没有中医便没有道地药材。《神农本草经》中首先指出了药物产地的重要性："土地所出，真伪新陈，并各有法。"虽说当时只有生山谷、川谷、川泽的简单记载，但从部分药材的名称上，可以看到浓郁的产地色彩，如巴豆、蜀椒、秦皮、秦椒、吴茱萸等。巴、蜀、秦、吴等都是西周前后的古国名与地名。《本草经集注》开始记述药物的具体产地，明确提出了"诸药所生，皆有境界"，并开始使用"最佳""为胜"等词语描述药物的性状和产地与质量的相关性。例如，甘草项下记述："赤皮、断理，看之坚实者……最佳。"《新修本草》有"离其本土，则质同而效异"的论述。《千金要方》开始用当时的行政区划"道"来归纳产地，为后来"道地"之雏形。《千金要方》卷一论用药第六中指出"古之医者……用药必依土地，所以治十得九。今之医者，但知诊脉处方，不委采药时节。至于出处土地，新陈虚实，皆不悉，所以治十不得五六者，实由于此"，说明只有使用道地药材，才能获得良好的医疗效果。时至宋代，《本草衍义》中明确了"凡用药必须择州土所宜者"。明代官修本草《本草品汇精要》收载药物1809种，其中有268种在"地"项下，正式列出"道地"条目，记载药材的道地产区，对一些药材还专门依产地标明何者"良""甚良""佳""为佳""甚佳""更佳""尤佳""最佳""为胜""尤胜""最胜""为最""最善"。《本草品汇精要》将道地药材作为专业的术语载入史册，并奠定了道地药材的规模和基本品种。此后，汤显祖《牡丹亭·诇药》中出现有"好道地药材"的台词，在民间广为传唱。

（2）优良的种质资源是道地药材形成的内在因素。中国幅员辽阔，地势高低不同，山脉河流众多，气候复杂多样，这些自然生态环境造就了丰富的动植物种质资源，是道地药材形成的内在因素。俗话说"种瓜得瓜，种豆得豆"，其实质便是植物的内在基因决定了物种的特异性。古人曾提到的南北药材的差异，只要仔细梳理一下，便可看出这不仅仅是产地的概念，其实涉及植物分类学上的不同物种。例如，有人指出现在菜市场上的鲜山药又大又扁，形态有异，不再是传统药店见到的模样。实际上，自明代后就已逐渐出现药用山药和食用山药之分。药用山药分布的地理位置偏北，以河南省武陟县、温县等地栽培的怀山药质佳，尤其是"铁棍山药"等商品规格，其原植物是薯蓣 *Dioscorea opposita* Thunb.；而食用山药通称为薯，种类较为复杂，分布于南方诸省，原植物包括日本薯蓣 *Dioscorea japonica* Thunb.，参薯 *D. alata* L.，褐苞薯蓣 *D. persimilis* Prain et Burk. 和山薯 *D. fordii* Prain et Burk.。中药的使用历史悠久，其来源有多样性和复杂性的特点。2015年版《中国药典·一部》正文收载有两个以上来源的中药，例如北苍术与南苍术，北大黄与南大黄，北五味子与南五味子，关黄柏与川黄柏，内蒙古黄芪与膜荚黄芪，紫草与新疆紫草，柴胡与南柴胡等，名称上的一字之别代表了不同的生物物种。

（3）适宜的地理条件是道地药材形成的外部条件。众所周知，地形、地貌、土壤、气候、水分、光照等环境因素都会直接影响植物体内次生代谢产物（多为生理活性成分）的形成。古人曰："橘生淮南则为橘，生于淮北则为枳，叶徒相似，其实味不同。"古人已观察到，环境不同，不但植物的形态发生变化，而且药性有异。川芎（*Ligusticum chuanxiong* Hort.）是著名的川产道地药材，主要栽培于四川都江堰、彭州等地，产量最大，药用历史最为悠久。但是，川芎的栽培变种抚芎（*Ligusticum chuanxiong* Hort. cv. Fuxiong）染色体发生变异，植株长期不开花，也极少抽茎。主要栽培于江西的抚芎，虽然个大肉肥，但其挥发油和川芎嗪的含量却低于川芎。几千年来，中国自然环境的变化可谓沧海桑田。物竞天择，一些道地药材也经历了品种、产地与资源的变迁。如三七原以广西田阳为中心，有"田七"之称，后来重心转移到以云南文山；茯苓历史上以云南野生者为主，号称"云苓"，今以湖北罗田"九资河茯苓"为主。

（4）栽培技术的成熟促进了道地药材的发展。中国是农业大国，古人很早就将农作物的栽培经验应用于药用植物。但道地药材为何到了明代才构成规模、形成定局呢？回顾历史，南宋与元代，中原地区战乱不断，千里无鸡鸣。明政府的移民政策，促进了中原地区农业的大发展。徐光启的《农政全书》，宋应星的《天工开物》，便是这一时期成就的总结。随着农业的大发展，经过长年的栽培经验积累，药用植物的栽培技术也逐渐成熟，道地药材的基源植物已经转变为以栽培品为主体。著名的四大怀药（牛膝、地黄、山药、菊花）等便是杰出代表。关于地黄的栽培方法，早在《千金要方》便有记载。自明代以来公认在古代怀庆府（今河南省焦作的温县、沁阳、武陟、孟州）栽培者质量优良。李时珍也提到"古人种子，今为种根"。地黄的这种无性繁殖的栽培方法至今还在采用，如今已经培育出个大、产量高、梓醇含量高、抗旱、抗涝和抗病虫害能力强的优质品种。

（5）传统炮制加工形成了道地药材的特色。中药材经过炮制加工，在达到减毒与增效目的的同时，还造就出一批独具特色的名优道地药材。例如，2015年版《中国药典》收载了附子的4个炮制品：黑顺片、白附片、淡附片和炮附片。而在附子的道地产区四川江油，还有炮附子、熟附片、刨附片、黄附片等传统炮制加工品，享誉海内外。

（6）外来药物的归化丰富了道地药材的宝库。在中国道地药材的队伍中，有不少外来客。外来药物的引种与驯化，丰富了中国道地药材的宝库。木香原产于印度与缅甸，历史上因从广州进口习称"广木香"。后来中国在云南等地引种成功，质量亦佳，习称"云木香"，由于产量日增，质量亦佳，已成为云南的道地药材，供应全国，并有出口。番红花原产欧洲南部，在西班牙、法国、希腊、意大利、印度有栽培。历史上经过西藏进口中国，在明代开始加入了中医药的大家庭，主要用于活血化瘀、凉血解毒。因16万朵花才能出1kg药材，故价格昂贵。现上海、江苏、浙江等地已栽培成功。

由于道地药材主产地的生产毕竟是有限的，已远远不能满足当今人们对道地药材日益增长的需求。因此，正确认识"道地药材"的含义，应以确保药材质量和临床疗效为标准，不必过分拘泥于药材的地域限制。我们要深入研究道地药材的生态环境，创造特定的生产条件，发展优质药材生产，开拓新的药材资源，是当前乃至今后的一项十分艰巨的任务。

第二节　中药的采集

各种动、植物在其生长过程的不同阶段，其药用部位有效成分的含量及药材品质的优劣是有差异的。如《千金要方》指出："早则药势未成，晚则盛势已歇。"《千金翼方》进而指出，若"不依旧时采取，与朽木不殊，虚费人工，卒无裨益"。说明中药的采收时节和方法对确保药物的质量具有重要的意义。一般而言，药物采集应以入药部分的成熟程度为依据，即在其有效成分含量最高的时节进行。具体分述如下。

一、植物类药材的采集

由于植物的根、茎、叶、花、果实、种子的生长成熟期有明显的季节性，因而不同入药部位的药材，在采收方面存在一定的规律。

（一）全草类

以全草入药的草本植物，除少数以嫩苗入药者外，一般在花前期或初见花时采收。此时是地上部分生长最旺盛，茎叶最繁茂的时期，茎叶的老嫩程度适宜，有效成分含量往往最高，不仅质量最好，产量也高。薄荷、青蒿、藿香等不用根者，可割取地上部分。车前草、蒲公英、败酱草、白花蛇舌草等需带根使用者，则连根拔起。忍冬藤等以茎叶同时入药的木本藤类药材，其采收原则与全草类相同，也应在其生长旺盛时

割取。

（二）叶类

艾叶、番泻叶、罗布麻叶等只以叶片入药，或侧柏叶等以带有幼枝的叶片入药的叶类药材，应在植物已生长成熟，全枝满叶时采集。此时植物生长至极盛，叶中有效成分含量最高，药力雄厚，应及时采集。但有少数药材例外。例如传统经验认为，桑叶应在深秋或初冬经霜后采集。

（三）花类

由于植物的花期长短不一，所以要特别注意掌握采集时间。辛夷、金银花、槐花等部分药材，必须采取含苞待放的花蕾。菊花、旋覆花等以开放的花朵入药者，须即开即采，过时则花瓣脱落，影响药材性状和质量。散了花瓣的花朵，贮存也容易变色。对于一般花类药材来说，颜色改变意味着衰败和气味散失，药材质次效差。如金银花颜色由青白转黄，即开始衰败，药材质量下降。但红花则要在花冠由黄转为橙红时采收。蒲黄等花粉类药材，应在花朵完全开放后采集。此外，采集花朵，还应尽量选择晴天进行。如在清晨采集，应等露水干后采集更好，以便晾干。阴天采集花朵，应及时焙干，防止腐烂变质。

（四）果实、种子类

枳实、青皮等以幼果入药者，应按要求及时采集。山楂、川楝子、枸杞子等以果实入药者，应在果实接近成熟或成熟后采摘。对于瓜蒌等果实成熟的时间先后不一者，应分次收集。以种子入药者，大多在果实成熟后采集果实或果序，置干燥通风处，适时脱粒或加工。对于牵牛子和芝麻等果实成熟后，其壳开裂，种子易散失者，应注意见熟

即收。若同一果序的果实成熟先后不一者，应分次摘取成熟部分，再分离其种子。

（五）根、根茎类

前人的经验认为，除半夏、延胡索等少数块茎药材宜在夏季采挖外，多数根或根茎类药材以农历二月的早春时节或者农历八月的深秋时节采集为佳。这是因为，在早春时节，植物根或根茎尚处于休眠状态，新芽未萌，营养物质未被茎叶消耗；在深秋以后，多数植物地上部分停止生长或开始枯萎，精微物质贮存于地下之根或根茎，故有效成分含量高。此时采集的药材，不仅质量好，而且产量亦高。虽然根或根茎类药材在早春或深秋都可采集，但比较而言，多数药还是以深秋采集更为适宜，因为根或根茎在冬春休眠期间，也会或多或少地消耗部分养料，以维持其生命。

（六）树皮、根皮类

黄柏、厚朴、杜仲等树皮类药材，一般在清明至夏至（4～6月）间剥取。此时植物生长旺盛，不仅树皮中运输、贮存的营养物质较多，其药材质量较佳，而且因树木枝干内汁液丰富，皮层水分增加，形成层细胞分裂迅速，其皮也容易剥离。但肉桂则宜在8～10月间剥皮，此时不仅桂皮中芳香油含量高，药材质量好，而且是其树皮容易剥离的时期。值得注意的是，树皮类药材大多来源于乔木，其生长期较长，成材缓慢，药用部位又只占全树的很少部分，因此，应尽量避免伐树取皮或环剥树皮，造成树木枯死的掠夺式方法。牡丹皮、地骨皮、桑白皮等根皮的采收原则，与根或根茎类一样，宜在深秋苗萎或叶枯之后，或早春枝叶萌发前采收。

二、动物类药材的采集

动物类药材的采集，不具有明显的规律性，每因品种不同而有不同的采集时间。总的原则是：既要保证药效，又要容易获得，还要保护资源。如金钱白花蛇应在夏秋季节捕捉孵出1～3周的幼蛇。小昆虫类应在数量多的活动期捕捉。如斑蝥宜在夏秋季清晨露水未干，其翅受湿不能飞翔时捕捉。桑螵蛸则应在3月中旬收集，过时则虫卵孵化，药材质量降低。鹿茸则应在过了清明节，脱盘后45～50天锯取头茬茸，过时则角化成为鹿角。制取阿胶的驴皮，宜在冬至后剥取，其皮厚而质优。

三、矿物类的采集

矿物类药材全年皆可采集，不拘时间，择优采选即可。

总之，中药的采集既要保证药材质量，又要兼顾产量。既要注意保护生态环境，又要考虑药材资源可持续利用。

第三节　中药的贮藏

中药贮藏保管的好坏，直接影响药材的质量，进而影响临床疗效。故陈嘉谟《本草蒙筌》强调："凡药藏贮，宜常提防。"如果贮藏不当，药材可能发生虫蛀、霉烂、变色、走油等败坏现象，致使药材变质，甚至失效。因此，药材的贮藏应把握以下几点。

1.**鼠耗**　老鼠喜食种子、果实及动物类药材，不仅会造成药材耗损，使药力降低；其排泄物及随身携带的病原体还会污染药材，可能给患者造成伤害。

2.虫蛀　植物或动物药材上附有害虫或虫卵，库房、容器及包装物藏匿或进入害虫或虫卵，以致害虫在药材中生活、繁殖。害虫蛀蚀药材，形成蛀洞，甚至毁为蛀粉，不仅造成药材严重耗损，药力下降，害虫的残体及其排泄物亦会造成药材污染。

3.微生物　霉菌、酵母菌等微生物及其孢子遍布于空气、水、土壤、各种有机物及生物体内和体表。药材在贮存过程中，一旦温度和湿度适宜，霉菌、酵母菌等微生物就会大量繁殖，萌发菌丝，分泌酵素，侵蚀药材组织，引起霉烂变质而失去药效。黄曲霉素等微生物产生的毒素，对人体还有很强的毒害性。

4.湿度　湿度是影响药材质量的一个极重要的因素。如贮存的药材未充分干燥，含水量超过15%；室内相对湿度在75%以上，则霉菌最容易生长、繁殖，导致药材发酵霉变。同时，由于药材中的水解酶活跃，会使药材水解软化。空气中湿度过大，药材受潮后还可能变色。如相对湿度在60%以下时，又可能导致药材中含水量逐渐降低，使芒硝、硼砂等含结晶水的药材失去结晶水而风化。

5.温度　贮存过程中的温度对药材质量的影响很大。一般来说，药物的许多成分在15～20℃的条件下比较稳定。若温度过高，药材中的水分蒸发，其含水量和重量会降低，氧化、水解等化学反应会加速，使药材中的化学成分迅速变质。如肉桂、沉香、厚朴等药材受热后，所含挥发油大量挥散，不仅芳香气散失，还会失去油润而干枯或破裂；柏子仁、杏仁、桃仁、郁李仁等含油脂多的药材，受热后内部油质分解，溢出表面而发生"走油"现象；阿胶、鹿角胶、龟甲胶等动物胶类药材，乳香、没药等部分固体树脂类药材，受热后易发软，粘连结块等。

6.日光　日光照射，除可导致温度升高，促使药材发生失水、黏结、走油、挥发、氧化、水解等物理、化学变化之外，在日光的直接或间接照射下，还会破坏药材所含色素，使药材变色变质。如玫瑰花经日晒会褪色，红花易褪色变黄，大黄会由黄色迅速变成红棕色；轻粉（氯化亚汞 Hg_2Cl_2）受日光照射后，颜色渐渐变深，会生成剧毒的二氯化汞（$HgCl_2$）。

7.空气　空气中的氧气会引起药材中发生复杂的化学变化，使动、植物药材中的挥发油、脂肪、糖类等成分氧化、分解、酸败、走油、变色、气味散失。氧气也能氧化矿物，可使灵磁石变成呆磁石。空气中还混有少量臭氧，臭氧的含量虽少，但因属强氧化剂，可加速药材中的有机质，特别是脂肪变质。

8.贮存时间　在贮存过程中，药材中的物质是在不断运动的，运动是要消耗能量，消耗物质的。药材在微生物、湿度、温度、日光、空气等自然因素的影响下，每时每刻都在发生变化。因此，多数药材贮存过久，有效成分含量会降低，质量会下降。

第三章

中药的炮制

中药的炮制，古时又称炮炙、修事、修治等，是根据中医药理论，依照辨证施治用药需要和药物自身性质，以及调剂、制剂的不同要求，而进行必要的加工处理过程，它是中国所特有的、传统的制药技术。大多数中药材必须经过一定的加工炮制处理，才能满足临床应用与制剂的需求。《本草蒙筌》指出："凡药制造，贵在适中，不及则功效难求，太过则气味反失。"由此可见，规范的炮制对提高临床疗效，保障用药安全具有十分重要的意义。

第一节　中药炮制的目的

中药炮制的目的大致可以归纳为以下几个方面。

1.增强药物作用以提高临床疗效　例如，麻黄蜜炙后，可增强其宣肺平喘止咳作用。延胡索醋制能增强活血止痛作用。

2.降低或消除药物的毒性或副作用以保证用药安全　例如，马钱子砂炒后可使其毒性明显降低，同时质变酥脆，易于粉碎。川乌、附子、半夏、天南星、巴豆等作用峻猛和毒性较强的药物，内服时均用其炮制品。

3.改变药物的性能功效以扩大其适应范围　一些药物经过特殊炮制后，其主要性能、功效及其适应证会发生较大变化，从而使其适应范围扩大。例如，清热凉血药生地黄为甘寒之品，主治血热诸证。生地黄照酒炖法或者蒸法制成熟地黄后，其药性转温，不再具有清热凉血作用，而成为补血药，主治血虚、阴虚、精亏诸证。

4.改变药材的某些性状以便于贮存和调剂制剂　绝大多数药材采集以后，要经过阴干或晒干或烘干等处理，以利保管贮存。一些药物还必须经过特殊处理才能贮存运输。例如，马齿苋柔嫩多汁，必须入沸水焯后才能干燥。桑螵蛸须经过蒸制，将虫卵杀死后，再干燥贮存。入汤剂的动植物药材，必须炮制成为饮片，矿物药则需经过煅、淬、捣碎才便于煎煮。

5.洁净药材以保证药材质量和称量准确　药材中混杂的泥沙及非药用部分（如厚朴、肉桂的栓皮，山茱萸的果核等）必须清除干净，才能在入药时保证质量和称量准确。

6.矫臭矫味以便于服用　一些药物，例如乳香、没药、地龙、五灵脂等具有特殊的气味，不易为患者接受，服后容易引起恶心、呕吐等不适反应。经过适当的炮制，就可以矫臭矫味，减轻不适反应，从而保证临床疗效。

7.引药入经，便于定向用药　有些药物经炮制后，可以在特定脏腑经络中发挥治疗作用。如知母、黄柏、杜仲经盐炒后，可增强入肾经的作用；柴胡、香附、青皮经醋炒后，增强入肝经的作用，便于临床定向选择用药。

第二节　中药炮制的方法

中药的炮制方法是在漫长的医疗实践中积累起来的，种类繁多，历代均有发展，其分类也各不相同。关于炮制方法的分类，明代陈嘉谟将其分为火制、水制和水火共制三类。近代在此基础上增加了修治和其他制法，将炮制的方法分成了五类，即修治、水制、火制、水火共制和其他制法。

1.修治　主要包括净制、切制和粉碎等简单加工处理方法。

（1）净制：净制的主要目的在于除去药材中的泥沙、杂质和非药用部位。

（2）切制：将净制后的药材软化后再切成一定规格的片、块、段、丝等，也称为饮片切制。切制的目的在于便于贮存、炮制和制剂，利于有效成分煎出，提高煎药质量。

（3）粉碎：将龙骨、牡蛎等矿物、贝壳类药材，益智、莱菔子等果实、种子类药材，贝母、半夏等鳞茎、块茎类药材捣碎、碾碎或捣粉；水牛角、羚羊角等镑成薄片或锉成粉末。粉碎目的在于便于调配、制剂或服用。

2.水制　是以较低温度的水或其他液体处理药物的多种方法的通称。常用的有洗、淋、泡、漂、润、水飞等法。水制的主要目的在于清洁药材，软化药材便于切制，或降低药材中的盐分、不良气味，或缓和其毒烈之性，或制取极细药末。例如，菟丝子需要淘洗，以除去泥沙，槟榔需要浸泡或润软以便于切片，盐附子需要漂去咸味等。

"水飞"则利用粗细粉末在水中悬浮性的差异，制取极细药末。方法是将粉碎的药材加水共研细末后，再加清水搅拌，待较粗的颗粒下沉后，倾出上部的混悬液（粗粒再研再飞），将混悬液静置澄清，倾去上面清水，晒干即成。其主要目的是为了制取极细的药末。此外，还可除去可溶性有害物质（如三氧化二砷等），使药末更加纯净，并能防止加工时药粉飞扬。该法适用于不易溶解的矿物、贝壳类药物，如朱砂、雄黄、炉甘石、石决明等。

3.火制　是将药物经火加热处理的方法。其目的是使坚硬的药材变得松脆，易于制剂和服用，以及改变药物性能，提高疗效，消除或减低药物的毒性和烈性等。

（1）炒制：将净选或切制后的药物置容器内，用不同火力连续加热，并不断搅拌或翻动至一定程度的炮制方法称为炒制法。炒制包括清炒和辅料炒。

①清炒：将药材置锅内，不加辅料直接翻炒，称清炒。清炒又有炒黄、炒焦和炒炭之分。用文火将药材表面炒至微黄称炒黄。炒黄加热的时间比较短，对药材内在的化学成分一般影响不大，但炒后药物成分更容易煎出。用武火将药材炒至表面焦黄（褐），内部颜色加深，并有焦香气称炒焦。炒焦加热的时间适中，一般药材经炒焦后，其理化性质多有变化。用武火将药材炒至表面焦黑，部分炭化，内部焦黄，但仍保留有药材固有的气味（存性）者称炒炭。炒炭温度较高，加热的时间又较长，药材经炒炭后，其

理化性质多发生明显变化。

②辅料炒：辅料炒就是以砂、土、蛤粉、滑石粉、米、麦麸等固体辅料为中间传热体与药材共同加热。这种炮制的最大特点是使药材受热均匀。辅料炒的作用是使饮片质地变得酥脆，便于药效成分的煎出；或矫味矫臭；或减轻毒副作用。例如，阿胶用蛤粉炒后，可变得酥脆，便于制剂服用，并可矫味矫臭。马钱子砂烫后，其毒性减弱。斑蝥与糯米置锅内用文火炒，使斑蝥均匀受热，炒至米呈黄棕色时即成。加热过程中，部分斑蝥素升华而使其毒性降低。因斑蝥呈乌黑色，单炒难以判断其炮制火候，用米炒则能很好控制温度，准确指示炮制程度。

（2）煅：用火直接或间接煅烧药物的炮制方法。

①直接煅：将药材直接置于炉火上煅烧称直接煅，又称明煅。

②间接煅：将药材置于耐高温的密闭容器中，再置火上煅烧称间接煅，又称焖煅。煅制的目的在于使药材质地疏松，易于粉碎，有效成分也容易煎出，如明煅磁石、自然铜、牡蛎等；或使药物的性能功效发生改变，如焖煅血余、棕榈使之成为血余炭、棕榈炭以发挥良好的止血作用。

（3）煨：煨制是将药材用湿面皮或湿纸包裹后，埋于热火灰或热滑石粉中，缓缓加热的炮制方法。一般煨至面皮或湿纸呈焦黄色时，取出，去掉包裹物。大量加工时，大都将药材与定量麦麸同置锅内，用文火加热，缓缓翻动，至麦麸呈焦黄色，或药物达到规定程度时取出。麦麸煨不同于麦麸炒之处是：煨法较炒法用的辅料多，受热的温度更低，时间更长，翻动的频率也低。煨制可以减少药材中挥发油、脂肪油含量，改变药材的理化性质，增效减毒。煨法在古代应用较多，现主要用于肉豆蔻、木香等药材的炮制。肉豆蔻煨制后可以降低其挥发油、脂肪油含量，也能降低挥发油中毒性成分肉豆蔻醚的含量。

4.水火共制　既用水又用火，或加入辅料共同处理药物的方法。其目的是改变药物性能，增强药效，消除或减低药物的毒性和副作用，及纯净药物，便于切制等。

（1）炙：药物用液体辅料拌炒的炮制方法。炙法使用的是液体辅料，且加热的温度较低，一般用文火炒至近干，使液体辅料渗入药材内部。该法所用的低温加热对药材的理化性质有一定影响，不同的液体辅料也会对药材的理化性质产生不同的影响。常用液体辅料有黄酒、炼蜜、米醋、盐水、姜汁和甘草汁等。虽然不同的液体辅料各有其性能作用，但用同一辅料炮制不同的药物，其作用与目的可能并不相同。例如川芎酒炙后可增强其活血作用；常山酒炙后可减轻其涌吐作用；黄芪蜜炙后可增强其补中益气作用；柴胡醋炙后可增强其疏肝解郁作用；芫花醋炙后则可使其毒性降低；杜仲盐炙后可增强其补益肝肾作用；泽泻盐炙后其利尿作用减弱，使之入肾泄热而不伤阴；竹茹姜汁炙后可缓和其寒性，并增强止呕作用；厚朴姜汁炙后可消除其对咽喉的刺激性，并增强温中和胃功能；吴茱萸甘草汁炙后可缓和其燥烈之性。

（2）蒸：用蒸气加热药物的炮制方法。例如，茯苓、厚朴蒸后变软，便于切制；白果、女贞子、桑螵蛸等药蒸制后，主要利于干燥贮存；生首乌、生地黄蒸制后，其性能和功效就会发生改变，成为制首乌和熟地黄。

（3）煮：将药材加入清水或液体辅料加热烹煮的炮制方法。例如，水煮乌头、醋煮芫花都可使其毒性降低，甘草水煮吴茱萸可降低其烈性。

（4）淬：将药物煅烧红后，迅速投入冷水或醋等液体辅料中，使之受冷而松脆的炮制方法。该法的主要目的是便于粉碎，并增强药效。例如醋淬磁石。

（5）燀：将药物投入沸水中浸烫后迅速捞出的炮制方法称为燀。例如天门冬等肉质多汁的药材，燀后便于贮存。杏仁、桃仁等种子类药材燀后，不仅容易除去种皮，便于有效成分煎出，还可破坏其相应的酶，而使有效成分不被酶分解破坏。

5.其他制法 指除以上四类炮制方法外的一些特殊制法。

（1）制霜：制霜有不同的含义。巴豆、瓜蒌仁压榨除去部分油后，分别称巴豆霜、瓜蒌霜；柿饼经日晒夜露后，其表面析出的白粉状物质称柿霜；将芒硝装入西瓜或苦瓜内，日后在其外皮上收集的白色粉末分别称为西瓜霜、苦瓜霜。

（2）发酵：将药材与辅料拌和，置于一定的温度和湿度下，利用霉菌使之生霉、发泡的炮制方法称为发酵。发酵可使原药材的性能、功效改变而成为新的药物品种，例如神曲、淡豆豉。

（3）发芽：将具有发芽能力的种子药材用水浸泡后，继续保持一定湿度、温度，使其萌发幼芽而成为新药品种的炮制方法称为发芽。如麦芽、谷芽、大豆黄卷等。

在实际工作中，应根据药物的特点和临床治疗需要来选择运用以上各种炮制方法。需要注意的是，炮制必须适度，明代陈嘉谟指出："凡药制造，贵在适中，不及则功效难求，太过则气味反失。"总之，在中药炮制的具体实践中，需要严格执行规范的炮制工艺和统一的炮制品质量标准，保障用药安全有效。

第四章

中药的性能

中医学认为，任何疾病的发生发展过程都是致病因素（邪气）作用于人体，引起机体正邪斗争，从而导致气血阴阳偏盛偏衰或脏腑经络机能活动失常的结果。因此，中药治病的基本作用不外是扶正祛邪，消除病因，恢复脏腑经络的正常生理功能，纠正阴阳气血偏盛偏衰的病理现象，使之最大程度上恢复到正常状态，达到治愈疾病、恢复健康的目的。

药物之所以能够针对病情，发挥上述基本作用，是由于各种药物本身各自具有若干特性和作用，前人将之称为药物的偏性，意思是说以药物的偏性来纠正疾病所表现出来的阴阳气血偏盛偏衰。中药的性能是中药作用的基本性质和特征的高度概括，也是中医药理论指导下认识和使用中药，并用以阐明其药效机制的理论依据。中药的性能也称药性，它包括药物发挥疗效的物质基础和治疗过程中所体现出来的作用。研究药性形成的机制及其运用规律的理论称为药性理论，其基本内容包括四气五味、升降浮沉、归经、有毒无毒等。徐洄溪总结说："凡药之用，或取其气，或取其味……或取其所生之时，或取其所生之地，各以其所偏胜而即资之疗疾，故能补偏救弊、调和脏腑，深求其理，可自得之。"

药性理论是中国历代医家在长期医疗实践中，以阴阳、脏腑、经络学说为依据，根据药物的各种性质及所表现出来的治疗作用总结的用药规律。它是中医学理论体系中的一个重要组成部分，是学习、研究、运用中药所必须掌握的基本理论知识。

中药的作用包括治疗作用和不良作用（不良反应）。中药的治疗作用又称为中药的功效，中药的不良作用包括副作用和毒性反应。充分而正确地利用中药的治疗作用，尽量避免不良反应的发生，即确保用药安全、有效，这是临床用药的一条基本原则。

第一节　四　气

《神农本草经》序录云："药有酸咸甘苦辛五味，又有寒热温凉四气。"这是有关药性理论之一的四气五味的最早概括。每味药物都有四气五味的不同，因而也就具有不同的治疗作用。

四气，就是寒、热、温、凉四种不同的药性，又称四性。它反映了药物对人体阴阳盛衰、寒热变化的作用倾向，为药性理论的重要组成部分，是说明药物作用的主要理论依据之一。四气之中寓有阴阳含义，寒凉属阴，温热属阳。寒凉与温热是相对立的两种药性，而寒与凉之间、温与热之间则仅是程度上的不同，即"凉次于寒""温次于热"。有些本草文献对药物的四性还用"大热""大寒""微温""微寒"加以描述，这是对中药四气程度不同的进一步区分，示以斟酌使用。然从四性本质而言，只有寒、热两性的区分。

此外，四性以外还有一类平性药，它是指药性的寒热界限不很明显、药性平和、作用缓和的一类药，如党参、山药、甘草等。平性能否入性，医家见解不同，有的认为虽称平性但实际上也有偏温偏凉的不同，如甘草性平，生用性凉，炙用则性偏温，所以平性仍未超出四性的范围，是相对而言的，它不是绝对的平性，因此仍称四气（四性）而不称五气（五性）。

药性的寒、热、温、凉是由药物作用于人体所产生的不同反应和所获得的不同疗效而总结出来的，它与所治疗疾病的寒热性质是相对而言的。故药性的确定是以用药反应为依据，以病证寒热为基准。能够减轻或消除热证的药物，一般属于寒性或凉性；反之，能够减轻或消除寒证的药物，一般属于温性或热性。如患者表现为高热烦渴、面红目赤、咽喉肿痛、脉洪数，这属于阳热证，用石膏、知母、栀子等药物治疗后，上述症状得以缓解或消除，说明它们的药性是寒凉的；反之，如患者表现为四肢厥冷、面色㿠白、脘腹冷痛、脉微欲绝，这属于阴寒证，用附子、肉桂、干姜等药物治疗后，上述症状得以缓解或消除，说明它们的药性是温热的。

一般来讲，寒凉药分别具有清热泻火、凉血解毒、滋阴除蒸、泻热通便、清热利尿、清化热痰、清心开窍、凉肝息风等作用，主要用于实热烦渴、温毒发斑、血热吐衄、火毒疮疡、热结便秘、热淋涩痛、黄疸水肿、痰热喘咳、高热神昏、热极生风等一系列阳热证。而温热药分别具有温里散寒、暖肝散结、补火助阳、温阳利水、温经通络、引火归原、回阳救逆等作用，主要用于中寒腹痛、寒疝作痛、阳痿不举、宫冷不孕、阴寒水肿、风寒痹证、血寒经闭、虚阳上越、亡阳虚脱等一系列阴寒证。

《素问·至真要大论》的"寒者热之，热者寒之"，《神农本草经》序例的"疗寒以热药，疗热以寒药"，指出了如何掌握药物的四气理论以指导临床用药的原则。寒凉药用治阳热证，温热药用治阴寒证，这是临床必须遵循的用药原则。反之，如果阴寒证用寒凉药，阳热证用温热药，必然导致病情进一步恶化，甚至引起死亡。故王叔和云："桂枝下咽，阳盛则毙；承气入胃，阴盛以亡。"李中梓《医宗必读》谓："寒热温凉，一匕之谬，覆水难收。"

由于寒与凉、热与温之间具有程度上的差异，因而在用药时也要注意。如当用热药而用温药、当用寒药而用凉药，则病重药轻，达不到治愈疾病的目的；反之，当用温药而用热药则反伤其阴，当用凉药反用寒药则易伤其阳。至于表寒里热，上热下寒，寒热中阻而致的寒热错杂的复杂病证，则当寒、热药并用，使寒热并除。若为寒热错杂、阴阳格拒的复杂病证，又当采用寒热并用，佐治之法治之。又《素问·六元正纪大论》提出"寒无犯寒""热无犯热"，这是指掌握四气理论根据季节不同，指导临床用药的规律。一般是指在寒冬时无实热证，不要随便使用寒药，以免损伤阳气；又在炎热夏季无寒证者不要随便使用热药，以免伤津化燥。如遇到真寒假热则当用热药治疗，必要时反佐以寒药；真热假寒则当选用寒药以治之，必要时反佐以热药，不可真假混淆。

第二节　五　味

五味作为药性理论最早见诸《内经》《神农本草经》中。《内经》对五味的作用、阴阳五行属性及应用都做了系统的论述。《神农本草经》不仅明确指出"药有酸、咸、甘、苦、辛五味"，还以五味配合四气，共同标明每种药物的药性特征，开创了先标明药性，后论述效用的本草编写先例，从而为五味学说的形成奠定了基础。经后世历代医家的补充，逐步完善了五味理论。

所谓五味，是指药物有酸、苦、甘、辛、咸不同的药味，因而具有不同的治疗作用。有些还具有淡味或涩味，因而实际上不止五种。但由于酸、苦、甘、辛、咸是最基本的五种药味，所以仍然称为五味。

五味的产生，首先是通过口尝，即用人的感觉器官辨别出来的，它是药物真实味道的反映。然而与四气一样，五味更重要的还是通过长期的临床实践观察，不同味道的药物作用于人体，产生不同的反应，获得不同的治疗效果，从而总结归纳出五味的理论。也就是说，五味不仅仅是药物味道的真实反映，更重要的是对药物作用的高度概括。自从五味作为归纳药物作用的理论出现后，五味的"味"也就超出了味觉的范围，而是建立在功效的基础之上了。因此，本草书籍的记载中有时出现与实际口尝味道不相符的地方。总之，五味的含义既代表了药物味道的"味"，又包涵了药物作用的"味"，而后者构成了五味理论的主要内容。五味的实际意义，一是标示药物的真实滋味，二是提示药物作用的基本范围。

《素问·脏气法时论》指出"辛散、酸收、甘缓、苦坚、咸软"。这是对五味作用的最早概括。后世在此基础上进一步补充，日臻完善。现据前人的论述，结合临床实践，将五味所代表药物的作用及主治病证分述如下。

辛："能散、能行"，即具有发散、行气、行血的作用。一般来讲，解表药、行气药、活血药多具有辛味。因此辛味药多用治表证及气血阻滞之证。如紫苏叶发散风寒、木香行气止痛、川芎活血化瘀等。

甘："能补、能和、能缓"，即具有补益、和中、调和药性和缓急止痛的作用。一般来讲，滋养补虚、消食和胃、调和药性及缓解疼痛的药物多具有甘味。甘味药多用治正气虚弱、食积不化、脘腹挛急疼痛及调和药性、中毒解救等几个方面。如人参大补元气、熟地黄滋补精血、神曲消食和胃、饴糖缓急止痛、甘草调和药性并解药食中毒等。

酸："能收、能涩"，即具有收敛、固涩的作用。一般固表止汗、敛肺止咳、涩肠止泻、固精缩尿、固崩止带的药物多具有酸味。酸味药多用治自汗盗汗、肺虚久咳、久泻久痢、遗精滑精、遗尿尿频、崩带不止等滑脱不禁的病证。如五味子固表止汗、乌梅敛肺止咳、五倍子涩肠止泻、山茱萸涩精止遗、金樱子固精缩尿止带等。此外，部分酸味药还具有生津的作用，也可用治津亏口渴，如乌梅、酸枣仁等。

苦："能泄、能燥、能坚"，即具有清泄火热、泄降气逆、通泄大便、燥湿、坚阴（泻火存阴）等作用。一般来讲，清热泻火、下气平喘、降逆止呕、通利大便、清热燥湿、散寒燥湿、泻火存阴的药物多具有苦味。苦味药多用治火热证、喘咳、呕恶、便秘、湿证、阴虚火旺等证。如黄芩、栀子清热泻火，苦杏仁、葶苈子降气平喘，半夏、陈皮降逆止呕，大黄、芒硝泻热通便，龙胆草、黄连清热燥湿，苍术、厚朴苦温燥湿，知母、黄柏泻火存阴等。

咸："能下、能软"，即具有泻下通便、软坚散结的作用。一般来讲，泻下通便及软化坚硬、消散结块的药物多具有咸味。咸味药多用治大便燥结、痰核、瘿瘤、癥瘕痞块等证。如芒硝泻热通便，海藻、牡蛎消散瘿瘤，鳖甲软坚消癥等。

淡："能渗、能利"，即具有利水渗湿的作用，故有些利水渗湿的药物具有淡味。淡味药多用治水肿、脚气浮肿、小便不利之证。如薏苡仁、通草、灯心草、茯苓、猪苓、泽泻等。由于《神农本草经》未提淡味，后世医家主张"淡附于甘"，故只言五味，不称六味。

涩：与酸味药的作用相似，具有收敛、固涩的作用。多用治自汗盗汗、久泻久痢、遗尿尿频、遗精滑精、崩带不止等滑脱不禁的病证。如莲子固精止带，赤石脂、禹余粮涩肠止泻，海螵蛸收敛止血等。故本草文献常以酸味代表涩味功效，或与酸味并列，标明药性。

五味还可与五行配合，与五脏联系起来。如《素问·宣明五气》说："酸入肝（属木）、苦入心（属火）、甘入脾（属土）、辛入肺（属金）、咸入肾（属水）。"即做了概括的说明。但这仅是一般的规律，并不是一成不变的。如黄柏味苦、性寒，作用是泻肾火而不是泻心火；枸杞子味甘，作用是补肝肾而不是补脾土等。因此不能机械地看待这一问题。

由于每种药物都同时具有性和味，因此两者必须综合起来看。明代缪希雍谓"物有味必有气，有气斯有性"，强调了药性是由气和味共同组成的。换言之，必须把四气和五味结合起来，才能准确地辨别药物的作用。一般来讲，气味相同，作用相近，同一类药物大都如此，如辛温的药物多具有发散风寒的作用，甘温的药物多具有补气、助阳的作用。有时气味相同、又有主次之别，如黄芪甘温，偏于甘以补气，锁阳甘温，偏于温以助阳。气味不同，作用有别，如黄连苦寒，党参甘温，黄连功能清热燥湿，党参则补中益气。而气同味异，味同气异者其所代表药物的作用则各有不同。如麻黄、苦杏仁、大枣、乌梅、肉苁蓉同属温性，由于五味不同，故麻黄辛温散寒解表、苦杏仁苦温下气止咳、大枣甘温补脾益气、乌梅酸温敛肺涩肠、肉苁蓉咸温补肾助阳；再如桂枝、薄荷、附子、石膏均为辛味，因四气不同，又有桂枝辛温解表散寒、薄荷辛凉疏散风热、附子辛热补火助阳、石膏辛寒清热泻火等不同作用。至于一药兼有数味，则标志其治疗范围的扩大，如当归辛甘温，甘以补血、辛以活血、温以祛寒，故有补血活血、散寒止痛等作用，可用治血虚、血瘀、血寒所引起的多种疾病。一般临床用药是既用其气，又用其味，但有时在配伍其他药物复方用药时，就可能出现或用其气，或用其味的不同情况。如升麻辛甘微寒，与黄芪同用治中气下陷时，取其味甘升举阳气；若与葛根同用治麻疹不透，取其味辛以解表透疹；若与石膏同用治胃火牙痛，则取其性寒以清热泻火。此即王好古《汤液本草》所谓："药之辛、甘、酸、苦、咸，味也；寒、热、温、凉，气也。味则五，气则四，五味之中，每一味各有四气，有使气者，有使味者，有气味俱使者……所用不一也。"由此可见，药物的气味所表示的药物作用以及气味配合的规律是比较复杂的。因此，既要熟悉四气五味的一般规律，又要掌握每一药物气味的特殊治疗作用以及气味配合的规律，这样才能很好地掌握药性，指导临床用药。

第三节 升降浮沉

升降浮沉是表示药物对人体作用的不同趋向性。升，即上升提举，趋向于上；降，即下达降逆，趋向于下；浮，即向外发散，趋向于外；沉，向内收敛，趋向于内。升降浮沉也就是指药物对机体有向上、向下、向外、向内四种不同作用趋向。它是与疾病所表现的趋向性相对而言的。其中，升与降、浮与沉是相对立的，升与浮、沉与降，既有区别，又有交叉，难以截然分开，在实际应用中，升与浮、沉与降又常相提并论。按阴阳属性区分，则升、浮属阳，沉、降属阴。升降浮沉表明了药物作用的定向概念，也是药物作用的理论基础之一。由于疾病在病势上常常表现出向上（如呕吐、呃逆、喘息）、向下（如脱肛、遗尿、崩漏）、向外（如自汗、盗汗）、向内（表证未解而入

里）；在病位上则有在表（如外感表证）、在里（如里实便秘）、在上（如目赤肿痛）、在下（如腹水、尿闭）等的不同，因此能够针对病情，改善或消除这些病证的药物，相对来说也就分别具有升降浮沉的作用趋向了。

药物升降浮沉作用趋向性的形成，虽然与药物在自然界生成禀赋不同、形成药性不同有关，并受四气、五味、炮制、配伍等诸多因素的影响，但更主要是与药物作用于机体所产生的不同疗效、所表现出的不同作用趋向密切相关。与四气、五味一样，也同样是通过药物作用于机体所产生的疗效而概括出来的用药理论。

影响药物升降浮沉的因素主要与四气五味、药物质地轻重有密切关系，并受到炮制和配伍的影响。

1.药物的升降浮沉与四气五味有关　王好古云："夫气者天也，温热天之阳；寒凉天之阴，阳则升，阴则降；味者地也，辛甘淡地之阳，酸苦咸地之阴，阳则浮，阴则沉。"一般来讲，凡味属辛、甘，气属温、热的药物，大都是升浮药，如麻黄、升麻、黄芪等药；凡味属苦、酸、咸，性属寒、凉的药物，大都是沉降药，如大黄、芒硝等。

2.药物的升降浮沉与药物的质地轻重有关　汪昂《本草备要》药性总义云"轻清升浮为阳，重浊沉降为阴"，"凡药轻虚者，浮而升；重实者，沉而降"。一般来讲，花、叶、皮、枝等质轻的药物大多为升浮药，如苏叶、菊花、蝉蜕等；而种子、果实、矿物、贝壳及质重者大多都是沉降药，如苏子、枳实、牡蛎、代赭石等。除上述一般规律外，某些药也有特殊性，如旋覆花虽然是花，但功能降气消痰、止呕止噫，药性沉降

而不升浮；苍耳子虽然是果实，但功能通窍发汗、散风除湿，药性升浮而不沉降，故有"诸花皆升，旋覆独降；诸子皆降，苍耳独升"之说。此外，部分药物本身就具有双向性，如川芎能上行头目、下行血海，白花蛇能内走脏腑、外彻皮肤。由此可见，既要掌握药物的一般共性，又要掌握每味药物的不同个性，具体问题做具体分析，才能确切掌握药物的作用趋向。应当指出，药物质地轻重与升降浮沉的关系，是前人用药的经验总结，因为两者之间没有本质的联系，故有一定的局限性，只是从一个侧面论述了与药物升降浮沉有关的作用因素。

3.药物的升降浮沉与炮制的影响有关

药物的炮制可以影响转变其升降浮沉的性能。如有些药物酒制则升，姜炒则散，醋炒收敛，盐炒下行。如大黄，属于沉降药，峻下热结、泻热通便，经酒炒后，大黄则可清上焦火热，可治目赤头痛。故李时珍说："升者引之以咸寒，则沉而直达下焦，沉者引之以酒，则浮而上至巅顶。"

4.药物的升降浮沉与配伍的影响有关

药物的升降浮沉通过配伍也可发生转化。如升药升麻配当归、肉苁蓉等咸温润下药同用，虽有升降合用之意，究成润下之剂，即少量浮药配大量沉降药也随之下降；又牛膝引血下行为沉降药，与桃仁、红花及桔梗、柴胡、枳壳等升达清阳、开胸行气药同用，也随之上升，主治胸中瘀血证，这就是少量沉降与大队升浮药同用，随之上升的例证。一般来讲，升浮药在大队沉降药中能随之下降；反之，沉降药在大队升浮药中能随之上升。由此可见，药物的升降浮沉是受多种因素的影响，它在一定条件下可相互转化，正

如李时珍所说："升降在物，亦在人也。"

升降浮沉代表不同的药性，标示药物不同的作用趋向。一般升浮药，其性主温热，味属辛、甘、淡，质地多为轻清至虚之品，作用趋向多主上升、向外。就其所代表药物的具体功效而言，分别具有疏散解表、宣毒透疹、解毒消疮、宣肺止咳、温里散寒、暖肝散结、温通经脉、通痹散结、行气开郁、活血消癥、开窍醒神、升阳举陷、涌吐等作用。故解表药、温里药、祛风寒湿药、行气药、活血祛瘀药、开窍药、补益药、涌吐药等多具有升浮药性。

一般沉降药，其性主寒凉，味属酸、苦、咸，质地多为重浊坚实之品，作用趋向多主下行向内。就其所代表的药物的具体功效而言，分别具有清热泻火、泻下通便、利水渗湿、重镇安神、平肝潜阳、息风止痉、降逆平喘、止呕、止呃、消积导滞、固表止汗、敛肺止咳、涩肠止泻、固崩止带、涩精止遗、收敛止血、收湿敛疮等作用。故清热药、泻下药、利水渗湿药、降气平喘药、降逆和胃药、安神药、平肝息风药、收敛止血药、收涩药等多具有沉降药性。

药物具有升降浮沉的性能，可以调整脏腑气机的紊乱，使之恢复正常的生理功能，或作用于机体的不同部位，因势利导，驱邪外出，从而达到治愈疾病的目的。升降浮沉的用药原则是顺着病位，逆着病势。就病位而言，病变部位在上在表者宜升浮不宜沉降，如外感风热则应选用薄荷、菊花等升浮药来疏散；病变部位在下在里者宜沉降不宜升浮，如热结肠燥大便秘结者则应选用大黄、芒硝等沉降药来泻热通便。就病势而言，病势上逆者，宜降不宜升，如肝阳上亢

头晕目眩则应选用代赭石、石决明等沉降药来平肝潜阳；病势下陷，宜升不宜降，如气虚下陷久泻脱肛，则应用黄芪、升麻、柴胡等升浮药来升阳举陷。总之，必须针对疾病发生部位有在上、在下、在表、在里的区别，病势上有上逆、下陷的区别，根据药物有升降浮沉的不同特性，恰当选用药物，这也是指导临床用药必须遵循的重要原则。此外，为了适应复杂病机，更好地调节紊乱的脏腑功能，还可采用升降浮沉并用的用药方法，如治疗表邪未解，邪热壅肺，汗出而喘的表寒里热证，常用石膏清泄肺火，肃降肺气，配麻黄解表散寒，宣肺止咳，二药相伍，一清一宣，升降并用，以成宣降肺气的配伍。用治心肾不交虚烦不眠，腰冷便溏，上热下寒证，常用黄连清心降火安神，配肉桂补肾引火归原，以成交通心肾、水火既济的配伍。再如治疗湿浊中阻，头痛昏蒙，腹胀便秘，升降失调的病证，常用蚕沙和中化湿，以升清气，配皂角滑肠通便，润燥降浊，以成调和脾胃、升清降浊的配伍。可见升降并用是适应复杂病机，调节紊乱脏腑功能的有效用药方法。

第四节　归　经

归经是药物作用的定位概念，即表示药物作用部位。归是作用的归属，经是脏腑经络的概称。归经是指药物对于机体某部分的选择性作用，即某药对某些脏腑经络有特殊的亲和作用，因而对这些部位的病变起着主要或特殊的治疗作用。药物的归经不同，其治疗作用也不同。归经指明了药物治病的适用范围，也就是说明了药效所在，包含了药物定性定位的概念，也是阐明药物作用机理，指导临床用药的药性理论基本内容之一。

中药归经理论的形成是在中医基本理论指导下，以脏腑经络学说为基础，以药物所治疗的具体病证为依据，经过长期临床实践，从药物的疗效中归纳总结出来的用药理论。它与机体因素即脏腑经络生理特点、临床经验的积累、中医辨证理论体系的不断发展与完善及药物自身的特性密不可分。由于经络能沟通人体内外表里，所以一旦机体发生病变，体表病变可以通过经络影响到内在脏腑；反之，内在脏腑病变也可以反映到体表上来。由于发病所在脏腑及经络循行部位不同，临床上所表现的症状亦各不相同。如心经病变多见心悸失眠；肺经病变常见胸闷喘咳；肝经病变每见胁痛抽搐等症。临床用朱砂、远志能治愈心悸失眠，说明它们归心经；用桔梗、苏子能治愈喘咳胸闷，说明它们归肺经；而选用白芍、钩藤能治愈胁痛抽搐则说明它们能归肝经。至于一药能归数经，是指其治疗范围的扩大。如麻黄归肺与膀胱经，它既能发汗宣肺平喘，治疗外感风寒及咳喘之证，又能宣肺利尿，治疗风水水肿之证。由此可见，归经理论是通过脏腑辨证用药，从临床疗效观察中总结出来的用药理论。

归经理论与临床实践密切相关，它是伴随着中医理论体系的不断发展而日臻完善的，如《伤寒论》创立了六经辨证系统，临床上便出现了六经用药的归经方法。如麻黄、桂枝为太阳经药，石膏、知母为阳明经药等。随着温病学派的崛起，又创立了卫气营血、三焦辨证体系，临床上相应出现了卫气营血、三焦用药的归经方法。如石膏、知母为气分药，水牛角、生地黄为营血分药，黄芩主清上焦、黄连主清中焦、黄柏主清下焦等。然而这些归经方法与脏腑辨证归经方法密切相关。如《伤寒论》六经每经可分为手足二经，故实际为十二经。十二经根源于脏腑，故六经证候群的产生，也是脏腑经络病变的反映。同样，卫气营血、三焦证候也与脏腑经络关系密切。如卫分病证以肺卫见证为主；气分病证多见阳明热证；营分病证多见热损营阴，心神被扰；血分证多见热盛动血，热扰心神。上焦病候主要包括手太阴肺和手厥阴心包经的病变；中焦病候主要包括手、足阳明及足太阴脾经的病变；而下焦病候则主要是足少阴肾和足厥阴肝经的病变。可见，归经方法虽有不同，但是都与脏腑经络密不可分。脏腑经络学说实为归经的理论基础，故探讨归经的实质，必须抓住脏腑经络学说这个核心。

此外，还有依据药物自身的特性，即形、色、气味、禀赋等的不同，进行归经的方法。如味辛、色白，入肺、大肠经；味苦、色赤，入心、小肠经等都是以药物的色与味作归经依据的。又如磁石、代赭石重镇入肝；桑叶、菊花轻浮入肺，则是以药物的质地轻重作归经的依据。再如麝香芳香开窍入心经；佩兰芳香醒脾入脾经；连翘像心而入心经清心降火等，都是以形、气归经的例子。其中尤以五味与归经的关系最为密切。以药物特性作为归经方法之一，虽然也存在着药物特性与归经没有必然联系的缺陷，但它是从药物自身角度分析药物归经还是有一定意义的。可见由于归经受多种因素的影响，我们不能偏执一说，要全面分析归经才能得出正确结论。

掌握归经便于临床辨证用药，即根据疾病的临床表现，通过辨证审因，诊断出病变所在脏腑经络部位，按照归经来选择适当药物进行治疗。如病患热证，有肺热、心火、胃火、肝火等的不同，治疗时用药不同。若肺热咳喘，当用桑白皮、地骨皮等肺经药来泻肺平喘；若胃火牙痛当用石膏、黄连等胃经药来清泻胃火；若心火亢盛，心悸失眠，当用朱砂、丹参等心经药以清心安神；若肝热目赤，当用夏枯草、龙胆草等肝经药以清肝明目。再如外感热病、热在卫分，发热、微恶风寒、头痛、咽痛，当用金银花、连翘等卫分药以辛凉解表，清热解毒；若热入气分，面赤恶热、高热烦渴，则当用石膏、知母等气分药以清热泻火、生津止渴等。可见归经理论为临床辨证用药提供了方便。

掌握归经理论还有助于区别功效相似的药物。如同是利尿药，有麻黄的宣肺利尿、黄芪的健脾利尿、附子的温阳利水、猪苓的通利膀胱之水湿等的不同。又羌活、葛根、柴胡、吴茱萸、细辛同为治头痛之药，但羌活善治太阳经头痛、葛根善治阳明经头痛、柴胡善治少阳经头痛、吴茱萸善治厥阴经头痛、细辛善治少阴经头痛。因此，在熟悉药物功效的同时，掌握药物的归经对相似药物的鉴别应用有十分重要的意义。

运用归经理论指导临床用药，还要依据脏腑经络相关学说，注意脏腑病变的相互影响，恰当选择用药。如肾阴不足，水不涵木，肝火上炎，目赤头晕，治疗时当选用黄柏、知母、枸杞子、菊花、地黄等肝、肾两经的药物来治疗，以益阴降火、滋水涵木；而肺病久咳，痰湿稽留，损伤脾气，肺病及脾，脾肺两虚，治疗时则要肺脾兼顾，采用党参、白术、茯苓、陈皮、半夏等肺、脾两经的药物来治疗，以补脾益肺，培土生金。而不能拘泥于见肝治肝、见肺治肺的单纯分经用药的方法。

在运用归经理论指导药物临床应用时，还必须与四气五味、升降浮沉学说结合起来，才能做到全面准确。如同归肺经的药物，由于有四气的不同，其治疗作用也异。如紫苏温散肺经风寒、薄荷凉散肺经风热、干姜性热温肺化饮、黄芩性寒清肺泻火。同归肺经的药物，由于五味的不同，作用亦殊。如乌梅酸收固涩、敛肺止咳，麻黄辛以发表、宣肺平喘，党参甘以补虚、补肺益气，陈皮苦以下气、止咳化痰，蛤蚧咸以补肾、益肺平喘。同归肺经的药物，因其升降浮沉之性不同，作用迥异。如桔梗、麻黄药性升浮，故能开宣肺气、止咳平喘；杏仁、苏子药性沉降，故能泻肺止咳平喘。四气五味、升降浮沉、归经同是药性理论的重要组成部分，在应用时必须结合起来，全面分析，才能准确地指导临床用药。

四气五味只是说明药物具有不同的寒热属性和治疗作用，升降浮沉只是说明药物的作用趋向。二者都缺乏明确的定位概念，只有归经理论才把药物的治疗作用与病变所在的脏腑经络部位有机地联系起来了。事实证明，掌握好归经理论对于指导临床用药意义很大。然而，由于历代医家对一些药物功效的观察，认识上所存在的差异，归经方法的不同，以及药物品种的混乱，因此出现了本草文献中对某些药物归经的记载不够统一、准确，造成归经混乱的现象。据不完全统计，仅大黄一味就有14种归经的说法，涉及十经之多，这充分说明归经学说有待整理和提高，但绝对不能因此而贬低归经学说的科学价值。正如徐灵胎所说："不知经络而用药，其失也泛，必无捷效；执经络而用药，其失也泥，反能致害。"既承认归经理论的科学性，又要看到它的不足之处，这是正确对待归经理论的态度。

第五节 中药的毒性

历代本草书籍中，常在每一味中药的性味之下，标明其"有毒""无毒"。"有毒无毒"也是中药性能的重要标志之一，它是掌握药性必须注意的问题。

一、古代中药毒性的概念

古代常常把毒药看作是一切药物的总称，而把药物的毒性看作是药物的偏性。故《周礼·天官冢宰下》有"医师掌医之政令，聚毒药以供医事"的说法，《尚书·说命篇》则谓："药弗瞑眩，厥疾弗瘳。"明代张景岳《类经》云："药以治病，因毒为能，所谓毒者，因气味之偏也。盖气味之正者，谷食之属是也，所以养人之正气。气味之偏者，药饵之属是也，所以去人之邪气，其为故也，正以人之为病，病在阴阳偏胜耳……大凡可辟邪安正者，均可称为毒药，故曰毒药攻邪也。"而《药治通义》谓："凡药皆有毒也，非指大毒、小毒谓之毒。"论述了毒药的广义含义，阐明了毒性就是药物的偏性。与此同时，古代还把毒性看作是药物毒副作用大小的标志。如《素问·五常政大论》云："大毒治病，十去其六；常毒治病，十去其七；小毒治病，十去其八；无毒治病，十去其九；谷肉果菜食养尽之，无使过之，伤其正也。"把药物毒性强弱分为大毒、常毒、小毒、无毒四类。而《神农本草经》三品分类法也是以药物毒性的大小、有毒无毒作为分类依据的，并提出了使用毒药治病的方法："若用毒药以疗病，先起如黍粟，病去即止，不去倍之，不去十之，取去为度。"综上所述，古代药物毒性的含义较广，既认为毒药是药物的总称，毒性是药物的偏性，又认为毒性是药物毒副作用大小的标志。而后世本草书籍在其药物性味下标明"大毒""有毒""小毒"等记载，则大都指药物的毒副作用的大小。

二、现代药物毒性的概念

随着科学的发展，医学的进步，人们对毒性的认识逐步加深。所谓毒性一般系指药物对机体所产生的不良影响及损害性。包括急性毒性、亚急性毒性、亚慢性毒性、慢性毒性和特殊毒性如致癌、致突变、致畸胎、成瘾等。所谓毒药一般系指对机体发生化学或物理作用，能损害机体引起功能障碍疾病甚至死亡的物质。剧毒药，一是指中毒剂量与治疗剂量比较接近，或某些治疗量已达到中毒剂量的范围，因此治疗用药时安全系数小；二是指毒性对机体组织器官损害剧烈，可产生严重或不可逆的后果。

中药的副作用有别于毒性反应。副作用是指在常用剂量时出现与治疗需要无关的不适反应，一般比较轻微，对机体危害不大，停药后可自行消失。如临床常见服用某些中药可引起恶心、呕吐、胃痛、腹泻或皮肤瘙痒等不适反应。中药副作用的产生与药物自身特性、炮制、配伍、制剂等多种因素有关。通过医药人员努力可以尽量减少副作用，避免不良反应的发生。过敏反应也属于不良反应范围，其症状轻者可见瘙痒、皮疹、胸闷、气急，重者可引起过敏性休克，除药物因素外，多与患者体质有关。此外，由于中药常见一药多效能，如常山既可解疟，又可催吐，若用治疟疾，则催吐就是副作用，可见中药副作用还有一定的相对性。毒性反应是指用药后引起机体损害性反应，往往因用药剂量过大或用药时间过长而引起，与人的体质因素等也有密切关系。

三、正确对待中药的毒性

正确对待中药的毒性，是安全用药的保证，这里包含如何总体评估中药的毒性，如何正确看待文献记载，如何正确看待临床报道，以及加强毒性中药的使用管理。

首先，要正确总体评价中药毒性。目前中药资源已多达12807种，而见中毒报告的才100余种，其中许多还是临床很少使用的毒性大的中药。大多数中药品种是安全的，这是中药的一大优势，尤其与化学合成药造成众多药源性疾病的危害相比，中药安全低毒的优势就更加突出了，这也是当今提倡回归自然，返璞归真，中药受到世界青睐的主要原因。

其次，正确对待中药毒性，还要正确对待本草文献记载。历代本草对药物毒性多有记载，这是前人的经验总结，值得借鉴。但由于受历史条件的限制，也出现了不少缺漏和错误的地方，如《本草纲目》认为马钱子无毒；《中国药学大辞典》认为黄丹无毒等，说明对待药物毒性的认识，随着临床经验的积累，社会的发展，有一个不断修改、逐步认识的过程。相信文献，不能尽信文献，实事求是，才是科学态度。

正确对待中药毒性，还要重视中药中毒的临床报道。自新中国成立以来，出现了大量中药中毒报告，仅单味药引起中毒就达上百种之多，其中植物药九十多种，如关木通、广防己、苍耳子、苦楝根皮、昆明山海棠、狼毒、萱草、附子、乌头、夹竹桃、雪上一枝蒿、福寿草、槟榔、乌桕、巴豆、半夏、牵牛子、山豆根、艾叶、白附子、瓜蒂、马钱子、黄药子、苦杏仁及曼陀罗花、曼陀罗苗、莨菪等；动物药及矿物药各十多种，如斑蝥、蟾蜍、鱼胆、芫青及砒霜、升药、胆矾、铅丹、密陀僧、皂矾、雄黄等。由此可见，文献中认为大毒、剧毒的固然有中毒致死的，小毒、微毒，甚至无毒的同样也有中毒病例发生，故临床应用有毒中药固然要慎重，就是"无毒"的，也不可掉以轻心。认真总结经验，既要尊重文献记载，更要重视临床经验，相互借鉴，才能全面深刻准确地理解掌握中药的毒性，这对保证安全用药是十分必要的。

正确对待中药毒性，还要加强对毒性中药的使用管理。此处所称的毒性中药，系指列入国务院《医疗用毒性药品管理办法》的中药品种，包括砒石、砒霜、水银、生马钱子、生川乌、生草乌、生白附子、生附子、生半夏、生南星、生巴豆、斑蝥、青娘虫、红娘虫、生甘遂、生狼毒、生藤黄、生千金子、生天仙子、闹羊花、雪上一枝蒿、红升丹、白降丹、蟾酥、洋金花、红粉、轻粉、雄黄。

四、中药中毒的主要原因

一是剂量过大，如砒霜、胆矾、斑蝥、蟾酥、马钱子、附子、乌头等毒性较大的药物，用量过大可导致中毒；二是误服伪品，如误以华山参、商陆代人参，独角莲代天麻使用；三是炮制不当，如使用未经炮制的生附子、生川乌、生草乌；四是制剂服法不当，如川乌、草乌、附子中毒，多因煎煮时间太短，或服后受寒、进食生冷；五是配伍不当，如甘遂与甘草同用，川乌与瓜蒌同用而致中毒。此外，药物贮存不当、品种不同、剂型不恰当、给药途径不同、药不对证、服药时间过长、自行服药、乳母用药及个体差异（病人的年龄、体质）以及管理不规范等也是引起中毒的原因。

五、掌握中药毒性强弱对指导临床用药的意义

1.在应用毒药时要针对体质的强弱、疾病部位的深浅，恰当选择药物并确定剂量，中病即止，不可过服，以防止过量和蓄积中毒。同时要注意配伍禁忌，凡两药合用能产生剧烈毒副作用的禁止同用，并严格毒药的炮制工艺，以降低毒性；对某些毒药要采用适当的制剂形式给药。此外，还要注意个体差异，适当增减用量，告诫患者不可自行服药。医药部门要抓好药品真伪鉴别，防止伪品混用，注意保管好剧毒中药。从上述不同的环节努力，保证用药安全，以避免中毒的发生。

2.根据中医"以毒攻毒"的原则，在保证用药安全的前提下，也可采用某些毒药治疗某些疾病。如用雄黄治疗疔疮恶肿，水银

治疗疥癣梅毒，砒霜治疗白血病等，让有毒中药更好地为临床服务。

3.掌握中药的毒性及其中毒后的临床表现，便于诊断中毒原因，以便及时采取合理、有效的抢救治疗手段，对于搞好中药中毒抢救工作具有十分重要的意义。

第五章

中药的配伍

按照病情的不同需要和中药的药性功用特点，有选择地将两种或两种以上的中药配合在一起应用，称作中药的配伍。

从中药的发展史来看，在医药萌芽时代治疗疾病一般都是采用单味药物的形式，后来由于药物品种日趋增多，对药性特点不断明确，对疾病的认识逐渐深化，由于疾病可表现为数病相兼，或表里同病，或虚实互见，或寒热错杂的复杂病情，因而用药也就由简到繁出现了多种药物配合应用的方法，并逐步积累了配伍用药的规律，从而既照顾到复杂病情，又增进了疗效，减少了毒副作用。因此，掌握中药的配伍规律对指导临床用药意义重大。

前人将单味药的应用同药与药之间的配伍关系，总结为七个方面，称为药物的"七情"。它包括单行、相须、相使、相畏、相杀、相恶、相反七个方面。药物配合应用，相互之间必须产生一定的作用，有的可以增进原有的疗效，有的可以相互抵消或削弱原有的功效，有的可以降低或消除毒副作用，也有的合用可以产生毒副作用。因此，《神农本草经·序例》将各种药物的配伍关系归纳为"有单行者，有相须者，有相使者，有相畏者，有相恶者，有相反者，有相杀者，凡此七情，合和视之"。药物的"七情"之中除单行者外，都是谈药物配伍关系。

1. 单行　就是单用一味药来治疗某种病情单一的疾病。对于病情比较单纯的病证，往往选择一种针对性较强的药物即可达到治疗目的，它符合简、便、验、廉的原则。如独参汤，即重用人参一味药，治疗大失血等所引起元气虚脱的危重病症；清金散，即单用一味黄芩，治疗肺热咳嗽的病证；再如马齿苋治疗痢疾，夏枯草膏消瘿瘤，益母草膏调经止痛，鹤草芽驱除绦虫，柴胡针剂发汗解热，丹参片治疗胸痹心绞痛等，都是行之有效的治疗方法。

2. 相须　就是两种性能功效类似的药物配合应用，可以增强原有药物的功效。如麻黄配桂枝，能增强发汗解表、祛风散寒的作用；附子、干姜配合应用，以增强温阳守中、回阳救逆的功效；陈皮配半夏以加强燥湿化痰、理气和中之功；全蝎、蜈蚣同用能明显增强平肝息风、止痉定搐的作用。像这种同类相须配伍应用的例证，历代文献有不少记载，它构成了复方用药的配伍核心，是中药配伍应用的主要形式之一。

3. 相使　就是在性能功效方面有某些共性，或性能功效虽不相同，但是治疗目的一致的药物配合应用，其中以一种药物为主，另一种药物为辅，两药合用，辅药可以提高主药的功效。如黄芪配茯苓治脾虚水肿，黄芪为健脾益气、利尿消肿的主药，茯苓淡渗利湿，可增强黄芪补气利水的作用；枸杞子配菊花治目暗昏花，枸杞子为补肾益精、养肝明目的主药，菊花清肝明目，可以增强枸杞子的补虚明目作用；又石膏配牛膝治胃火牙痛，石膏为清胃降火、消肿止痛的主药，牛膝引火下行，可增强石膏清火止痛的作用；黄连配木香治湿热泻痢，腹痛里急，黄连为清热燥湿、解毒止痢的主药，木香调中宣滞、行气止痛，可增强黄连清热燥湿、行气化滞的功效。可见相使配伍药不必同类，一主一辅，相辅相成，辅药能提高主药的疗效，即是相使的配伍。

4. 相畏　就是一种药物的毒性或副作用能被另一种药物降低或消除。如半夏畏生姜，即生姜可以抑制半夏的毒副作用，生半夏可"戟人咽喉"，令人咽痛音哑，用生姜炮制后成姜半夏，其毒副作用得到缓解；甘遂畏大枣，大枣可抑制甘遂峻下逐水、损伤正气的毒副作用；熟地黄畏砂仁，砂仁可以减轻熟地黄滋腻碍胃、影响消化的副作用；常山畏陈皮，陈皮可以缓和常山截疟而引起恶心呕吐的胃肠反应，这都是相畏配伍的范例。

5. 相杀　就是一种药物能够降低或消除另一种药物的毒性或副作用。如羊血杀钩吻毒，金钱草杀雷公藤毒，麝香杀杏仁毒，绿豆杀巴豆毒，生白蜜杀乌头毒，防风杀砒霜毒等。由此可见，相畏和相杀没有本质的区别，是从自身的毒副作用受到对方的抑制和自身能消除对方毒副作用的不同角度提出来的配伍方法，它是同一配伍关系的两种不同提法。

6. 相恶　即两药合用，一种药物能使另一种药物原有功效降低，甚至丧失。如人参恶莱菔子，莱菔子能削弱人参的补气作用；生姜恶黄芩，黄芩能削弱生姜的温胃止呕作用。

7. 相反　就是两种药物同用能产生或增强毒性或副作用。如甘草反甘遂，贝母反乌头等，详见用药禁忌"十八反""十九畏"中若干药物。

上述七情配伍除单行外，相须、相使可以起到协同作用，能提高药效，是临床常用的配伍方法；相畏、相杀可以减轻或消除毒副作用，以保证安全用药，是使用毒副作用较强药物的配伍方法，也可用于有毒中药的炮制及中毒解救；相恶则是因为药物的拮抗作用，抵消或减弱其中一种药物的功效；相反则是药物相互作用，能产生或增强毒性反应或强烈的副作用，故相恶、相反是配伍用药的禁忌。李时珍在《本草纲目·序例上》总结说："药有七情，独行者，单方不用辅也；相须者，同类不可离也……相使者，我之佐使也；相恶者，夺我之能也；相畏者，受彼之制也；相反者，两不相合也；相杀者，制彼之毒也。"

第六章

中药的用药禁忌

临床使用中药时，为了确保临床疗效，避免毒副作用的产生，必须注意中药的用药禁忌。中药的用药禁忌主要包括配伍禁忌、妊娠用药禁忌、证候用药禁忌和服药饮食禁忌四个方面。

一、配伍禁忌

配伍禁忌，是指某些药物合用，会产生或增强剧烈的毒副作用或降低、破坏药效，应避免配合应用。此即《神农本草经》所谓之"勿用相恶、相反者"。

配伍禁忌主要有"十八反"和"十九畏"。五代后蜀韩保昇修订《蜀本草》时，首次统计药物七情数目，提到"相恶者六十种，相反者十八种"。今人所谓"十八反"之名，盖源于此。至《证类本草》载反药24种，《本草纲目》载相反药物36种，但无论古代医籍所列举的相反药物如何增减，仍然沿用"十八反"的名称，可见"十八反"已经失去固定数量的含义。相畏为中药七情之一，内容已如前述。然从宋代开始，一些医药著作中，出现畏、恶、反名称使用混乱的状况，已与《神农本草经》"相畏"的原义相悖。而作为配伍禁忌的"十九畏"就是在这种情况下提出的。

"十八反歌"最早见于金·张子和的《儒门事亲》："本草明言十八反，半蒌贝蔹及攻乌，藻戟遂芫俱战草，诸参辛芍叛藜芦。"十八反指出：乌头（包括川乌、草乌、附子）反浙贝母、川贝母、瓜蒌、天花粉、半夏、白及、白蔹；甘草反甘遂、京大戟、红大戟、海藻、芫花；藜芦反人参、西洋参、党参、丹参、玄参、北沙参、南沙参、苦参、细辛、白芍、赤芍等。

"十九畏"歌诀则首见于明·刘纯《医经小学》："硫黄原是火中精，朴硝一见便相争，水银莫与砒霜见，狼毒最怕密陀僧，巴豆性烈最为上，偏与牵牛不顺情，丁香莫与郁金见，牙硝难合京三棱，川乌草乌不顺犀，人参最怕五灵脂，官桂善能调冷气，若逢石脂便相欺，大凡修合看顺逆，炮爁炙煿莫相依。"十九畏指出：硫黄畏朴硝（芒硝），水银畏砒霜，狼毒畏密陀僧，巴豆畏牵牛，丁香畏郁金，川乌、草乌畏犀角，牙硝（芒硝）畏三棱，官桂（肉桂）畏赤石脂，人参畏五灵脂等。

此后之《本草纲目》《药鉴》《炮炙大法》等书所记略有出入，但不如十八反、十九畏歌诀那样广为传诵。

反药一般不宜同用。多数医家认为反药同用会增强毒性、损害机体，因而强调反药不可同用。《神农本草经》提出"勿用相恶、相反者"。《本草经集注》也谓："相反则彼我交仇，必不宜合。"孙思邈则谓"草石相反，使人迷乱，力甚刀剑"等，均强调了反药不可同用。《医说》甚至描述了相反药同用而致的中毒症状及解救方法。现代临床、实验研究也有不少文献报道反药同用（如贝母与乌头同用、巴豆与牵牛同用）引起中毒的例证。因此，1963年版的《中国药典》"凡例"中就明确规定："注明畏、恶、反，系指一般情况下不宜同用。"

古代也有不少反药同用的文献记载，认为反药同用可起到相反相成、反抗夺积的效能。如《医学正传》谓："外有大毒之疾，必有大毒之药以攻之，又不可以常理论也。如古方感应丸，用巴豆、牵牛同剂，以为攻坚积药；四物汤加人参、五灵脂辈，以治血块；丹溪治尸瘵二十四味莲心散，以甘草、芫花同剂，而妙处在此。是盖贤者真知灼见，方可用之，昧者不可妄试以杀人也。"《本草纲目》也言"相恶、相反同用者，霸道也，有经有权在用者识悟尔"等，都强调了反药可以同用。古今反药同用的方剂也是屡见不鲜的，如《金匮要略》甘遂半夏汤中甘遂、甘草同用治留饮；赤丸以乌头、半夏合用治寒气厥逆；《外科正宗》海藻玉壶汤中海藻、甘草同用；《景岳全书》的通气散以藜芦配玄参治时毒肿盛、咽喉不利。现代也有文献报道用甘遂、甘草配伍治肝硬化及肾炎水肿；人参、五灵脂同用治冠心病等，有一定的效果。

由此可见，无论文献资料、临床观察及实验研究目前均无统一的结论，说明对十八反、十九畏的科学研究还要做长期艰苦、深入、细致的工作，去伪存真，才能得出准确的结论。但目前在尚未搞清反药是否能同用的情况下，临床用药应采取慎重从事的态度，对于其中一些反药若无充分把握，最好不宜配伍使用，以免发生意外。

二、妊娠用药禁忌

妊娠用药禁忌，是指妇女妊娠期间治疗用药的禁忌。妊娠禁忌药专指妇女妊娠期除中断妊娠、引产外，不能使用的药物。

在传统的妊娠用药禁忌中，能损害胎元、引起堕胎是早期妊娠禁忌的主要理由。随着对妊娠禁忌药的认识逐渐深入，对妊娠用药禁忌理由的认识也逐步加深。归纳起来，主要包括：①对母体不利；②对胎儿不利；③对产程不利；④对小儿不利。无论从用药安全的角度，还是从优生优育的角度来认识这几点，都是应当给予高度重视的。总的说来，凡对妊娠期的孕妇和胎儿不安全及不利于优生优育的药物，均属妊娠禁忌药。

在妊娠禁忌药中，不同的药物对妊娠的危害程度是有所不同的，因而在临床也应区别对待。古代对妊娠禁忌药主要提禁用与忌用，较少提慎用。近代则根据临床实际和药物对于胎元损害程度的不同，分为禁用与慎用二大类。妊娠禁用药是指毒性强的药、作用峻猛的药以及堕胎作用较强的药，如麝香、巴豆、牵牛子、大戟、商陆、三棱、莪术、水蛭、斑蝥、马钱子、川乌、雄黄、砒石等。妊娠慎用药主要包括活血化瘀药、行气药、攻下导滞药、药性辛热的温里药以及性质滑利之品，如桃仁、红花、牛膝、枳实、大黄、附子、肉桂、干姜、木通、冬葵子、瞿麦等。

对于妊娠妇女，凡禁用的药物绝对不能使用；而慎用的药物可以根据病情的需要斟酌使用，但要注意辨证准确，掌握好剂量与疗程，并通过恰当的炮制和配伍，尽量减轻药物对妊娠的危害，做到用药有效而安全。如《金匮要略》以桂枝茯苓丸治妊娠瘀病，吴又可用承气汤治孕妇时疫见阳明腑实证。此即《内经》所谓"有故无殒，亦无殒也"的道理。但是，必须强调的是，除非必用时，一般应尽量避免使用，以防发生事故。

三、证候用药禁忌

由于药物的药性不同，其作用各有专长和一定的适应范围，因此对于某类或某种病证，应当避免使用某类或某种药物，称证候用药禁忌，也称为病证用药禁忌。

由于药物皆有偏性，或寒或热，或补或泻，或升或降，或润或燥等，临床用之得当，可以其偏性纠正疾病所表现出来的病理偏向；若使用不当，则其偏性可能会反助病势，加重病情或导致新的病理偏向。因此，任何一种中药，对于特定的证候，都是有宜也有忌。凡药不对证，药物功效不为病情所需，而有可能导致病情加重、恶化或产生新的疾病，原则上都属于临床用药禁忌的范围。如麻黄性味辛微苦温，功能发汗解表、散风寒，又能宣肺平喘、利尿，故只适宜于外感风寒表实无汗或肺气不宣的喘咳，而对表虚自汗及阴虚盗汗、肺肾虚喘则应禁止使用。又如黄精性味甘平，功能滋阴补肺、补脾益气，主要用于肺虚燥咳、脾胃虚弱及肾虚精亏的病证，但因其性质滋腻、易助湿邪，因此，凡脾虚有湿、咳嗽痰多以及中寒便溏者则不宜服用。一般而言，除了药性极

为平和者无须禁忌外，中药大多都有证候用药禁忌，其内容详见各论中每味中药的"使用注意"部分。

四、服药饮食禁忌

服药饮食禁忌，是指服药期间对某些食物的禁忌，简称食忌，也就是通常所说的忌口。重视服药时的饮食禁忌，对于确保临床用药安全、有效，也有重要的意义。

《本草经集注》谓："服药，不可多食生胡荽及蒜、生菜。服药，不可多食诸滑物果实。服药，不可多食肥猪、犬肉、肥羹及鱼臊脍。"提出了在服药期间，一般应忌食生冷、油腻、腥膻、有刺激性的食物。而根据病情的不同，饮食禁忌也有区别。如热性病，应忌食辛辣、油腻、煎炸性食物；寒性病，应忌食生冷食物、清凉饮料等；胸痹患者应忌食肥肉、脂肪、动物内脏及烟、酒等；肝阳上亢头晕目眩、烦躁易怒者应忌食胡椒、辣椒、大蒜、白酒等辛热助阳之品；黄疸胁痛者应忌食动物脂肪及辛辣烟酒刺激物品；脾胃虚弱者应忌食油炸黏腻、寒冷固硬、不易消化的食物；肾病水肿者应忌食盐、碱过多的和酸辣太过的刺激食品；疮疡、皮肤病等患者，应忌食鱼、虾、蟹等腥膻发物及辛辣刺激性食品等。

此外，古代文献记载的甘草、黄连、桔梗、乌梅忌猪肉；鳖甲忌苋菜；常山忌葱；地黄、何首乌忌葱、蒜、萝卜；丹参、茯苓、茯神忌醋；土茯苓、使君子忌茶；薄荷忌蟹肉；蜜反生葱，柿反蟹等，也应作为服药禁忌的参考。

第七章

中药的剂量与用法

第一节 中药的剂量

中药剂量，是指临床应用时的分量，也称为用量。它主要指每味中药的成人一日量；其次指方剂中每味药之间的比较分量，也即相对剂量。本教材每味药物标明的用量，除特别注明以外，都是指干燥后的中药饮片在汤剂中成人一日内的用量。

在古代，中药的计量单位有重量（如斤、两、钱、分、厘等）、数量（如片、条、枚、枝、角、只等）、度量（如尺、寸等）、容量（如斗、升、合、勺等）。此外，还有"刀圭""方寸匕""撮"等较粗略的计量方法。由于古今度量衡制的变迁，后世主要以法定衡制作为计量标准，以重量单位作为药物计量的主要单位。明清以来，中国普遍采用16进位制的"市制"计量方法，即1市斤=16两=160钱。从1979年起，中国对中药生产计量统一采用公制，即1千克（kg）=1000克（g）=1000000毫克（mg）。为了处方和调剂计算方便，按规定以如下的近似值进行换算：1市两（16进位制）=30克（g）；1钱=3克（g）；1分=0.3克（g）；1厘=0.03克（g）。

由于中药绝大多数来源于生药，因而安全剂量幅度较大，但用量得当与否，也是直接影响药效的发挥、临床效果好坏的重要因素之一。药量过小，起不到治疗作用而贻误病情；药量过大，戕伤正气，可引起不良后果，或造成不必要的浪费。同时，中药多是复方应用，其中主要药物的剂量变化，可以影响到整个处方的功效和主治病证的改变。所以，对于中药剂量的使用应采取科学、谨慎的态度。确定中药的剂量，一般应考虑如下几方面因素。

一、药物性质与剂量的关系

毒性大的药或作用峻烈的药物，应严格控制剂量。开始时用量宜轻，逐渐加量，一旦病情好转后，应当立即减量或停服，中病即止，防止过量或蓄积中毒。无毒的药用量变化幅度可稍大。另外，花、叶、皮、枝等量轻质松及性味浓厚、作用较强的药物用量宜小；矿物、介壳等质重沉坠药物，及性味淡薄、作用温和的药物用量宜大；新鲜的动植物药含水分较多用量宜大（一般为干品的2~4倍）；干燥的动植物药用量当小；太过苦寒的药物也不宜久服过量，以免损伤脾胃；药材质量优等者，及羚羊角、麝香、牛黄、猴枣、鹿茸、冬虫夏草等贵重药材，在保证药效的前提下应尽量减少用量。

二、剂型、配伍、用药目的与剂量的关系

在一般情况下，同样的药物入汤剂比入丸散剂的用量要大些；单味药使用比入复方中应用的剂量要大些；在复方配伍使用中，主要药物比辅助药物用量要大些。临床用药时，由于用药目的不同，同一药物的用量也有所不同，如人参用于补益脾肺之气、生津止渴、安神益智的常用剂量为3～9g，而用于大补元气、急救虚脱则须15～30g。

三、年龄、体质、病情、性别、职业、生活习惯与剂量的关系

年龄、体质不同，对药物耐受程度也不同，则药物用量就有了差别：一般老年、小儿、妇女产后及体质虚弱的病人，都要减少用量，而成人及平素体质壮实的患者用量宜重。小儿用量为方便计算，可采用下列比例用药。新生儿用成人量的1/6，乳婴儿用成人量的1/3，幼儿用成人量的1/2，学龄儿童用成人量的2/3或接近成人用量。小儿一般病例，可按上述比例拟定药物剂量，若病情急重则不受此限制。

病情轻重，病势缓急，病程长短与药物剂量也有密切关系。一般情况下，病情轻、病势缓、病程长者用量宜小；而病情重、病势急、病程短者用量宜大。

就性别而言，一般男女的药物用量区别不大，但妇女在月经期、妊娠期，用活血祛瘀通经药时用量不宜过大。

另外，还要考虑到患者在职业、生活习惯等方面的差异。如体力劳动者的腠理一般较脑力劳动者的致密，因而使用发汗解表药时，体力劳动者的用量可较脑力劳动者稍重一些。

四、地区、季节、居处与剂量的关系

在确定药物剂量时，要考虑到地区、季节、气候及居处的自然环境等方面的因素，做到"因时制宜""因地制宜"。如在夏季发汗解表药及辛热药不宜多用；在冬季发汗解表药及辛热药量可以稍大；在夏季苦寒降火药用量宜重；在冬季苦寒降火药则用量宜轻。

除了毒性大的药，泻下、行气、活血作用峻猛的药，精制药及某些贵重药外，一般中药常用内服的剂量约5～10g；部分质地重而无毒的矿物、贝壳、甲壳、化石类中药常用内服的剂量为15～30g；新鲜的动植物药常用量为30～60g。

第二节　中药的用法

中药的用法，是指中药的应用方法，其内容较为广泛，本书主要介绍中药的给药途径、应用形式、汤剂煎煮法和服药方法。

一、给药途径

给药途径是影响药物疗效的因素之一。由于机体的不同组织对于药物的吸收性能不同，对药物的敏感性亦有所差别，且药物在不同组织中的分布、消除情况也不一样，所以，给药途径不同，会影响到药物吸收的速度、数量以及作用强度。有的药甚至必须以某种特定的途径给药，才能发挥某种作用。

中药的传统给药途径，除口服和皮肤

给药这两种主要途径外，还有吸入、舌下给药、黏膜表面给药、直肠给药等。20世纪30年代后，中药的给药途径又增加了皮下注射、肌内注射、穴位注射和静脉注射等。

不同的途径给药各有其特点。临床用药时，具体选择何种给药途径，除应考虑各种给药途径的特点以充分发挥其优势外，还需注意病证与药物双方对给药途径的选择。而病证与药物对给药途径的选择，就是通过对剂型的选择来体现的。

二、应用形式

无论以什么形式给药，都需要将药物加工成适合医疗、预防应用的一定剂型。在传统中药剂型中，有供口服的汤剂、丸剂、散剂、滋膏剂、露剂；供皮肤用的软膏剂、硬膏剂、散剂、丹剂、涂擦剂、浸洗剂、熏剂；还有供体腔使用的栓剂、药条等。20世纪30年代研制出了中药注射剂，以后又发展了胶囊剂、颗粒剂、气雾剂、膜剂等剂型。具体内容可参见《中药药剂学》。

三、汤剂煎煮法

汤剂是中药最为常用的剂型之一，自商代伊尹创制汤液以来沿用至今，经久不衰。汤剂的制作对煎具、用水、火候、煮法都有一定的要求。

1.煎药用具　以砂锅、瓦罐为好，搪瓷罐次之，忌用铜、铁锅，以免发生化学变化，影响疗效。

2.煎药用水　古时曾用长流水、井水、雨水、泉水、米泔水等煎煮。现在多用自来水、井水、蒸馏水等，但总以水质洁净新鲜（符合饮用水标准）为好。

3.煎药火候　有文火、武火之分。文火，是指使温度上升及水液蒸发缓慢的火候；而武火，又称急火，是指使温度上升及水液蒸发迅速的火候。

4.煎煮方法　先将药材浸泡30～60分钟，用水量以高出药面为度。一般中药宜煎煮两次，第二煎加水量为第一煎的1/3～1/2。两次煎液去渣滤净混合后分两次服用。煎煮的火候和时间，要根据药物性能而定。一般来讲，解表药、清热药宜武火煎煮，时间宜短，煮沸后煎3～5分钟即可；补养药需用文火慢煎，时间宜长，煮沸后再续煎30～60分钟。某些药物的煎法比较特殊，处方上需加以注明，包括有先煎、后下、包煎、另煎、烊化、泡服、冲服、煎汤代水等。

（1）先煎：主要指一些有效成分难溶于水的金石、矿物、介壳类药物，应打碎先煎，煮沸20～30分钟，再下其他药物同煎，以使有效成分充分溶出。如磁石、代赭石、生石膏、寒水石、紫石英、龙骨、牡蛎、海蛤壳、瓦楞子、珍珠母、石决明、紫贝齿、龟甲、鳖甲等。此外，附子、川乌、草乌等毒性较大的药物，久煎可以降低毒性，故宜先煎45～60分钟后再下其他药，以保证用药安全。

（2）后下：主要指一些气味芳香的药物，久煎其有效成分易于挥发而降低药效，须在其他药物煎沸5～10分钟后放入，如薄荷、青蒿、砂仁、沉香、豆蔻、草豆蔻等。此外，有些药物虽不属芳香药，但久煎也能破坏其有效成分，如钩藤、大黄、番泻叶等亦属后下之列。

（3）包煎：主要指那些黏性强、粉末状及药材表面带有绒毛的药物，宜先用纱布袋装好，再与其他药物同煎，以防止药液混浊或刺激咽喉引起咳嗽及沉于锅底，加热时引起焦化或糊化，如蛤粉、滑石、旋覆花、车前子、蒲黄、灶心土等。

（4）另煎：又称另炖，主要是指某些贵重药材，为了更好地煎出有效成分应单独另煎，即另炖2~3小时。煎液可以另服，也可与其他煎液混合服用，如人参、西洋参、羚羊角等。

（5）烊化：又称溶化，主要是指某些胶类药物及黏性大而易溶的药物，为避免入煎时黏锅或黏附其他药物影响煎煮，可单用水或黄酒将此类药加热溶化即烊化后，用煎好的药液冲服，也可将此类药放入其他药物煎好的药液中加热烊化后服用，如阿胶、鹿角胶、龟甲胶、鳖甲胶、鸡血藤胶及蜂蜜、饴糖等。

（6）泡服：又称焗服，主要是指某些有效成分易溶于水或久煎容易破坏药效的药物，可以用少量开水或复方中其他药物滚烫的煎出液趁热浸泡，加盖闷润，减少挥发，半小时后去渣即可服用，如藏红花、番泻叶、胖大海等。

（7）冲服：主要指某些贵重药，用量较轻，为防止散失，常需要研成细末制成散剂，用温开水或复方其他药物煎液冲服，如麝香、牛黄、珍珠、羚羊角、西洋参、鹿茸、人参、蛤蚧等。某些药物，根据病情需要，为提高药效，也常研末冲服，如用于止血的三七、花蕊石、白及，以及用于息风止痉的蜈蚣、全蝎、僵蚕、地龙，用于制酸止痛的海螵蛸、瓦楞子、海蛤壳、延胡索等。某些药物高温容易破坏药效或有效成分难溶于水，也只能做散剂冲服，如雷丸、鹤草芽、朱砂等。此外，还有一些液体药物如竹

沥汁、姜汁、藕汁、鲜地黄汁等也需冲服。

（8）煎汤代水：主要指某些药物为了防止与其他药物同煎使煎液混浊，难于服用，宜先煎后取其上清液代水，再煎煮其他药物，如灶心土等。此外，某些药物质轻用量多，体积大，吸水量大如玉米须、丝瓜络、金钱草等，也须煎汤代水用。

四、服药法

1. 服药时间　汤剂一般每日1剂，煎2次分服，两次间隔时间为4~6小时。临床用药时可根据病情增减，如急性病、热性病可一日2剂。至于饭前还是饭后服，则主要决定于病变部位和性质。一般来讲，病在胸膈以上者，如眩晕、头痛、目疾、咽痛等宜饭后服；如病在胸腹以下，如胃、肝、肾等脏疾患，则宜饭前服。因饭前服用，有利于药物的消化吸收，故多数药都宜饭前服用。某些对胃肠有刺激性的药物及消食药宜饭后服；补益药多滋腻碍胃，宜空腹服；驱虫药、攻下药宜空腹服；峻下逐水药晨起空腹时服；一般药物，无论饭前或饭后服，服药与进食都应隔1小时左右，以免影响药物与食物的消化吸收与药效的发挥。

此外，为了使药物能充分发挥作用，有的药物还应在特定的时间服用。如截疟药宜在疟疾发作前的2小时服用；安神药用于安眠时宜睡前服一次；涩精止遗药也应晚间服一次药；缓泻通便药宜睡前服，以便于翌日清晨排便。慢性病定时服，急性病、呕吐、惊厥及石淋、咽喉病须煎汤代茶饮者，均可不定时服。

2. 服药方法

（1）汤剂：一般宜温服。但解表药要偏

热服，服后还须温覆盖好衣被，或进热粥，以助汗出；寒证用热药宜热服，热证用寒药宜冷服。如出现真热假寒当寒药温服，真寒假热者则当热药冷服，以防格拒药势，此即《内经》所谓"治热以寒，温以行之；治寒以热，凉以行之"的服药方法。

（2）丸剂：颗粒较小者，可直接用温开水送服；大蜜丸者，可以分成小粒吞服；若水丸质硬者，可用开水溶化后服。

（3）散剂、粉剂：可用蜂蜜加以调和送服，或装入胶囊中吞服，避免直接吞服，刺激咽喉。

（4）膏剂：宜用开水冲服，避免直接倒入口中吞咽，黏喉而引起呕吐。

（5）颗粒剂、糖浆剂：颗粒剂宜用开水冲服；糖浆剂可以直接吞服。

此外，危重病人宜少量频服；呕吐患者可以浓煎药汁，少量频服；对于神志不清或因其他原因不能口服的患者，可采用鼻饲给药法。在应用发汗、泻下、清热药时，若药力较强，要注意患者个体差异，一般得汗、泻下、热降即可停药，适可而止，不必尽剂，以免汗、下、清太过，损伤人体的正气。

附

中药的命名与分类

1.中药的命名 中药的名称是前人根据不同药物的某一特征或性质而确定的。了解中药的命名方式和具体名称的由来，对于药材品种考证、澄清混乱品种、正确使用中药名称或深化某些药物性能功用认识，都有着重要意义。

（1）以植物的生长特点命名：例如金银花之原植物为藤本，其叶凌冬不凋，所以将其称为忍冬藤，其花又叫忍冬花。又如半夏，古人云"五月半夏生，盖当夏之半"，故名。

（2）以药材或原植（动）物的形态特点命名：例如虎杖，则因其茎直立而生，粗可如杖，表皮散生红色或紫红色斑点，有似虎皮之纹，故得其名；又因"节"稍膨大如竹，又有花斑竹之名。又如血竭是棕榈科植物的树脂，干后如血块，故名。

（3）以药物的颜色命名：例如大青叶和青黛皆因其颜色青黑而得名。

（4）以药物的气味命名：例如鱼腥草因全草有类似鱼之腥气而得名，龙胆草则因其苦如胆而得名。

（5）以药物功效命名：例如续断因其能续筋骨、通血脉；益母草因其活血调经，为妇女经产要药而得名。

（6）以药材产地或集散地命名道地药材或进口药材：例如川芎，以四川产量大而质量好；又如西洋参，原产加拿大和美国。

（7）以入药部位命名：例如莲的不同入药部位有莲子、莲子心、莲须、莲房、荷叶、藕节等；动物药中，如鹿茸、鹿角、鹿角胶、鹿角霜、鹿血、鹿胎、鹿尾等。

（8）以传说中的人物命名：例如使君子的得名，是相传汉代潘州郭使君多以此物治疗小儿之疾；何首乌则是相传古代何氏祖孙三代服此，均至高寿而发乌。

（9）以加工炮制方法命名：如大黄分生军、熟军、酒军、焦军；黄芩分生黄芩、炒黄芩、酒黄芩、黄芩炭等。

（10）以药材质地命名：例如沉香为木之心材，体重，置水中则沉，气香，故名。又如浮海石质轻，投入水中，浮而不沉。

2. 中药的分类 中药品种繁多，来源复杂。为了便于检索、研究和运用中药，古今医药学家采用了多种分类法。现简介如下。

（1）三品分类：《神农本草经》按照药物的有毒无毒（药性）和补虚祛邪（主要功效）等特点，将所载药物分为上药、中药和下药三类："上药一百二十种为君，主养命以应天，无毒，多服，久服不伤人，欲轻身益气，不老延年者本上经。""中药一百二十种为臣，主养性以应人，无毒、有毒，斟酌其宜，欲遏病补虚羸者本中经。""下药一百二十五种为佐使，主治病以应地，多毒，不可久服，欲除寒热邪气，破积聚愈疾者本下经。"三品分类是本草史上的第一次药物分类，反映出当时人们已不满足于孤立地认识各种药物，而是力图找出药物之间的联系和区别。

（2）自然属性分类：将药物分别其植物、动物和矿物的不同归属，再结合各自的不同特点进一步细分的分类方法称为自然属性分类。《本草纲目》就是古代本草按自然属性分类的最高成就，第一级分类将1892味药分为水、火、土、金石、草、谷、菜、果、木、服器、虫、鳞、介、禽、兽、人等16部；部下的二级分类有60类，如金石部分金、玉、石、卤4类，植物药中的草部，又分山草、芳草、隰草、毒草、蔓草、水草、石草、苔类、杂草等10类。其对植物的"析族区类"，已孕育着现代植物分类学的萌芽。其动物的排列"由微至巨，由贱至贵"，完全符合生物进化的观点。《本草纲目》的分类，纲目分明，便于查阅，成为当时世界上最先进的自然分类方法，对国内外产生了巨大的影响。

（3）功效分类：将主要功效相同的药物独立成类的分类方法，称为功效分类。中药的功效分类，是以医疗实践为目的而进行的分类，能够揭示药物防病治病作用的区别和联系，与临床应用紧密相结合，因此成为现代临床中药学分类的主流。现代临床中药学中的药物功效分类已经基本形成一种定式，如本书将常用中药分为解表药、清热药、泻下药、祛风湿药等章，其下再分若干小类（节），如清热药又分清热泻火药、清热燥湿药、清热凉血药、清热解毒药、清

虚热药等。与早期相比，这些分类更加细致，更加明确，更准确地显示出药物作用的共性与个性，反映出对中药功效认识的深入。

（4）其他分类：中药的性能分类，是与功效分类同时产生，而且并行发展的一种分类。由于古代性能和功效的理论皆不完备，二者的区别也不明显，因此性能分类与功效分类多同时混用。《神农本草经》以无毒有毒分三品，属于性能分类。《本草拾遗》分类时使用的轻、重、宣、通等，也是性能分类的范畴。金元以后，随着药性理论的初具规模，纯粹的性能分类也不断增多，如《医学启源》以升降浮沉性能为主，将药物分为风升生、热浮长、湿化成、燥降收、寒沉藏五类；《珍珠囊补遗药性赋》则立足于四性，将药分为寒性、热性、温性和平性四类；姚澜《本草分经》等，又以归经（脏腑经络）为纲进行药物分类。上述分类不能反映药物的功效特点，因此未被后人广泛采用。此外，从陶弘景开始，还创用按主治病证进行药物分类，《证类本草》《本草纲目》及近代的一些本草相继沿用，并有所发展，由于一药往往可主多病，一病又需不同之药，所以这种分类自然比较杂乱，实际上所起的作用有限。

现代也有按照西医的生理系统，参考西药的药理作用对中药进行分类，这对促进中西医药的相互了解也有积极的意义。有的则是按中药的化学成分分类，便于中药的化学研究。另外，以中药正名第一个字的笔画为序排列药物，对于大型中药工具书来说，也是一种比较适用的分类方法。

总　论

第八章

解表药

凡以发散表邪为主要功效，常用以治疗表证的药物，称解表药，又叫发表药。

本类药物大多辛散轻扬，主入肺、膀胱经，偏行肌表，能促进机体发汗，使表邪由汗出而解，从而达到治愈表证，防止疾病传变的目的。即《内经》所谓"其在皮者，汗而发之"。

解表药主要用治恶寒发热、头身疼痛、无汗或有汗不畅、脉浮之外感表证。

使用解表药时应针对外感风寒、风热表邪不同，相应选择长于发散风寒或风热的药物。由于冬季多风寒，春季多风热，夏季多夹暑湿，秋季多兼燥邪，故应根据四时气候变化的不同而恰当地配伍祛暑、化湿、润燥药。若虚人外感，正虚邪实，难以祛散表邪者，又应根据体质不同，分别与益气、助阳、养阴、补血药配伍，以扶正祛邪。温病初起，邪在卫分，除选用发散风热药物外，应同时配伍清热解毒药。

使用发汗力较强的解表药时，用量不宜过大，以免发汗太过，耗伤阳气，损及津液，造成"亡阳""伤阴"的弊端。又汗为津液，血汗同源，故表虚自汗、阴虚盗汗以及疮疡日久、淋证、失血患者，虽有表证，也应慎用解表药。同时，使用解表药还应注意因时因地而异，如春夏腠理疏松，容易出汗，解表药用量宜轻；冬季腠理致密，不易汗出，解表药用量宜重；北方严寒地区用药宜重；南方炎热地区用药宜轻。且解表药多为辛散轻扬之品，入汤剂不宜久煎，以免有效成分挥发而降低药效。

根据解表药的药性及功效主治差异，可分为发散风寒药及发散风热药两类。也称辛温解表药与辛凉解表药。

现代药理研究证明，解表药一般具有不同程度的发汗、解热、镇痛、抑菌、抗病毒及祛痰、镇咳、平喘、利尿等作用。部分药物还有降压、改善心脑血液循环等作用。

第一节　发散风寒药

本类药物性味多属辛温，辛以发散，温可祛寒，故以发散肌表风寒邪气为主要作用。主治风寒表证，症见恶寒发热，无汗或汗出不畅，头身疼痛，鼻塞流涕，口不渴，舌苔薄白，脉浮紧等。部分发散风寒药分别兼有祛风止痒、止痛、止咳平喘、利水消肿、消疮等功效，又可用治风疹瘙痒、风湿痹证、咳喘以及水肿、疮疡初起等兼有风寒表证者。

麻黄 Máhuáng　　　　　（《神农本草经》）

本品为麻黄科植物草麻黄 *Ephedra sinica*

Stapf、中麻黄 *Ephedra intermedia* Schrenk et C.A.Mey.或木贼麻黄 *Ephedra equisetina* Bge. 的干燥草质茎。秋季采割绿色的草质茎，晒干，除去木质茎、残根及杂质，切段。本品气微香，味涩、微苦。以干燥，茎粗，淡绿色，内心充实，味苦涩者为佳。生用、蜜炙或捣绒用。

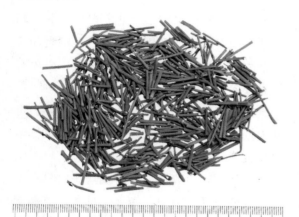

【药性】辛、微苦，温。归肺、膀胱经。

【功效】发汗解表，宣肺平喘，利水消肿。

【应用】

1. 风寒感冒　本品味辛发散，性温散寒，主入肺经，善于宣肺气、开腠理、透毛窍而发汗解表，为发汗解表之要药。宜用于风寒外郁，腠理闭密无汗的外感风寒表证，每与桂枝相须为用。因麻黄兼有平喘之功，故对风寒表实而有喘逆咳嗽者，尤为适宜，如麻黄汤（《伤寒论》）。

2. 胸闷喘咳　本品辛散苦泄，温通宣畅，主入肺经，可外开皮毛之郁闭，以使肺气宣畅；内降上逆之气，以复肺司肃降之常，故善平喘，为治疗肺气壅遏所致喘咳胸闷的要药，并常以杏仁等止咳平喘药为辅助。治疗风寒外束，肺气壅遏的喘咳实证，常配伍杏仁、甘草，如三拗汤（《太平惠民

和剂局方》，以下简称《和剂局方》）。治疗寒痰停饮，咳嗽气喘，痰多清稀者，常配伍细辛、干姜、半夏等，如小青龙汤（《伤寒论》）。若肺热壅盛，高热喘急者，每与石膏、杏仁、甘草配用，以清肺平喘，如麻杏甘石汤（《伤寒论》）。

3. 风水浮肿　本品主入肺与膀胱经，上宣肺气、发汗解表，可使肌肤之水湿从毛窍外散，并通调水道、下输膀胱以下助利尿之力，故宜于风邪袭表，肺失宣降的水肿、小便不利兼有表证者，每与甘草同用，如甘草麻黄汤（《金匮要略》）；或与生姜、白术等发汗解表、利水退肿药同用，如《金匮要略》越婢加术汤。

此外，取麻黄散寒通滞之功，也可用治风寒湿痹、阴疽痰核。

【用法用量】煎服，2～10g。本品发汗解表宜生用，且不宜久煎；平喘止咳多蜜炙用；捣绒后作用较为缓和，小儿、老人及体虚者宜用麻黄绒。

【使用注意】本品发汗宣肺力强，凡表虚自汗、阴虚盗汗及肺肾虚喘者均当慎用。又本品对中枢神经系统有明显兴奋作用，并可使血压上升，故失眠及高血压患者慎用，运动员禁用。

【现代研究】

1. 化学成分　本品主要含生物碱类成分：麻黄碱、伪麻黄碱、去甲基麻黄碱、去甲基伪麻黄碱挥发油、甲基麻黄碱、甲基伪麻黄碱等。还含鞣质、挥发油等。《中国药典》规定本品含盐酸麻黄碱（$C_{10}H_{15}NO \cdot HCl$）和盐酸伪麻黄碱（$C_{10}H_{15}NO \cdot HCl$）的总量不得少于0.80%。

2. 药理作用　麻黄水煎剂、麻黄水溶性

提取物、麻黄挥发油、麻黄碱、1-甲基麻黄碱等均有发汗作用。麻黄碱、伪麻黄碱、麻黄挥发油是其平喘的有效成分。麻黄的多种成分均具有利尿作用，以d-伪麻黄碱作用最显著。麻黄挥发油对多种实验性发热模型动物有解热效应。麻黄的多种成分均有抗炎作用。麻黄挥发油对亚甲型流感病毒有明显抑制作用，对金黄色葡萄球菌、溶血性链球菌、流感嗜血杆菌、肺炎双球菌等均有不同程度的抑制作用。麻黄碱、麻黄水提取物有镇咳作用，麻黄挥发油有一定的祛痰作用。麻黄碱有兴奋中枢神经系统、强心、升高血压、抑制肠平滑肌作用。

桂枝 Guìzhī （《名医别录》）

本品为樟科植物肉桂 *Cinnamomum cassia* Presl 的干燥嫩枝。春、夏二季采收，除去叶，晒干或切片晒干。本品有特异香气，味甜、微辛，皮部味较浓。以质嫩、色红棕、香气浓者为佳。生用。

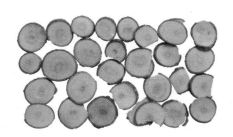

【药性】辛、甘，温。归心、肺、膀胱经。

【功效】发汗解肌，温通经脉，助阳化气，平冲降逆。

【应用】

1.风寒感冒 本品辛甘温煦，甘温通阳扶卫，其开腠发汗之力较麻黄温和，而善于宣阳气于卫分，畅营血于肌表，故有助卫实表、发汗解肌、外散风寒之功。对于外感风寒，不论表实无汗、表虚有汗及阳虚受寒者，均宜使用。如治疗外感风寒、表实无汗者，常与麻黄同用，以开宣肺气，发散风寒，如麻黄汤（《伤寒论》）；若外感风寒、表虚有汗者，当与白芍同用，以调和营卫，发汗解肌，如桂枝汤（《伤寒论》）；若素体阳虚、外感风寒者，每与麻黄、附子、细辛配伍，以发散风寒，温助阳气。

2.脘腹冷痛，血寒经闭，关节痹痛 本品辛散温通，具有温通经脉、散寒止痛之效，故可用治寒凝血滞诸痛证。如胸阳不振，心脉瘀阻，胸痹心痛者，桂枝能温通心阳，常与枳实、薤白同用，如枳实薤白桂枝汤（《金匮要略》）；若中焦虚寒，脘腹冷痛，桂枝能温中散寒止痛，每与白芍、饴糖等同用，如小建中汤（《金匮要略》）；若妇女寒凝血滞，月经不调，经闭痛经，产后腹痛，桂枝既能温散血中之寒凝，又可宣导活血药物，以增强化瘀止痛之效，多与当归、吴茱萸同用，如温经汤（《金匮要略》）；若风寒湿痹，关节疼痛，可与附子同用，以祛风散寒、通痹止痛，如桂枝附子汤（《伤寒论》）。

3.痰饮，水肿 本品甘温，既可温扶脾阳以助运水，又可温肾阳、逐寒邪以助膀胱气化，而行水湿痰饮之邪，为治疗痰饮病、水肿的常用药。如脾阳不运，水湿内停所致的痰饮病眩晕、心悸、咳嗽者，常与茯苓、白术同用，如苓桂术甘汤（《金匮要略》）；若膀胱气化不行，水肿、小便不利者，每与茯苓、猪苓、泽泻等同用，如五苓散（《伤寒论》）。

4.心悸，奔豚　本品辛甘性温，能助心阳，通血脉，止悸动。如心阳不振，不能宣通血脉，而见心悸动、脉结代者，每与甘草、人参、麦冬等同用，如炙甘草汤（《伤寒论》）。若阴寒内盛，引动下焦冲气，上凌心胸所致奔豚者，常重用本品以助阳化气、平冲降逆，如桂枝加桂汤。

【用法用量】煎服，3～10g。

【使用注意】本品辛温助热，易伤阴动血，凡外感热病、阴虚火旺、血热妄行等证，均当忌用。孕妇及月经过多者慎用。

【现代研究】

1.化学成分　本品主要含挥发油：桂皮醛、莰烯、苯甲醛、β-榄香烯、β-荜澄茄烯等。还含酚类、有机酸、多糖、苷类、香豆精及鞣质等。《中国药典》规定本品含桂皮醛（C_9H_8O）不得少于1.0%。

2.药理作用　本品所含桂皮油能扩张血管，改善血液循环，促使血液流向体表，从而有利于发汗和散热。桂枝煎剂、桂皮醛有解热、降温作用。桂枝醇提取物对金黄色葡萄球菌、大肠杆菌、肺炎球菌、炭疽杆菌、霍乱弧菌、流感病毒等均有抑制作用。桂皮油、桂皮醛对结核杆菌、变形杆菌有抑制作用。桂皮醛能促进胃肠平滑肌蠕动，增强消化机能，并有利胆作用。此外，桂枝有镇痛、抗炎、抗过敏、增加冠脉血流量、改善心功能、镇静、抗惊厥、抗肿瘤等作用。

紫苏叶 Zǐsūyè　　　　　（《名医别录》）

本品为唇形科植物紫苏 *Perilla frutescens*（L.）Britt. 的干燥叶（或带嫩枝）。夏季枝叶茂盛时采收。除去杂质，晒干，切碎。本品气清香，味微辛。以色紫、香气浓者为佳。生用。

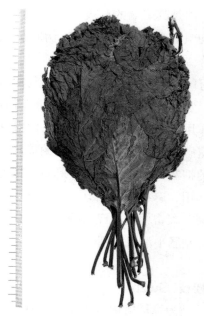

【药性】辛，温。归肺、脾经。

【功效】解表散寒，行气和胃。

【应用】

1.风寒感冒，咳嗽呕恶　本品辛散性温，发汗解表散寒之力较为缓和，轻症可以单用，重症须与其他发散风寒药合用。因其外能解表散寒，内能行气和胃，且略兼化痰止咳之功，故风寒表证而兼气滞，胸脘满闷，恶心呕逆，或咳嗽痰多者，较为适宜。治疗前者，常配伍香附、陈皮等药，如香苏散（《和剂局方》）。治疗后者，每与杏仁、桔梗等药同用，如杏苏散（《温病条辨》）。

2.脾胃气滞，妊娠呕吐　本品味辛能行，能行气以宽中除胀，和胃止呕，兼有理气安胎之功，可用治中焦气机郁滞之胸脘胀满，恶心呕吐。偏寒者，常与砂仁、丁香等温中止呕药同用；偏热者，常与黄连、芦根等清胃止呕药同用；若妊娠胎气上逆，胸闷呕吐，胎动不安者，常与砂仁、陈皮等理气安胎药配伍。用治七情郁结，痰凝气滞之梅核气证，常与半夏、厚朴、茯苓等同用，如半夏厚朴汤（《金匮要略》）。

3.**鱼蟹中毒** 紫苏叶能解鱼蟹毒，对于进食鱼蟹中毒而致腹痛吐泻者，能和中解毒。可单用本品煎汤服，或配伍生姜、陈皮、藿香等药。

【用法用量】煎服，5 ~ 10g，不宜久煎。

【现代研究】

1.**化学成分** 本品主要含挥发油：紫苏醛、紫苏酮、苏烯酮、矢车菊素、莰烯、薄荷醇、薄荷酮、紫苏醇、二氢紫苏醇、丁香油酚等。《中国药典》规定本品含挥发油不得少于0.40%（mL/g），饮片不得少于0.20%（mL/g）。

2.**药理作用** 紫苏叶煎剂有缓和的解热作用；有促进消化液分泌，增进胃肠蠕动的作用；能减少支气管分泌，缓解支气管痉挛。本品水煎剂对大肠杆菌、痢疾杆菌、葡萄球菌均有抑制作用。能缩短血凝时间、血浆复钙时间和凝血活酶时间。紫苏油可使血糖上升。

附药：紫苏梗 *Zǐsūgěng*

本品为唇形科植物紫苏 *Perilla frutescens*

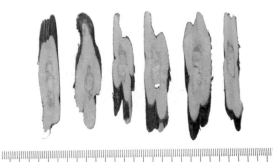

（L.）Britt.的干燥茎。性味辛，温；归肺、脾经。功能理气宽中，止痛，安胎。适用于胸膈痞闷，胃脘疼痛，嗳气呕吐，胎动不安。煎服，5 ~ 10g。

生姜 Shēngjiāng （《名医别录》）

本品为姜科植物姜 *Zingiber officinale Rosc.*的新鲜根茎。秋、冬二季采挖，除去须根和泥沙。用时切厚片。本品气香特异，味辛辣。以质嫩者为佳。生用。

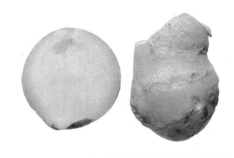

【药性】辛，微温。归肺、脾、胃经。

【功效】解表散寒，温中止呕，化痰止咳，解鱼蟹毒。

【应用】

1.**风寒感冒** 本品辛散温通，能发汗解表，祛风散寒，但作用较弱，故适用于风寒感冒轻症，可单煎或配红糖、葱白煎服。本品更多是作为辅助之品，与桂枝、羌活等辛温解表药同用，以增强发汗解表之力。

2.**脾胃寒证** 本品辛散温通，能温中散寒，对寒犯中焦或脾胃虚寒之胃脘冷痛、食少、呕吐者，可收祛寒开胃、止痛止呕之效，宜与高良姜、胡椒等温里药同用。若脾胃气虚者，宜与人参、白术等补脾益气药同用。

3.**胃寒呕吐** 本品辛散温通，能温胃散寒，和中降逆，其止呕功良，素有"呕家圣药"之称，随证配伍可治疗多种呕吐。因其本为温胃之品，故对胃寒呕吐最为适合，可配伍高良姜、白豆蔻等温胃止呕药。若痰饮呕吐者，常配伍半夏，即小半夏汤（《金匮要略》）；若胃热呕吐者，可配黄连、竹茹、枇杷叶等清胃止呕药。某些止呕药用姜汁制过，能增强止呕作用，如姜半夏、姜竹茹等。

4.寒痰咳嗽　本品辛温发散，能温肺散寒，化痰止咳，对于肺寒咳嗽，不论有无外感风寒，或痰多痰少，皆可选用。治疗风寒客肺，痰多咳嗽，恶寒头痛者，每与麻黄、杏仁同用，如三拗汤（《和剂局方》）；外无表邪而咳嗽痰多色白者，常与陈皮、半夏等药同用，如二陈汤（《和剂局方》）。

5.鱼蟹中毒　本品能解鱼蟹毒及半夏、天南星的毒性，故对鱼蟹等食物中毒，以及生半夏、生南星等药物之毒，均有一定的解毒作用。

【用法用量】煎服，3~10g。

【使用注意】本品助火伤阴，故热盛及阴虚内热者忌服。

【现代研究】

1.化学成分　本品主要含挥发油，油中主要为α-姜烯、β-檀香萜醇、β-水芹烯、6-姜辣素、3-姜辣素、4-姜辣素、5-姜辣素、8-姜辣素、生姜酚、姜醇、姜烯酮、姜酮等。还含天冬氨酸、谷氨酸、丝氨酸等氨基酸。《中国药典》规定本品含挥发油不得少于0.12%（mL/g），含6-姜辣素（$C_{17}H_{26}O_4$）不得少于0.050%，8-姜酚（$C_{19}H_{30}O_4$）与10-姜酚（$C_{21}H_{34}O_4$）总量不得少于0.040%；饮片含6-姜辣素（$C_{17}H_{26}O_4$）不得少于0.050%。

2.药理作用　生姜能促进消化液分泌，保护胃黏膜，具有抗溃疡、保肝、利胆、抗炎、解热、抗菌、镇痛、镇吐作用。其醇提物能兴奋血管运动中枢、呼吸中枢、心脏。正常人咀嚼生姜，可升高血压。生姜水浸液对伤寒杆菌、霍乱弧菌、堇色毛癣菌、阴道滴虫均有不同程度的抑杀作用，并有防止血吸虫卵孵化及杀灭血吸虫作用。

附药：生姜汁　Shēngjiāngzhī
　　　　生姜皮　Shēngjiāngpí

1.生姜汁　本品系用生姜捣汁入药。功同生姜，但偏于开痰止呕，便于临床应急服用。如遇天南星、半夏中毒的喉舌麻木肿痛，或呕逆不止、难以下食者，可取汁冲服，易于入喉；也可配竹沥，冲服或鼻饲给药，治中风卒然昏厥者。用量3~10滴，冲服。

2.生姜皮　本品为姜科植物姜 Zingiber officinale Rosc. 的根茎切下的外表皮。性味辛、凉。功能和脾行水消肿，主要用于水肿，小便不利。煎服，3~10g。

香薷　Xiāngrú　　　（《名医别录》）

本品为唇形科植物石香薷 Mosla chinensis Maxim. 或江香薷 Mosla chinensis 'J-iangxiangru' 的干燥地上部分。前者习称

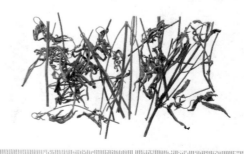

"青香薷"，后者习称"江香薷"。夏季茎叶茂盛、花盛开时择晴天采割，除去杂质，阴干。切段。本品气清香而浓，味微辛而凉。以穗多、质嫩、叶青绿色、香气浓者为佳。生用。

【药性】辛，微温。归肺、脾、胃经。

【功效】发汗解表，化湿和中，利水消肿。

【应用】

1.外感风寒，内伤暑湿，恶寒发热，头痛无汗，腹痛吐泻　本品辛温发散，入肺经能发汗解表而散寒；其气芳香，入于脾胃又能化湿和中而祛暑，多用于暑天感受风寒而兼脾胃湿困，症见恶寒发热，头痛身重，无汗，脘满纳差，腹痛吐泻，苔腻者，可收外解风寒、内化湿浊之功。因该证多见于暑天贪凉饮冷之人，故前人称"香薷乃夏月解表之药"，常配伍厚朴、扁豆，如香薷散（《和剂局方》）。

2.水肿，小便不利，脚气浮肿　本品辛散温通，外能发汗以散肌表之水湿，又能宣肺气启上源，通畅水道，以利尿退肿，多用于水肿而有表证者。治疗水肿、小便不利以及脚气浮肿者，可单用或配伍健脾利水的白术，如深师薷术丸（《外台秘要》）。

【用法用量】煎服，3~10g。用于发表，量不宜过大，且不宜久煎；用于利水消肿，量宜稍大，且须浓煎。

【使用注意】本品辛温发汗之力较强，表虚有汗及暑热证当忌用。

【现代研究】

1.化学成分　本品主要含挥发油：麝香草酚，香荆芥酚，百里香酚，聚伞花素，乙酸百里酯，乙醇香荆酯等；黄酮类成分：5-羟基-6,7-二甲氧基黄酮，5-羟基-7,8-二甲氧基黄酮，洋芹素等。《中国药典》规定本品含挥发油不得少于0.60%（mL/g）；含麝香草酚（$C_{10}H_{14}O$）与香荆芥酚（$C_{10}H_{14}O$）的总量不得少于0.16%。

2.药理作用　挥发油有发汗解热作用，能刺激消化腺分泌及胃肠蠕动。挥发油对金黄色葡萄球菌、伤寒杆菌、脑膜炎双球菌等有较强的抑制作用。海州香薷的水煎剂有抗病毒作用。此外，香薷酊剂能刺激肾血管而使肾小球充血，滤过性增大而有利尿作用。

荆芥 Jīngjiè　　　　　　（《神农本草经》）

本品为唇形科植物荆芥 *Schizonepeta tenuifolia* Briq.的干燥地上部分。多为栽培。夏、秋二季花开到顶、穗绿时采割，除去杂质，晒干。切段。本品气芳香，味微涩而辛凉。以茎细、色紫、穗多、香气浓者为佳。生用。

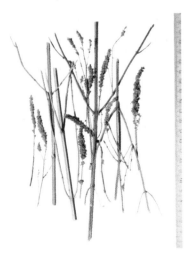

【药性】辛，微温。归肺、肝经。

【功效】解表散风，透疹，消疮。

【应用】

1.感冒，头痛　本品辛散气香，长于发

表散风，且微温不烈，药性和缓，为发散风寒药中药性最为平和之品。对于外感表证，无论风寒、风热或寒热不明显者，均可广泛使用。用治风寒感冒，恶寒发热、头痛无汗者，常与防风、羌活、独活等药同用，如荆防败毒散（《摄生众妙方》）；治疗风热感冒，发热头痛者，每与辛凉解表药金银花、连翘、薄荷等配伍，如银翘散（《温病条辨》）。

2. **麻疹不透，风疹瘙痒** 本品质轻透散，祛风止痒，宣散疹毒。用治表邪外束、麻疹初起、疹出不畅，常与蝉蜕、薄荷、紫草等药同用；若配伍苦参、防风、白蒺藜等药，又治风疹瘙痒。

3. **疮疡初起** 本品能祛风解表，透散邪气，宣通壅结而达消疮之功，故可用于疮疡初起而有表证者。偏于风寒者，常配伍羌活、川芎、独活等药；偏于风热者，每与金银花、连翘、柴胡等药配伍。

【用法用量】煎服，5～10g，不宜久煎。

【现代研究】

1. **化学成分** 本品主要含挥发油：胡薄荷酮等；单萜类成分：荆芥苷，荆芥醇，荆芥二醇等。还含黄酮类等。《中国药典》规定本品含挥发油不得少于0.60%(mL/g)，饮片不得少于0.30%(mL/g)；含胡薄荷酮（$C_{10}H_{16}O$）不得少于0.020%。

2. **药理作用** 荆芥水煎剂可增强皮肤血液循环，增加汗腺分泌，有微弱解热作用。荆芥对金黄色葡萄球菌、白喉杆菌有较强的抑菌作用，对伤寒杆菌、痢疾杆菌、绿脓杆菌和人型结核杆菌均有一定抑制作用。生品不能明显缩短出血时间，而荆芥炭则能使出血时间缩短。荆芥甲醇及醋酸乙酯提取物均

有一定的镇痛作用。荆芥对醋酸引起的炎症有明显的抗炎作用，荆芥穗有明显的抗补体作用。

附药：荆芥炭 Jīngjiètàn

本品为荆芥的炮制加工品。取荆芥段照炒炭法炒至表面焦黑色，内部焦黄色，喷淋清水少许，熄灭火星，取出，晾干。性味辛、涩，微温；归肺、肝经。功能收敛止血。适用于便血、崩漏、产后血晕。煎服，5～10g。

防风 Fángfēng　　　　（《神农本草经》）

本品为伞形科植物防风 *Saposhnikovia divaricata*（Turcz.）Schischk. 的干燥根。春、秋二季采挖未抽花茎植株的根，除去须根及泥沙，晒干。切厚片。本品气特异，味微甘。以切面皮部色浅棕、木部色黄者为佳。生用。

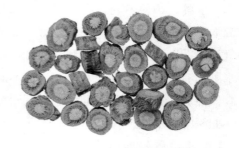

【药性】辛、甘，微温。归膀胱、肝、脾经。

【功效】祛风解表，胜湿止痛，止痉。

【应用】

1. **感冒头痛** 本品辛温发散，气味俱升，以辛散祛风解表为主，虽不长于散寒，但又能胜湿、止痛，且甘缓微温不峻烈，故

外感风寒、风湿、风热表证均可配伍使用。治风寒表证，头痛身痛、恶风寒者，常与荆芥、羌活、独活等药同用，如荆防败毒散（《摄生众妙方》）；治外感风湿，头痛如裹、身重肢痛者，每与羌活、藁本、川芎等药同用，如羌活胜湿汤（《内外伤辨惑论》）；治风热感冒，发热恶风、咽痛口渴者，常配伍薄荷、蝉蜕、连翘等辛凉解表药。又因其发散作用温和，对卫气不足，肌表不固，而感冒风邪者，本品与黄芪、白术等益卫固表药同用，相反相成，祛邪而不伤正，固表而不留邪，共奏扶正祛邪之效，如玉屏风散（《丹溪心法》）。

2.**风湿痹痛** 本品辛温，功能祛风散寒，胜湿止痛，为较常用之祛风湿、止痹痛药。治疗风寒湿痹，肢节疼痛、筋脉挛急者，可配伍羌活、独活、姜黄等祛风湿、止痹痛药，如蠲痹汤（《医学心悟》）。若风寒湿邪郁而化热，关节红肿热痛，成为热痹者，可与地龙、薏苡仁、乌梢蛇等药同用。

3.**风疹瘙痒** 本品辛温发散，能祛风止痒，可以治疗多种皮肤病，其中尤以风邪所致之瘾疹瘙痒较为常用。本品以祛风见长，药性平和，风寒、风热所致之瘾疹瘙痒皆可配伍使用。治疗风寒者，常与麻黄、白芷、苍耳子等配伍，如消风散《和剂局方》）；治疗风热者，常配伍薄荷、蝉蜕、僵蚕等药；治疗湿热者，可与土茯苓、白鲜皮、赤小豆等同用；若血虚风燥者，常与当归、地黄等配伍，如消风散（《外科正宗》）；若兼里实热结者，常配伍大黄、芒硝、黄芩等药，如防风通圣散（《宣明论方》）。

4.**破伤风** 本品既能辛散外风，又能息内风以止痉。用治风毒内侵，贯于经络，引动内风而致肌肉痉挛、四肢抽搐、项背强急、角弓反张的破伤风证，常与天麻、天南星、白附子等祛风止痉药同用，如玉真散（《外科正宗》）。

此外，以其升清燥湿之性，亦可用于脾虚湿盛，清阳不升所致的泄泻，可与人参、黄芪、白术等药配伍，如升阳益胃汤（《脾胃论》）。若用于土虚木乘，肝郁侮脾，肝脾不和，腹泻而痛者，常与白术、白芍、陈皮同用，如痛泻要方（《景岳全书》引刘草窗方）。

【**用法用量**】煎服，5～10g。

【**使用注意**】本品药性偏温，阴血亏虚、热病动风者不宜使用。

【**现代研究**】

1.**化学成分** 本品主要含色酮类成分：防风色酮醇，5-O-甲基维斯阿米醇苷，升麻素，升麻素苷；香豆素类成分：香柑内酯。还含酸性多糖、挥发油等。《中国药典》规定本品含升麻素苷（$C_{22}H_{28}O_{11}$）和5-O-甲基维斯阿米醇苷（$C_{22}H_{28}O_{10}$）的总量不得少于0.24%。

2.**药理作用** 本品有解热、抗炎、镇静、镇痛、抗惊厥、抗过敏作用。防风新鲜汁对绿脓杆菌和金黄色葡萄球菌有一定抗菌作用，煎剂对痢疾杆菌、溶血性链球菌等有不同程度的抑制作用。并有增强小鼠腹腔巨噬细胞吞噬功能的作用。

羌活 Qiānghuó （《神农本草经》）

本品为伞形科植物羌活 *Notopterygium incisum* Ting ex H.T.Chang 或宽叶羌活 *Notopterygium franchetii* H.de Boiss. 的干燥根茎及根。春、秋二季采挖，除去须根及泥

沙，晒干。切片。本品气香，味微苦而辛。以外表皮色棕褐、切面油点多、气味浓者为佳。生用。

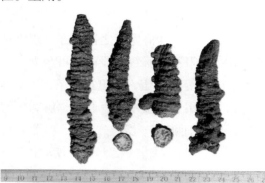

【药性】辛、苦，温。归膀胱、肾经。

【功效】解表散寒，祛风除湿，止痛。

【应用】

1. 风寒感冒，头痛项强　本品辛温发散，气味雄烈，善于升散发表，有较强的解表散寒、祛风胜湿、止痛之功。故外感风寒夹湿，恶寒发热、肌表无汗、头痛项强、肢体酸痛较重者，尤为适宜，常与防风、细辛、川芎等祛风解表止痛药同用，如九味羌活汤（《此事难知》）；若风湿在表，头项强痛，腰背酸重，一身尽痛者，可配伍独活、藁本、防风等药，如羌活胜湿汤（《内外伤辨惑论》）。

2. 风寒湿痹，肩背酸痛　本品辛散祛风，味苦燥湿，性温散寒，有较强的祛风湿、止痛作用，常与其他祛风湿、止痛药配伍，主治风寒湿痹，肢节疼痛。因其善入足太阳膀胱经，以除头项肩背之痛见长，故上半身风寒湿痹、肩背酸痛者尤为多用，常与防风、姜黄、当归等药同用，如蠲痹汤（《百一选方》）。若风寒、风湿所致的头风痛，可与川芎、白芷、藁本等药配伍，如羌活芎藁汤（《审视瑶函》）。

【用法用量】煎服，3～10g。

【使用注意】本品辛香温燥之性较烈，故阴血亏虚者慎用。用量过多，易致呕吐，脾胃虚弱者不宜服。

【现代研究】

1. 化学成分　本品主要含挥发油：α-侧柏烯，α-蒎烯，β-蒎烯等；香豆素类：紫花前胡苷，羌活醇，异欧前胡素，8-甲基异欧前胡素；酚性成分：花椒毒酚。还含脂肪酸、氨基酸、糖类等。《中国药典》规定本品含挥发油不得少于1.4%（mL/g）；含羌活醇（$C_{21}H_{22}O_5$）和异欧前胡素（$C_{16}H_{14}O_4$）的总量不得少于0.40%。

3. 药理作用　羌活有抗炎、镇痛、解热作用，并对皮肤真菌、布氏杆菌有抑制作用。羌活挥发油能对抗脑垂体后叶素引起的心肌缺血和增加心肌营养性血流量。羌活水溶部分有抗实验性心律失常作用。羌活对小鼠迟发性过敏反应有抑制作用。

白芷　Báizhǐ　　　　　　　（《神农本草经》）

本品为伞形科植物白芷 Angelica dahurica（Fisch.ex Hoffm.）Benth. et Hook.f.或杭白芷 Angelica dahurica（Fisch. ex Hoffm.）Benth. et Hook. f. var. formosana（Boiss.）Shan et Yuan 的干燥根。夏、秋间叶黄时采挖，除去须根和

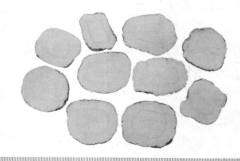

泥沙，晒干或低温干燥。切厚片。本品气芳香，味辛，微苦。以粉性足、棕色油点多、香气浓郁者为佳。生用。

【药性】辛，温。归肺、胃、大肠经。

【功效】解表散寒，祛风止痛，宣通鼻窍，燥湿止带，消肿排脓。

【应用】

1.风寒感冒　本品辛散温通，祛风解表散寒之力较温和，而以止痛、通鼻窍见长，宜于外感风寒，头身疼痛，鼻塞流涕之证，常与防风、羌活、川芎等祛风散寒止痛药同用，如九味羌活汤（《此事难知》）。

2.头痛，眉棱骨痛，牙痛，风湿痹痛　本品辛散温通，长于止痛，且善入足阳明胃经，故阳明经头额痛以及牙龈肿痛尤为多用。治疗阳明头痛，眉棱骨痛，头风痛等症，属外感风寒者，可单用，即都梁丸（《百一选方》）；或与防风、细辛、川芎等祛风止痛药同用，如川芎茶调散（《和剂局方》）；属外感风热者，可配伍薄荷、菊花、蔓荆子等药。治疗风冷牙痛，可与细辛、全蝎、川芎等同用，如一捻金散（《御药院方》）；治疗风热牙痛，可配伍蔓荆子、荆芥穗等药。若风寒湿痹，关节疼痛，屈伸不利者，可与苍术、草乌、川芎等药同用。

3.鼻衄，鼻渊，鼻塞流涕　本品祛风、散寒、燥湿，可宣利肺气，升阳明清气，通鼻窍而止疼痛，故可用治鼻衄、鼻渊等鼻科疾病之鼻塞不通，流涕不止，前额疼痛，每与苍耳子、辛夷等散风寒、通鼻窍药同用，如苍耳子散（《济生方》）。

4.带下　本品辛温香燥，善除阳明经湿邪而燥湿止带。治疗寒湿下注，白带过多者，可与鹿角霜、白术、山药等温阳散寒、健脾除湿药同用；若湿热下注，带下黄赤者，宜与车前子、黄柏等清热利湿、燥湿药同用。

5.疮疡肿痛　本品辛散温通，对于疮疡初起，红肿热痛者，可收散结消肿止痛之功，每与金银花、当归、穿山甲等药配伍，如仙方活命饮（《校注妇人良方》）；若脓成难溃者，常与益气补血药同用，共奏托毒排脓之功，如《外科正宗》托里消毒散、《医宗金鉴》托里透脓散，其均与人参、黄芪、当归等药同用。

此外，本品祛风止痒，可用治皮肤风湿瘙痒。

【用法用量】煎服，3～10g。外用适量。

【使用注意】本品辛香温燥，阴虚血热者忌服。

【现代研究】

1.化学成分　本品主要含香豆素类成分：欧前胡素，异欧前胡素，别欧前胡素，别异欧前胡素，氧化前胡素，水合氧化前胡素。还含挥发油等。《中国药典》规定本品含欧前胡素（$C_{16}H_{14}O_4$）不得少于0.080%。

2.药理作用　小量白芷毒素有兴奋中枢神经、升高血压作用，并能引起流涎呕吐；大量能引起强直性痉挛，继以全身麻痹。白芷能对抗蛇毒所致的中枢神经系统抑制。白芷水煎剂对大肠杆菌、痢疾杆菌、伤寒杆菌、绿脓杆菌、变形杆菌有一定抑制作用；有解热、抗炎、镇痛、解痉、抗癌作用。异欧前胡素等成分有降血压作用。呋喃香豆素类化合物为"光活性物质"，可用以治疗白癜风及银屑病。水浸剂对奥杜盎小芽孢癣菌等致病真菌有一定抑制作用。

细辛 Xìxīn （《神农本草经》）

本品为马兜铃科植物北细辛 *Asarum heterotropoides* Fr. Schmidt var. *mandshuricum*（Maxim.）Kitag.、汉城细辛 *Asarum sieboldii* Miq. var. *seoulense* Nakai 或华细辛 *Asarum sieboldii* Miq. 的干燥根和根茎。前两种药材习称"辽细辛"，后一种药材习称"华细辛"。夏季果熟期或初秋采挖，除净地上部分和泥沙，阴干，切段。本品气辛香，味辛辣、麻舌。均以根灰黄，干燥，味辛辣而麻舌者为佳。生用。

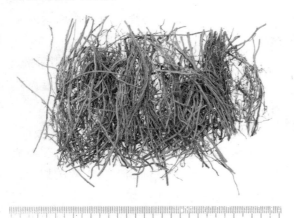

【药性】辛，温。归心、肺、肾经。

【功效】解表散寒，祛风止痛，通窍，温肺化饮。

【应用】

1.风寒感冒　本品辛温发散，芳香透达，入肺经长于解表散寒，祛风止痛，宜于外感风寒，头身疼痛较甚者，常与羌活、防风、白芷等祛风止痛药同用，如九味羌活汤（《此事难知》）；因其既能散风寒，又能通鼻窍，并宜于风寒感冒而见鼻塞流涕者，常配伍白芷、苍耳子等药。且细辛既入肺经散在表之风寒，又入肾经而除在里之寒邪，

配麻黄、附子，可治阳虚外感，恶寒发热、无汗、脉反沉者，如麻黄附子细辛汤（《伤寒论》）。

2.头痛，牙痛，风湿痹痛　本品辛香走窜，宣泄郁滞，上达巅顶，通利九窍，善于祛风散寒，且止痛之力颇强，尤宜于风寒头痛、牙痛、痹痛等多种寒痛证。治疗少阴头痛，足寒气逆，脉象沉细者，常配伍独活、川芎等药；用治外感风邪，偏正头痛，常与川芎、白芷、羌活同用，如川芎茶调散（《和剂局方》）；若治痛则如破，脉微弦而紧的风冷头痛，又当配伍川芎、麻黄、附子。治疗风冷牙痛，可单用细辛，或与白芷、荜茇煎汤含漱；若胃火牙痛者，又当配伍生石膏、黄连、升麻等清胃泻火药；若龋齿牙痛者，可配杀虫止痛之蜂房煎汤含漱。细辛既散少阴肾经在里之寒邪以通阳散结，又搜筋骨间的风湿而蠲痹止痛，故常配伍独活、桑寄生、防风等以治风寒湿痹，腰膝冷痛，如独活寄生汤（《千金方》）。

3.鼻鼽，鼻渊，鼻塞流涕　本品辛散温通，芳香透达，散风邪，化湿浊，通鼻窍，常用治鼻鼽、鼻渊等鼻科疾病之鼻塞、流涕、头痛者，为治鼻鼽、鼻渊之良药，宜与白芷、苍耳子、辛夷等散风寒、通鼻窍药配伍。

4.痰饮咳喘　本品辛散温通，外能发散风寒，内能温肺化饮，常与散寒宣肺、温化痰饮药同用，以主治风寒咳喘证，或寒饮咳喘证。治疗外感风寒，水饮内停之恶寒发热、无汗、喘咳、痰多清稀者，常与麻黄、桂枝、干姜等同用，如小青龙汤（《伤寒论》）；若纯系寒痰停饮射肺，咳嗽胸满，气逆喘急者，可配伍茯苓、干姜、五味子等

药，如苓甘五味姜辛汤（《金匮要略》）。

此外，本品辛温行散，芳香透达，研末吹鼻取嚏，有通关开窍醒神之功，故可用治中恶或痰厥所致卒然口噤气塞、昏不知人、面色苍白、牙关紧闭之神昏窍闭证，常与皂荚共研末为散，如通关散（《丹溪心法附余》）。

【用法用量】煎服，1～3g；散剂每次服0.5～1g。外用适量。

【使用注意】本品辛香温散，故气虚多汗、阴虚阳亢头痛、阴虚燥咳或肺热咳嗽者忌用。用量不宜过大。不宜与藜芦同用。

【现代研究】

1.化学成分 本品主要含木脂类成分：细辛脂素；挥发油：α-蒎烯，莰烯，香叶烯，柠檬烯，细辛醚，甲基丁香酚，榄香素，黄樟醚等。另含痕量的马兜铃酸Ⅰ。《中国药典》规定本品含马兜铃酸Ⅰ（$C_{17}H_{11}NO_7$）不得过0.001%。含挥发油不得少于2.0%（mL/g）；含细辛脂素（$C_{20}H_{18}O_6$）不得少于0.050%。

2.药理作用 细辛挥发油具有解热、镇静、镇痛、抗炎、表面麻醉及浸润麻醉作用。细辛水及醇提取物可使速发型变态反应过敏介质释放量减少40%以上。细辛大剂量挥发油可使中枢神经系统先兴奋后抑制，显示一定毒副作用。体外实验显示，细辛挥发油对革兰阳性菌、枯草杆菌、伤寒杆菌及多种真菌有一定抑制作用。华细辛醇浸剂可对抗吗啡所致的呼吸抑制。此外，细辛有强心、扩张血管、松弛平滑肌、增强脂质代谢、升高血糖等作用，对细胞免疫、体液免疫均有抑制作用。

3.不良反应 大剂量细辛挥发油可使中枢神经系统先兴奋后抑制，使随意运动和呼吸减慢，反射消失，最后因呼吸麻痹而死亡。另外，细辛对于心肌有直接抑制作用，过量使用可引起心律失常。中毒时主要表现为头痛、呕吐、烦躁、出汗、颈项强直、口渴、体温及血压升高、瞳孔轻度散大、面色潮红等，如不及时治疗，可迅速转入痉挛状态，出现牙关紧闭、角弓反张、意识不清、四肢抽搐、尿闭，最后死于呼吸麻痹。细辛中毒的主要原因：一是直接吞服单方的散剂用量过大，二是较大剂量入汤剂煎煮时间过短。所以必须严格按照规定的用法用量使用，方能保证用药安全。

藁本 Gǎoběn （《神农本草经》）

本品为伞形科植物藁本 *Ligusticum sinense* Oliv. 或辽藁本 *Ligusticum jeholense* Nakai et Kitag. 的干燥根茎和根。秋季茎叶枯萎或次春出苗时采挖，除去泥沙，晒干或烘干。切厚片。本品气浓香，味辛、苦、微麻。以外表皮色棕褐、切面黄色、香气浓者为佳。生用。

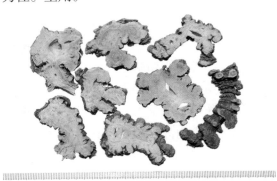

【药性】辛，温。归膀胱经。

【功效】祛风，散寒，除湿，止痛。

【应用】

1.**风寒感冒，巅顶疼痛** 本品辛温香燥，性味俱升，善达巅顶，以发散太阳经风寒湿邪见长，并有较好的止痛作用，常用治太阳风寒，循经上犯，症见头痛、鼻塞、巅顶痛甚者，每与羌活、苍术、川芎等祛风湿、止痛药同用，如神术散（《和剂局方》）；若外感风寒夹湿，头身疼痛明显者，常配伍羌活、独活、防风等药，以祛风散寒、除湿止痛，如羌活胜湿汤（《内外伤辨惑论》）。

2.风寒湿痹　本品辛散温通香燥之性，又能入于肌肉、经络、筋骨之间，以祛除风寒湿邪，蠲痹止痛。治疗风湿相搏，一身尽痛，每与羌活、防风、苍术等祛风湿药同用。

【用法用量】煎服，3～10g。

【使用注意】本品辛温香燥，凡阴血亏虚、肝阳上亢、火热内盛之头痛者忌服。

【现代研究】

1.化学成分　本品主要含苯酞类成分：3-丁基苯肽、蛇床肽内脂等；有机酸类成分：阿魏酸等。还含萜类、烯丙基苯类、香豆素、挥发油等。《中国药典》规定本品含阿魏酸（$C_{10}H_{10}O_4$）不得少于0.050%。

2.药理作用　本品挥发油有镇静、镇痛、解热及抗炎作用，并能抑制肠和子宫平滑肌，还能明显减慢耗氧速度，延长小鼠存活时间，增加组织耐缺氧能力，对抗由脑垂体后叶素所致的大鼠心肌缺血。藁本醇提取物有降压作用，对常见致病性皮肤癣菌有抗菌作用。藁本内酯、苯酞及其衍生物能使实验动物气管平滑肌松弛，有较明显的平喘作用。

苍耳子 Cāng'ěrzǐ　　（《神农本草经》）

本品为菊科植物苍耳 *Xanthium sibiricum* Patr.的干燥成熟带总苞的果实。秋季果实成熟时采收，干燥，除去梗、叶等杂质。本品气微，味微苦。以粒大、饱满、色黄绿者为佳。生用，或炒去刺用。

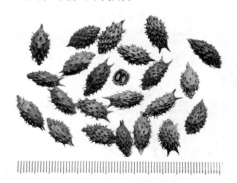

【药性】辛、苦，温；有毒。归肺经。

【功效】散风寒，通鼻窍，祛风湿，止痛。

【应用】

1.风寒头痛　本品辛温宣散，既能外散风寒，又能通鼻窍、止痛，用治外感风寒，恶寒发热，头身疼痛，鼻塞流涕者，可与防风、白芷、羌活等其他发散风寒药同用。因其发汗解表之力甚弱，故一般风寒感冒少用。

2.鼻渊，鼻鼽，鼻塞流涕　本品温和疏达，味辛散风，苦燥湿浊，善通鼻窍以除鼻塞、止前额及鼻内胀痛，用治鼻鼽、鼻渊等鼻科疾病之鼻塞流涕、不闻香臭、头痛者，一药数效，标本兼治，可内服亦宜外用，为治鼻渊、鼻鼽之良药，尤宜于鼻渊而有外感风寒者，常与辛夷、白芷等散风寒、通鼻窍药配伍，如苍耳子散（《济生方》）。若鼻渊证属风热外袭或湿热内蕴者，本品又常与薄荷、黄芩等疏散风热、清热药同用。其他鼻病，如伤风鼻塞（急性鼻炎）、鼻窒（慢性鼻炎）、鼻鼽（过敏性鼻炎）等，本品亦较常用。

3.风疹瘙痒　本品能祛风止痒，治疗风

疹瘙痒，可与地肤子、白鲜皮、白蒺藜等药同用。此外，本品研末，用大风子油为丸，可治疥癣麻风，皆取其散风除湿作用。

4.湿痹拘挛　本品辛散苦燥，性温散寒，能祛风除湿，通络止痛，用治风湿痹证，关节疼痛，四肢拘挛，可单用，或与羌活、威灵仙、木瓜等药同用。

【用法用量】煎服，3～10g。

【使用注意】血虚头痛不宜服用。过量服用易致中毒。

【现代研究】

1.化学成分　本品主要含脂肪酸类成分：棕榈酸，硬脂酸，油酸，亚油酸。还含苍耳苷、蜡醇等。《中国药典》规定本品含羧基苍术苷（$C_{31}H_{46}O_{18}S_2$）不得少于0.35%，含绿原酸（$C_{16}H_{18}O_9$）不得少于0.25%，饮片含苍术苷（$C_{30}H_{46}O_{16}S_2$）应为0.10%～0.30%。

2.药理作用　本品小剂量有呼吸兴奋作用，大剂量则抑制。对心脏有抑制作用，使心率减慢，收缩力减弱。对兔耳血管有扩张作用；静脉注射有短暂降压作用。苍耳苷对正常大鼠、兔和犬有显著的降血糖作用。本品对金黄色葡萄球菌、乙型链球菌、肺炎双球菌有一定抑制作用，并有抗真菌作用。

3.不良反应　本品有一定毒性。中毒主要为肾脏损害，引起氮质血症，使肝脏充血、脂肪变性，肝功能急剧损害，继发脑水肿，引起强直性痉挛，最后导致死亡。早期症状有头晕头痛，全身不适，恶心、呕吐咖啡色物，轻度腹胀，伴腹泻或便秘；重者烦躁、躁动，或倦怠萎靡，嗜睡，口渴，尿少，昏迷，全身强直性痉挛，黄疸、肝脾肿大、肝功能障碍，尿中出现蛋白、红细胞、管型，以及呼吸、循环、肾功能衰竭而死

亡。苍耳子中毒的主要原因是用量过大（一次超过30g或10枚）和炮制不当。因此要严格控制剂量，入汤剂以3～10g为宜，并严格炮制规范，遵循去刺的原则。

附药：苍耳草　Cāng'ěrcǎo

本品为菊科植物苍耳*Xanthium sibiricum* Patr.的茎叶。性味苦、辛、微寒；有小毒。功能祛风，清热，解毒。主要用治风湿痹痛，四肢拘急等症。也可用于麻风、疔毒、皮肤瘙痒。本品有毒，内服不宜过量，亦不能持续服用。用量6～15g，水煎或熬膏及入丸散。外用适量。本品散气耗血，体虚者慎用。

辛夷 Xīnyí　（《神农本草经》）

本品为木兰科植物望春花*Magnolia biondii* Pamp.、玉兰*Magnolia denudata* Desr.或武当玉兰*Magnolia sprengeri* Pamp.的干燥花蕾。冬末春初花未开放时采收，除去枝梗，阴干。本品气芳香，味辛凉而稍苦。以完整、花蕾未开放、色黄绿者为佳。生用。

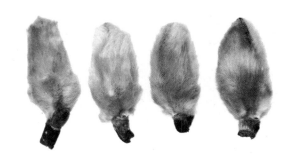

【药性】辛，温。归肺、胃经。

【功效】散风寒，通鼻窍。

【应用】

1. **风寒头痛** 本品辛散温通，能发散风寒，宣通鼻窍。用治外感风寒，肺窍郁闭，恶寒发热，头痛鼻塞者，可配伍防风、白芷、细辛等发散风寒药。若风热感冒而鼻塞头痛者，亦可于薄荷、金银花、菊花等疏散风热药中，酌加本品，以增强通鼻窍、散风邪之力。

2. **鼻渊，鼻鼽，鼻塞流涕** 本品辛温发散，芳香通窍，其性上达，外能祛除风寒邪气，内能升达肺胃清气，善通鼻窍，为治鼻渊、鼻鼽、鼻塞流涕之要药。偏风寒者，常与白芷、细辛、苍耳子等散风寒、通鼻窍药同用，如苍耳子散（《济生方》）；偏风热者，多与薄荷、连翘、黄芩等疏风热、清肺热药同用。若肺胃郁热发为鼻疮者，可与黄连、连翘、野菊花等清热泻火解毒药配伍。

【用法用量】煎服，3～10g，包煎。外用适量。

【使用注意】阴虚火旺者忌服。

【现代研究】

1. **化学成分** 本品主要含木脂类成分：木兰脂素，松脂素二甲醚；黄酮类：芸香苷，槲皮素-7-O-葡萄糖苷；生物碱成分：柳叶木兰碱，木兰箭毒碱；挥发油：乙酸龙脑酯，反式丁香烯，β-蒎烯，1,8-桉叶素等。《中国药典》规定本品含挥发油不得少于1.0%（mL/g），含木兰脂素（$C_{23}H_{28}O_7$）不得少于0.40%。

2. **药理作用** 辛夷有收缩鼻黏膜血管的作用，能保护鼻黏膜，并促进黏膜分泌物的吸收，减轻炎症，乃至鼻腔通畅。辛夷浸剂或煎剂对动物有局部麻醉作用。辛夷水或醇提取物有降压作用。辛夷水煎剂对横纹肌有乙酰胆碱样作用，并能兴奋子宫平滑肌，亢奋肠运动。对多种致病菌有抑制作用。辛夷挥发油有镇静、镇痛、抗过敏、降血压作用。

表 8-1　发散风寒药功用归纳小结表

药名	共性	个性	
		作用特点	其他功效
麻黄	发汗解表	善于宣肺气、开腠理、透毛窍而发汗解表，发汗力强，适宜于无汗表实证	宣肺而平喘，利水消肿
桂枝		善于温通卫阳而发汗解肌，发汗之力较麻黄为缓，对于风寒表证，无论无汗表实、有汗表虚证均宜	温通经脉，助阳化气，平冲降逆
紫苏叶	发汗解表，解鱼蟹毒	外能解表散寒，内能行气和胃，且略兼化痰止咳之功，故风寒感冒兼气滞或咳喘痰多者尤为适宜	理气，安胎
生姜		善于温中止呕，素有"呕家圣药"之称	温肺化痰止咳，解半夏、天南星毒
香薷	外能发汗解表，内能化湿和中，善治阴暑证，素有"夏月麻黄"之称。又能利水消肿		
荆芥	微温而不燥热，长于祛风解表，无论风寒、风热感冒均可使用	质轻透散，发汗之力较防风为强	透疹，消疮，炒炭收敛止血
防风		质松而润，祛风之力较强，为"风药之润剂""治风通用之品"	胜湿止痛，止痉

续　表

药名	共性	个性	
		作用特点	其他功效
羌活	四者均辛温香燥，解表散寒，祛风止痛。其中白芷、羌活、藁本均能胜湿，细辛、白芷均能通鼻窍	解表散寒，祛风胜湿，止痛作用较强。其治痹痛，尤宜于上半身风寒湿痹	
白芷		善治阳明经头面诸痛	燥湿止带，消肿排脓，祛风止痒
细辛		散寒之力较强，又能温肺化饮，表寒、里寒证均可使用	通关开窍醒神
藁本		尤善治外感风寒、巅顶头痛甚者	
苍耳子	发散风寒，通鼻窍，主治鼻鼽、鼻渊等鼻科疾病	有毒	祛风湿，止痛
辛夷		尤为治鼻鼽、鼻渊之要药	

第二节　发散风热药

　　本类药物性味多辛苦而偏寒凉，辛以发散，凉可祛热，故以发散风热为主要作用，发汗解表作用较发散风寒药缓和。主要适用于风热感冒以及温病初起邪在卫分，症见发热、微恶风寒、咽干口渴、头痛目赤、舌边尖红、苔薄黄、脉浮数等。部分发散风热药分别兼有清头目、利咽喉、透疹、止痒、止咳的作用，又可用治风热所致目赤多泪、咽喉肿痛、麻疹不透、风疹瘙痒以及风热咳嗽等证。

薄荷 Bòhe　　　　　（《新修本草》）

　　本品为唇形科植物薄荷 *Mentha haplocalyx* Briq. 的干燥地上部分。夏、秋二季茎叶茂盛或花开至三轮时，选晴天，分次采割，晒干或阴干。切段。本品揉搓后有特殊清凉香气，味辛凉。以叶多、色绿、气味浓者为佳。生用。

【药性】辛，凉。归肺、肝经。

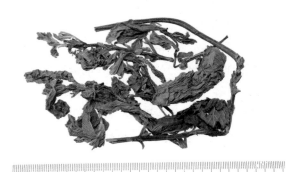

【功效】疏散风热，清利头目，利咽，透疹，疏肝行气。

【应用】

　　1.风热感冒，风温初起　本品辛以发散，凉以清热，清轻凉散，其辛散之性较强，是辛凉解表药中最能宣散表邪，且有一定发汗作用之药，为疏散风热常用之品，故风热感冒和温病卫分证十分常用。用治风热感冒或温病初起、邪在卫分，发热、微恶风寒、头痛等症，常与金银花、连翘、牛蒡子等配伍，如银翘散（《温病条辨》）。

　　2.头痛眩晕，目赤多泪，喉痹，咽喉肿痛，口舌生疮　本品轻扬升浮、芳香通窍，功善疏散上焦风热，清头目、利咽喉。用治风热上攻，头痛眩晕，宜与川芎、石膏、白芷等祛风、清热、止痛药配伍，如上清散（《丹溪心法》）。治疗风热上攻之目赤多泪，可与桑叶、菊花、蔓荆子等同用；用治风热壅盛，咽喉肿痛，常配伍桔梗、生甘草、僵蚕等药。

3. **麻疹不透，风疹瘙痒** 本品质轻宣散，有疏散风热、宣毒透疹、祛风止痒之功，用治风热束表，麻疹不透，常配伍蝉蜕、牛蒡子、柽柳等药，如竹叶柳蒡汤（《医学广笔记》）。治疗风疹瘙痒，可与荆芥、防风、僵蚕等祛风止痒药同用。

4. **肝郁气滞，胸胁胀闷** 本品兼入肝经，能疏肝行气，常配伍柴胡、白芍、当归等疏肝理气调经之品，治疗肝郁气滞，胸胁胀痛，月经不调，如逍遥散（《和剂局方》）。

此外，本品芳香辟秽，兼能化湿和中，还可用治夏令感受暑湿秽浊之气，脘腹胀痛，呕吐泄泻，常与香薷、厚朴、金银花等同用。

【用法用量】煎服，3~6g；宜后下。薄荷叶长于发汗解表，薄荷梗偏于行气和中。

【使用注意】本品芳香辛散，发汗耗气，故体虚多汗者不宜使用。

【现代研究】

1. **化学成分** 本品主要含挥发油：薄荷脑（薄荷醇），薄荷酮，异薄荷酮，胡薄荷酮，α-蒎烯，柠檬烯等。《中国药典》规定本品含挥发油不得少于0.80%（mL/g），饮片不得少于0.40%（mL/g）。

2. **药理作用** 薄荷油内服通过兴奋中枢神经系统，使皮肤毛细血管扩张，促进汗腺分泌，增加散热，而起到发汗解热作用。薄荷油能抑制胃肠平滑肌收缩，能对抗乙酰胆碱而呈现解痉作用。薄荷醇有利胆作用。薄荷油外用，能刺激神经末梢的冷感受器而产生冷感，并反射性地造成深部组织血管的变化而起到消炎、止痛、止痒、局部麻醉和抗刺激作用。此外，本品有祛痰、止咳、抗着床、抗早孕、抗病原微生物等作用。

牛蒡子 Niúbàngzǐ （《名医别录》）

本品为菊科植物牛蒡 *Arctium lappa* L. 的干燥成熟果实。秋季果实成熟时采收果序，晒干，打下果实，除去杂质，再晒干。本品气微，味苦后微辛而稍麻舌。以粒大、饱满、色灰褐者为佳。生用或炒用，用时捣碎。

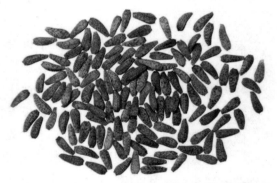

【药性】辛、苦，寒。归肺、胃经。

【功效】疏散风热，宣肺透疹，解毒利咽。

【应用】

1. **风热感冒，温病初起，咳嗽痰多** 本品辛散苦泄，寒能清热，升散之中具有清降之性，功能疏散风热，发散之力虽不及薄荷等药，但长于宣肺祛痰，清利咽喉，故风热感冒而见咽喉红肿疼痛，或咳嗽痰多不利者，十分常用。用治风热感冒，或温病初起，发热，咽喉肿痛等症，常配金银花、连翘、荆芥等同用，如银翘散（《温病条辨》）。若风热咳嗽，痰多不畅者，常与桑叶、桔梗、前胡等药配伍。

2.**麻疹不透，风疹瘙痒** 本品清泄透散，能疏散风热，透泄热毒而促使疹子透发，用治麻疹不透或透而复隐，常配薄荷、柽柳、竹叶等同用，如竹叶柳蒡汤（《医学广笔记》）。若风湿浸淫血脉而致的疮疥瘙痒，本品能散风止痒，常配伍荆芥、蝉蜕、苍术等药，如消风散（《外科正宗》）。

3.**痈肿疮毒，丹毒，痄腮，咽喉肿痛** 本品辛苦性寒，于升浮之中又有清降之性，能外散风热，内解热毒，有清热解毒、消肿利咽之效，故可用治痈肿疮毒，丹毒，痄腮，喉痹，咽喉肿痛等热毒病证。因其性偏滑利，兼滑肠通便，故上述病证兼有大便热结不通者尤为适宜。用治风热外袭，火毒内结，痈肿疮毒，兼有便秘者，常与大黄、栀子、连翘等同用。治疗乳痈肿痛，尚未成脓者，可与金银花、栀子、瓜蒌等药同用。本品配伍玄参、黄芩、板蓝根等清热泻火解毒药，还可用治瘟毒发颐、痄腮喉痹等热毒之证，如普济消毒饮（《东垣试效方》）。

【**用法用量**】煎服，6~12g。炒用可使其苦寒及滑肠之性略减。

【**使用注意**】本品性寒，滑肠通便，气虚便溏者慎用。

【**现代研究**】

1.**化学成分** 本品主要含木脂素类成分：牛蒡苷，牛蒡醇A~F及H；脂肪酸类成分：花生酸，硬脂酸；挥发油：(S)–胡薄荷酮等。《中国药典》规定本品含牛蒡苷（$C_{27}H_{34}O_{11}$）不得少于5.0%。

2.**药理作用** 牛蒡子煎剂对肺炎双球菌有显著抗菌作用，水浸剂对多种致病性皮肤真菌有不同程度的抑制作用。牛蒡子有解热、利尿、降低血糖、抗肿瘤作用。牛蒡子苷有抗肾病变作用，对实验性肾病大鼠可抑制尿蛋白排泄增加，并能改善血清生化指标。

蝉蜕 Chántuì　　　　　　（《名医别录》）

本品为蝉科昆虫黑蚱 *Cryptotympana pustulata* Fabricius 的若虫羽化时脱落的皮壳。夏、秋二季采集，除去泥沙，晒干。本品气微，味淡。以体轻、色黄亮者为佳。生用。

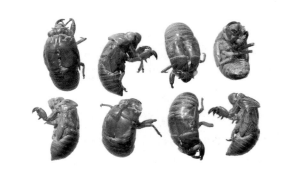

【**药性**】甘，寒。归肺、肝经。

【**功效**】疏散风热，利咽开音，透疹，明目退翳，解痉。

【**应用**】

1.**风热感冒，温病初起，咽痛音哑** 本品甘寒清热，质轻上浮，长于疏散肺经风热以宣肺利咽、开音疗哑，故风热感冒，温病初起，症见声音嘶哑或咽喉肿痛者，尤为适宜。用治风热感冒或温病初起，发热恶风，头痛口渴者，常配伍薄荷、牛蒡子、前胡等药。治疗风热火毒上攻之咽喉红肿疼痛、声音嘶哑，与薄荷、牛蒡子、金银花等药同用。

2.**麻疹不透，风疹瘙痒** 本品宣散透发，疏散风热，透疹止痒，用治风热外束，麻疹不透，可与麻黄、牛蒡子、升麻等同用；用治风湿浸淫肌肤血脉，皮肤瘙痒，常与荆芥、防风、苦参等同用，如消风散（《外科正宗》）。

3.目赤翳障　本品入肝经，善疏散肝经风热而有明目退翳之功，故可用治风热上攻或肝火上炎之目赤肿痛，翳膜遮睛，常与菊花、白蒺藜、决明子等同用，如蝉花散（《银海精微》）。

4.惊风抽搐，破伤风　本品甘寒，既能疏散肝经风热，又可凉肝息风止痉，故可用治小儿急、慢惊风，破伤风证。治疗小儿急惊风，可与天竺黄、栀子、僵蚕等药配伍。治疗小儿慢惊风，以本品配伍全蝎、天南星、天麻等。用治破伤风证，牙关紧闭，手足抽搐，角弓反张，常与僵蚕、全蝎、天南星同用，如五虎追风散（广州中医学院主编《方剂学》，引山西省史全恩家传方）。

此外，本品还常用以治疗小儿夜啼不安。现代研究证明，该药能镇静安神，故用之有效。

【用法用量】煎服，3～6g。

【使用注意】《名医别录》有"主妇人生子不下"的记载，故孕妇慎用。

【现代研究】

1.化学成分　本品含甲壳质、壳聚糖、蛋白质、组胺、氨基酸及微量元素等。

2.药理作用　蝉蜕有解热作用，其中蝉蜕头、足较身部的解热作用强。蝉蜕具有抗惊厥作用，其酒剂能使实验性破伤风家兔的平均存活期延长，可减轻家兔已形成的破伤风惊厥，蝉蜕能对抗士的宁、可卡因、烟碱等中枢兴奋药引起的小鼠惊厥死亡，抗惊厥作用蝉蜕身较头、足强。本品具有镇静作用，能显著减少正常小鼠的自发活动，延长戊巴比妥钠的睡眠时间，对抗咖啡因的兴奋作用。

桑叶 Sāngyè　　　　　（《神农本草经》）

本品为桑科植物桑 *Morus alba* L.的干燥叶。初霜后采收，除去杂质，晒干。搓碎。本品气微，味淡、微苦涩。以色黄绿者为佳。生用或蜜炙用。

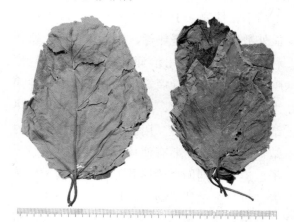

【药性】甘、苦，寒。归肺、肝经。

【功效】疏散风热，清肺润燥，平抑肝阳，清肝明目。

【应用】

1.风热感冒，温病初起　本品甘寒质轻，轻清疏散，虽疏散风热作用较为缓和，但又能清肺热、润肺燥，故常用于风热感冒，或温病初起，温热犯肺，发热、咽痒、咳嗽等症，常与菊花相须为用，并配伍连翘、薄荷、桔梗等药，如桑菊饮（《温病条辨》）。

2.肺热咳嗽，燥热咳嗽　本品苦寒清泄肺热，甘寒凉润肺燥，故可用于肺热或燥热伤肺，咳嗽痰少，色黄而黏稠，或干咳少痰，咽痒等症。轻者可配苦杏仁、沙参、贝母等同用，如桑杏汤（《温病条辨》）；重者可配生石膏、麦冬、阿胶等同用，如清燥救肺汤（《医门法律》）。

3.肝阳上亢，头晕头痛 本品苦寒，兼入肝经，有平降肝阳之效，故可用治肝阳上亢，头痛眩晕，头重脚轻，烦躁易怒者，常与菊花、石决明、白芍等平抑肝阳药同用。

4.目赤昏花 本品既能疏散风热，又苦寒入肝能清泄肝热，且甘润益阴以明目，故常用治风热上攻、肝火上炎所致的目赤、涩痛、多泪，可配伍菊花、蝉蜕、夏枯草等疏散风热、清肝明目之品。若肝肾精血不足，目失所养，眼目昏花，视物不清，常配伍滋补精血之黑芝麻，如扶桑至宝丹（《寿世保元》）。若肝热引起的头昏、头痛，本品亦可与菊花、石决明、夏枯草等清肝药同用。

此外，本品尚能凉血止血，还可用治血热妄行之咳血、吐血、衄血，宜与其他凉血止血药同用。

【用法用量】煎服，5～10g。桑叶蜜炙能增强润肺止咳的作用，故肺燥咳嗽宜蜜制用。

【现代研究】

1.化学成分 本品主要含黄酮类成分：芦丁，芸香苷，槲皮素，异槲皮苷，桑苷等；甾体类成分：牛膝甾酮，羟基促脱皮甾酮，油菜甾酮，豆甾酮等；香豆素类成分：伞形花内酯，东莨菪素，东莨菪苷等。还含挥发油、生物碱、萜类等。《中国药典》规定本品定本品含芦丁（$C_{27}H_{30}O_{16}$）不得少于0.10%。

2.药理作用 鲜桑叶煎剂体外试验对金黄色葡萄球菌、乙型溶血性链球菌等多种致病菌有抑制作用，煎剂有抑制钩端螺旋体的作用。对多种原因引起的动物高血糖症均有降糖作用，所含脱皮固酮能促进葡萄糖转化为糖原，但不影响正常动物的血糖水平，脱皮激素还能降低血脂水平。对人体能促进蛋白质合成，排除体内胆固醇，降低血脂。

菊花 Júhuā （《神农本草经》）

本品为菊科植物菊 *Chrysanthemum morifolium* Ramat. 的干燥头状花序。9～11月花盛开时分批采收，阴干或焙干，或熏、蒸后晒干。药材按产地和加工方法的不同，分为"亳菊""滁菊""贡菊""杭菊"，以亳菊和滁菊品质最优。由于花的颜色不同，又有黄菊花和白菊花之分。本品气清香，味甘、微苦。以花朵完整、色鲜艳、香气浓郁者为佳。生用。

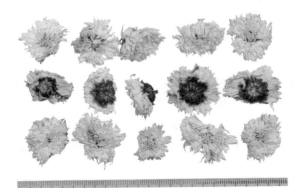

【药性】甘、苦，微寒。归肺、肝经。

【功效】疏散风热，平抑肝阳，清肝明目，清热解毒。

【应用】

1.风热感冒，温病初起 本品味辛疏散，体轻达表，气清上浮，微寒清热，功能疏散肺经风热，但发散表邪之力不强。常用治风热感冒，或温病初起，温邪犯肺，发热、头痛、咳嗽等症，每与性能功用相似的桑叶相须为用，并常配伍连翘、薄荷、桔梗等，如桑菊饮（《温病条辨》）。

2.**肝阳上亢，头痛眩晕**　本品性寒，入肝经，能清肝热、平肝阳，常用治肝阳上亢，头痛眩晕，每与石决明、珍珠母、白芍等平肝潜阳药同用。若肝火上攻而眩晕、头痛，以及肝经热盛、热极动风者，可与羚羊角、钩藤、桑叶等清肝热、息肝风药同用，如羚角钩藤汤（《通俗伤寒论》）。

3.**目赤肿痛，眼目昏花**　本品辛散苦泄，微寒清热，入肝经，既能疏散肝经风热，又能清泄肝热以明目，故可用治肝经风热，或肝火上攻所致目赤肿痛，治疗前者常与蝉蜕、木贼、白僵蚕等疏散风热明目药配伍，治疗后者可与石决明、决明子、夏枯草等清肝明目药同用。若肝肾精血不足，目失所养，眼目昏花，视物不清，又常配伍枸杞子、熟地黄、山茱萸等滋补肝肾、益阴明目药，如杞菊地黄丸（《医级》）。

4.**疮痈肿毒**　本品味苦性微寒，能清热解毒，可用治疮痈肿毒，常与金银花、生甘草同用，如甘菊汤（《揣摩有得集》）。因其清热解毒、消散痈肿之力不及野菊花，故临床较野菊花少用。

【用法用量】煎服，5～10g。黄菊花偏于疏散风热，白菊花偏于平肝、清肝明目。

【现代研究】

1.**化学成分**　本品主要含挥发油：龙脑，乙酸龙脑酯，樟脑，菊花酮，棉花皮素五甲醚等；黄酮类成分：木犀草素，刺槐苷等；有机酸类成分：绿原酸，3,5-O-二咖啡酰基奎宁酸。此外，尚含有菊苷、腺嘌呤、胆碱、黄酮、水苏碱、微量维生素A、维生素B_1、维生素E、氨基酸及刺槐素等。《中国药典》规定本品含绿原酸（$C_{16}H_{18}O_9$）不得少于0.20%，含木犀草苷（$C_{21}H_{20}O_{11}$）不得少于0.080%，含3,5-O-二咖啡酰基奎宁酸（$C_{25}H_{24}O_{12}$）不得少于0.70%。

2.**药理作用**　菊花水浸剂或煎剂对金黄色葡萄球菌、多种致病性杆菌及皮肤真菌均有一定抗菌作用。本品对流感病毒PR3和钩端螺旋体也有抑制作用。菊花制剂有扩张冠状动脉，增加冠脉血流量，提高心肌耗氧量的作用。并具有解热、抗炎、镇静、降压、缩短凝血时间作用。

蔓荆子 Mànjīngzǐ　　　（《神农本草经》）

本品为马鞭草科植物单叶蔓荆 *Vitex trifolia* L.var. *simplicifolia* Cham. 或蔓荆 *Vitex trifolia* L. 的干燥成熟果实。秋季果实成熟时采收，除去杂质，晒干。本品气特异而芳香，味淡、微辛。以粒大、饱满、气味浓者为佳。生用或炒用。

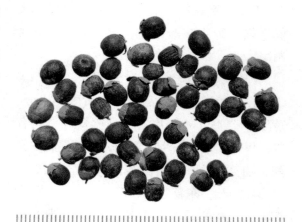

【药性】辛、苦，微寒。归膀胱、肝、胃经。

【功效】疏散风热，清利头目。

【应用】

1.风热感冒头痛 本品辛能散风，微寒清热，轻浮上行，解表之力较弱，偏于清利头目、疏散头面之邪。故风热感冒而头昏头痛者，较为多用，常与薄荷、菊花等疏散风热、清利头目药同用。若风邪上攻之偏头痛，常配伍川芎、白芷、细辛等祛风止痛药。

2.目赤多泪，目暗不明，齿龈肿痛 本品辛散苦泄微寒，功能疏散风热，清利头目，可用治风热上攻，目赤肿痛，目昏多泪，牙龈肿痛，常与菊花、蝉蜕、白蒺藜等药同用。若肝肾不足，目暗不明，可与枸杞子、熟地黄等补肝肾、明目药配伍。

3.头晕目眩 本品药性升发，清利头目，治疗中气不足，清阳不升，头晕目眩，耳鸣耳聋，常与黄芪、人参、升麻等补气升阳药同用，如益气聪明汤（《证治准绳》）。

此外，取本品祛风止痛之功，也可用治风湿痹痛，每与羌活、独活、川芎等同用，如羌活胜湿汤（《内外伤辨惑论》）。

【用法用量】煎服，5~10g。

【现代研究】

1.化学成分 本品主要含黄酮类成分：蔓荆子黄素，紫花牡荆素，蔓荆子蒿素，木犀草素，牡荆素等；脂肪酸类：棕榈酸，硬脂酸，油酸，亚麻酸。还含挥发油等。《中国药典》规定本品含蔓荆子黄素（$C_{19}H_{18}O_8$）不得少于0.030%。

2.药理作用 蔓荆子有一定的镇静、止痛、退热作用。蔓荆子黄素有抗菌、抗病毒作用。蔓荆叶蒸馏提取物具有增进外周和内脏微循环的作用。

柴胡 Cháihú　　　　　（《神农本草经》）

本品为伞形科植物柴胡 *Bupleurum chinense* DC.或狭叶柴胡 *Bupleurum scorzonerifolium* Willd.的干燥根。按性状不同，分别习称"北柴胡"和"南柴胡"。春、秋二季采挖，除去茎叶及泥沙，干燥。切段。本品气微香，味微苦。以外表皮黑褐、切面黄白色者为佳。生用或醋炙用。

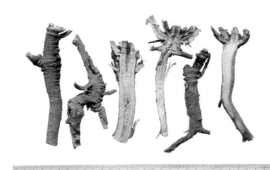

【药性】辛、苦，微寒。归肝、胆、肺经。

【功效】疏散退热，疏肝解郁，升举阳气。

【应用】

1.感冒发热，寒热往来 本品辛散苦泄，微寒退热，善于祛邪解表退热和疏散少阳半表半里之邪。对于感冒发热，无论风热、风寒表证，皆可使用。治疗风寒感冒，恶寒发热、头身疼痛，常与防风、生姜等药配伍，如正柴胡饮（《景岳全书》）。若外感风寒，寒邪入里化热，恶寒渐轻，身热增盛者，柴胡多与葛根、黄芩、石膏等同用，以解表清里，如柴葛解肌汤（《伤寒六书》）。治疗风热感冒，发热、头痛等症，可与菊花、薄荷、升麻等辛凉解表药同用。现代用柴胡制成的单味或复方注射液，对于外感发热，有较好的解表退热作用。若伤寒邪在少阳，寒热往来、胸胁苦满、口苦咽干、目眩，本品用之最宜，为治少阳证之要药，常与黄芩同用，以清半表半里之热，共收和解少阳之功，如小柴胡汤（《伤寒论》）。

2.肝郁气滞，胸胁胀痛，月经不调　本品辛行苦泄，性善条达肝气，疏肝解郁。治疗肝失疏泄，气机郁阻所致的胸胁或少腹胀痛、情志抑郁、妇女月经失调、痛经等症，常与香附、川芎、白芍同用，如柴胡疏肝散（《景岳全书》）。若肝郁血虚，脾失健运所致妇女月经不调、乳房胀痛、胁肋作痛、神疲食少、脉弦而虚者，常配伍当归、白芍、白术等，如逍遥散（《和剂局方》）。

3.气虚下陷，子宫脱垂，脱肛　本品能升举脾胃清阳之气，可用治中气不足，气虚下陷所致的脘腹重坠作胀，食少倦怠，久泻脱肛，子宫脱垂，肾下垂等脏器脱垂，常与人参、黄芪、升麻等同用，以补气升阳，如补中益气汤（《脾胃论》）。

此外，本品还可退热截疟，又为治疗疟疾寒热的常用药，常与黄芩、常山、草果等同用。

【用法用量】煎服，3～10g。疏散退热宜生用；疏肝解郁宜醋炙，升举阳气可生用或酒炙。

【使用注意】柴胡其性升散，古人有"柴胡劫肝阴"之说，阴虚阳亢，肝风内动，阴虚火旺及气机上逆者忌用或慎用。大叶柴胡 *Bupleurum longiradiatum* Turcz.的干燥根茎，表面密生环节，有毒，不可当柴胡用。

【现代研究】

1.化学成分　本品主要含皂苷类成分：柴胡皂苷a、b、d、f等；挥发油：2-甲基环戊酮，柠檬烯，月桂烯，香芹酮，戊酸，己酸，庚酸，辛酸，2-辛烯酸，壬酸，γ-庚烯酸等。还含多糖、有机酸、植物甾醇及黄酮类等。《中国药典》规定本品北柴胡含柴胡皂苷a（$C_{42}H_{68}O_{13}$）和柴胡皂苷d（$C_{42}H_{68}O_{13}$）的总量不得少于0.30%。

2.药理作用　柴胡煎剂、注射液、醇浸膏、挥发油及粗皂苷等对多种原因引起的动物实验性发热，均有明显的解热作用，并且可使正常动物的体温降低。柴胡及其有效成分柴胡皂苷有抗炎作用，其抗炎作用与促进肾上腺皮质系统功能等有关。柴胡具有镇静、安定、镇痛、镇咳、降血脂、保肝、利胆、兴奋肠平滑肌、抑制胃酸分泌、抗溃疡、抑制胰蛋白酶、抗病原微生物、兴奋子宫、影响物质代谢、抗肿瘤、抗癫痫、抗辐射及促进免疫功能等作用。

升麻 Shēngmá　　　　（《神农本草经》）

本品为毛茛科植物大三叶升麻 *Cimicifuga heracleifolia* Kom.、兴安升麻 *Cimicifuga dahurica*（Turcz.）Maxim. 或升麻 *Cimicifuga foetida* L. 的干燥根茎。秋季采挖，除去泥沙，晒至须根干时，燎去或除去须根，晒干。切片。本品气微，味微苦而涩。以外表皮色黑褐、切面黄绿色者为佳。生用或蜜炙用。

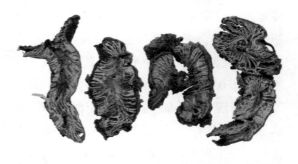

【药性】辛、微甘，微寒。归肺、脾、胃、大肠经。

【功效】发表透疹，清热解毒，升举阳气。

【应用】

1.风热感冒，发热头痛　本品辛甘微寒，性能升散，有发表退热之功。治疗风热感冒，温病初起，发热、头痛等症，可与桑叶、菊花、薄荷等同用。若风寒感冒，恶寒发热，无汗，头痛，咳嗽者，可与麻黄、紫苏、白芷等药配伍，如十神汤（《和剂局方》）。若外感风热夹湿之阳明经头痛，额前作痛，呕逆，心烦痞满者，可与苍术、葛根、鲜荷叶等配伍，如清震汤（《症因脉治》）。

2.麻疹不透　本品能辛散发表，透发麻疹，用治麻疹初起，透发不畅，常与葛根、白芍、甘草等同用，如升麻葛根汤（《阎氏小儿方论》）。若麻疹欲出不出，身热无汗，咳嗽咽痛，烦渴尿赤者，常配伍葛根、薄荷、牛蒡子等药。

3.齿痛，口疮，咽喉肿痛，阳毒发斑　本品甘寒，以清热解毒功效见长，为清热解毒之良药，可用治热毒证所致的多种病证。因其尤善清解阳明热毒，故胃火炽盛成毒的牙龈肿痛、口舌生疮、咽肿喉痛以及皮肤疮毒等尤为多用。治疗牙龈肿痛、口舌生疮，多与生石膏、黄连等同用，如清胃散（《兰室秘藏》）。治疗风热疫毒上攻之大头瘟，头面红肿，咽喉肿痛，常与黄芩、玄参、板蓝根等药配伍，如普济消毒饮（《东垣试效方》）。治疗痄腮肿痛，可与黄连、连翘、牛蒡子等药配伍。用治阳毒发斑，常与生石膏、大青叶、紫草等同用。

4.气虚下陷，脱肛，子宫脱垂，崩漏下血　本品入脾、胃经，善引脾胃清阳之气上升，其升提之力较柴胡为强。故常用治中气不足，气虚下陷所致的脘腹重坠作胀，食少倦怠，久泻脱肛，子宫脱垂，肾下垂等脏器脱垂，多与黄芪、人参、柴胡等同用，以补气升阳，如补中益气汤（《脾胃论》）；若胸中大气下陷，气短不足以息，又常以本品配柴胡、黄芪、桔梗等同用，如升陷汤（《医学衷中参西录》）。治疗气虚下陷，月经量多或崩漏者，则以本品配伍人参、黄芪、白术等补中益气药，如举元煎（《景岳全书》）。

【用法用量】煎服，3～10g。发表透疹、清热解毒宜生用，升阳举陷宜炙用。

【使用注意】麻疹已透、阴虚火旺，以及阴虚阳亢者均当忌用。

【现代研究】

1.化学成分　本品主要含酚酸类成分：异阿魏酸，升麻酸A，B，C，D，E；三萜及苷类成分：兴安升麻醇，25-O-羟升麻环氧醇-3-O-β-D木糖苷；色酮类：降升麻素。《中国药典》规定本品含异阿魏酸（$C_{10}H_{10}O_4$）不得少于0.10%。

2.药理作用　北升麻提取物具有解热、抗炎、镇痛、抗惊厥、升高白细胞、抑制血小板聚集及释放等作用。升麻对结核杆菌、金黄色葡萄球菌和卡他球菌有中度抗菌作用。升麻对氯化乙酰胆碱、组织胺和氯化钡所致的肠管痉挛均有一定的抑制作用，还具有抑制心脏、减慢心率、降低血压、抑制肠管和妊娠子宫痉挛等作用。其生药与炭药均能缩短凝血时间。

葛根 Gěgēn　　　　　（《神农本草经》）

本品为豆科植物野葛 *Pueraria lobata*

（Willd.）Ohwi 或甘葛藤 *Pueraria thomsonii Benth.* 的干燥根。前者习称"野葛"，后者习称"粉葛"。野葛在秋、冬二季采挖，多趁鲜切成厚片或小块，干燥；甘葛藤在秋、冬二季采挖，多除去外皮，稍干，截段或再纵切两半或斜切成厚片，干燥。本品气微，味微甜。野葛以质疏松、切面纤维性强者为佳；粉葛以块大，质坚实，色白，粉性足，纤维少者为佳。生用或煨用。

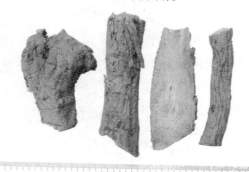

【药性】甘、辛，凉。归脾、胃、肺经。

【功效】解肌退热，生津止渴，透疹，升阳止泻，通经活络，解酒毒。

【应用】

1. 外感发热头痛，项背强痛　本品甘辛性凉，轻扬升散，具有发汗解表、解肌退热之功。外感表证发热，无论风寒与风热，均可选用本品。治疗风热感冒，发热、头痛等症，可与薄荷、菊花、蔓荆子等辛凉解表药同用。若风寒感冒，邪郁化热，出现发热重、恶寒轻、头痛无汗、目疼鼻干、口微渴、苔薄黄等症，常配伍柴胡、黄芩、羌活等药，如柴葛解肌汤（《伤寒六书》）。本品既能辛散发表以退热，又长于缓解外邪郁阻、经气不利、筋脉失养所致的颈背强痛，故风寒感冒，表实无汗，恶寒，项背强痛者，常与麻黄、桂枝等同用，如葛根汤（《伤寒论》）；若表虚汗出，恶风，项背强痛者，常与桂枝、白芍等配伍，如桂枝加葛根汤（《伤寒论》）。

2. 热病口渴，消渴　本品甘凉，于清热之中，又能鼓舞脾胃清阳之气上升，而有生津止渴之功。用治热病津伤口渴，常与芦根、天花粉、知母等同用。治疗消渴证属阴津不足者，可与天花粉、鲜地黄、麦冬等清热养阴生津药配伍；若内热消渴，口渴多饮，体瘦乏力，气阴不足者，又多配伍天花粉、麦冬、黄芪等药，如玉泉丸（《沈氏尊生书》）。

3. 麻疹不透　本品味辛性凉，有发表散邪、解肌退热、透发麻疹之功，故可用治麻疹初起，表邪外束，疹出不畅，常与升麻、芍药、甘草等同用，如升麻葛根汤（《阎氏小儿方论》）。若麻疹初起，已现麻疹，但疹出不畅，见发热咳嗽，或乍冷乍热者，可配伍牛蒡子、荆芥、前胡等药。

4. 热泻热痢，脾虚泄泻　本品味辛升发，能升发清阳，鼓舞脾胃清阳之气上升而奏止泻痢之效，故可用治表证未解，邪热入里，身热，下利臭秽，肛门有灼热感，苔黄脉数，或湿热泻痢，热重于湿者，常与黄芩、黄连、甘草同用，如葛根芩连汤（《伤寒论》）。若脾虚泄泻，常配伍人参、白术、木香等药，如七味白术散（《小儿药证直诀》）。

5. 中风偏瘫，胸痹心痛，眩晕头痛　葛根味辛能行，能通经活络，用治中风偏瘫，胸痹心痛，眩晕头痛，可与三七、丹参、川芎等活血化瘀药配伍。且葛根能直接扩张血管，使外周阻力下降，而有明显降压作用，能较好缓解高血压病人的"项紧"症状，故临床常用治高血压病颈项强痛，如北京同仁堂生产的"愈风宁心片"即由葛根一味药组成。

6.酒毒伤中　葛根味甘能解酒毒，故可用治酒毒伤中，恶心呕吐，脘腹痞满，常与陈皮、白豆蔻、枳椇子等理气化湿、解酒毒药同用。

【用法用量】煎服，10～15g。解肌退热、生津止渴、透疹、通经活络、解酒毒宜生用，升阳止泻宜煨用。

【现代研究】

1.化学成分　本品主要含黄酮类成分：葛根素，黄豆苷元，黄豆苷，黄豆苷元8-O-芹菜糖（1-6）葡萄糖苷等；香豆素类：6,7-二甲基香豆素，6-牻牛儿基-7,4'-二羟基香豆素等。《中国药典》规定野葛含葛根素（$C_{21}H_{20}O_9$）不得少于2.4%；粉葛含葛根素（$C_{21}H_{20}O_9$）不得少于0.3%。

2.药理作用　葛根煎剂、葛根乙醇浸膏、葛根素等对实验性发热模型动物均有解热作用。葛根煎剂、醇浸剂、总黄酮、大豆苷、葛根素均能对抗垂体后叶素引起的急性心肌缺血。葛根总黄酮能扩张冠脉血管和脑血管，增加冠脉血流量和脑血流量，降低心肌耗氧量，增加氧供应。葛根能直接扩张血管，使外周阻力下降，而有明显降压作用，能较好缓解高血压病人的"项紧"症状。葛根素能改善微循环，提高局部微血流量，抑制血小板凝集。葛根所含不同成分分别具有收缩与舒张内脏平滑肌的作用。并有降血糖、降血脂、抗氧化等作用。

附药：葛花　Gěhuā

本品为豆科植物野葛 *Pueraria lobata*（Willd.）Ohwi 或甘葛藤 *Pueraria thomsonii* Benth. 的未开放花蕾。性味甘，平。功能解酒毒，醒脾和胃。主要用于饮酒过度引起的头痛头昏、烦渴、呕吐、胸膈饱胀等症。常用量3～15g。

淡豆豉 Dàndòuchǐ　　　　（《名医别录》）

本品为豆科植物大豆 *Glycine max*（L.）Merr. 的成熟种子的发酵加工品。本品气香，味微甘。以色黑、质柔、气香者为佳。生用。

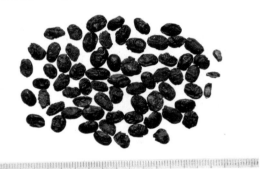

【药性】苦、辛，凉。归肺、胃经。

【功效】解表，除烦，宣发郁热。

1.感冒，寒热头痛　本品辛散轻浮，能疏散表邪，且发汗解表之力颇为平稳，无论风寒、风热表证，皆可配伍使用。用治风热感冒，或温病初起，发热、微恶风寒、头痛口渴、咽痛等症，常与金银花、连翘、薄荷等药同用，如银翘散（《温病条辨》）；若风寒感冒初起，恶寒发热、无汗、头痛、鼻塞等症，常配葱白，如葱豉汤（《肘后备急方》）。

2.烦躁胸闷，虚烦不眠　本品辛散苦泄性凉，既能透散外邪，又能宣散邪热、除烦，常与清热泻火除烦的栀子同用，治疗外感热病，邪热内郁胸中，心中懊侬，烦热不眠，如栀子豉汤（《伤寒论》）。

【用法用量】煎服，6～12g。

【现代研究】

1.化学成分　本品主要含异黄酮类成分：大豆苷，黄豆苷，大豆素，黄豆素等。还含维生素、淡豆豉多糖及微量元素等。

2.药理作用　淡豆豉有微弱的发汗作用，并有健胃、助消化作用。

表 8-2　发散风热药功用归纳小结表

药名	共性	个性	
		作用特点	其他功效
薄荷	疏散风热，利咽透疹	辛凉芳香，清轻凉散，发汗之力较其他发散风热药为强	清利头目，疏肝行气
牛蒡子		辛散苦泄，性寒滑利，兼能宣肺祛痰，外感风热，咳嗽咯痰不畅者尤为适宜	清热解毒散肿，兼能滑肠通便
蝉蜕		甘寒质轻，发汗之力不如薄荷，清热之力不及牛蒡子。既能疏散肺经风热而利咽疗哑，透疹止痒，又能疏散肝经风热而明目退翳，凉肝息风解痉	
桑叶	疏散风热，平抑肝阳，清肝明目	疏散风热之力较菊花为强	清肺润燥，凉血止血
菊花		平肝、清肝明目之力较桑叶为强	清热解毒
蔓荆子	疏散风热，清利头目，祛风止痛。主治风热上攻头面所致的病证		
柴胡	三者均能发表升阳。其中柴胡、升麻均能升阳举陷，升麻、葛根均能透疹	主升肝胆之气，长于疏散少阳半表半里之邪。为治疗少阳证之要药	退热，疏肝解郁
升麻		主升脾胃清阳之气，其升阳举陷之力较柴胡为强	清热解毒
葛根		主升脾胃清阳之气而达到生津止渴、止泻之功。长于缓解外邪郁阻、经气不利、筋脉失养的项背强痛	通经活络，解酒毒
淡豆豉	解表除烦，宣发郁热		

第九章

清热药

凡以清解里热为主要功效，常用以治疗里热证的药物，称为清热药。

本类药物性皆寒凉，多有苦味，归经广泛，偏走脏腑，能清泄脏腑热邪，从而达到治疗里热证的目的。即《内经》所谓"热者寒之"。

清热药分别具有清热泻火、燥湿、解毒、凉血及清虚热等功效。主要用治气分实热、湿热、热毒、热入营血及阴虚发热等里热证。

使用清热药时，首先必须注意辨证准确，因里热证从部位而言有气分、血分之别，从病邪而言有湿热、热毒之异，从病性而言有实热、虚热之分。其次，若表证未解，里热已成，当先解表后清里，或与解表药同用，以表里双解。此外，还需注意根据兼证的有无，合理配伍，如气血两燔者，应气血两清；兼见津伤口渴者，当配伍养阴生津之品；若里热兼有积滞者，当与攻积导滞之品同用。

本类药物药性寒凉，易伤脾胃，故脾胃虚弱、食少便溏者慎用。因多苦燥而易伤阴，故阴虚者当慎用，或与养阴生津药同用。阳盛格阴、真热假寒者忌用。应用清热药应中病即止，不可过用，以免克伐太过，损伤正气。

里热证范围很广，病因病机有别，病证表现阶段不同，涉及脏腑、部位各异，针对里热证的不同证型，并依据清热药的性能特点，可将清热药分为清热泻火药、清热燥湿药、清热解毒药、清热凉血药、清虚热药等五类。

现代药理研究证明，清热药一般具有抗病原微生物、解热、抗炎、抑制血小板聚集、抗凝血、抗肿瘤、抗蛇毒、保肝、利胆等作用，能促进机体非特异性或特异性免疫功能。其作用机理主要是解热、抗炎、改善凝血及循环功能以消除里热证之证候；增强机体抗感染免疫能力，抑制变态反应，兴奋神经体液调节，保肝等以增强机体抗感染能力。部分药物还有抗肿瘤作用。

第一节　清热泻火药

本类药物性味多属苦寒或甘寒，以清热泻火为主要作用。主治温热病邪在气分之实热证，症见高热、口渴、汗出、烦躁，甚则神昏谵语、脉洪大等；以及肺热咳嗽、胃热口渴、心火烦躁、肝火目赤等脏腑实热证。

石膏 Shígāo　　　　　　　　　（《神农本草经》）

本品为硫酸盐类矿物硬石膏族石膏，主含含水硫酸钙（$CaSO_4 \cdot 2H_2O$）。随时可采挖，去除杂石及泥沙，打碎。本品无臭，味淡。以块大、色白、质松、纵断面纤维状、有光泽、无杂石者为佳。生用，或煅用。

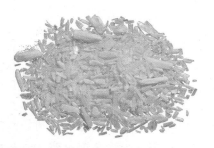

【药性】辛、甘，大寒。归肺、胃经。

【功效】生用：清热泻火，除烦止渴；煅用：收湿敛疮，生肌，止血。

【应用】

1.外感热病，高热烦渴　本品性大寒，归肺、胃二经。既可外解肌肤之热，又能内清肺胃实火，并善于通过清热泻火而达到除烦止渴之效，为温热病气分证，症见高热、汗出、心烦、口渴、脉洪大有力等症之要药。每与知母相须为用，如白虎汤（《伤寒论》）。如温热病热伤气津，烦渴不止者，又常与人参同用，以收清热养阴、益气生津之效，如白虎加人参汤（《伤寒论》）。

2.肺热喘咳证　本品主入肺经，能清肺热，善治热邪壅肺之气急喘促者，常与麻黄、杏仁等止咳平喘之药同用，共收清肺平喘之效，如麻黄杏仁甘草石膏汤（《伤寒论》）。若治痰热咳嗽，则常配伍浙贝母、瓜蒌、桑白皮等清肺化痰止咳药。

3.胃火亢盛，牙痛头痛，内热消渴　本品也归胃经，有清胃热之功，常用于胃火上炎所致的多种病证。治胃中积热，循经上犯，牙龈红肿疼痛，或牙周出血，甚至腐臭溃烂，或口疮、口臭，常与黄连、升麻等长于清阳明热毒之品同用，如清胃散（《兰室秘藏》）。若胃火上攻，症见头痛者，又常与川芎、白芷等长于止头痛之药配伍，如芎芷散（《仁斋直指方》）。若胃火上炎，症见咽肿或口渴等，又常分别与牛蒡子、薄荷等药配伍。治胃热上蒸，耗伤津液之消渴，常与知母、生地黄、麦冬等同用，如玉女煎（《景岳全书》）。

4.疮疡不敛，湿疹浸淫，水火烫伤　本品煅后研末外用，有收湿敛疮生肌之功，既能收敛水湿，使创面分泌物减少，又可促进创面愈合，故多用于疮疡溃后不敛、湿疹浸淫及水火烫伤等证。既可单用，也可与清热解毒、收湿敛疮药同用以增效。还常作为升药等其他外用药的赋形剂或稀释剂，如九一丹（《医宗金鉴》）。兼能止血，用治外伤出血，可单用或与止血药同用。

【用法用量】煎服，15～60g，宜打碎先煎。内服宜生用，外用多火煅研末。

【使用注意】虚寒证、阴虚内热者忌用。

【现代研究】

1.化学成分　本品主要含含水硫酸钙（$CaSO_4 \cdot 2H_2O$），并常含黏土、有机物、硫化物及钛、铜多种微量元素。《中国药典》规定生石膏含含水硫酸钙（$CaSO_4 \cdot 2H_2O$）不得少于95.0%，煅石膏含硫酸钙（$CaSO_4$）不得少于92.0%。

2.药理作用　生石膏对发热动物有解热作用。石膏浸剂小剂量可兴奋血管系统，使心率加快，冠状动脉血流量增加，血压升高，大剂量则抑制。石膏上清液能促进血液凝固，缩短血凝时间。并有抑制神经应激能力、减轻骨骼肌兴奋性、降低毛细血管通透性、促进胆汁排泄、增强巨噬细胞吞噬能力、抗病毒、抗炎、免疫促进及加强骨缺损愈合等作用。

知母 Zhīmǔ　　　（《神农本草经》）

本品为百合科植物知母 *Anemarrhena asphodeloides* Bge. 的干燥根茎。春、秋季采挖。晒干，切片。本品气微，味微甘、略苦。以肥大、坚硬、断面黄白色者为佳。生用或炒用。

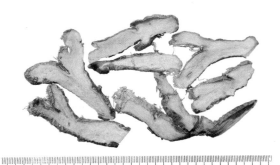

【药性】苦、甘，寒。归肺、胃、肾经。

【功效】清热泻火，滋阴润燥。

【应用】

1. 外感热病，高热烦渴　本品苦寒清泄，甘寒止渴，既清气分实热，又除烦止渴。治外感热病，邪在气分之壮热、烦渴、脉洪大，每与石膏相须为用，如白虎汤（《伤寒论》）。

2. 肺热咳嗽，阴虚燥咳　本品苦泄甘润，主归肺经，既能清肺热，又可滋肺阴、润肺燥，故肺热咳嗽及阴虚燥咳，皆可使用。治肺热咳嗽，咯痰色黄，多与桑白皮、地骨皮、石膏等配伍，如知石泻白散。治肺热伤阴，燥咳少痰，宜与麦冬、天冬、贝母同用，如二冬二母汤。

3. 津伤口渴，消渴　本品归胃经，既善清胃泻火以存津液，又擅滋阴润燥、生津止渴。不论是胃热内盛，还是阴虚燥热所致的津伤口渴，皆为常用。治胃中火盛，阴虚牙痛，常与石膏、麦冬、熟地黄等配伍，如玉女煎（《景岳全书》）。治阴虚内热，津伤引饮之消渴，每与葛根、天花粉、五味子等同用，如玉液汤（《医学衷中参西录》）。

4. 阴虚发热，骨蒸潮热　本品也归肾经，能滋肾降火、除热退蒸。治肾阴亏虚，骨蒸潮热，遗精盗汗，常与黄柏、熟地黄、山茱萸等同用，如知柏地黄丸（《医宗金鉴》）。

【用法用量】煎服，6～12g。

【使用注意】本品滑肠，脾虚便溏者慎用；虚寒证不宜用。

【现代研究】

1. 化学成分　本品主要含知母皂苷等多种甾体皂苷。另含黄酮类、多糖类、生物碱类以及有机酸类物质。《中国药典》规定本品含芒果苷（$C_{19}H_{18}O_{11}$）、知母皂苷 B II（$C_{45}H_{76}O_{19}$）含量分别不得少于 0.70% 和 3.0%。

2. 药理作用　知母浸膏有解热作用，能防治大肠杆菌所致家兔高热且作用持久；知母煎剂对多种致病菌均有较强抑制作用；知母水浸物能降低血糖，并有抑制血小板聚集、降低血糖、抗炎、利尿、祛痰、抗癌、抗溃疡作用。所含皂苷能明显降低甲状腺素造成的耗氧量，抑制 Na^+-K^+-ATP 酶活性。还能调整 β-肾上腺素受体及 M-胆碱能受体的相互关系。

芦根 Lúgēn　　　（《名医别录》）

本品为禾本科植物芦苇 *Phragmites communis*

Trin. 的新鲜或干燥根茎。春、夏、秋季采挖，洗净，切段。本品气微，味甘。以条粗壮、表面黄白色、有光泽、无须根、体轻质韧、不易折断者为佳。鲜用或干燥后用。

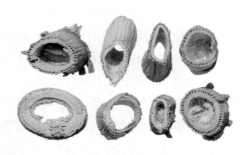

【药性】甘，寒。归肺、胃经。

【功效】清热泻火，生津止渴，除烦，止呕，利尿。

【应用】

1. 热病烦渴　本品性寒清热，味甘润燥生津，既能清热泻火除烦，又可生津止渴。治疗热病伤津，烦热口渴，常与天花粉、麦冬、石膏等配伍。

2. 胃热呕吐　本品归胃经，善清胃热、止呕吐。治疗胃热呕吐，可单味煎汁饮服，或与竹茹、枇杷叶等同用，如芦根饮子（《千金要方》）。

3. 肺热咳嗽，肺痈吐脓　本品归肺经，具有清肺祛痰、消痈排脓之功。治疗肺热咳嗽，痰稠色黄，常与黄芩、瓜蒌等配伍。治疗肺痈咳吐脓血，每与薏苡仁、桃仁等同用，如苇茎汤（《千金要方》）。

4. 热淋涩痛　本品有清热利尿之功。治疗膀胱湿热之热淋、小便涩痛，常配伍白茅根、车前草等清热利尿、通淋之品。

【用法用量】煎服，15～30g；鲜品用量加倍；或捣烂取汁服。

【使用注意】脾胃虚寒者慎用。

【现代研究】

1. 化学成分　本品主要含碳水化合物，其中主要成分为木聚糖等多种多聚糖类化合物。尚含黄酮、蛋白质、脂肪及多聚醇、甜菜碱、薏苡素等。

2. 药理作用　本品有镇吐、解热作用。体外能抑制 β - 溶血链球菌。所含天门冬酰胺有镇咳作用。多糖具有免疫促进作用。

天花粉 Tiānhuāfěn　　　（《神农本草经》）

本品为葫芦科植物栝楼 *Trichosanthes kirilowii* Maxim. 或双边栝楼 *Trichosanthes rosthornii* Harms 的干燥根。春、秋季采挖。洗净，刮去外皮。本品气微，味微苦。以质坚实、断面白色或淡黄色、粉性足者为佳。切厚片，生用。

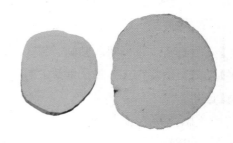

【药性】甘、微苦，微寒。归肺、胃经。

【功效】清热泻火，生津止渴，消肿排脓。

【应用】

1. 热病口渴，消渴　本品性寒、味甘微苦，清中有润，既能清热泻火，又可生津润燥，为治热病津伤口渴、内热消渴之良药。治疗热病伤津口渴，常与石膏、知母等配伍，如栝楼根汤（《症因脉治》）。治疗阴虚内热，消渴多饮，每与葛根、知母、五味子等同用，如玉液汤（《医学衷中参西录》）。

2.肺热燥咳　本品主归肺经，有清肺热、润肺燥之功。治疗肺热咳痰黄稠，咽喉不利，多与射干、马兜铃、贝母等同用，如射干兜铃汤（《痧胀玉衡》）。治疗燥邪伤肺，干咳少痰，或痰中带血，则配伍沙参、麦冬、玉竹等，如沙参麦冬汤（《温病条辨》）。

3.热毒疮痈　本品兼能清热解毒、消痈排脓。治疗疮疡初起之红肿热痛，或脓成未溃者，每与金银花、白芷、穿山甲等同用，如仙方活命饮（《妇人大全良方》）。

【用法用量】煎服，10～15g。

【使用注意】脾胃虚寒、大便溏泄者慎用；孕妇慎用。不宜与川乌、制川乌、草乌、制草乌、附子同用。

【现代研究】

1.化学成分　本品主要含淀粉、皂苷、天花粉蛋白、多种氨基酸、天花粉多糖、酶类等。

2.药理作用　天花粉水煎液有抑菌作用。体外实验表明，天花粉蛋白可抑制乙型脑炎、麻疹、乙肝、单纯疱疹等多种病毒及艾滋病毒在感染的免疫细胞内复制；并有致流产和抗早孕、抗肿瘤等作用。天花粉蛋白具有免疫增强和免疫抑制的双向作用；天花粉提取液有降血糖等作用。

竹叶 Zhúyè　　　　（《名医别录》）

本品为禾本科植物淡竹 *Phyllostachys nigra*（Lodd.ex Lindl）Munro var. *henonis*（Mitf.）Stapf ex Rendle 的干燥叶。其卷而未放的幼叶，称竹叶卷心。全年均可采收。鲜用或晒干，本品气微，味淡。以色青绿、完整、无

枝梗者为佳。生用。

【药性】甘、淡，寒。归心、胃、小肠经。

【功效】清热除烦，生津，利尿。

【应用】

1.热病烦渴　本品甘寒，主归心、胃经，功善清心泻火以除烦、清胃生津以止渴。用治热病伤津烦渴，常与石膏、芦根、麦冬等同用。若治热病后期，气津两伤，则与人参、石膏、麦冬等配伍，如竹叶石膏汤（《伤寒论》）。

2.口舌生疮，尿赤涩痛　本品也归小肠经，能上清心火，下利小便。治疗心火上炎之口舌生疮，或心热下移于小肠之尿赤涩痛，常与生地黄、木通、甘草同用，如导赤散（《小儿药证直诀》）。

【用法用量】煎服，6～15g。鲜品15～30g。

【现代研究】

1.化学成分　本品主要含氨基酸、涩味质、酚性成分。

2.药理作用　本品煎剂对金黄色葡萄球菌、绿脓杆菌有抑制作用；有增加尿中氯化物量的作用及增高血糖作用。

淡竹叶 Dànzhúyè　　（《本草纲目》）

本品为禾本科植物淡竹叶 *Lophatherum gracile* Brongn.的干燥茎叶。夏末抽花穗前采

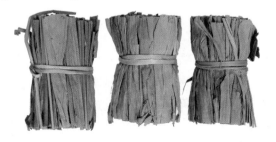

割。晒干，切段。本品气微，味淡。以色青绿、叶大、梗少、无根及花穗体轻、质柔韧者为佳。生用。

【药性】甘、淡，寒。归心、胃、小肠经。

【功效】清热泻火，除烦止渴，利尿通淋。

【应用】

1. 热病烦渴 本品甘寒清泄，主归心经，能清泻心火、除烦止渴。治疗热病津伤、心烦口渴，常与石膏、芦根、知母等配伍；或与黄芩、知母、麦冬等同用，如淡竹叶汤（《医学心悟》）。

2. 口舌生疮，尿赤淋浊 本品性寒能清泻心、胃实火，甘淡能渗湿利尿通淋。用治心、胃火盛，口舌生疮及热移小肠之热淋涩痛，常与滑石、车前子、海金沙等配伍。

【用法用量】煎服，10～15g。

【现代研究】

1. 化学成分 本品主要含芦竹素、白茅素、蒲公英赛醇等三萜类化合物，以及甾类物质如β-谷甾醇、豆甾醇、菜油甾醇、蒲公英甾醇等。

2. 药理作用 淡竹叶水浸膏对实验动物有退热作用。利尿作用虽弱，但能明显增加尿中氯化物的排出量。其水煎剂体外实验对金黄色葡萄球菌、溶血性链球菌有抑制作用。还有抗氧化性、抗心肌缺血、收缩血管、保护肝损伤等药理作用。

栀子 Zhīzǐ （《神农本草经》）

本品为茜草科植物栀子 *Gardenia jasminoides* Ellis. 的干燥成熟果实。夏秋季果实成熟时采收。除去果梗杂质，微蒸或置沸水中略烫，干燥。本品气微，味微酸而苦。以个小、完整、皮薄、饱满、色红黄者为佳。生用、炒用或炒炭。

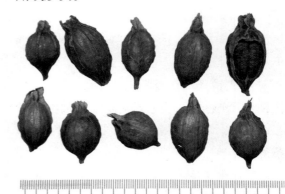

【药性】苦，寒。归心、肝、肺、胃、三焦经。

【功效】泻火除烦，清热利湿，凉血解毒，消肿止痛。

【应用】

1. 热病烦闷 本品苦寒降泄，善清心火及三焦之火，为治热病烦闷之要药。治疗热病心烦、躁扰不宁，每与透热除烦之淡豆豉同用，如栀子豉汤（《伤寒论》）。若治热病高热烦躁，神昏谵语，则与黄芩、黄连、大黄等配伍，如黄连解毒汤（《外台秘要》）。

2. 湿热黄疸，热淋 本品性寒清利，既能清利肝胆湿热而退黄，又能清利下焦湿热以通淋。治湿热蕴结肝胆所致的黄疸，常与茵陈、大黄等同用，如茵陈蒿汤（《伤寒论》）。治热淋涩痛，每配伍萹蓄、滑石、车前子等，如八正散（《和剂局方》）。

3. 血热出血 本品入血分，能凉血止血。治疗血热妄行之吐血、衄血，每与白茅根、大黄、侧柏叶等配伍，如十灰散（《十药神书》）。若治三焦火盛、迫血妄行之吐血、衄血，则配黄芩、黄连、黄柏等。用治血淋、尿血，宜与小蓟、蒲黄、生地黄等同用，如小蓟饮子（《济生方》）。

4.**热毒疮疡，目赤肿痛** 本品功善清热泻火、凉血解毒。治疗疮疡红肿热痛，常配伍金银花、蒲公英、野菊花等。用治肝胆火热上攻之目赤肿痛，每与大黄同用。

5.**跌打肿痛** 本品外用有消肿止痛之效。用治跌打损伤，瘀肿疼痛，可取生栀子研粉，用黄酒调成糊状，外敷。

【用法用量】煎服，3～10g。生用清热泻火，炒焦或炒炭止血。

【使用注意】脾胃虚弱者慎用。

【现代研究】

1.**化学成分** 本品主要含环烯醚萜苷类，其主要成分为异栀子苷、去羟栀子苷、山栀子苷等。尚含绿原酸、熊果酸等多种有机酸，栀子素等黄酮类，藏红花素等三萜类，D-甘露醇等。《中国药典》规定本品栀子苷（$C_{17}H_{24}O_{10}$）含量不得少于1.8%，饮片不得少于1.5%；焦栀子栀子苷含量不得少于1.0%。

2.**药理作用** 栀子的不同提取物均有保肝、利胆、促进胰腺分泌作用，尚有抑制胃酸分泌及胃肠运动，以及抗菌、解热、抗炎、镇静、镇痛、降血压等作用。

夏枯草 Xiàkūcǎo （《神农本草经》）

本品为唇形科植物夏枯草 *Prunella vulgaris* L. 的干燥果穗。夏季果穗半枯时采收。晒干，本品气微，味淡。以穗大、色棕红、摇之作响、体轻柔、不易破裂者为佳。生用。

【药性】苦、辛，寒。归肝、胆经。

【功效】清热泻火，明目，散结消肿。

【应用】

1.**目赤肿痛，头痛眩晕** 本品苦寒，主归肝经，善清泄肝之火热而明目，既是治肝

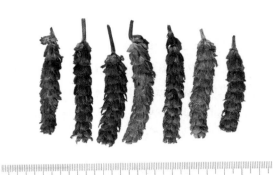

热目赤肿痛、头痛眩晕之常品，又是治目珠疼痛之良药。治疗肝火上炎的目赤肿痛、头痛眩晕，常配伍菊花、决明子等。治肝热目珠疼痛，每与香附同用，如夏枯草散（《张氏医通》）。

2.**瘰疬，瘿瘤** 本品辛散寒清，能清肝泻火、解毒散结而消肿。常用治肝郁化火，灼津为痰，痰火郁结而致的瘰疬、瘿瘤、乳癖等，多与海藻、贝母、玄参等同用，如内消瘰疬丸（《疡医大全》）。

【用法用量】煎服，10～15g，或熬膏服。

【使用注意】脾胃虚寒者慎用。

【现代研究】

1.**化学成分** 本品主要含三萜皂苷、芸香苷、金丝桃苷等苷类物质，尚含熊果酸、咖啡酸、游离齐敦果酸等有机酸；花穗中含飞燕草素、矢车菊素的花色苷、d-樟脑、d-小茴香酮等。《中国药典》规定本品迷迭香酸（$C_{18}H_{16}O_8$）含量不得少于0.20%。

2.**药理作用** 夏枯草的煎剂、水浸出液、乙醇浸剂、乙醇-水浸剂均有降压作用；且有免疫抑制作用；其煎剂体外对痢疾杆菌、伤寒杆菌、霍乱弧菌、大肠杆菌、人型结核杆菌、葡萄球菌均有一定的抑制作用；另有抗病毒、抗肿瘤及降血糖等作用。

决明子 Juémíngzǐ　　　《神农本草经》

本品为豆科植物决明子 *Cassia obtusifolia* L.或小决明 *Cassi tora* L.的干燥成熟种子。秋季果实成熟时采收。晒干。本品气微，味微苦。以颗粒饱满、色绿棕者为佳。生用或炒用。

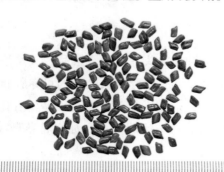

【药性】苦、甘、咸，微寒。归肝、肾、大肠经。

【功效】清肝明目，平抑肝阳，润肠通便。

【应用】

1.目赤肿痛，羞明多泪，目暗不明　本品苦寒清热，味甘补益，主归肝经，善清肝明目，又兼益肝阴，治目疾无论肝热或阴亏，皆为要药。治疗肝经风热上攻，目赤羞明，常与菊花、木贼等同用，如决明子散（《银海精微》）。治肝火上炎之目赤肿痛，常配伍车前子、青葙子等，如决明散（《医宗金鉴》）。若治肝肾阴亏，目暗不明，或青盲内障，则与山茱萸、生地黄、枸杞子等同用。

2.头痛眩晕　本品既清肝泄热，又平抑肝阳。治肝火或肝阳头痛眩晕，可单味略炒，水煎代茶；或与菊花、钩藤、生牡蛎等同用。

3.肠燥便秘　本品富含油脂，能润肠通便。治内热肠燥，大便秘结，常与瓜蒌仁、郁李仁等配伍。

【用法用量】煎服，10～15g。用于润肠通便，不宜久煎。

【使用注意】大便溏薄者慎用。

【现代研究】

1.化学成分　本品主要含大黄酚、大黄素、大黄素甲醚、芦荟大黄素、大黄酸、决明素、美决明子素等蒽醌类化合物，并含决明苷、甾醇类及硬脂酸、棕榈酸、油酸、亚油酸和维生素 A 类物质及蛋白质、糖类等。《中国药典》规定本品大黄酚（$C_{15}H_{10}O_4$）和橙黄决明素（$C_{17}H_{14}O_7$）含量分别不得少于0.20%和0.080%。

2.药理作用　决明子所含蒽醌类化合物有致泻作用。水浸液、乙醇浸液、醇水浸液均有明显的降压、降脂和利尿作用。醇浸出液对金黄色葡萄球菌、白喉杆菌、伤寒杆菌、大肠杆菌等均有抑制作用。水浸剂在试管内对石膏样毛癣菌、奥杜益小芽孢癣菌等皮肤真菌有抑制作用。注射液对细胞免疫有抑制作用。

表 9-1　清热泻火药功用归纳小结表

药名	共性	个性	
		作用特点	其他功效
石膏	清热泻火，除烦止渴	重在清解，泻火力较强，善清解肺胃实火，常用于肺热咳喘、胃火上炎之头痛、牙龈肿痛	收湿敛疮，生肌，止血
知母		重在清润，清热且能滋阴润燥，善于滋润肺胃之燥	滋肾阴，降虚火

续　表

药名	共性	个性	
		作用特点	**其他功效**
芦根	清热泻火，生津止渴	功偏清热，善清肺热，常用于肺热咳嗽、肺痈吐脓	除烦，止呕
天花粉		功偏生津，既清又润，治肺燥咳嗽	消肿排脓
竹叶	清热除烦，利尿	长于清热除烦	
淡竹叶		长于清热利尿	
栀子	清热泻火、解毒之力较强，（外用）消肿止痛	善于清泻心、肺、胃三焦之火而除烦，为治热病烦闷之要药。并能凉血止血，消肿止痛	
夏枯草	清热平肝明目	清肝火之力较强	散结消肿
决明子		明目之力较强	润肠通便

第二节　清热燥湿药

本类药物性味皆为苦寒，苦能燥湿，寒能清热，故以清热燥湿为主要作用，主治湿热证。症见身热不扬，胸膈痞满，吐利，黄疸，泻痢，热淋涩痛，湿疮湿疹等。因本类药物苦寒较甚，通常又能清热泻火、解毒消肿，故也善治脏腑火盛证或热毒之证。本类药物皆属苦寒之品，易伤脾胃、化燥伤阴，故脾胃虚寒及津伤液亏者当慎用，必要时配伍健脾益胃、养阴生津药。

黄芩 Huángqín　（《神农本草经》）

本品为唇形科多年生草本植物黄芩 Scutellaria baicalensis Georgi 的根。春、秋二季采挖，除去茎叶，晒干或烘干，切片。本品气微，味苦。以条粗长、质坚实、色黄者为佳。生用、酒炒或炒炭用。

【药性】苦、辛，寒。归肺、肝、胆、胃、大肠、小肠经。

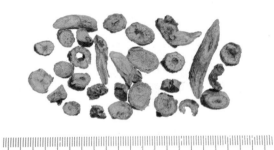

【功效】清热燥湿，泻火解毒，止血，安胎。

【应用】

1.湿温暑湿，湿热痞满，泻痢，黄疸

本品苦寒，入肺、胃、胆、大肠经。有清热燥湿之功，善清肺、胃、胆及大肠之湿热，尤长于清中、上焦湿热。治疗湿温、暑湿证，湿热阻遏气机而致胸闷恶心呕吐、身热不扬、舌苔黄腻者，常配伍滑石、白豆蔻、通草等，如黄芩滑石汤（《温病条辨》）。若治疗湿热中阻，痞满呕吐，则配伍黄连、干姜、半夏等，如半夏泻心汤（《伤寒论》）。治疗湿热蕴结大肠，泻痢腹痛，或里急后重，常与黄连、葛根等同用，如葛根黄芩黄连汤（《伤寒论》）。治疗湿热黄疸，每与茵陈、栀子等利湿退黄药同用。

2.肺热咳嗽 本品苦寒，主归肺经，善清上焦肺火。治疗肺热咳嗽，可单味应用，如清金散；或与瓜蒌仁、枳实、胆南星配伍，如清气化痰丸（《医方考》）。

3.高热烦渴，寒热往来 本品苦寒，清热泻火力强，治疗外感热病，热郁于内，壮热烦渴，溲赤便秘，苔黄脉数者，常与栀子、大黄、薄荷等同用，如凉膈散（《局方》）。本品配伍柴胡以和解少阳，用治邪在少阳之寒热往来，如小柴胡汤（《伤寒论》）。

4.咽喉肿痛，痈肿疮毒 本品苦寒，有清热泻火、解毒消肿之功。治疗火毒炽盛，咽喉肿痛，多与金银花、连翘、板蓝根等配伍。若治热毒壅滞之痈肿疮毒，常与黄连、黄柏、栀子配伍，如黄连解毒汤（《外台秘要》）。

5.血热出血 本品兼入血分，炒炭能凉血止血。治疗热盛迫血妄行的吐血、衄血、便血、崩漏等，常与生地黄、侧柏叶等止血药配伍。

6.胎热胎动不安 本品苦寒，有清热安胎之效。治疗血热胎动不安，多与生地黄、黄柏等配伍，如保阴煎（《景岳全书》）；若与白术同用，则可治气虚血热之胎动不安，如芩术汤（《医学入门》）；若与熟地黄、续断、人参等药配伍，又可治肾虚有热之胎动不安，如泰山磐石散（《景岳全书》）。

【用法用量】煎服，3～10g。清热生用，安胎炒用，清上焦热可酒炙用，止血炒炭用。

【使用注意】本品苦寒，易伤脾胃，脾胃虚寒者不宜使用。

【现代研究】

1.化学成分 本品主要含黄酮类成分，其主要成分为黄芩苷元、黄芩苷、汉黄芩素、汉黄芩苷、黄芩新素等；并含挥发油，其中以苯乙酮、棕榈酸、油酸含量较高。尚含14种氨基酸，以及 β-谷甾醇、豆甾醇等。《中国药典》规定本品黄芩苷（$C_{21}H_{18}O_{11}$）含量不得少于9.0%。

2.药理作用 黄芩煎剂体外抑菌试验显示其对金黄色葡萄球菌、溶血性链球菌、肺炎双球菌等革兰阳性菌，以及大肠杆菌、痢疾杆菌、绿脓杆菌、结核杆菌等革兰阴性菌均有抑制作用。对流感病毒、乙型肝炎病毒及多种皮肤真菌亦有抑制作用。甲醇提取物、黄芩素、黄芩苷、汉黄芩素等均能抑制小鼠血管通透性的增加。黄芩苷对急慢性炎症均有抑制作用。此外，还有镇静、降压、降血脂、保肝、利胆、抗凝血和抗血栓形成、抗肿瘤作用。

黄连 Huánglián （《神农本草经》）

本品为毛茛科植物黄连 *Coptis chinensis* Franch.、三角叶黄连 *C. deltoidea* C.Y.Cheng et Hsiao 或云连 *C. teeta* Wall. 的根茎。以上三种分别习称"味连""雅连""云连"。秋季采挖，除去茎叶，干燥，撞去残留须根。本品气微，味极苦，均以根茎粗壮、坚实、色鲜黄色或橙黄色为佳。生用或清炒、姜汁炙、酒炙、吴茱萸水炙用。

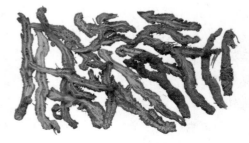

【药性】苦，寒。归心、胃、大肠、肝经。

【功效】清热燥湿，泻火解毒。

【应用】

1.湿热痞满，泻痢　本品大苦大寒，归胃经，清热燥湿力胜于黄芩，尤长于清中焦湿热。治湿热互结、气机不畅之脘腹痞满、恶心呕吐，常与半夏、干姜等配伍，如半夏泻心汤（《伤寒论》）。本品也归大肠经，为治湿热泻痢之要药。轻者单用有效；若泻痢伴有腹痛，每与木香同用，如香连丸；若治湿热泻痢兼表证发热者，常与黄芩、葛根、甘草配伍，如葛根黄芩黄连汤（《伤寒论》）；如治热毒痢疾，下痢脓血，则配伍白头翁、黄柏、秦皮，如白头翁汤（《伤寒论》）。

2.热病高热，心烦不寐，血热吐衄　本品大苦大寒，主归心经，尤善清泻心经实火，常用治外感热病，高热神昏，多与石膏、知母、玄参等配伍，如清瘟败毒饮（《疫疹一得》）。尚治心火亢盛之烦躁不眠、心悸不宁，常与朱砂、生地黄等配伍，如朱砂安神丸（《内外伤辨惑论》）；若治疗阴虚火旺，心烦失眠，常与白芍、阿胶等同用，如黄连阿胶汤（《伤寒论》）。治疗三焦火热毒盛，发热烦躁，每与黄芩、黄柏、栀子配伍，如黄连解毒汤（《伤寒论》）。本品有泻火凉血之效，可治邪火内炽、迫血妄行之吐血衄血，常配伍大黄、黄芩，即泻心汤（《金匮要略》）。

3.胃热呕吐，吞酸，消渴，黄疸　本品苦寒，入胃经长于清泻胃火，为治胃热呕吐之佳品，常与竹茹、橘皮、半夏同用，如黄连橘皮竹茹半夏汤（《温热经纬》）。本品也归肝经，可治肝火犯胃之胁肋胀痛、呕吐吞酸，常与吴茱萸配伍，即左金丸（《丹溪心法》）。若治胃火炽盛、消谷善饥之消渴证，常与麦冬同用，如消渴丸（《普济方》）。也可用治湿热黄疸，多与茵陈、栀子等同用。

4.痈肿疔疮，目赤，牙痛　本品泻火解毒之力强，适用于多种热毒证。治热毒壅盛之痈肿疔疮，多与黄芩、黄柏、栀子同用，如黄连解毒汤（《伤寒论》）；治目赤肿痛，可以本品用人乳浸汁滴眼；若治胃火上攻，牙龈肿痛，常与生地黄、升麻、牡丹皮等配伍，如清胃散（《兰室秘藏》）。

5.湿疹、湿疮、耳道流脓　本品既清湿热，又解热毒，治湿热浸淫之皮肤湿疹、湿疮，可用本品制为软膏外敷；治耳道疖肿，耳道流脓，可浸汁涂患处。

【用法用量】煎服，2～5g。外用适量。生黄连清热燥湿泻火力强；炒用可缓其寒性；酒黄连善清上焦火热；姜黄连善清胃和胃止呕；萸黄连功善舒肝和胃止呕。

【使用注意】本品苦寒，易伤脾胃，脾胃虚寒者忌服；苦燥易伤阴津，阴虚津伤者慎用。

【现代研究】

1.化学成分　本品主要含生物碱，其主要成分为小檗碱（黄连素）、黄连碱、甲基黄连碱、掌叶防己碱等。尚含黄柏酮、黄柏内酯及酚性成分等。《中国药典》规定味连以盐酸小檗碱计，含小檗碱（$C_{20}H_{17}NO_4$）不得少于5.5%，表小檗碱（$C_{20}H_{17}NO_4$）不得少于0.80%，黄连碱（$C_{19}H_{13}NO_4$）不得少于1.6%，巴马汀（$C_{21}H_{21}NO_4$）不得少于1.5%；雅连以盐酸小檗碱计，含小檗碱（$C_{20}H_{18}ClNO_4$）不得少于4.5%；云连以盐酸小檗碱计，含小檗碱（$C_{20}H_{18}ClNO_4$）不得少于 7.0%。

2.药理作用　黄连对志贺痢疾杆菌、弗氏痢疾杆菌、肺炎双球菌、霍乱弧菌、炭疽杆菌等多种细菌及多种皮肤真菌有抑制作用。并有解热、抗炎、增强白细胞和网状内皮系统的吞噬能力作用。所含小檗碱能抗心律失常、增强心肌收缩力、抑制血小板聚集。尚有降血压、降血糖、抗肿瘤、利胆、抗胃溃疡等作用。

黄柏 Huángbò　　　（《神农本草经》）

本品为芸香科植物黄皮树（川黄柏）*Phellodendron chinense* Schneid.或黄檗（关黄柏）*P. amurense* Rupr.的树皮。在夏初阴天，选择生长 15～20 年的黄柏采用半环剥或环剥等方法剥皮。剥下的树皮趁鲜刮去栓皮，晒至半干，压平，再晒至全干。二者均气微，味极苦，嚼之有黏性。川黄柏以体轻、质硬，断面纤维性、呈裂片状分层，深黄色为佳；关黄柏以体轻、质硬，断面鲜黄色或黄绿色为佳。生用、盐水炙或炒炭用。

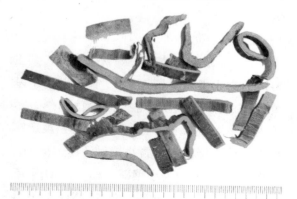

【药性】苦，寒。归肾、膀胱、大肠经。
【功效】清热燥湿，泻火解毒，除骨蒸。
【应用】

1.**湿热泻痢，黄疸，带下，热淋涩痛，**脚气，痿证　本品苦寒沉降，归膀胱、大肠经，偏走下焦，长于清泄下焦湿热，善治带下、热淋、足膝肿痛等下焦湿热诸证。治湿热蕴结肠胃之泻痢腹痛，常与白头翁、黄连、秦皮配伍，即白头翁汤（《伤寒论》）。治湿热郁蒸之黄疸，多与栀子、甘草配伍，如栀子柏皮汤（《伤寒论》）。治湿热带下，黄浊臭秽，每与芡实、车前子、白果等药配伍，如易黄汤（《傅青主女科》）。若治湿热蕴结膀胱，小便短赤涩痛，宜与萆薢、茯苓、车前子等同用，如萆薢分清饮（《医学心悟》）。用治湿热下注之脚气、痿证、足膝肿痛，每与苍术、牛膝配伍，三妙丸（《医学心悟》）。

2.**骨蒸劳热，盗汗，遗精**　本品主归肾经，以清相火、退虚热为其所长，善治阴虚火旺，骨蒸潮热，腰酸耳鸣，盗汗遗精，每与知母、熟地黄、山药等配伍，如知柏地黄丸。

3.**疮疡肿毒，湿疹湿疮**　本品有泻火解毒、消肿疗疮之功，为治热毒疮痛、湿疹湿疮所常用。治火热毒盛之疮疡肿毒，内服常与黄连、栀子等配伍，外用将本品研细末，加猪胆汁调敷。治湿疹瘙痒，可配伍荆芥、苦参、白鲜皮等煎服；亦可配煅石膏等分为末，外撒或油调搽患处。

【用法用量】煎服，3～12g。外用适量。清热燥湿、泻火解毒宜生用，滋阴降火宜盐炙用，止血多炒炭用。

【使用注意】本品苦寒，易伤胃气，脾胃虚寒者忌服。

【现代研究】

1.化学成分　本品主要含生物碱，其主要成分有小檗碱、木兰碱、黄柏碱、掌叶防己碱等。尚含内酯等成分。关黄柏另含柠檬苦素、黄柏酮、黄柏酮酸等。川黄柏另含甾醇、黏液质等。《中国药典》规定本品盐酸小檗碱（$C_{20}H_{17}NO_4 \cdot HCl$）含量不得少于3.0%，盐酸黄柏碱（$C_{20}H_{17}NO_4 \cdot HCl$）含量不得少于0.34%。

2.药理作用 黄柏有与黄连相似的抗病原微生物作用。此外，尚有利胆、利尿、降压、解热、降血糖、保护血小板等作用。

龙胆 Lóngdǎn　　　　（《神农本草经》）

本品为龙胆科植物条叶龙胆 *Gentiana manshurica* Kitag.、龙胆 *G. scabra* Bge、三花龙胆 *G. triflora* Pall. 或坚龙胆 *Gewhawa rigescens* Franch. 的根及根茎。前三种习称"龙胆"，后一种习称"坚龙胆"。春、秋二季采挖，除去茎叶，切段晒干。本品气微，味甚苦，以条粗长、色黄或黄棕色为佳。生用。

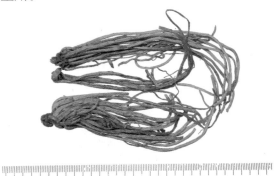

【药性】苦，寒。归肝、胆、膀胱经。

【功效】清热燥湿，泻肝胆火。

【应用】

1.湿热黄疸，阴肿阴痒，带下，湿疹瘙痒　本品大苦大寒，归肝、胆、膀胱经。长于清泄下焦湿热，故湿热黄疸、湿热带下、阴肿阴痒、湿疹瘙痒等证均为常用。治疗湿热黄疸，身黄尿赤，常与茵陈、栀子等配伍。治疗湿热下注，阴肿阴痒、带下黄臭，以及湿疹瘙痒，常配伍泽泻、木通、车前子等，如龙胆泻肝汤（《兰室秘藏》）。

2.肝火目赤，耳鸣耳聋，胁痛口苦，高热抽搐　本品又善清泻肝胆实火。治肝胆火盛、上攻头目之头痛目赤、耳鸣耳聋、胁痛口苦，每与柴胡、黄芩、栀子等配伍，如龙胆泻肝汤（《兰室秘藏》）。治肝经热盛、热极生风之高热惊厥、手足抽搐，常与钩藤、黄连、牛黄等同用。

【用法用量】煎服，3～6g。外用适量。

【使用注意】脾胃虚寒者忌服，阴虚津伤者慎用。

【现代研究】

1.化学成分　本品主要含环烯醚萜苷，其主要成分为龙胆苦苷、獐芽菜苦苷等。龙胆尚含龙胆黄碱、龙胆碱、龙胆三糖等。《中国药典》规定龙胆的龙胆苦苷（$C_{16}H_{20}O_9$）含量不得少于3.0%，坚龙胆含龙胆苦苷（$C_{16}H_{20}O_9$）的量不得少于1.5%。

2.药理作用　龙胆水浸剂对石膏样毛癣菌、星形奴卡氏菌等皮肤真菌有不同程度的抑制作用，对钩端螺旋体、绿脓杆菌、变形杆菌、伤寒杆菌也有抑制作用；所含龙胆苦苷有保肝、降低谷丙转氨酶、利胆、抗炎、抑杀疟原虫作用。龙胆碱能镇静、松弛肌肉、降血压。少量龙胆有健胃作用。此外，还有利尿、抗菌、驱虫作用。

秦皮 Qínpí　　　　（《神农本草经》）

本品为木犀科植物苦枥白蜡树 *Fraxinus rhynchophylla* Hance、白蜡树 *Fraxinus chinensis* Roxb.、尖叶白蜡树 *Fraxinus szaboana* Lingelsh.

或宿柱白蜡树 *Fraxinus stylosa* Lingelsh. 的干燥枝皮或干皮。春、秋二季剥皮，除去杂质，晒干，切丝。本品气微，味苦。以条长、外皮薄而光滑、质硬、断面纤维性、色黄白者为佳。生用。

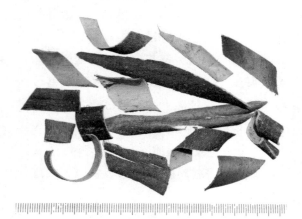

【药性】苦、涩，寒。归肝、胆、大肠经。

【功效】清热燥湿，收涩止痢，止带，明目。

【应用】

1.湿热泻痢，带下　本品性寒味苦涩，既善清热解毒止痢，又能清热燥湿止带，常用治热毒泻痢及湿热带下。治疗湿热泻痢，里急后重，常配伍白头翁、黄连、黄柏等，如白头翁汤（《伤寒论》）。治疗湿热下注之带下腥臭，可与椿皮、黄柏等同用。

2.肝热目赤肿痛，目生翳膜　本品还能清泻肝火、明目退翳。用治肝经郁火之目赤肿痛、目生翳膜，可单用煎水洗眼，或配伍栀子、淡竹叶煎服，如秦皮汤（《外台秘要》）。若治肝经风热、目赤生翳，可与秦艽、防风等同用，如秦皮汤（《眼科龙木论》）。

【用法用量】煎服，6～12g。外用适量。

【使用注意】脾胃虚寒者忌用。

【现代研究】

1.化学成分　本品主要含香豆素类，其主要成分为七叶素等。苦枥白蜡树及尖叶白蜡树尚含七叶苷及秦皮苷等。白蜡树尚含秦皮素等。《中国药典》规定本品含秦皮甲素（$C_{15}H_{16}O_9$）和秦皮乙素（$C_9H_6O_4$）的总量不得少于1.0%。

2.药理作用　秦皮煎剂对多种致病菌有抑制作用，其所含秦皮乙素、七叶苷及秦皮苷均有抗炎作用。秦皮乙素有镇静、镇咳、祛痰和平喘作用；秦皮苷有利尿、促进尿酸排泄等作用；七叶苷有镇静、祛痰、促进尿酸排泄等作用。

苦参 Kǔshēn　　　　　（《神农本草经》）

本品为豆科植物苦参 *Sophora flavescens* Ait. 的根。春、秋二季采收，以秋季采者为佳。采后去掉芦头、须根，洗净泥沙，晒干。本品气微，味极苦。以条粗匀、不带疙瘩、栓皮薄易剥落、剥落处呈黄色、光滑、质硬、不易折断、断面色黄白者为佳。生用或炒用。

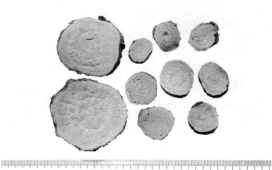

【药性】苦，寒。归心、肝、胃、大肠、膀胱经。

【功效】清热燥湿，杀虫，利尿。

【应用】

1.湿热泻痢，便血，黄疸，带下，阴肿阴痒 本品苦寒，入心、肝、胃、大肠及膀胱经。清热燥湿之中尤善除下焦湿热。治胃肠湿热之泄泻、痢疾，可单用，或与木香配伍，如香参丸（《奇方类编》）。治湿热便血、痔漏出血，可与生地黄同用，如苦参地黄丸（《外科大成》）。治湿热黄疸，可配伍龙胆、茵陈、栀子等。若治湿热下注，带下黄臭，阴肿阴痒，可与椿皮、黄柏、蛇床子等同用，内服或外洗。

2.湿疹湿疮，皮肤瘙痒，疥癣麻风 本品苦寒，既能清热燥湿，又善杀虫止痒，为治疗皮肤病的常用药。治疗湿疹湿疮，可单用煎水外洗，或与黄柏、蛇床子煎水外洗。治疗皮肤瘙痒，可与皂角、荆芥等配伍。治疗风疹瘙痒，常配伍防风、蝉蜕、荆芥等，如消风散（《外科正宗》）。若治疥癣，可单用煎水外洗，或与蛇床子、荆芥穗、白矾同用煎洗；或配伍硫黄、枯矾制成软膏外涂。

3.淋证涩痛，小便不利 本品能清膀胱湿热，通利小便，治疗湿热蕴结膀胱之小便不利、灼热涩痛，常与石韦、车前子、栀子等同用。

【用法用量】煎服，3～10g。外用适量。

【使用注意】脾胃虚寒者忌用，反藜芦。

【现代研究】

1.化学成分 本品主要含生物碱，其主要成分为苦参碱、氧化苦参碱、异苦参碱、槐果碱、异槐果碱、槐胺碱、氧化槐果碱等；尚含苦参醇等黄酮类成分，以及醌类及三萜皂苷等。《中国药典》规定本品含苦参碱（$C_{15}H_{24}N_2O$）和氧化苦参碱（$C_{15}H_{24}N_2O_2$）的总量不得少于1.2%。

2.药理作用 苦参煎剂、醇提物以及所含的多种成分均有不同程度的抑制肿瘤作用。对阴道滴虫、鞭毛虫有一定的抑制作用。所含苦参碱对痢疾杆菌、大肠杆菌、金黄色葡萄球菌等有明显的抑制作用；氧化苦参碱有抗过敏作用。尚有抑制心脏、抗心律失常作用，以及利尿、抗炎、抗过敏、镇静、平喘、祛痰、升高白细胞等作用。

白鲜皮 Báixiānpí （《神农本草经》）

本品为芸香科植物白鲜 *Dictamnus dasycarpus* Turcz.的根皮。春、秋二季采挖，洗净，除去细根及外表糙皮，纵向剖开，抽去木心，切片，晒干。本品有羊膻气，味微苦。以卷筒状、无木心、皮厚、块大者为佳。生用。

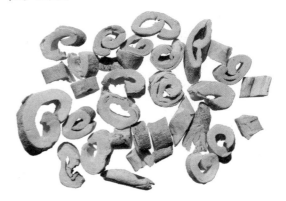

【药性】苦，寒。归脾、胃、膀胱经。

【功效】清热燥湿，祛风解毒。

【应用】

1.湿热疮毒、湿疹，疥癣 本品功能清热燥湿，尤善燥湿解毒、祛风止痒，为皮肤湿疹、湿疮、疥癣之常用药。治湿热疮毒、肌肤溃烂、黄水淋漓，常与苍术、苦参、连翘等同用。治湿疹、风疹瘙痒，多与黄柏、防风、地肤子等配伍。若治疥癣，可与苦参、蛇床子配伍，煎汤外洗。

2.湿热黄疸，风湿热痹　本品能清热利湿而退黄疸，治湿热蕴蒸肝胆之黄疸、尿赤，常与茵陈、栀子等配伍，如茵陈汤（《圣济总录》）。本品尚能祛风通痹，多用治风湿热痹，关节红肿热痛，每与苍术、黄柏、薏苡仁等同用。

【用法用量】煎服，5～10g。外用适量，煎汤洗或研粉敷。

【使用注意】脾胃虚寒者慎用。

【现代研究】

1.化学成分　本品主要含白鲜碱、白鲜内酯、葫芦巴碱、胆碱、谷甾醇、白鲜脑交酯、黄柏酮、黄柏酮酸等；尚含脂肪酸及皂苷等。《中国药典》规定本品梣酮（$C_{14}H_{16}O_3$）和黄柏酮（$C_{26}H_{34}O_7$）的含量分别不得少于0.050%和0.15%。

2.药理作用　白鲜皮水煎剂在试管内对多种致病真菌有不同程度的抑制作用。尚有抗炎、解热、抗癌、收缩子宫平滑肌等作用。

表9-2　清热燥湿药功用归纳小结表

药名	共性	个性	
		作用特点	其他功效
黄芩	皆为苦寒之品，均有清热燥湿、泻火解毒之功，均可用治湿热证、火毒证	善清上焦湿热及肺火，为治湿温、暑温及肺热咳嗽之要药	凉血止血，清热安胎
黄连		善清中焦湿热及心胃火热，为治湿热泻痢、胃热呕吐之要药，热盛火炽、高热烦躁之良品	善泻火解毒疗疮，常治痈疽疔毒诸证
黄柏		善清下焦湿热，为治湿热下注之带下、淋浊、黄疸及足膝肿痛等证之良药	善泻相火、清虚热，常用治阴虚火旺，骨蒸潮热。
龙胆	清热燥湿	尤善清下焦湿热，善治肝胆湿热诸证	泻肝胆实火
苦参		善于杀虫止痒，为治皮肤病的要药	利尿
秦皮	既善清热解毒止痢，又能清热燥湿止带，常用治热毒泻痢及湿热带下。兼有涩性，还可收涩止痢		
白鲜皮	清热燥湿之中兼能解毒，止痒，祛风通痹，主治湿疹、疥癣以及风湿热痹		

第三节　清热解毒药

本类药物性味多苦寒，以清热解毒为主要作用。主治各种热毒证，如疮痈疔疖、丹毒、温毒发斑、咽喉肿痛、热毒下痢及虫蛇咬伤、癌肿、烧烫伤等。本类中药功效特性各异，应有针对性地选择，并根据各种证候的不同表现及兼证，做相应配伍。如火热炽盛者，可配伍清热泻火药；热毒在血分者，可配伍清热凉血药；疮痈肿毒、咽喉肿痛者，可配伍活血消肿药；热毒血痢、里急后重者，可配伍活血行气药等。

本类药物性寒凉，易伤脾胃，应注意中病即止，不可过服。

金银花 Jīnyínhuā　　　（《新修本草》）

本品为忍冬科植物忍冬 *Lonicera japonica* Thunb. 的干燥花蕾或带初开的花。夏初花开放前采收，干燥。本品气清香，味淡、微苦。以花蕾未开放、色黄白或绿白、无枝叶杂质者为佳。生用，炒用或制成露剂使用。

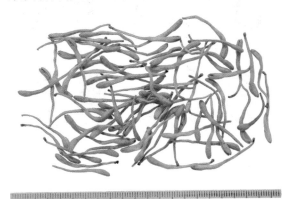

【药性】甘，寒。归肺、心、胃经。

【功效】清热解毒，疏散风热。

【应用】

1. 痈肿疔疮，喉痹，丹毒，热毒血痢　本品甘寒，清热解毒、散痈消肿力强，为治热毒疮痈之要药，适用于各种热毒壅盛之外痈内痈，喉痹，丹毒。治痈疮初起，红肿热痛者，可单用煎服，并用药渣外敷患处，亦可与当归、赤芍、白芷等配伍，如仙方活命饮（《校注妇人良方》）；用治疔疮肿毒，坚硬根深者，常与野菊花、蒲公英等同用，如五味消毒饮（《医宗金鉴》）；用治肠痈腹痛者，常与当归、地榆、玄参等配伍，如清肠饮（《辨证录》）；用治肺痈咳吐脓血者，常与鱼腥草、苇茎、薏苡仁等清肺排脓药配伍；治咽喉肿痛，可与板蓝根、山豆根等解毒利咽药同用。本品有清热解毒、凉血止痢之效，故可用治热毒痢疾，下痢脓血，单用浓煎服，或与黄连、白头翁等同用，以增强止痢效果。

2. 风热感冒，温病发热　本品甘寒质轻，芳香疏透，既能清热解毒，又能疏散风热，适用于外感风热，温热病。温病初起，身热头痛，咽痛口渴，常与连翘、薄荷、牛蒡子等同用，如银翘散（《温病条辨》）；与石膏、知母等清热泻火药同用，可治气分热盛，壮热，烦渴；本品有透营转气之功，与生地黄、玄参等清热凉血药配伍，可治热入营分，身热夜甚，神烦少寐，如清营汤（《温病条辨》）；治热入营血，高热神昏，斑疹吐衄等，常与连翘、生地黄等配伍，如神犀丹（《温热经纬》）。且金银花尚能解暑热，可煎汤代茶饮，或用金银花露，或与鲜扁豆花、鲜荷叶等同用，治外感暑热，如清络饮（《温病条辨》）。

【用法用量】煎服，6～15g。疏散风热、清泄里热以生品为佳；炒炭宜用于热毒血痢；露剂多用于暑热烦渴。

【使用注意】脾胃虚寒及气虚疮疡脓清者忌用。

【现代研究】

1. 化学成分　本品主要含绿原酸、异绿原酸等有机酸，木犀草素、金丝桃苷等黄酮，三萜皂苷类，挥发油等。《中国药典》规定本品含绿原酸（$C_{16}H_{18}O_9$）不得少于1.5%，木犀草苷（$C_{21}H_{20}O_{11}$）不得少于0.050%。

2. 药理作用　本品所含绿原酸类化合物等成分对金黄色葡萄球菌、溶血性链球菌、痢疾杆菌、霍乱弧菌等多种致病菌均有一定的抑制作用；有一定的抗流感病毒、柯萨奇病毒等作用；其水煎液、口服液和注射液有不同程度的退热作用，明显提高小鼠腹腔巨噬细胞吞噬百分率和吞噬指数；绿原酸类化合物有显著利胆作用，皂苷有保肝作用；银花炭混悬液有显著止血作用；有降低胆固醇作用；还有抗生育、兴奋中枢、促进胃液分泌等作用。

附药：忍冬藤 Rěndōngténg

本品为忍冬科植物忍冬 *Lonicera japonica* Thund. 的干燥茎枝，又名金银花藤。性味苦，微寒；归肺、胃经。功用与金银花相似，但清热解毒之力不及，兼有清热疏风、通络止痛的功效，临床多用于温病发热，风湿热痹等证。煎服，9～30g。

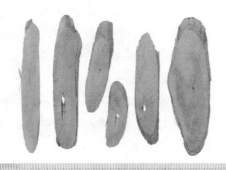

连翘 Liánqiào　　　　　（《神农本草经》）

本品为木犀科植物连翘 *Forsythia suspensa* (Thunb.) Vahl 的干燥果实。秋季果实初熟尚带绿色时采收，除去杂质，蒸熟，晒干，习称"青翘"；果实熟透时采收，晒干，除去杂质，习称"老翘"。本品气微香，味苦。青翘以色较绿、不开裂者为佳；老翘以色较黄、瓣大、壳厚者为佳。生用。

【药性】苦，微寒。归肺、心、小肠经。

【功效】清热解毒，消肿散结，疏散风热。

【应用】

1. 痈疽，瘰疬，乳痈，丹毒　本品苦寒，功用与金银花相似，二者常相须配用。长于清心火，解疮毒，又能消散痈肿结聚，前人有"疮家圣药"之称。治疮痈红肿未溃，常与穿山甲、皂角刺等配伍，如加减消

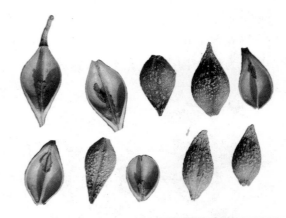

毒饮（《外科真铨》）；治疮痈脓出，红肿溃烂，常与牡丹皮、天花粉同用，如连翘解毒汤（《疡医大全》）；治痰火郁结，瘰疬痰核，常与夏枯草、浙贝母、玄参等同用，共奏清肝散结、化痰消肿之效；治乳痈肿痛，常与蒲公英、紫花地丁、漏芦等同用；若血热毒盛，丹毒红肿者，可与大青叶、板蓝根等同用。

2. 风热感冒，温病初起，温热入营，高热烦渴，神昏发斑　本品苦寒，功用似金银花，外可疏散风热，内可清热解毒，故常相须为用，治外感风热及温热病。治外感风热或温病初起，发热，咽痛口渴，配伍薄荷、牛蒡子等疏散风热药，如银翘散（《温病条辨》）；温病热入营分，配伍生地黄、玄参等，如清营汤（《温病条辨》）；治热入血分，可配伍连翘、生地黄等，如神犀丹（《温热经纬》）。本品轻宣疏散之力稍逊于金银花，但苦寒清降之性较强，尤长于清泻心火，故治热邪内陷心包，高热、烦躁、神昏等症，较为多用，常与黄连、莲子心等清心火药配伍。

3. 热淋涩痛　本品苦寒泄降，兼有清心利尿之功。治湿热壅滞所致之小便不利或淋

沥涩痛，多配伍车前子、白茅根、竹叶等药，如如圣散（《杂病源流犀烛》）。

【用法用量】煎服，6～15g。连翘有青翘、老翘及连翘心之分。青翘清热解毒之力较强；老翘长于透热达表，疏散风热；连翘心长于清心火，常用治邪入心包，高热烦躁、神昏谵语。

【使用注意】脾胃虚寒及气虚脓清者不宜使用。

【现代研究】

1. 化学成分　本品主要含烃类、醛酮类、醇脂醚类化合物等挥发油，连翘酯苷A、C、D等苯乙醇苷类，连翘苷等木脂素，齐墩果酸等三萜，咖啡酸等有机酸等。《中国药典》规定本品含连翘苷（$C_{27}H_{34}O_{11}$）不得少于0.15%，含连翘酯苷A（$C_{29}H_{36}O_{15}$）不得少于0.25%。

2. 药理作用　连翘水煎液有广谱抗菌作用，对多种革兰阳性及阴性细菌有明显的抑制作用；连翘酯苷、连翘苷等具有抗氧化能力；其乙醇提取物对肿瘤细胞有抑制作用；其甲醇提取物有抗炎和止痛作用，还有抗过敏活性等。

穿心莲 Chuānxīnlián 　《岭南采药录》
本品为爵床科植物穿心莲 *Andrographis*

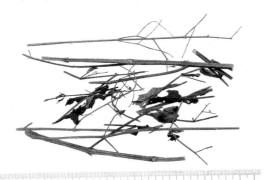

paniculata（Burm. f.）Nees 的干燥地上部分。秋初茎叶茂盛时采割，晒干。本品气微，味极苦。以色绿、叶多者为佳。生用，或鲜用。

【药性】苦，寒。归心、肺、大肠、膀胱经。

【功效】清热解毒，凉血消肿，燥湿。

【应用】

1. 风热感冒，温病初起　本品质轻透散，苦寒清解，尤善清肺。治风热感冒或温病初起，发热头痛，可单用，如穿心莲片（《中国药典》2015年版）；亦常与金银花、连翘、薄荷等同用。

2. 顿咳劳嗽，咽喉肿痛，口舌生疮，痈肿疮疡，蛇虫咬伤　本品苦寒清泄，功能清肺火，清热解毒，凉血消肿。治痰热壅肺，喘促气急，顿咳劳嗽，可配伍黄芩、桑白皮等药；治肺痈咳吐脓血，可与鱼腥草、桔梗等同用。治热毒上攻咽喉肿痛，口舌生疮，常与玄参、牛蒡子、板蓝根等同用。治热毒壅聚、痈肿疮毒者，可单用或配金银花、野菊花、重楼等同用，并用鲜品捣烂外敷；治蛇虫咬伤，可与半边莲、白花蛇舌草同用。

3. 湿热泻痢，热淋涩痛，湿疹瘙痒　本品苦燥性寒，有清热解毒、燥湿、止痢功效，故凡湿热诸证均可应用。治胃肠湿热，腹痛泄泻，下痢脓血，可单用，或与苦参、木香等同用；治膀胱湿热，小便淋沥涩痛，多与车前子、白茅根、黄柏等药配伍；治湿疹瘙痒，可以本品为末，甘油调涂患处。亦可用于湿热黄疸、湿热带下等证。

【用法用量】煎服，6～9g。因其味极苦，入煎剂易致恶心呕吐，故多作丸、片剂服用。外用适量。

【使用注意】不宜多服久服；脾胃虚寒

者不宜使用。

【现代研究】

1.化学成分　本品主要含二萜内酯类：穿心莲内酯、新穿心莲内酯、脱氧穿心莲内酯、11-氧（代）脱氧穿心莲内酯等，黄酮，穿心莲烷，穿心莲酮，穿心莲甾醇等。《中国药典》规定本品含穿心莲内酯（$C_{20}H_{30}O_5$）和脱水穿心莲内酯（$C_{20}H_{28}O_4$）的总量不得少于0.80%。

2.药理作用　穿心莲煎剂对金黄色葡萄球菌、绿脓杆菌、变形杆菌、肺炎双球菌、溶血性链球菌、痢疾杆菌、伤寒杆菌有不同程度的抑制作用；能提高白细胞吞噬能力；并有抗生育作用。穿心莲多种内酯有抗炎性细胞因子、抗氧自由基损伤等作用。此外，还有解热、抗肿瘤、利胆保肝、抗蛇毒及毒蕈碱样作用。

大青叶 Dàqīngyè　　（《名医别录》）

本品为十字花科植物菘蓝 *Isatis indigotica* Fort. 的干燥叶。夏、秋二季分2~3次采收，除去杂质，晒干。本品气微，味微酸、苦、涩。以叶大完整、色暗灰绿者为佳。生用。

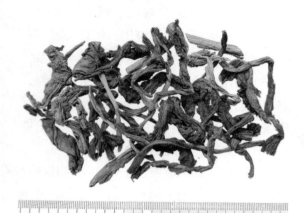

【药性】苦、寒。归心、胃经。

【功效】清热解毒，凉血消斑。

【应用】

1.温病高热，神昏，发斑发疹　本品苦寒，善清解心、胃二经实火热毒，又入血分而能凉血消斑，故可用治温热病心胃火热毒盛，热入营血，高热神昏，发斑发疹，常与玄参、栀子等凉血解毒药同用，如犀角大青汤（《医学心悟》）。且本品质轻力强，具表里两清之效，治风热感冒或温病初起，发热头痛，口渴咽痛等，常与薄荷、牛蒡子等疏散风热药同用，如清瘟解毒丸（《中国药典》2015年版）。

2.痄腮，喉痹，丹毒，痈肿　本品苦寒，既能清心胃实火，又善解瘟疫时毒，有解毒利咽、凉血消肿之效。治瘟毒上攻，发热头痛，痄腮，喉痹，可与金银花、大黄、拳参同用；治心胃火盛，咽喉肿痛，口舌生疮，常与生地黄、大黄、升麻同用，如大青汤（《圣济总录》）；治血热毒盛，丹毒红肿，及热毒痈肿，可用鲜品捣烂外敷，或配伍蒲公英、紫花地丁、重楼等药。

【用法用量】煎服，9~15g。外用适量。

【使用注意】脾胃虚寒者忌用。

【现代研究】

1.化学成分　本品主要含靛玉红、靛蓝等吲哚类生物碱，水杨酸、丁香酸等有机酸，菘蓝苷等苷类，铁、钛、锰、锌等无机元素，甾醇，挥发性成分等。《中国药典》规定本品含靛玉红（$C_{16}H_{10}N_2O_2$）不得少于0.020%。

2.药理作用　大青叶煎剂等有广谱抑菌作用；对流感病毒、腮腺炎病毒等有抑制作用。靛玉红有显著的抗白血病作用。此外，还有抗内毒素作用、免疫增强作用，有解热、抗炎、抗肿瘤、保肝利胆等作用。

板蓝根 Bǎnlángēn 　　　《新修本草》

本品为十字花科植物菘蓝 *Isatis indigotica* Fort. 的干燥根。秋季采挖，除去泥沙，晒干。本品气微，味微甜后苦涩。以片大均匀、体实、粉性大者为佳。切片，生用。

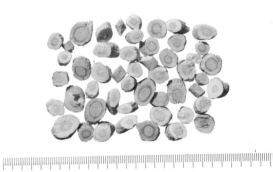

【药性】苦，寒。归心、胃经。

【功效】清热解毒，凉血，利咽。

【应用】

1. 温疫时毒，发热咽痛　本品苦寒，入心、胃经，善于清解实热火毒，有类似于大青叶的清热解毒之功，而以解毒利咽散结见长。用治外感风热或温病初起，发热、头痛、咽痛，可单用，或与金银花、连翘等药同用；治风热上攻，咽喉肿痛，常与玄参、牛蒡子等同用。

2. 温毒发斑，痄腮，烂喉丹痧，大头瘟疫，丹毒，痈肿　本品苦寒，有清热解毒、凉血消肿之功，主治多种瘟疫热毒之证。治时行温病，温毒发斑，舌绛紫暗者，常与生地黄、紫草、黄芩同用，如神犀丹（《温热经纬》）；治丹毒，痄腮，烂喉丹痧，大头瘟疫，头面红肿，咽喉不利者，常配伍黄连、黄芩、牛蒡子等药，如普济消毒饮（《东垣试效方》）。

【用法用量】煎服，9~15g。

【使用注意】体虚而无实火热毒者忌服，脾胃虚寒者慎用。

【现代研究】

1. 化学成分　本品主要含靛蓝、靛玉红等吲哚类生物碱，喹唑酮类化合物，喹啉类化合物，含硫类化合物，有机酸等。《中国药典》规定本品药材及饮片含（R，S）-告依春（C_5H_7NOS）不得少于0.020%。

3. 药理作用　本品所含吲哚类化合物有抗菌作用；有抗流感病毒、肝炎病毒等作用。有明显的解热效果。板蓝根多糖可显著促进小鼠免疫功能及增强抗体形成细胞功能，增强小鼠静脉注射碳粒廓清速率；靛玉红有抗肿瘤、抗白血病作用；有一定的抑制血小板聚集作用。

青黛 Qīngdài 　　　《药性论》

本品为爵床科植物马蓝 *Baphicacanthus cusia*（Nees）Bremek.、蓼科植物蓼蓝 *Polygonum tinctorium* Ait. 或十字花科植物菘蓝 *Isatis indigotica* Fort. 的叶或茎叶经加工制得的干燥粉末、团块或颗粒。福建所产品质最优，称

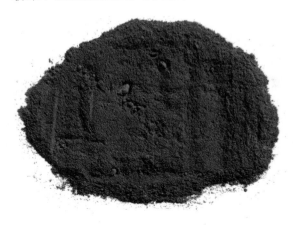

"建青黛"。秋季采收以上植物的落叶，加水浸泡，至叶腐烂，叶落脱皮时，捞去落叶，加适量石灰乳，充分搅拌至浸液由乌绿色转为深红色时，捞取液面泡沫，晒干而成。本品微有草腥气，味淡。以粉细、蓝色均匀、体轻能浮于水面、火烧时产生紫红色烟雾时间较长者为佳。研细用。

【药性】咸，寒。归肝经。

【功效】清热解毒，凉血消斑，清肝泻火。

【应用】

1. 温毒发斑，血热吐衄　本品有与大青叶相似的清热解毒、凉血消斑之力，但解热作用较逊，故多用治温毒发斑，配伍生石膏、生地黄、栀子等药同用，如青黛石膏汤（《通俗伤寒论》）；治血热妄行的吐血、衄血，常与生地黄、白茅根等药同用。

2. 喉痹，口疮，痄腮　本品有清热解毒、凉血消肿之效。治热毒炽盛，喉痹，咽喉肿痛，常与板蓝根、甘草同用；若口舌生疮，多与冰片同用，撒敷患处；治火毒疮疡，痄腮肿痛，可与寒水石共研为末，外敷患处，如青金散（《普济方》）。

3. 肝火犯肺，胸痛咳血　本品咸寒，主清肝火，又泻肺热，且能凉血止血。治肝火犯肺，咳嗽胸痛，痰中带血，常与海蛤壳同用，如黛蛤散（《卫生鸿宝》）。若肺热咳嗽，痰黄质稠，可与海浮石、瓜蒌仁等同用，如青黛海石丸（《证因脉治》）。

4. 小儿惊痫　本品咸寒，主归肝经，长于清肝经实火，有息风止痉之功。治小儿惊风抽搐，多与钩藤、牛黄等同用，如凉惊丸（《小儿药证直诀》）；治暑热惊痫，常与甘草、滑石同用，如碧玉散（《宣明论方》）。

【用法用量】1～3g，宜入丸散用。外用适量。

【使用注意】胃寒者慎用。

【现代研究】

1. 化学成分　本品主要含靛玉红、靛蓝等吲哚类生物碱，色胺酮、喹唑二酮、水杨酸等有机酸，菘蓝苷等苷类及铁、锰、锌等无机元素。《中国药典》规定本品含靛蓝（$C_{16}H_{10}N_2O_2$）不得少于2.0%，含靛玉红（$C_{16}H_{10}N_2O_2$）不得少于0.13%。

3. 药理作用　本品对金黄色葡萄球菌、炭疽杆菌、志贺痢疾杆菌、霍乱弧菌均有抗菌作用。具有抗癌作用，其有效成分靛玉红对动物移植性肿瘤有中等强度的抑制作用。靛蓝尚有一定的保肝作用。

贯众 Guànzhòng　　（《神农本草经》）

本品为鳞毛蕨科植物粗茎鳞毛蕨 Dryopteris crassirhizoma Nakai 的干燥根茎和叶柄残基。秋季采挖，削去叶柄，须根，除去泥沙，晒干。本品气特异，味初淡而微涩，后渐苦、辛。以片大、质坚实、叶柄残基断面棕绿色者为佳。切片生用或炒炭用。

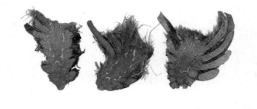

【药性】苦，微寒；有小毒。归肝、胃经。

【功效】清热解毒，止血，杀虫。

【应用】

1. 时疫感冒，风热头痛，温毒发斑　本品苦寒，善解时疫之毒，既能清气分之实热，又能解血分之热毒，可用于防治温热毒邪所致之证。治时疫感冒，风热头痛，可与薄荷、金银花等药同用；治温热病热入营血，或温毒发斑，本品有清热解毒、凉血和止血之功，常与玄参、大青叶、水牛角等药配伍。

2. 痄腮，疮疡肿毒 本品苦寒，有清热凉血解毒之功，治痄腮红肿疼痛，疮疡肿毒，可与牛蒡子、连翘、青黛等药同用。

3. 血热崩漏 本品味苦微寒，主入肝经，有凉血止血之功，主治血热所致之衄血、吐血、便血、崩漏等，尤善治崩漏。治衄血，可单味研末调服；治吐血，配伍黄连研末，糯米饮调服，如贯众散（《圣济总录》）；治便血，可配伍侧柏叶同用。

4. 虫积腹痛 本品能"杀三虫"，与驱虫药配伍用于绦虫、钩虫、蛲虫、蛔虫等多种肠道寄生虫病。

【用法用量】煎服，4.5～9g。杀虫、清热解毒宜生用，止血宜炒炭用。外用适量。

【使用注意】本品有小毒，用量不宜过大。服用本品时忌油腻。脾胃虚寒者及孕妇慎用。

【现代研究】

1. 化学成分 本品主要含间苯三酚类衍生物：黄绵马酸、绵马素、白绵马素、新绵马素。此外，还含黄酮，三萜，挥发油，树脂等。

2. 药理作用 本品有抗病毒、抗菌、抗肿瘤作用；绵马素对无脊椎动物平滑肌有毒性，能使绦虫、钩虫麻痹变硬，而达到驱肠虫效用；东北贯众素有抗血吸虫作用；其提取物有较强的收缩子宫、抗早孕及堕胎作用。绵马素有毒，能麻痹随意肌、对胃肠道有刺激，引起视网膜血管痉挛及伤害视神经，中毒时引起中枢神经系统障碍，见震颤、惊厥乃至延脑麻痹。绵马素一般在肠道不吸收，但肠中有过多脂肪时，脂肪可加速有毒成分的吸收而使毒性增大。

3. 不良反应 粗茎鳞毛蕨根茎所含多种间苯三酚衍生物有一定毒性。绵马酸主要作用于消化系统和中枢神经系统，大剂量时可损害视神经，引起失明，大脑白质也可受损。中毒的主要表现为：轻者头痛、头晕、腹泻、腹痛、呼吸困难、黄视或短暂失明，重者有谵妄、昏迷、黄疸、肾功能损伤、四肢强直、阵发性惊厥，终因呼吸衰竭而死亡。中毒后恢复缓慢，可造成永久性失明。本品中毒原因主要是用量过大，以及用药前未经品种鉴定，误用毒性大的贯众，或没有掌握应用宜忌等。预防中毒应注意剂量，尤其小儿用于驱虫时，应按公斤体重计算；孕妇、体质虚弱、消化道溃疡者慎用；肝肾功能不全者禁用；脂肪可加速有毒成分的吸收而使毒性增大，故服用本品时忌油腻。

蒲公英 Púgōngyīng （《新修本草》）

本品为菊科植物蒲公英 *Taraxacum mongolicum* Hand.-Mazz.、碱地蒲公英 *Taraxacum borealisinense* Kitam. 或同属数种植物的干燥全草。春至秋季花初开时采挖，除

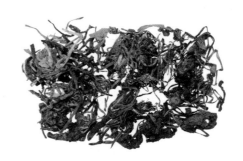

去杂质，洗净，晒干。本品气微，味微苦。以叶多、色绿、根完整者为佳。鲜用或生用。

【药性】苦、甘，寒。归肝、胃经。

【功效】清热解毒，消肿散结，利尿通淋。

【应用】

1. 疗疮肿毒，乳痈，肺痈，肠痈，瘰疬　本品苦寒，善清热解毒，消痈散结，主治内外热毒疮痈诸证。主归肝、胃经，兼能通乳，故为治乳痈要药。治乳痈肿痛，单用浓煎服；或以鲜品捣汁内服、药渣外敷；或与全瓜蒌、金银花等药同用；治痈肿疔疮，常与金银花、紫花地丁、野菊花等药同用，如五味消毒饮（《医宗金鉴》）；治肠痈腹痛，常与大黄、牡丹皮、桃仁等同用；治肺痈吐脓，常与鱼腥草、冬瓜仁、芦根等同用。治瘰疬，常与夏枯草、连翘、浙贝母等药配伍。

2. 湿热黄疸，热淋涩痛　本品清利湿热、利尿通淋作用较佳，常用治湿热黄疸，热淋涩痛。治湿热黄疸，常与茵陈、栀子、大黄等药同用；治热淋涩痛，常与白茅根、金钱草、车前子等药同用。

此外，本品还有清肝明目作用，用治肝火上炎所致的目赤肿痛，可单用取汁点眼，或浓煎内服；亦可配伍菊花、夏枯草、黄芩等药。

【用法用量】煎服，10～15g。外用鲜品适量，捣敷；或煎汤熏洗患处。

【使用注意】用量过大可致缓泻。

【现代研究】

1. 化学成分　本品主要含有机酸类成分：咖啡酸，绿原酸，伪蒲公英甾醇棕榈酸等；挥发油：正乙醇，樟脑，正辛醇，反式石竹烯等；黄酮类成分：槲皮素-3-O-葡萄糖苷，槲皮素-3-O-β-半乳糖苷，槲皮素，木犀草素-7-O-葡萄糖苷，木犀草素，香叶木素，芹菜素等。《中国药典》规定本品药材及饮片含咖啡酸（$C_9H_8O_4$）不得少于0.020%。

2. 药理作用　本品煎剂或浸剂，对金黄色葡萄球菌、溶血性链球菌及卡他球菌有较强的抑制作用，对肺炎双球菌、脑膜炎双球菌、白喉杆菌、福氏痢疾杆菌、绿脓杆菌及钩端螺旋体等也有一定的抑制作用，和TMP（磺胺增效剂）之间有增效作用。蒲公英地上部分水提取物能活化巨噬细胞，有抗肿瘤作用。体外试验提示本品能激发机体的免疫功能。尚有利胆、保肝、抗内毒素及利尿作用。

野菊花　Yějúhuā　（《本草正》）

本品为菊科植物野菊 *Chrysanthemum indicum* L. 的干燥头状花序。秋、冬二季花初开放时采摘，晒干，或蒸后晒干。本品气芳香，味苦。以完整、色黄、香气浓者为佳。生用。

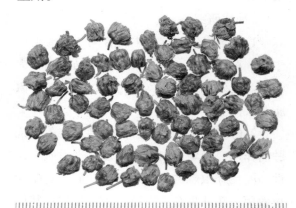

【药性】苦、辛，微寒。归肝、心经。

【功效】清热解毒，泻火平肝。

【应用】

1.疗疮痈肿，咽喉肿痛　本品辛散苦降，功能清热泻火，解毒利咽，消肿止痛，为治外科疔痈之良药。治热毒蕴结，疔疖丹毒，痈疽疮疡，咽喉肿痛，可与蒲公英、紫花地丁、金银花等同用，如五味消毒饮（《医宗金鉴》）。

2.目赤肿痛，头痛眩晕　本品味苦入肝，清泻肝火；味辛性寒，兼散风热，常与金银花、密蒙花、夏枯草等同用，治疗风热上攻之目赤肿痛。本品尚可清肝平肝，治肝阳上亢头痛眩晕，常配伍夏枯草、决明子、钩藤等同用。

【用法用量】　煎服，9~15g。外用适量，煎汤外洗或制膏外涂。

【现代研究】

1.化学成分　本品主要含黄酮类成分：蒙花苷，矢车菊苷等；挥发油：菊花内酯，野菊花三醇，野菊花酮，樟脑，龙脑等。《中国药典》规定本品含蒙花苷（$C_{28}H_{32}O_{14}$）不得少于0.80%。

3.药理作用　本品有抗病原微生物作用，对金黄色葡萄球菌、白喉杆菌、痢疾杆菌、流感病毒、疱疹病毒以及钩端螺旋体均有抑制作用。有显著的抗炎作用，但其所含抗炎成分及机理不同，其挥发油对化学性致炎因子引起的炎症作用强，而其水提物则对异性蛋白致炎因子引起的炎症作用较好。尚有明显的降血压作用。

重楼 Chónglóu　（《神农本草经》）

本品为百合科植物云南重楼 *Paris polyphylla* Smith var. *yunnanensis*（Franch.）Hand.–Mazz.或七叶一枝花 *Paris polyphylla* Smith var. *chinensis*（Franch.）Hara的干燥根茎。秋季采挖，除去须根，洗净，晒干。本品气微，味微苦、麻。以片大、坚实、断面色白、粉性足者为佳。切片，生用。

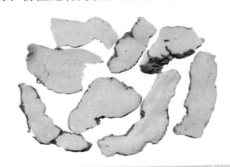

【药性】　苦，微寒；有小毒。归肝经。

【功效】　清热解毒，消肿止痛，凉肝定惊。

【应用】

1.疗疮痈肿，咽喉肿痛，蛇虫咬伤　本品苦寒，善清热解毒，消肿止痛，为治痈肿疔毒，毒蛇咬伤的常用药。治痈肿疔毒，可单用为末，醋调外敷，或与黄连、赤芍、金银花等同用，如夺命汤（《外科全生集》）；治咽喉肿痛，痄腮，喉痹，常与牛蒡子、连翘、板蓝根等同用；治瘰疬痰核，可与夏枯草、牡蛎、浙贝母等同用；治蛇虫咬伤，红肿疼痛，单用本品内服、外敷，或与半边莲等解蛇毒药同用。

2.跌仆伤痛　本品入肝经血分，能消肿止痛，化瘀止血。治外伤出血，跌打损伤，瘀血肿痛，可单用研末冲服，或配三七、血竭、自然铜等同用。

3.惊风抽搐　本品苦寒入肝，有凉肝泻火、息风定惊之功。治小儿热极生风，手足抽搐，单用本品研末冲服，或配伍钩藤、菊花、蝉蜕等药。

【用法用量】　煎服，3~9g。外用适量，研末调敷。

【使用注意】体虚、无实火热毒、孕妇及疮疡阴证者均不宜服用。

【现代研究】

1.化学成分 本品主要含甾体皂苷类成分：重楼皂苷Ⅰ、Ⅱ、Ⅵ、Ⅶ等；甾醇、蜕皮激素、黄酮类等。《中国药典》规定本品含重楼皂苷Ⅰ（$C_{44}H_{70}O_{16}$），重楼皂苷Ⅱ（$C_{51}H_{82}O_{20}$），重楼皂苷Ⅵ（$C_{39}H_{62}O_{13}$）和重楼皂苷Ⅶ（$C_{51}H_{82}O_{21}$）的总量不得少于0.60%。

3.药理作用 重楼甾体总皂苷有止血作用；醇提物对恶性胸水、腹水中原代肿瘤细胞，尤其是对化疗药物耐药的肿瘤细胞仍有一定的抗肿瘤作用，皂苷类单体对癌细胞有较强的抑制作用；有对大脑与肾脏的保护作用；总皂苷粗提物有清除活性氧及抗氧化作用。此外，尚有抗菌作用，总皂苷有抗炎、收缩子宫、血管内皮细胞保护作用等。

4.不良反应 重楼中毒潜伏期为1～3个小时，中毒时主要表现为恶心、呕吐、头晕、眼花、头痛、腹泻、面色苍白、烦躁不安、精神萎靡、唇绀，严重者痉挛、抽搐、脉速、心律不齐、心音迟钝。重楼中毒主要原因是疗程过长，剂量过大，药用品种混乱等。

土茯苓 Tǔfúlíng　　　（《本草纲目》）

本品为百合科植物光叶菝葜 *Smilax glabra* Roxb. 的干燥根茎。夏、秋二季采挖，除去须根，洗净，干燥；或趁鲜切成薄片，干燥。本品气微，味微甘、涩。以断面色淡棕、粉性足者为佳。生用。

【药性】甘、淡，平。归肝、胃经。

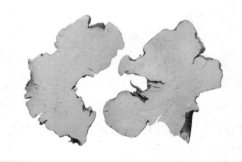

【功效】解毒，除湿，通利关节。

【应用】

1.梅毒及汞中毒所致的肢体拘挛，筋骨疼痛 本品甘淡，解毒利湿，通利关节，又兼解汞毒，故可用治梅毒或因梅毒服汞剂中毒而致肢体拘挛、筋骨疼痛者疗效尤佳，为治梅毒要药。可单用水煎服，如土萆薢汤（《景岳全书》）；或与金银花、威灵仙、甘草等同用；若因服汞剂中毒而致肢体拘挛者，常配伍薏苡仁、防风、木瓜等药，如搜风解毒汤（《本草纲目》）。

2.湿热淋浊，带下，疥癣，湿疹瘙痒 本品甘淡渗利，解毒利湿，适用于湿热引起的热淋、带下、疥癣、湿疹、湿疮。治热淋，常与萹蓄、蒲公英、车前子同用；《滇南本草》单用本品水煎服，治疗阴痒带下；治湿热皮肤瘙痒，可与地肤子、白鲜皮、茵陈等配伍。

3.痈肿，瘰疬 本品清热解毒，消肿散结。治疮痈红肿溃烂，以本品研为细末，醋调敷；治瘰疬溃烂，《积德堂经验方》将本品切片或为末，水煎服或入粥内食之；亦常与苍术、黄柏、苦参等药同用。

【用法用量】煎服，15～60g。

【使用注意】肝肾阴虚者慎服。服药时忌茶。

【现代研究】

1.化学成分 本品主要含琥珀酸、棕榈酸等有机酸，多糖，落新妇苷、异黄杞苷等黄酮及其苷类，薯蓣皂苷、提果皂苷等皂苷，甾醇，挥发油等。《中国药典》规定本品药材及饮片含落新妇苷（$C_{21}H_{22}O_{11}$）不得少于0.45%。

3.药理作用 本品所含落新妇苷有明显利尿、镇痛作用；对金黄色葡萄球菌、溶血性链球菌、大肠杆菌、绿脓杆菌、伤寒杆菌、福氏痢疾杆菌、白喉杆菌和炭疽杆菌均有抑制作用；对大鼠肝癌及移植性肿瘤有一定抑制作用；可通过影响 T 淋巴细胞释放淋巴因子的炎症过程而选择性地抑制细胞免疫反应。此外，尚能缓解汞中毒；明显拮抗棉酚毒性。

鱼腥草 Yúxīngcǎo 　　（《名医别录》）

本品为三白草科植物蕺菜 *Houttuynia cordata* Thunb.的新鲜全草或干燥地上部分。鲜品全年均可采割；干品夏季茎叶茂盛花穗多时采割，除去杂质，晒干。本品具鱼腥气，味涩。以完整、叶多、色灰绿、有花穗、鱼腥气浓者为佳。生用。

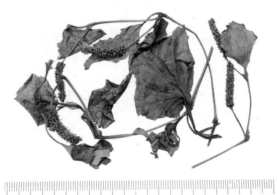

【药性】辛，微寒。归肺经。

【功效】清热解毒，消痈排脓，利尿通淋。

【应用】

1.肺痈吐脓，痰热喘咳 本品寒能降泄，辛以散结，主归肺经，以清解肺热见长，又具消痈排脓之效，故为治肺痈要药。治痰热壅肺，胸痛，咳吐脓血腥臭，常与桔梗、芦根、瓜蒌等药同用；治痰热咳喘，痰黄气急，常配伍黄芩、浙贝母、知母等药。

2.疮痈肿毒 本品辛寒，既能清热解毒，又能消痈排脓，亦为外痈疮毒常用之品。治热毒疮疡，可单用鲜品捣敷，或与野菊花、蒲公英、金银花等同用。

3.热淋，热痢 本品善清膀胱湿热，有清热除湿、利水通淋之效，兼能清热止痢。治热淋涩痛，常与车前草、白茅根、海金沙等药同用。治湿热泻痢，可与黄连、黄芩、苦参等药配伍。

【用法用量】煎服，15～25g，不宜久煎；鲜品用量加倍，水煎或捣汁服。外用适量，捣敷或煎汤熏洗患处。

【使用注意】虚寒证及阴性疮疡忌服。

【现代研究】

1.化学成分 本品主要含挥发油、黄酮、多糖、生物碱、酚类化合物、有机酸、蛋白质、氨基酸等。

2.药理作用 本品所含鱼腥草素对金黄色葡萄球菌、肺炎双球菌、甲型链球菌、流感杆菌、卡他球菌、伤寒杆菌、结核杆菌等多种革兰阳性及阴性细菌，均有不同程度的抑制作用；其用乙醚提取的非挥发物，还有抗病毒作用。能增强白细胞吞噬能力，提高机体免疫力，并有抗炎作用。能扩张肾动脉，增加肾动脉血流量，因而有较强的利尿作用。此外，还有镇痛、止血、促进组织再生和伤口愈合，以及镇咳等作用。

大血藤 Dàxuèténg （《本草图经》）

本品为木通科植物大血藤 Sargentodoxa cuneata(Oliv.) Rehd. et Wils. 的干燥藤茎。秋、冬二季采收，除去侧枝，截段，干燥。本品气微，味微涩。以片大、质坚、纹理清晰者为佳。切厚片，生用。

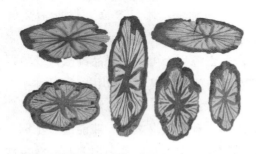

【药性】苦，平。归大肠、肝经。

【功效】清热解毒，活血，祛风止痛。

【应用】

1. 肠痈腹痛，热毒疮疡　本品苦降开泄，长于清热解毒，消痈止痛；主归大肠经，善散肠中瘀滞，故为治肠痈要药，也可用于其他热毒疮疡。治肠痈腹痛，常与桃仁、大黄等药同用；治热毒疮疡，常与连翘、金银花、浙贝母等同用，如连翘金贝煎（《景岳全书》）。

2. 经闭痛经，跌仆肿痛　本品能活血散瘀，消肿，止痛。治经闭痛经，常与当归、香附、益母草等同用；治跌打损伤，瘀血肿痛，常与骨碎补、续断、赤芍等同用。

3. 风湿痹痛　本品有活血化瘀、祛风止痛之效。治风湿痹痛，腰腿疼痛，关节不利，常与独活、牛膝、防风等同用。

【用法用量】煎服，9～15g。外用适量。

【使用注意】孕妇慎用。

【现代研究】

1. 化学成分　本品主要含蒽醌类成分：大黄素、大黄素甲醚、大黄酚，三萜类，木脂素类，甾醇类及多种酚及酚苷。

2. 药理作用　本品煎剂对金黄色葡萄球菌及乙型链球菌均有较强的抑制作用，对大肠杆菌、白色葡萄球菌、卡他球菌、甲型链球菌及绿脓杆菌，亦有一定的抑制作用。水提物能抑制血小板聚集，增加冠脉流量，抑制血栓形成，提高血浆 cAMP 水平，提高实验动物耐缺氧能力，扩张冠状动脉，缩小心肌梗死范围。

败酱草 Bàijiàngcǎo （《神农本草经》）

本品为败酱科植物黄花败酱 Patrinia scabiosaefolia Fisch. 或白花败酱 Patrinia villosa Juss. 的干燥全草。夏、秋二季采收，全株拔起，除去泥沙，洗净，阴干或晒干。本品气特异，味微苦。以叶多而色绿、气浓者为佳。切段，生用。

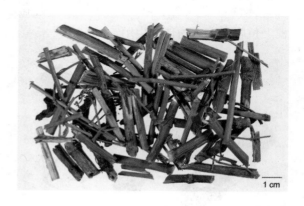

【药性】辛、苦，微寒。归胃、大肠、肝经。

【功效】清热解毒，消痈排脓，祛瘀止痛。

【应用】

1.肠痈肺痈，痈肿疮毒 本品辛散苦泄寒凉，既可清热解毒，又可消痈排脓，且能活血止痛，故为治肠痈腹痛之首选药。治肠痈初起，腹痛便秘、未化脓者，常与金银花、牡丹皮、桃仁等同用；治肠痈脓已成者，常与薏苡仁、附子同用，如薏苡附子败酱散（《金匮要略》）。治肺痈咳吐脓血，常与鱼腥草、芦根、桔梗等同用。治痈肿疮毒，无论已溃未溃皆可用之，常与金银花、连翘等药配伍，并以鲜品捣烂外敷。

2.产后瘀阻腹痛 本品辛散行滞，有活血行瘀、通经止痛之功。治产后瘀阻，腹中刺痛，如《卫生简易方》单用本品煎服，或配伍香附、当归等药。

【用法用量】煎服，6~15g。外用适量。

【使用注意】脾胃虚弱，食少泄泻者不宜服用。

【现代研究】

1.化学成分 黄花败酱主要含香豆素，环烯醚萜，皂苷，甾醇等；白花败酱主要含挥发油，莫罗忍冬苷，番木鳖苷，白花败酱苷等。

2.药理作用 黄花败酱草对金黄色葡萄球菌、痢疾杆菌、伤寒杆菌、绿脓杆菌、大肠杆菌有抑制作用；并有抗肝炎病毒作用，能促进肝细胞再生，防止肝细胞变性，改善肝功能。尚有抗肿瘤作用。其乙醇浸膏或挥发油均有明显镇静作用。

附药：墓头回 Mùtóuhuí

本品为败酱科植物异叶败酱 *Patrinia heterophylla* Bunge 及糙叶败酱 *Patrinia seabra* Bunge 的根。秋季采挖，去净茎苗，晒干。

味辛、苦，性微寒。效用与败酱草相似，兼有止血、止带的功效，多用于治疗崩漏下血、赤白带下等证。用法用量、使用注意同败酱草。

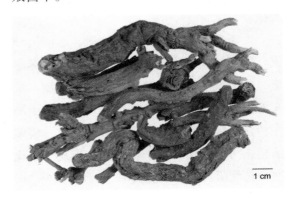

1 cm

射干 Shègān （《神农本草经》）

本品为鸢尾科植物射干 *Belamcanda chinensis*（L.）DC.的干燥根茎。春初刚发芽或秋末茎叶枯萎时采挖，除去须根和泥沙，干燥。本品气微，味苦、微辛。以片大、坚硬、断面色黄者为佳。切片，生用。

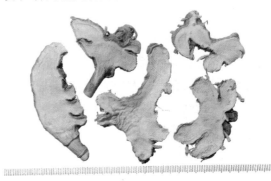

【药性】苦，寒。归肺经。

【功效】清热解毒，祛痰，利咽。

【应用】

1.咽喉肿痛 本品苦寒降泄，专入肺经，长于清泻肺火，有清热解毒、祛痰、利咽之效，故为治热毒痰火郁结所致咽喉肿痛之要药。治热毒痰火郁结，咽喉肿痛，可单用捣汁含咽或醋研汁噙之，也可与升麻、甘草等同用，如射干汤（《圣济总录》）。因能清泻肺火而利咽，若与荆芥、连翘、牛蒡子等疏散风热药同用，可治外感风热，咽痛音哑。

2.痰壅咳喘 本品苦寒降泄，能清泻肺火、降气祛痰以止咳平喘，故又常治痰涎壅盛，咳嗽气喘。治肺热咳喘，痰黄质稠，常与桑白皮、马兜铃、桔梗等同用，如射干马兜铃汤（《金匮要略》）；治寒痰咳喘，痰多清稀，可与麻黄、细辛、生姜、半夏等温化寒痰药配伍，如射干麻黄汤（《金匮要略》）。

【用法用量】煎服，3～10g。

【使用注意】本品苦寒，脾虚便溏者不宜使用。孕妇慎用。

【现代研究】

1.化学成分 本品主要含鸢尾黄酮、鸢尾黄酮苷、鸢尾苷、射干酮、紫檀素等。《中国药典》规定本品药材及饮片含次野鸢尾黄素（$C_{20}H_{18}O_8$）不得少于0.10%。

2.药理作用 射干能抑制流感病毒、疱疹病毒，对致病性皮肤真菌有较强的抑制作用；射干醇提物有一定的解热作用，还可降低毛细管通透性，抑制棉球肉芽组织增生而有抗炎作用；鸢尾苷尚有明显的利尿作用。

山豆根 Shāndòugēn 　　（《开宝本草》）

本品为豆科植物越南槐Sophora tonkinensis Gapnep.的干燥根和根茎。秋季采挖，除去杂质，洗净，干燥。本品有豆腥气，味极苦。以片大、质坚、外色棕褐、味苦者为佳。切片，生用。

【药性】苦，寒；有毒。归肺、胃经。

【功效】清热解毒，消肿利咽。

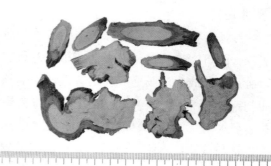

【应用】

1.火毒蕴结，咽喉肿痛，乳蛾喉痹 本品大苦大寒，功善清肺火、解热毒、消肿利咽，为治火毒蕴结所致乳蛾喉痹、咽喉红肿疼痛的要药。可单用，如《永类钤方》单用本品磨醋噙服；或与桔梗、栀子、连翘等药同用，如清凉散（《增补万病回春》）；若治乳蛾喉痹，可配伍射干、天花粉、麦冬等药，如山豆根汤（《慈幼新书》）。

2.齿龈肿痛 本品苦寒，入胃经，清胃火，故对胃火上攻所致的牙龈肿痛、口舌生疮均可应用，可单用煎汤漱口，或与石膏、黄连、升麻等清肺胃热、解毒之品同用。

此外，本品还可用于湿热黄疸，肺热咳嗽，痈肿疮毒等证。

【用法用量】煎服，3～6g。外用适量。

【使用注意】本品有毒，过量服用易引起呕吐、腹泻、胸闷、心悸等副作用，故用量不宜过大。脾胃虚寒者慎用。

【现代研究】

1.化学成分 本品主要含生物碱，包括苦参碱、氧化苦参碱、臭豆碱和甲基金雀花碱等；尚含柔枝槐酮、柔枝槐素、柔枝槐酮色烯、柔枝槐素色烯等黄酮类。《中国药典》规定本品含苦参碱（$C_{15}H_{24}N_2O$）和氧化苦参碱（$C_{15}H_{24}N_2O_2$）的总量不得少于0.70%。

饮片含苦参碱（$C_{15}H_{24}N_2O$）和氧化苦参碱（$C_{15}H_{24}N_2O_2$）的总量不得少于0.60%。

2. 药理作用　本品所含苦参碱对金黄色葡萄球菌、痢疾杆菌、大肠杆菌、结核杆菌、霍乱弧菌、麻风杆菌、絮状表皮癣菌、白色念珠菌以及钩端螺旋体均有抑制作用。所含总碱能增加心肌收缩力，显著增加冠脉流量及抗心律失常作用。此外，本品还有升高白细胞、抗肿瘤、抗炎及保肝等作用。

3. 不良反应　本品含广豆根总碱，大剂量使用对心脏呈负性频率、负性传导作用和心肌复极化障碍，对呼吸中枢先兴奋后抑制。中毒时的主要症状为：不同程度的头痛，头晕，恶心，呕吐，腹痛（或腹泻），四肢无力，心悸，胸闷；重者表现为面色苍白，四肢颤抖、麻木，大汗淋漓，心跳加快，血压升高，步态不稳等；继则呼吸急促，四肢抽搐，面唇青紫，瞳孔散大，最终因呼吸衰竭而死亡。山豆根中毒的主要原因是超剂量用药。

附药：**北豆根** Běidòugēn

本品为防己科植物蝙蝠葛 *Menispermum dauricum* DC. 的干燥根茎。春、秋两季采挖，除去须根和泥土，干燥，切片生用，为中国北方地区所习用。本品性味苦寒，有小毒；归肺、胃、大肠经。功能清热解毒，祛

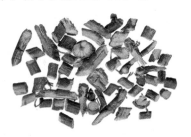

风止痛。用于热毒壅盛，咽喉肿痛，热毒泻痢及风湿痹痛。煎服，3～9g。脾胃虚寒者不宜使用。

白头翁 Báitóuwēng　　　《神农本草经》

本品为毛茛科植物白头翁 *Pulsatilla chinensis* (Bge.) Regel 的干燥根。春、秋二季采挖，除去泥沙，干燥。本品气微，味微苦涩。以片大、质坚、外表灰黄色、有白绒毛者为佳。切薄片，生用。

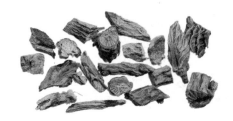

【**药性**】苦，寒。归胃、大肠经。

【**功效**】清热解毒，凉血止痢。

【**应用**】

1. 热毒血痢　本品苦寒降泄，专入大肠经，能清热解毒，清泄湿热，散瘀化滞，凉血止痢，尤善清胃肠湿热及血分热毒，对热毒血痢和湿热痢疾均有较好的疗效，为治痢之良药。热毒血痢，发热腹痛，里急后重，可单用，或配伍黄连、黄柏、秦皮同用，如白头翁汤（《伤寒论》）；若为赤痢下血，日久不愈，腹内冷痛，则与阿胶、干姜、赤石脂等药同用，如白头翁汤（《千金方》）。

2. 阴痒带下　本品性味苦寒，又具清热燥湿之效，亦可用治下焦湿热所致之阴痒、带下，常与苦参、白鲜皮、秦皮等配伍，煎汤外洗。

【**用法用量**】煎服，9～15g。

【使用注意】虚寒泻痢忌服。

【现代研究】

1.化学成分　本品主要含三萜皂苷、白头翁素、2,3-羟基白桦酸、胡萝卜素等。《中国药典》规定本品药材及饮片含白头翁皂苷B_4($C_{59}H_{96}O_{26}$)不得少于4.6%。

2.药理作用　白头翁鲜汁、煎剂、乙醇提取物在体外对金黄色葡萄球菌、绿脓杆菌、痢疾杆菌、枯草杆菌、伤寒杆菌、沙门杆菌以及一些皮肤真菌等，均有显著的抑制作用。有显著的抗阿米巴原虫、杀灭阴道滴虫作用。

马齿苋　Mǎchǐxiàn　　　　（《本草经集注》）

本品为马齿苋科植物马齿苋 *Portulaca oleracea* L.的干燥地上部分。夏、秋二季采收，除去残根和杂质，洗净，或略蒸或烫，晒干。本品气微，味微酸。以株小、质嫩、整齐少碎、叶多、青绿色、无杂质者为佳。切段，生用。

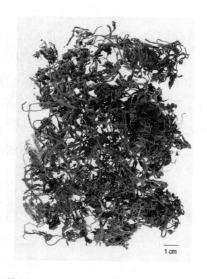

1 cm

【药性】酸，寒。归肝、大肠经。

【功效】清热解毒，凉血止血，止痢。

【应用】

1.热毒血痢　本品性寒质滑，酸能收敛，入大肠经，具有清热解毒、凉血止痢之功，为治痢疾的常用药物，单用水煎服即效。亦可与粳米煮粥，空腹服食，治疗热毒血痢，如马齿粥（《太平圣惠方》）；治疗产后血痢，《经效产宝》单用鲜品捣汁入蜜调服；治疗大肠湿热，腹痛泄泻，或下利脓血，里急后重者，可与黄芩、黄连等配伍。

2.痈肿疔疮，丹毒，蛇虫咬伤，湿疹　本品具有清热解毒、凉血消肿之功。用治火热毒盛，痈肿疮疡，丹毒，以及蛇虫咬伤，湿疹，可单用煎汤内服并外洗，再以鲜品捣烂外敷，如马齿苋膏（《医宗金鉴》）；也可与重楼、蒲公英等药配伍。

3.便血，痔血，崩漏　本品味酸而寒，入肝经血分，有清热凉血、收敛止血之效。故用治大肠湿热，便血痔血，可与地榆、槐角、凤尾草等同用；治血热妄行，崩漏下血，可单味捣汁服，或配伍茜草、苎麻根、侧柏叶等凉血止血药同用。

此外，本品还可用于湿热淋证、带下。

【用法用量】煎服，9～15g。外用适量捣敷患处。

【使用注意】脾胃虚寒，肠滑作泄者忌服。

【现代研究】

1.化学成分　本品主要含β-番树脂醇、丁基醚帕醇、帕克醇等三萜醇类，黄酮类，氨基酸，有机酸及其盐，还有钙、磷、铁、硒、钾等矿质元素及其无机盐，以及硫胺素、核黄素、维生素B_1、维生素A、β-胡萝卜素、蔗糖、葡萄糖、果糖等。本品尚含有大量的L-去甲基肾上腺素和多巴胺及少量的多巴。

2.药理作用　本品乙醇提取物及水煎液对痢疾杆菌有显著的抑制作用；对大肠杆菌、伤寒杆菌、金黄色葡萄球菌、杜盎小芽孢癣菌也有一定抑制作用；能增强豚鼠离体回肠的收缩；口服或腹腔注射其水提物，可使骨骼肌松弛；对子宫平滑肌有兴奋作用；能升高血钾浓度；对心肌收缩力呈剂量依赖性的双向调节。此外，还有利尿和降低胆固醇等作用。

白花蛇舌草　Báihuāshéshécǎo
（《广西中药志》）

本品为茜草科植物白花蛇舌草 *Oldenlandia diffusa*（Willd.）Roxb. 的干燥全草。夏、秋二季采收，洗净。或晒干，切段。本品气微，味淡。以干燥、色灰绿、扭缠成团、叶多者为佳。生用。

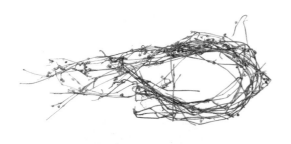

【药性】微苦、甘，寒。归胃、大肠、小肠经。

【功效】清热解毒，利湿通淋。

【应用】

1.痈肿疮毒，咽喉肿痛，毒蛇咬伤　本品苦寒，有清热解毒消肿作用。治疗痈肿疮毒，可单用鲜品捣烂外敷，也可与金银花、连翘、野菊花等同用；治咽喉肿痛，可与黄芩、玄参、板蓝根等同用；若用治毒蛇咬伤，可单用鲜品捣烂绞汁内服或水煎服，渣敷伤口，亦可与半枝莲、紫花地丁、重楼等配伍应用。

2.热淋涩痛　本品甘寒，有清热利湿通淋之效，可单用治疗膀胱湿热，小便淋沥涩痛，亦常与白茅根、车前草、石韦等同用。

此外，本品既能清热，又兼利湿，尚可用于湿热黄疸。

【用法用量】煎服，15～60g。外用适量。

【使用注意】阴疽及脾胃虚寒者忌用。

【现代研究】

1.化学成分　本品主要含三十一烷、豆甾醇、熊果酸、齐墩果酸、β-谷甾醇、β-谷甾醇-D-葡萄糖苷、对香豆酸等。

2.药理作用　本品有抗肿瘤作用。在体外抑菌作用不显著，高浓度煎剂对金黄色葡萄球菌和痢疾杆菌有微弱抑制作用；在体内能增强白细胞的吞噬能力，具有抗炎作用。尚有抑制生精能力和保肝利胆作用。

表 9-3　清热解毒药功用归纳小结表

药名	共性	个性	
		作用特点	其他功效
金银花	清热解毒疏散风热	疏散风热之力较强	凉血止痢
连翘		清心火解毒力强，又善消肿散结，为"疮家圣药"	利尿通淋
大青叶	清热解毒凉血消斑	长于凉血消斑	
板蓝根		长于解毒利咽散结	
青黛		长于清肝泻火，息风定惊	

续　表

药名	共性	个性	
		作用特点	其他功效
蒲公英	清热解毒消肿散结	尤善治乳痈肿痛，为治乳痈要药	利湿通淋
野菊花		清泻肝火	散风热
穿心莲		凉血消肿，燥湿	
贯众		既清气分热，又清血分热	止血，杀虫
重楼		消肿止痛力较强	凉肝息风定惊
白花蛇舌草			利湿通淋，利湿退黄
土茯苓		善于解毒，除湿，通利关节，为治梅毒之要药	
鱼腥草	清热解毒消痈排脓	主治肺痈	利尿通淋，清热止痢
大血藤		活血止痛主治肠痈	祛风止痛
败酱草		消痈排脓力较强，也治肺痈、肝痈	
射干	清热解毒利咽	祛痰，尤宜于热毒痰火郁结之咽喉肿痛	
山豆根		泻火解毒消肿力强，为治火毒蕴结、咽喉肿痛要药	
白头翁	清热解毒凉血止痢	善清胃肠湿热及血分热毒，为治痢良药	
马齿苋			凉血止血

第四节　清热凉血药

本类药物多为甘苦咸寒之品，苦寒清热，故有清解营分、血分热邪的作用。主治外感温热病热入营血证，症见身热夜甚，心烦不寐，斑疹隐隐，舌红绛，脉细数；甚则神昏谵语，吐衄便血，身发斑疹，躁扰不安，甚则昏狂等。部分药物分别兼有养阴、止血、解毒、活血等功效，还可用治热病伤阴口渴、热毒证或瘀血证。

生地黄　Shēngdìhuáng

（《神农本草经》）

本品为玄参科多年生草本植物地黄 *Rehmannia glutinosa* Libosch. 的干燥块根。秋季采收，鲜用；或烘焙至约八成干。秋季采挖，除去芦头、须根及泥沙，缓缓烘焙至约八成干。切厚片。本品气香，味微甜、微苦。以肥大、体重、断面乌黑油润者为佳。生用。

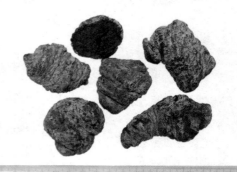

【药性】甘，寒。归心、肝、肾经。

【功效】清热凉血，养阴生津。

【应用】

1.热入营血，温毒发斑　本品甘润苦泄寒清，质柔润，入心、肝血分，为清热凉血要药。治温热病热入营血，身热口干，神昏舌绛，与玄参、牡丹皮、黄连等同用，如清营汤（《温病条辨》）。若治热毒斑疹色紫暗，多与赤芍、紫草、玄参等配伍。若治热病后期，余热未清，夜热早凉，常以之与知母、鳖甲、牡丹皮等同用，如青蒿鳖甲汤（《温病条辨》）。

2.**血热出血证**　本品善清营分血热而起凉血止血之效。治血热之吐血、衄血、便血、崩漏，常与鲜荷叶、生侧柏叶等配伍，如四生丸（《妇人大全良方》）。

3.**阴虚津亏证**　本品善清热养阴、生津润燥，为治阴虚津亏燥热证的常用药。治热病伤津，烦渴多饮，常与沙参、麦冬、玉竹等同用，如益胃汤（《温病条辨》）。治阴虚消渴，多与人参、葛根、天花粉等同用，如玉泉丸（《沈氏尊生书》）。若治热伤津液，大便秘结，须与玄参、麦冬同用，如增液汤（《温病条辨》）。

【用法用量】煎服，10～15g。

【使用注意】脾虚大便溏薄者不宜用。

【现代研究】

1.**化学成分**　本品主要含梓醇、二轻梓醇、乙酰梓醇、地黄苷、桃叶珊瑚苷、密力特苷、单密力特苷、去羟栀子苷、筋骨草苷等环萜烯苷类。此外，尚含 β-谷甾醇、多种氨基酸和糖类等。《中国药典》规定本品含毛蕊花糖苷（$C_{29}H_{36}O_{15}$）不得少于0.020%。

2.**药理作用**　生地黄煎剂可抑制大剂量甲状腺素所致的 β-肾上腺素受体兴奋，增强 M-胆碱受体-cGMP 系统功能，提高血浆 cAMP 含量水平，并显著拮抗地塞米松造成的肾上腺皮质萎缩及功能下降，提高血浆皮质酮水平。地黄浸剂、醇浸膏及地黄苷均有

一定的降血糖作用。地黄苷、地黄低聚糖可增强体液免疫和细胞免疫功能。此外，还具有抗胃溃疡、促进造血、止血、降压等作用。

玄参 Xuánshēn　（《神农本草经》）

本品为玄参科植物玄参 *Scrophularia ningpoensis* Hemsl. 的干燥根。冬季茎叶枯萎时采挖，除去根茎、幼芽、须根及泥沙，晒或烘至半干，堆放 3～6 天，反复数次至干燥。切薄片。本品气特异，似焦糖，味苦、微甘。以切面黑色者为佳。生用。

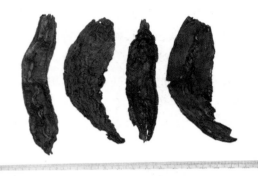

【药性】甘、苦、咸，微寒。归肺、胃、肾经。

【功效】清热凉血，滋阴降火，解毒散结。

【应用】

1.**热入营血，温毒发斑**　本品味咸性微寒，入血分，能清热凉血，泻火解毒。治温热病热入营分，身热夜甚，心烦口渴，舌绛脉数者，可配生地黄、丹参、连翘等，如清营汤（《温病条辨》）。若治温病热陷心包，神昏谵语，可配连翘心、竹叶卷心、麦冬等，如清宫汤（《温病条辨》）。若治温热病，气血两燔，发斑发疹，常与石膏、知母、升麻等同用，如化斑汤（《温病条辨》）。

2.**热病烦渴，津伤便秘，骨蒸劳嗽**　本

品甘寒质润，能清热生津，滋阴润燥。治热病伤阴，舌绛烦渴，常与生地黄、天冬等同用。治阴虚津伤、肠燥便秘，常与生地黄、麦冬同用，如增液汤（《温病条辨》）。治肺肾阴亏，虚火上炎，骨蒸劳嗽，可与百合、生地黄、麦冬等配伍，如百合固金汤（《慎斋遗书》）。

3.目赤肿痛，咽喉肿痛，白喉，痈肿疮毒，瘰疬　本品味甘、苦、咸，性寒，能解毒散结，滋阴降火。若治肝经热盛，目赤肿痛，可配栀子、大黄、羚羊角等，如玄参饮（《审视瑶函》）。治热毒内盛，咽喉肿痛，白喉，常与黄芩、连翘、板蓝根等同用，如普济消毒饮（《东垣试效方》）。治阴虚火旺，咽喉疼痛，可配生地黄、麦冬、川贝母等，如养阴清肺汤（《重楼玉钥》）。治痈肿疮毒，常配金银花、连翘、蒲公英等药。治热毒炽盛之脱疽，常配金银花、当归、甘草，如四妙勇安汤（《验方新编》）。若治痰火郁结之瘰疬，常配浙贝母、牡蛎，如消瘰丸（《医学心悟》）。

【用法用量】煎服，10～15g。

【使用注意】脾胃虚寒，食少便溏者忌服。不宜与藜芦同用。

【现代研究】

1.化学成分　本品主要含哈巴苷、哈巴酯苷、哈巴俄苷、桃叶珊瑚苷、梓醇、异玄参苷元等环烯醚萜类化合物，以及斩龙剑苷A、安格洛苷等苯丙素苷类。此外，尚含生物碱、植物甾醇、挥发油等。《中国药典》规定玄参含哈巴俄苷（$C_{24}H_{30}O_{11}$）的总量不得少于0.050%。

2.药理作用　玄参对金黄色葡萄球菌、白喉杆菌、伤寒杆菌、乙型溶血性链球菌、绿脓杆菌、福氏痢疾杆菌、大肠杆菌、须疮癣菌、絮状表皮癣菌、羊毛状小芽孢菌和星形奴卡氏菌均有一定抑制作用。玄参对多种炎症反应均有抑制作用，一般认为抗炎活性成分为哈巴苷、哈巴酯苷。此外，还具有扩张冠状动脉、降压、保肝、增强免疫、抗氧化等作用。

牡丹皮　Mǔdānpí　（《神农本草经》）

本品为毛茛科植物牡丹 *Paeonia suffruticosa* Andr. 的干燥根皮。秋季采挖根部，除去细根，剥取根皮，晒干或刮去粗皮，除去木心，晒干。前者习称连丹皮，后者习称刮丹皮。本品气芳香，味微苦而涩。以皮厚、切面粉白色、粉性足、香气浓者为佳。生用或炒用。

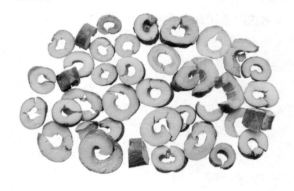

【药性】苦、辛，微寒。归心、肝、肾经。

【功效】清热凉血，活血化瘀。

【应用】

1.热入营血，温毒发斑，血热吐衄　本品性味苦寒，入心、肝血分，善于清解营血分实热。若治温病热入营血，迫血妄行所致发斑，吐血，衄血，可与水牛角、生地黄、赤芍同用，如犀角地黄汤（《千金要方》）。

治温毒发斑，可配栀子、大黄、黄芩等，如牡丹汤（《圣济总录》）；治血热吐血、衄血，常与大黄、大蓟、茜草根等同用，如十灰散（《十药神书》）。

2.温邪伤阴，阴虚发热，夜热早凉，无汗骨蒸　本品苦辛微寒，入血分，善于清透阴分伏热，为治无汗骨蒸之要药。若治温病后期，邪伏阴分，夜热早凉，热退无汗，常配鳖甲、知母、生地黄等，如青蒿鳖甲汤（《温病条辨》）。若阴虚内热，无汗骨蒸，常配生地黄、麦冬等。

3.血滞经闭痛经，跌仆伤痛　本品辛行苦泄，有活血祛瘀之功。若治血滞经闭、痛经，可配桃仁、川芎、桂枝等，如桂枝茯苓丸（《金匮要略》）。治跌仆伤痛，可与红花、乳香、没药等配用，如牡丹皮散（《证治准绳》）。

4.痈肿疮毒　本品苦寒，既清热凉血，又善散瘀消痈。若治热毒痈肿疮毒，可配大黄、白芷、甘草等，如将军散（《本草汇言》）。若治瘀热互结之肠痈初起，常配大黄、桃仁、芒硝等，如大黄牡丹汤（《金匮要略》）。

【用法用量】煎服，6～12g。清热凉血宜生用，活血化瘀宜酒炙用。

【使用注意】血虚有寒、月经过多者不宜服用。孕妇慎用。

【现代研究】

1.化学成分　本品主要含牡丹酚（丹皮酚）、牡丹酚苷、牡丹酚原苷、牡丹酚新苷、芍药苷、氧化芍药苷、苯甲酰芍药苷、苯甲酰氧化芍药苷等。此外，还含没食子酸、挥发油等。《中国药典》规定本品含丹皮酚（$C_9H_{10}O_3$）不得少于1.2%。

2.药理作用　丹皮酚对多种实验性动物炎症有显著的抑制作用，对霍乱、伤寒、副伤寒三联菌引起的发热有解热作用，并具有镇静作用；丹皮总苷还具有显著的抗惊厥作用。牡丹皮水煎剂对痢疾杆菌、伤寒杆菌、小芽孢杆菌等致病细菌及多种皮肤真菌均有抑制作用。牡丹皮提取物、丹皮酚、芍药苷、苯甲酰芍药苷、苯甲酰氧化芍药苷能抑制血小板聚集，具有抗血栓作用。此外，还有镇痛、抗过敏、抗心脑缺血、抗动脉粥样硬化、抗心律失常、降压、调节免疫、保肝等作用。

赤芍 Chìsháo　　　　　（《开宝本草》）

本品为毛茛科植物芍药 *Paeonia lactiflora*. Pall. 或川赤芍 *Paeonia veitchii* Lynch. 的干燥根。春、秋二季采挖，除去根茎、须根及泥沙，晒干。切厚片。本品气微香，味微苦、酸、涩。以切面粉白色者为佳。生用。

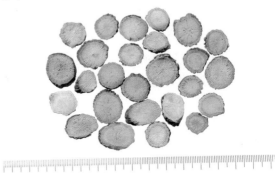

【药性】苦、微寒。归肝经。

【功效】清热凉血，散瘀止痛。

【应用】

1.热入营血，温毒发斑，血热吐衄　本品苦微寒，入肝经血分，善清泻肝火，泄血分郁热。若治温热病热入营血，迫血妄行之吐血、衄血、斑疹紫暗者，常配水牛角，赤芍、牡丹皮等，如犀角地黄汤（《千金要方》）。治温毒发斑，血热毒盛，斑疹紫黑者，常与紫草、蝉蜕、甘草等同用，如紫草快斑汤（《张氏医通》）。若治血热吐血、衄血，可配生地黄、大黄、白茅根等药。

2.**目赤肿痛，痈肿疮疡**　本品苦寒清热，入肝经而清肝火，若治肝经风热目赤肿痛、羞明多眵，常配荆芥、薄荷、黄芩等，如芍药清肝散（《原机启微》）。治热毒壅盛，痈肿疮疡，可配金银花、天花粉、乳香等，如仙方活命饮（《校注妇人良方》）；或配连翘、栀子、玄参等，如连翘败毒散（《伤寒全生集》）。

3.**肝郁胁痛，经闭痛经，癥瘕腹痛，跌仆损伤**　本品苦寒，入肝经血分，能活血化瘀止痛。若治肝郁血滞之胁痛，可配柴胡、牡丹皮等，如赤芍药散（《博济方》）。治血滞经闭痛经，癥瘕腹痛，常配当归、川芎、延胡索等，如少腹逐瘀汤（《医林改错》）。若治跌打损伤，瘀肿疼痛，可与虎杖同用，如虎杖散（《圣济总录》）。

【**用法用量**】煎服，6～12g。

【**使用注意**】血寒经闭忌用。不宜与藜芦同用。

【**现代研究**】

1.**化学成分**　本品主要含芍药苷、羟基芍药苷、苯甲酰芍药苷、苯甲酰羟基芍药苷等单萜苷类及没食子酸葡萄糖、丹皮酚等多元酚类化合物。《中国药典》规定本品含芍药苷（$C_{23}H_{28}O_{11}$）不得少于1.8%。饮片不得少于1.5%。

2.**药理作用**　芍药苷对不同佐剂诱发的关节炎有显著的抑制作用，并能改善IgE复合体诱导的过敏炎症反应；芍药苷有解热镇痛、镇静等作用；丹皮酚等多元酚类具有抗血小板聚集、抗血栓形成、抗心肌缺血、改善微循环等作用。此外，还有保肝护肝、抗胃溃疡、调节免疫、抗氧化、抗肿瘤、抗抑郁等作用。

紫草 Zǐcǎo　　　　　　（《神农本草经》）

本品为紫草科植物新疆紫草 *Arnebia euchroma*（Royle）Johnst.或内蒙古紫草 *Arnebia guttata* Bunge 的干燥根。春、秋两季采挖，除去泥沙，干燥。切段。本品气特异，味微苦、涩。以质松软、色紫者为佳。生用。

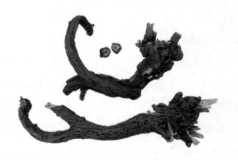

【**药性**】甘、咸，寒。归心、肝经。

【**功效**】清热凉血，活血解毒，透疹消斑。

【**应用**】

1.**血热毒盛，斑疹紫黑，麻疹不透**　本品性味咸寒，入心、肝经血分，既能凉血活血，又善解毒透疹。若治温毒发斑，血热毒盛，斑疹紫黑，常配赤芍、蝉蜕、甘草等，如紫草快斑汤（《张氏医通》）；若治麻疹不透，疹色紫暗，兼咽喉肿痛者，可配牛蒡子、山豆根、连翘等，如紫草消毒饮（《张氏医通》）。

2.**疮疡，湿疹，水火烫伤**　本品性寒，能凉血解毒，活血消肿。治痈肿疮疡，常与金银花、连翘、蒲公英等药同用。若治疮疡久溃不敛，常配当归、白芷、血竭等，如生肌玉红膏（《外科正宗》）。治湿疹，可配伍黄连、黄柏、漏芦等，如紫草膏（《仁斋直指方》）。治烧烫伤，可将本品用植物油浸泡，滤取油液，外涂患处，或与黄柏、大黄等同用，麻油熬膏外搽。

【用法用量】煎服，5～10g。外用适量，熬膏或用植物油浸泡涂擦。

【使用注意】本品性寒而滑利，脾虚便溏者忌服。

【现代研究】

1.化学成分　本品主要含紫草素（紫草醌）、乙酰紫草素、去氧紫草素、异丁酰紫草素、二甲基戊烯酰紫草素、二甲基丙烯酰紫草素、β，β'-二甲基丙烯酰紫草素等萘醌衍生物以及软脂酸、油酸及亚油酸等脂肪酸。《中国药典》规定本品含 β，β'-二甲基丙烯酰阿卡宁（$C_{21}H_{22}O_6$）不得少于0.30%；饮片含羟基萘醌总色素以左旋紫草素（$C_{16}H_{16}O_5$）计，不得少于0.80%，含 β，β'-二甲基丙烯酰阿卡宁（$C_{21}H_{22}O_6$）不得少于0.30%。

2.药理作用　紫草水煎液、醇、油溶液及紫草素对金黄色葡萄球菌、溶血性链球菌、大肠杆菌、痢疾杆菌、绿脓杆菌等均具有抑制作用；其萘醌衍生物具有显著的抗真菌作用；紫草素具有明显的抗炎作用，对副流感病毒、单纯疱疹病毒、带状疱疹病毒等亦有抑制作用；紫草提取物对特异性过敏反应具有抑制作用。此外，还具有抗肿瘤、保肝、止血、抗生育等作用。

水牛角 Shuǐniújiǎo　（《名医别录》）

本品为牛科动物水牛 *Bubalus bubalis* Linnaeus 的角。取角后，水煮，除去角塞，干燥。本品气微腥，味淡。以色灰褐者为佳。镑片或锉成粗粉，生用；或制为浓缩粉用。

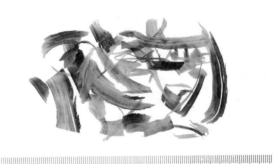

【药性】苦，寒。归心、肝经。

【功效】清热凉血，解毒，定惊。

【应用】

1.温病高热，神昏谵语，惊风，癫狂　本品苦寒，入心、肝血分，既能清热凉血，泻火解毒，又能定惊。若治温热病热入营血，高热神昏谵语，惊风抽搐，可配石膏、玄参、羚羊角等，如紫雪丹（《外台秘要》）。若治热病神昏，或中风偏瘫，神志不清，可配牛黄、珍珠母、黄芩等。若治癫狂，可配石菖蒲、玄参、连翘等。

2.血热毒盛，发斑发疹，吐血衄血　本品性寒，能清热凉血。治血热毒盛，发斑发疹，吐血衄血，常配生地黄、牡丹皮、赤芍等。

3.痈肿疮疡，咽喉肿痛　本品有清热解毒之功。治热毒疮痈，咽喉肿痛，可与黄连、黄芩、连翘等同用。

【用法用量】煎服，10～30g，宜先煎3小时以上。水牛角浓缩粉冲服，每次1.5～3g，每日2次。

【使用注意】脾胃虚寒者忌用。

【现代研究】

1.化学成分　本品主要含胆甾醇、肽类及多种氨基酸、多种微量元素等。

2.药理作用　水牛角粉及水提液均有明显的解热、镇静、抗惊厥作用；水牛角粉、水提液、酶解液能明显降低大肠杆菌内毒素，并具有显著的抗感染作用；水牛角水解物能缩短出血时间，降低毛细血管通透性，升高血小板而呈现明显的止血作用。此外，还具有强心、降血压、兴奋垂体-肾上腺皮质系统等作用。

表9-4　清热凉血药功用归纳小结表

药名	共性	个性	
		作用特点	其他功效
生地黄	清热凉血，养阴生津	清热凉血、养阴生津之力较强	
玄参		长于泻火解毒散结	
牡丹皮	清热凉血，活血散瘀	清热凉血之力较强，入血分而善于清透阴分伏热，为治无汗骨蒸之要药	消内痈
赤芍		活血散瘀止痛之力较强	清泻肝火
水牛角	清热凉血，解毒	清热凉血解毒之力较紫草为强，现代常作为犀角的代用品使用	定惊
紫草		偏于凉血活血解毒，透疹消斑，主治血热毒盛之斑疹紫黑、色不红活，以及麻疹紫暗	

第五节　清虚热药

本类药物药性寒凉，主入肝、肾经，以清虚热、退骨蒸为主要作用。主治肝肾阴虚，虚火内扰所致的骨蒸潮热、午后发热、虚烦不寐、手足心热、盗汗遗精、舌红少苔、脉细而数，以及温热病后期，邪热未尽，伤阴劫液，出现夜热早凉、热退无汗、舌质红绛、脉细数等虚热证。部分药物亦可清泄实热，用治实热证。另外，应用本类药时常配清热凉血及清热养阴之品，以标本兼顾。

青蒿　Qīnghāo　　　　（《神农本草经》）

本品为菊科植物黄花蒿 *Artemisia annua* L. 的干燥地上部分。秋季花盛开时采割，除去老茎，阴干。切段。本品气香特异，味微苦。以色绿、质嫩、叶多、香气浓郁者为佳。生用。

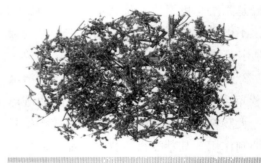

【药性】苦、辛，寒。归肝、胆经。

【功效】清虚热，除骨蒸，解暑热，截疟，退黄。

【应用】

1.温邪伤阴，夜热早凉　本品苦寒清热，辛香透散，长于清透阴分伏热。主治温病后期，余热未清而阴液已伤，症见夜热早凉，热退无汗，或低热不退等，常配鳖甲、知母、牡丹皮等，如青蒿鳖甲汤（《温病条辨》）。

2. **阴虚发热，骨蒸潮热**　本品有退虚热、除骨蒸的作用。用治阴虚发热，骨蒸劳热、五心烦热、舌红少苔者，常配银柴胡、胡黄连、鳖甲等，如清骨散（《证治准绳》）。

3. **外感暑热，发热烦渴**　本品辛香发散，能外解暑热。用治外感暑热，头痛头昏、发热口渴等，多与西瓜翠衣、茯苓、滑石等同用，如清凉涤暑汤（《时病论》）。

4. **疟疾寒热**　本品辛寒，主入肝、胆经，有截疟之功，为治疟疾要药。治疗疟疾寒热往来，《肘后备急方》中记载"青蒿一握。以水二升浸，绞取汁。尽服之"；临床也可与柴胡、黄芩、草果等同用。本品芳香透散，长于清解肝胆之热邪，常与黄芩、竹茹、半夏等配伍，用治湿热郁遏少阳，三焦气机不畅，寒热如疟，胸膈胀闷，如蒿芩清胆汤（《重订通俗伤寒论》）。

5. **湿热黄疸**　本品苦寒，入肝、胆经，能消退黄疸。治疗湿热黄疸，症见一身面目俱黄、黄色鲜明、舌苔黄腻者，常配茵陈、大黄、栀子等清热利湿退黄之品。

【用法用量】煎服，6～12g，入汤剂宜后下。

【使用注意】本品苦寒，脾胃虚弱、肠滑泄泻者忌用。

【现代研究】

1. **化学成分**　本品主要含萜类成分：青蒿素，青蒿酸等；挥发油：蒿酸甲酯，青蒿醇，蒿酮等。还含多糖。

2. **药理作用**　青蒿素具有显著抗疟作用，对血吸虫成虫有明显的杀灭作用。水煎剂对表皮葡萄球菌、卡他球菌、炭疽球菌、白喉杆菌等有较强的抑菌作用，对金黄色葡萄球菌、绿脓杆菌、痢疾杆菌、结核杆菌等也有一定的抑制作用。挥发油对皮肤癣菌有抑制和杀灭作用。乙醇提取物对钩端螺旋体有抑制作用。青蒿素、β-谷甾醇、豆甾醇均有抗病毒作用。有利胆、解热、镇痛、抗炎、抗肿瘤等作用。挥发油有镇咳、祛痰、平喘等作用。此外，尚有降压、抗心律失常等作用。

白薇　Báiwēi　（《神农本草经》）

本品为萝藦科植物白薇 *Cynanchum atratum* Bge. 或蔓生白薇 *Cynanchum versicolor* Bge. 的干燥根和根茎。春、秋两季采挖，洗净，干燥。切段。本品气微，味微苦。以色淡黄者为佳。生用。

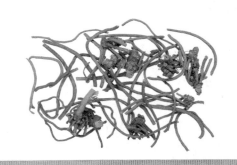

【药性】苦、咸，寒。归胃、肝、肾经。

【功效】清热凉血，利尿通淋，解毒疗疮。

【应用】

1. **阴虚发热，骨蒸劳热，产后血虚发热，温邪伤营发热**　本品苦、咸，寒，善入血分，有清退虚热、凉血之功。用疗阴虚发热，骨蒸潮热，常与生地黄、知母、地骨皮等同用。治疗产后血虚发热，低热不退，常配当归、人参等，如白薇汤（《全生指迷方》）。用治温热病后期，余热未尽，阴液耗伤，症见夜热早凉者，常与生地黄、玄参、青蒿等同用。

2.热淋，血淋　本品既清热凉血，又利尿通淋。用治热淋，血淋，常与滑石、车前子、木通等同用。

3.痈疽肿毒，蛇虫咬伤，咽喉肿痛　本品能清热解毒，消肿疗疮，且内服、外用均可。用治热毒疮痈，可单用捣烂外敷，或配金银花、蒲公英等同用内服。治热毒壅盛之咽喉肿痛，常与山豆根、射干、连翘等同用。

4.阴虚外感　本品清退虚热之功，又可用治阴虚外感，发热咽干，口渴心烦，常配玉竹、薄荷、淡豆豉等，如加减葳蕤汤（《通俗伤寒论》）。

【用法用量】煎服，5～10g。外用适量。

【使用注意】本品苦寒，脾胃虚寒、食少便溏者不宜服用。

【现代研究】

1.化学成分　本品主要含挥发油、强心苷等成分。挥发油中主要为白薇素，强心苷中主要为甾体多糖苷。

2.药理作用　本品有解热、抗炎、利尿等作用。水提取物有祛痰、平喘作用。对肺炎球菌有抑制作用。所含白薇苷有明显抗肿瘤作用，能增强心肌收缩，减慢心率。

地骨皮 Dìgǔpí　　　（《神农本草经》）

本品为茄科植物枸杞 *Lycium chinense* Mill. 或宁夏枸杞 *Lycium barbarum* L. 的干燥根皮。春初或秋后采挖根部，洗净，剥取根皮，晒干。切段。本品气微，味微甘而后苦。以块大、肉厚、色黄者为佳。生用。

【药性】甘，寒。归肺、肝、肾经。

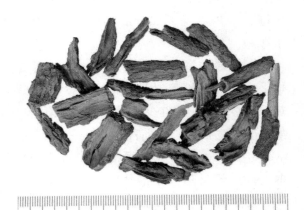

【功效】凉血除蒸，清肺降火。

【应用】

1.阴虚潮热，骨蒸盗汗　本品甘寒清润，主入肝、肾经，善于凉血除蒸，为退虚热、除骨蒸之佳品。主治阴虚发热，骨蒸潮热、盗汗等，常与知母、鳖甲等药配伍，如地骨皮汤（《圣济总录》）。

2.肺热咳嗽　本品性寒，主入肺经，能清肺泄热。用治肺火郁结、气逆不降之咳嗽气喘，常与桑白皮、甘草同用，如泻白散（《小儿药证直诀》）。

3.咯血衄血　本品甘寒，入血分能清热凉血以止血。治血热妄行之咯血、吐血、衄血、尿血等，常与小蓟、侧柏叶、白茅根等同用。

4.内热消渴　本品能清热泻火而生津止渴。用治内热消渴，常与天花粉、生地黄、麦冬等配伍。

【用法用量】煎服，9～15g。

【使用注意】本品性寒，脾虚便溏者不宜用。

【现代研究】

1.化学成分　本品主要含生物碱、有机酸、酚类及甾醇。

2.药理作用　本品乙醇提取物、水提取物及乙醚残渣水提取物等均有显著的解热作用。其煎剂、浸膏有降压、降血糖、降血脂作用。对多种细菌、真菌及病毒有抑制作用。注射液对离体子宫有兴奋作用。此外，尚有止痛作用。

银柴胡 Yíncháihú 　（《本草纲目》）

本品为石竹科植物银柴胡 *Stellaria dichotoma* L. var. *lanceolata* Bge.的干燥根。春、夏间植株萌发或秋后枝叶枯萎时采挖；栽培品于种植后第三年9月中旬或第四年4月中旬采挖，除去残茎、须根及泥沙，晒干。切厚片。本品气微，微甘。以外皮棕黄色、切面黄白色者为佳。生用。

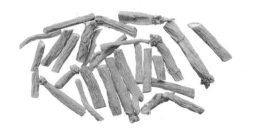

【药性】甘，微寒。归肝、胃经。

【功效】清虚热，除疳热。

【应用】

1.阴虚发热，骨蒸劳热　本品甘寒，长于清退虚热，为退虚热、除骨蒸之常用药。主治阴虚发热，骨蒸劳热，潮热盗汗，常配地骨皮、青蒿、鳖甲等，如清骨散（《证治准绳》）。

2.小儿疳热　本品能清虚热，除疳热。治小儿食滞或虫积所致的疳积发热，腹部膨大，口渴消瘦，毛发干枯等，常与胡黄连、鸡内金、使君子等配伍。

【用法用量】煎服，3～10g。

【使用注意】外感风寒，血虚无热者不宜用。

【现代研究】

1.化学成分　本品主要含α-菠菜甾醇、豆甾醇等甾醇类，黄酮类及挥发性成分。

2.药理作用　本品有解热作用。能降低主动脉类脂质的含量，有抗动脉粥样硬化作用。

胡黄连 Húhuánglián 　（《新修本草》）

本品为玄参科植物胡黄连 *Picrorhiza scrophulariiflora* Pennell 的干燥根茎。秋季采挖，除去须根及泥沙，晒干。切薄片或用时捣碎。本品气微，味极苦。以切面灰黑色、味苦者为佳。生用。

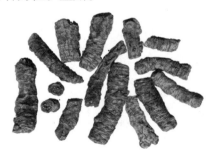

【药性】苦，寒。归肝、胃、大肠经。

【功效】退虚热，除疳热，清湿热。

【应用】

1.阴虚发热，骨蒸潮热　本品性寒，入肝经血分，有退虚热、除骨蒸之功。主治阴虚发热，骨蒸潮热，常与鳖甲、知母、地骨皮等同用，如清骨散（《证治准绳》）。

2.小儿疳热　本品能清虚热，除疳热。用治小儿疳积发热，腹胀消瘦、低热不退，常配山楂、党参、白术等，如肥儿丸（《万病回春》)。

3.湿热泻痢，黄疸尿赤 本品苦寒，入胃、大肠经，能清热燥湿。用治湿热泻痢，常与黄柏、白头翁等同用。又入肝经，能清利肝经湿热，用治湿热黄疸尿赤，常与茵陈、栀子、大黄等同用。

4.痔疮肿痛 本品入大肠经，又善清下焦湿热。用治痔疮肿痛，可单用本品研末，鹅胆汁调涂局部，或与麝香、刺猬皮等同用内服，如胡连追毒丸（《外科正宗》）。

【用法用量】煎服，3~10g。

【使用注意】本品苦寒，脾胃虚寒者慎用。

【现代研究】

1.化学成分 本品主要含环烯醚萜类成分：胡黄连苷Ⅰ、Ⅱ、Ⅲ，梓醇，桃叶珊瑚苷等；三萜苷类成分：葫芦素 β-2-D-葡萄糖苷，云杉苷等；还含酚苷及有机酸等。《中国药典》规定本品含胡黄连苷Ⅰ（$C_{24}H_{28}O_{11}$）与胡黄连苷Ⅱ（$C_{23}H_{28}O_{13}$）的总量不得少于9.0%。

2.药理作用 本品水浸剂对多种皮肤真菌有不同程度的抑制作用。提取物有保肝、利胆、抗炎、抗氧化等作用。此外，尚有降糖、降脂、抗胃溃疡、抗肿瘤等作用。

表9-5 清虚热药功用归纳小结表

药名	共性	个性	
		作用特点	其他功效
青蒿	清虚热，除骨蒸	辛香透散，长于清透阴分伏热	解暑热，截疟，退黄，为治疟疾要药
白薇		其清热凉血之功，既能退虚热，又能清血分实热	利尿通淋，解毒疗疮
地骨皮		性味甘寒，长于凉血除蒸，为清虚热、除骨蒸之佳品	清肺降火
银柴胡	清虚热，除疳热	为除疳热之要药	
胡黄连			清湿热

第十章

泻下药

凡能引起腹泻，或润滑大肠，以泻下通便为主要功效的药物，称为泻下药。

泻下药多为沉降之品，主归大肠经。主要能泻下通便，清除胃肠宿食积滞，使之从大便排出，正如《素问·灵兰秘典论》所云："大肠者，传导之官，变化出焉。"有的泻下药具有清热泻火的作用，可使体内火毒、热毒、实热壅滞之邪通过泻下而得到缓解和消除，起到"上病治下""釜底抽薪"的作用。有的泻下药还能逐水退肿，使水湿停饮随大小便排除，达到祛除停饮、消退水肿的目的。

泻下药主要适用于大便秘结，胃肠积滞，实热内结及水肿停饮等里实证。

使用泻下药时，应根据病情、兼证及病人体质恰当选药和配伍。若里实兼表邪者，宜先解表后攻里，或表里双解，以免表邪内陷；若里实而正虚者，宜配补虚药，或攻补兼施，以免损伤正气；若属寒积者，可配伍温里药；本类药亦常与行气药配伍，以加强泻下导滞作用。

应用作用较强的泻下药时，当中病即止，慎勿过剂，以免损伤正气。若使用攻下药、峻下逐水药时，因其作用峻猛，或具有毒性，易伤正气及脾胃，故年老体虚、脾胃虚弱者当慎用；妇女胎前、产后及月经期应当忌用。若应用作用峻猛而有毒性的泻下药

时，一定要严格炮制法度，控制用量，注意用法及禁忌，避免中毒现象发生，确保用药安全。

泻下药根据作用强弱的不同，可分为攻下药、润下药及峻下逐水药。

现代药理研究证明，本类药物可促进肠蠕动，或升高肠腔渗透压，增加肠容积而致泻。部分药物还有利尿、保肝、利胆、抗炎、降脂、抗动脉粥样硬化、改善血液流变性、促进凝血、抗病原微生物、抗肿瘤等作用。

第一节　攻下药

本类药物药性多属苦寒，性沉降，主入胃、大肠经。具有较强的泻下通便作用，并能清热泻火。主要适用于大便秘结、燥屎坚结及实热积滞之证。部分攻下药还可配合温里药或温下药，用治寒结胃肠，冷积便秘。

此外，本类药物还可用治外感热病，高热神昏谵语；火热上攻，头痛目赤，咽喉肿痛，牙龈肿痛；火毒炽盛，疮疡肿痛；或血热妄行，吐血衄血，不论有无便秘均可使用攻下药，以清热泻火，消除实热，导热下行，从而起到"上病治下""釜底抽薪"的治疗作用。本类药物还可用治湿热下痢，里

急后重或食积泻痢，泻痢不爽，使用苦寒攻下药可以除湿热，消除积滞，荡涤胃肠，祛除病因，则泻痢腹痛自止，即为"通因通用"法。

大黄 Dàhuáng　　　　（《神农本草经》）

本品为蓼科植物掌叶大黄 *Rheum palmatum* L.、唐古特大黄 *Rheum tanguticum* Maxim.ex Balf. 或药用大黄 *Rheum officinale* Baill. 的干燥根和根茎。秋末茎叶枯萎或次春发芽前采挖，除去细根，刮去外皮，切瓣或段，绳穿成串干燥或直接干燥。切厚片或块。本品气清香，味苦、微涩。以切面锦纹明显、体重、质坚实、有油性、味苦而微涩、嚼之黏牙、有沙粒感为佳。生用，或酒炙（饮片称酒大黄），酒炖或蒸（饮片称熟大黄），炒炭（饮片称大黄炭）用。

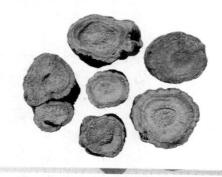

【药性】苦，寒。归脾、胃、大肠、肝、心包经。

【功效】泻下攻积，清热泻火，凉血解毒，止血，逐瘀通经，利湿退黄。

【应用】

1. 积滞便秘　本品苦寒沉降，具有较强的泻下作用，能荡涤肠胃，推陈致新，为治疗积滞便秘之要药，因其性寒，善能泄热，故治疗实热积滞便秘尤为适宜，常与芒硝、厚朴、枳实配伍，如大承气汤（《伤寒论》）。若津亏便秘，与火麻仁、杏仁、蜂蜜等润肠药同用，如麻子仁丸（《伤寒论》）；若气虚便秘，与人参、当归等补虚药配伍，如黄龙汤（《伤寒六书》）；若阴虚便秘，与麦冬、生地黄、玄参等合用，如增液承气汤（《温病条辨》）；若脾阳不足，冷积便秘，与附子、干姜等配伍，如温脾汤（《千金要方》）。

2. 目赤咽肿，血热吐衄　本品苦寒清降，既能入气分以清热泻火，有可入血分以凉血解毒，并借其泻下通便作用，使热毒下泄，以降上炎之火。常用于多种里热实证，无论有无便秘均可应用。如治火邪上炎所致的目赤、咽喉肿痛、牙龈肿痛等证，与黄芩、栀子等同用，如凉膈散（《和剂局方》）；如治血热妄行之吐血、衄血、咯血，与清热泻火、凉血止血之品的黄连、黄芩同用，如泻心汤（《金匮要略》）。

3. 热毒疮疡，烧烫伤　本品苦寒，具有较好的清热泻火解毒之功。治热毒痈肿疔疮，常与金银花、蒲公英、连翘等同用，或外用酒熬成膏的金黄散（《妇人大全良方》）；治疗肠痈腹痛，可与牡丹皮、桃仁、芒硝等同用，如大黄牡丹汤（《金匮要略》）。治烧烫伤，可单用粉，或配地榆粉，用麻油调敷患处。

4. 瘀血证　本品入血分，善活血逐瘀通经，为治瘀血证所常用。治妇女产后瘀阻腹痛、恶露不尽者，与桃仁、土鳖虫等同用，如下瘀血汤（《金匮要略》）；治妇女瘀血经闭，与桃核、桂枝等配伍，如桃核承气汤（《伤寒论》）；治跌打损伤，瘀血肿痛，与当归、红花、穿山甲等同用，如复元活血汤

（《医学发明》）。

5.湿热痢疾、黄疸、淋证　本品苦燥寒清，具有清热利湿退黄之功，并借泻下通便而导湿热外出，故可用治湿热蕴结证。治肠道湿热积滞的痢疾，单用一味大黄即可见效，或与黄连、黄芩、白芍等同用，如芍药汤（《素问病机气宜保命集》）；治湿热黄疸，配茵陈、栀子，如茵陈蒿汤（《伤寒论》）；治湿热淋证者，配木通、车前子、栀子等，如八正散（《和剂局方》）。

此外，本品可"破痰实"，通脏腑，降湿浊，用于老痰壅塞，喘逆不得平卧，大便秘结者。可与礞石、黄芩、沉香配伍，如礞石滚痰丸（《玉机微义》）。

【用法用量】煎服，3～15g。外用适量，研末敷于患处。生大黄泻下力较强，欲攻下者宜生用，入汤剂不宜久煎，或用开水泡服，久煎则泻下力减弱。酒大黄善清上焦血分热毒，用于目赤咽肿，齿龈肿痛；熟大黄泻下力缓，泻火解毒，用于火毒疮疡。大黄炭凉血化瘀止血，用于血热有瘀出血证。

【使用注意】孕妇及月经期、哺乳期慎用。又本品苦寒，易伤胃气，脾胃虚弱者亦应慎用。

【现代研究】

1.化学成分　本品主要含蒽醌类成分：芦荟大黄素，大黄酸，大黄素，大黄素甲醚，大黄酚等；结合蒽醌类成分：大黄素甲醚-8-葡萄糖苷，芦荟大黄素-8-葡萄糖苷等；双蒽醌类成分：番泻苷A、B、C、D；还含挥发油等。《中国药典》规定本品含芦荟大黄素（$C_{15}H_{10}O_5$）、大黄酸（$C_{15}H_8O_6$）、大黄素（$C_{15}H_{10}O_5$）、大黄酚（$C_{15}H_{10}O_4$）和大黄素甲醚（$C_{16}H_{12}O_5$）的总量不得少于1.5%。

2.药理研究　大黄可使小肠推进率加大，并升高肠腔渗透压，促进结肠蠕动而增加排便量。还具有抗病原微生物、抗急性胰腺炎、保护肾功能、保肝、利胆、提高血小板聚集、抗溃疡、抗纤维化、抗动脉粥样硬化等作用。

芒硝 Mángxiāo　　　　（《名医别录》）

本品为硫酸盐类矿物芒硝族芒硝，经加工精制而成的结晶体。主含含水硫酸钠（$Na_2SO_4 \cdot 10H_2O$）。本品气微，味咸。以类白色、透明、呈结晶块状者为佳。

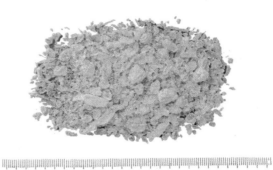

【药性】咸、苦，寒。归胃、大肠经。

【功效】泻下通便，润燥软坚，清火消肿。

【应用】

1.实热积滞，腹满胀痛，大便燥结　本品能泻下攻积，且性寒能清热，味咸润燥软坚，对实热积滞，腹满胀痛，大便燥结者尤为适宜，常与大黄相须为用，以增强泻下通便作用，如大承气汤、调胃承气汤（《伤寒论》）。

2.肠痈腹痛　本品泻下通便，清火消肿，治疗肠痈腹痛，可与大黄、牡丹皮、桃仁等同用，如大黄牡丹汤（《金匮要略》）；肠痈初起，也可与大黄、大蒜同用，捣烂外敷。

3.乳痈，**痔疮肿痛**，咽痛口疮，目赤肿痛　本品外用有清火消肿作用。治乳痈初起，可用本品化水或用纱布包裹外敷；治痔疮肿痛，可单用本品煎汤外洗；治咽喉肿痛、口舌生疮，可与硼砂、冰片、朱砂同用，如冰硼散（《外科正宗》），或以芒硝置西瓜中制成的西瓜霜外用；治目赤肿痛，可用芒硝置豆腐上化水或用玄明粉配制眼药水，外用滴眼。

【用法用量】6～12g，一般不入煎剂，待汤剂煎得后，溶入汤液中服用。外用适量。

【使用注意】孕妇、哺乳期慎用；不宜与硫黄、三棱同用。

【现代研究】

1.化学成分　本品主要含硫酸钠，尚含少量氯化钠、硫酸镁、硫酸钙等无机盐。《中国药典》规定本品含硫酸钠（Na_2SO_4）不得少于99.0%。

2.药理作用　芒硝所含的主要成分硫酸钠，其硫酸根离子不易被肠壁吸收，存留肠内形成高渗溶液，阻止肠内水分的吸收，使肠内容积增大，引起机械刺激，促进肠蠕动而致泻。

番泻叶　Fānxièyè　（《饮片新参》）

本品为豆科植物狭叶番泻 *Cassia angustifolia* Vahl 或尖叶番泻 *Cassia acutifolia* Delile 的干

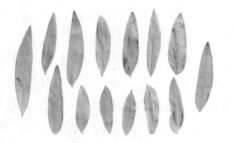

燥小叶。在开花前采收，除去杂质，晒干。本品气微而特异，味微苦，稍有黏性。以完整、叶形狭尖、色绿者为佳。生用。

【药性】甘、苦，寒。归大肠经。

【功效】泻热行滞，通便，利水。

【应用】

1.实热积滞，便秘腹痛　本品苦寒降泄，既能泻下导滞，又能清导实热，适用于热结便秘，亦可用于习惯性便秘及老年便秘。大多单味泡服，小剂量可起缓泻作用，大剂量则可攻下；若热结便秘、腹满胀痛者，可与枳实、厚朴等配伍，以增强泻下导滞作用。

2.水肿胀满　本品能泻下行水消胀，用于水肿胀满，单味泡服，或与牵牛子、大腹皮等同用。

【用法用量】煎服，2～6g，后下，或开水泡服。

【使用注意】孕妇及哺乳期、月经期慎用。

【现代研究】

1.化学成分　本品主要含番泻苷、芦荟大黄素葡萄糖苷、大黄酸葡萄糖苷以及芦荟大黄素、大黄酸、山柰酚、植物甾醇及其苷等。《中国药典》规定本品含番泻苷A（$C_{42}H_{38}O_{20}$）和番泻苷B（$C_{42}H_{38}O_{20}$）的总量不得少于1.1%。

2.药理作用　番泻叶中含蒽醌衍生物，其泻下作用及刺激性比含蒽醌类之其他泻药更强，因而泻下时可伴有腹痛。其有效成分主要为番泻苷A、番泻苷B，经胃、小肠吸收后，在肝中分解，分解产物经血行而兴奋骨盆神经节以收缩大肠，引起腹泻。蒽醌类对多种细菌（葡萄球菌、大肠杆菌等）及皮肤真菌有抑制作用。

芦荟 Lúhuì　　　　　　　　　　(《药性论》)

本品为百合科植物库拉索芦荟*Aloe barbadensis Miller*.、好望角芦荟*Aloe ferox Miller*或其他同属近缘植物叶的汁液浓缩干燥物。前者习称"老芦荟"，后者习称"新芦荟"。全年均可采收，割取叶片，将叶汁浓缩干燥，砸成小块。本品有特殊臭味，味极苦。以色墨绿、质脆、有光泽、苦味浓者为佳。

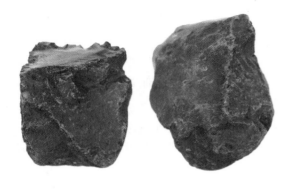

【药性】苦，寒。归肝、胃、大肠经。

【功效】泻下通便，清肝泻火，杀虫疗疳。

【应用】

1.热结便秘　本品苦寒降泄，既能泻下通便，又能清泻肝火，除烦热。治热结便秘，兼见心、肝火旺，烦躁失眠之证，常与朱砂同用，如更衣丸（《本草疏经》）。

2.惊痫抽搐　本品有较好的清泻肝火作用。用治肝经火盛的便秘溲赤、头晕头痛、烦躁易怒、惊痫抽搐，常与龙胆、栀子、青黛等同用，如当归龙荟丸（《医学六书》）。

3.小儿疳积　本品能杀虫疗疳。用治虫积腹痛、面色萎黄、形瘦体弱的小儿疳积证，以芦荟与使君子等份为末，米饮调服；或配人参、白术等益气健脾之品，如肥儿丸（《医宗金鉴》）。

4.癣疮　取本品杀虫止痒之效，外用治癣疮，研末调敷。

【用法用量】2～5g，宜入丸散。外用适量，研末敷患处。

【使用注意】孕妇慎用。

【现代研究】

1.化学成分　本品主要含芦荟大黄素苷、对香豆酸、少量α–葡萄糖、多种氨基酸等。并含微量挥发油。《中国药典》规定本品含芦荟苷（$C_{21}H_{22}O_9$），库拉索芦荟不得少于16.0%，好望角芦荟不得少于6.0%。

2.药理作用　芦荟蒽醌衍生物具有刺激性泻下作用，伴有显著腹痛和盆腔充血，严重时可引起肾炎。其提取物有抑制S180肉瘤和艾氏腹水癌的生长，并对离体蟾蜍心脏有抑制作用。水浸剂对多种皮肤真菌和人型结核杆菌有抑制作用。

表10-1　攻下药功用归纳小结表

药名	共性	个性	
		作用特点	其他功效
大黄	泻下通便	泻下攻积力强，善于荡涤肠胃，推陈致新，为治疗积滞便秘的要药	泻火解毒，凉血止血，逐瘀通经，清泄湿热
芒硝		味咸，善于润燥软坚，善治大便燥结	清火消肿
番泻叶		少量缓泻，大量攻下	行水消胀
芦荟		能清肝泻火，大便秘结兼肝经火盛者尤宜	杀虫疗疳

第二节　润下药

本类药物多为植物种子和种仁，富含油脂，味甘质润，多入脾、大肠经。能润滑大肠，使大便软化易于排出。具有缓泻作用，有的润下药兼有滋补作用。适用于年老津枯、产后血虚、热病伤津及失血等所致的肠燥便秘。使用时还可根据不同病情，配伍其他药物。

火麻仁　Huǒmárén　　　　《神农本草经》

本品为桑科植物大麻 *Cannabis sativa* L. 的干燥成熟种子。秋季果实成熟时采收，除去果皮及杂质，晒干。用时捣碎。本品气微，味淡。以种仁色乳白者为佳。生用或炒用。

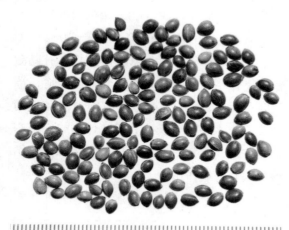

【药性】甘，平。归脾、胃、大肠经。

【功效】润肠通便。

【应用】血虚津亏，肠燥便秘　本品甘平，质润多脂，能润肠通便，且又兼有滋养补虚作用。适用于老人、产妇、体弱等津血不足的肠燥便秘。单用本品研碎，以米杂之煮粥服（《肘后备急方》）。临床亦常与郁李仁、瓜蒌仁、苏子、杏仁等润肠通便药同用；或与大黄、厚朴等配伍，以加强通便作用，如麻子仁丸（《伤寒论》）。

【用法用量】煎服，10～15g。

【现代研究】

1.化学成分　本品主要含脂肪油约30%，油中含有大麻酚、植酸钙镁。

2.药理作用　本品有润滑肠通的作用，同时在肠中遇碱性肠液后产生脂肪酸，刺激肠壁，使蠕动增强，从而达到通便作用。还能降低血压以及阻止血脂上升。

郁李仁　Yùlǐrén　　　　《神农本草经》

本品为蔷薇科植物欧李 *Prunus humilis* Bge.、郁李 *Prunus japonica* Thunb. 或长柄扁桃 *Prunus pedunculata* Maxim. 的干燥成熟种子。前二者习称"小李仁"，后一种习称"大李仁"。夏、秋二季采收成熟果实，除去果肉及核壳，取出种子，干燥。用时捣碎。本品气微，味微苦。以粒饱满、色黄白、不泛油者为佳。生用，用时捣碎。

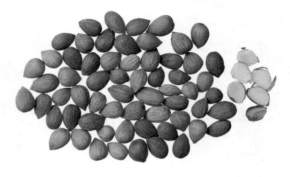

【药性】辛、苦、甘，平。归脾、大

肠、小肠经。

【功效】润肠通便，下气利水。

【应用】

1. 津枯肠燥，食积气滞，腹胀便秘 本品质润多脂，润肠通便作用类似火麻仁而力较强，且润中兼可行大肠之气滞。常与火麻仁、柏子仁、杏仁等润肠通便药同用，用于津枯肠燥便秘之证，如五仁丸（《世医得效方》）。若食积气滞，腹胀便秘，可与枳实、厚朴、陈皮等药配伍；若与朴硝、当归、生地黄配伍，可治产后肠胃燥热，大便秘结，如郁李仁饮（《圣济总录》）。

2. 水肿，脚气浮肿，小便不利 本品能利水消肿，治疗水肿胀满，小便不利，可与桑白皮、赤小豆等利水消肿药同用，如郁李仁汤（《圣济总录》）。若脚气肿痛者，可与木瓜、蚕沙等药配伍。

【用法用量】煎服，6~10g。

【使用注意】孕妇慎用。

【现代研究】

1. 化学成分 本品主要含苦杏仁苷、脂肪油、挥发性有机酸、皂苷、植物甾醇等。《中国药典》规定本品含苦杏仁苷（$C_{20}H_{27}NO_{11}$）不得少于2.0%。

2. 药理作用 本品具有促进排便及抗炎、镇痛作用。

表 10-2 润下药功用归纳小结表

药名	共性	个性	
		作用特点	其他功效
火麻仁	润肠通便	兼滋养补虚之功，适用于老人、产妇、体弱等津血不足的肠燥便秘	
郁李仁		兼能行大肠之气滞，尤宜于大肠气滞津少之肠燥便秘	利水消肿

第三节 峻下逐水药

本类药物大多苦寒有毒，药力峻猛，服药后能引起剧烈腹泻，使体内潴留的水液随大便排出，部分药物还兼有利尿作用。适用于全身水肿、鼓胀、胸胁停饮等正气未衰之证。

本类药物有毒而力峻，易于损伤正气，临床应用当"中病即止"，不可久服，使用时常配伍补益药以保护正气。体虚者及孕妇慎用或忌用本类药物。还要注意本类药物的炮制、剂量、用法及禁忌等，以确保用药安全、有效。

甘遂 Gānsuí （《神农本草经》）

本品为大戟科植物甘遂 *Euphorbia kansui* T. N. Liou ex T. P. Wang 的干燥块根。春季开花前或秋末茎叶枯萎后采挖，撞去外皮，晒干。本品气微，味微甘而辣。以肥大、色白、粉性足者为佳。生用或醋炙用。

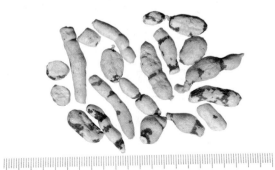

【药性】苦，寒；有毒。归肺、肾、大

肠经。

【功效】泻水逐饮，消肿散结。

【应用】

1.水肿胀满，胸腹积水，痰饮积聚，气逆咳喘，二便不利　本品苦寒性降，泻下逐饮力峻，药后可连续泻下，使潴留水饮排出体外。凡水肿、大腹鼓胀、胸胁停饮，正气未衰者，均可用之。可单用研末服，或与牵牛子同用，如二气汤（《圣济总录》）；或与大戟、芫花为末，枣汤送服，如十枣汤（《伤寒论》）。若与大黄、阿胶配伍，可用治妇人少腹满如敦状，小便微难而不渴，如大黄甘遂汤（《金匮要略》）。

2.风痰癫痫　本品尚有逐痰涎作用。以甘遂为末，入猪心煨后，与朱砂末为丸服，可用于风痰癫痫之证，如遂心丹（《济生方》）。

3.痈肿疮毒　本品外用能消肿散结，治疮痈肿毒，可用甘遂末水调外敷。现代临床用化瘀膏（青核桃枝、参三七、甘遂、生甘草）外贴，治疗乳腺肿瘤。

【用法用量】0.5～1.5g；炮制后多入丸散用。外用适量，生用。

【使用注意】孕妇禁用。不宜与甘草同用。

【现代研究】

1.化学成分　本品主要含四环三萜类化合物 α- 和 γ-大戟醇、甘遂醇、大戟二烯醇。尚含棕榈酸、柠檬酸、鞣质、树脂等。《中国药典》规定本品含大戟二烯醇（$C_{30}H_{50}O$）不得少于0.12%。

2.药理作用　甘遂能刺激肠管，增加肠蠕动，造成峻泻。生甘遂作用较强，毒性亦较大，醋制后其泻下作用和毒性均有减轻。甘遂萜酯A、甘遂萜酯B有镇痛作用。甘遂的乙醇提取物给妊娠豚鼠腹腔或肌内注射，均有引产作用。甘遂的粗制剂对小鼠免疫系统的功能表现为明显的抑制作用。所含甘遂素A、甘遂素B有抗白血病的作用。

3.不良反应　甘遂的毒性作用较强，连续静脉给药7天，可见心、肝、肾的中毒性组织学改变。甘遂注射液有很强的溶血作用。本品内服过量，其中毒反应为腹痛、剧烈腹泻水样便，呈里急后重感；如服量较多，可出现霍乱样米汤状大便，并有恶心、呕吐、头晕、头痛、心悸、血压下降、脱水、呼吸困难、脉搏细弱、体温下降、谵语、发绀等症状；可因呼吸循环衰竭致死。

京大戟 Jīngdàjǐ　　　（《神农本草经》）

本品为大戟科植物大戟 *Euphorbia pekinensis* Rupr. 的干燥根。秋、冬二季采挖，洗净，晒干。切厚片。本品气微，味微苦涩。以质坚硬，切面白色呈纤维性者为佳。生用或醋煮用。

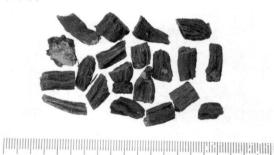

【药性】苦，寒；有毒。归肺、脾、肾经。

【功效】泻水逐饮，消肿散结。

【应用】

1.水肿胀满，胸腹积水，痰饮积聚，气逆咳喘，二便不利　本品泻水逐饮作用类似甘遂而力稍逊，多治水肿、鼓胀而正气未衰者。用大戟与大枣同煮，去大戟不用，食枣，治水肿腹水（《活法机要》）。或与甘遂、芫花等峻下逐水药同用，如十枣汤（《伤寒论》）、舟车丸（《景岳全书》）。

2.**痈肿疮毒，瘰疬痰核** 本品能消肿散结，内服、外用均可。治热毒痈肿疮毒，可取鲜品捣烂外敷；治颈项间痈疽，配当归、白术、生半夏为丸服（《本草汇言》）；治痰火凝聚的瘰疬痰核，可用大戟与鸡蛋同煮，食鸡蛋（内蒙古《中草药新医疗法资料》）。

【用法用量】煎服，1.5～3g；入丸、散服，每次1g；内服醋制用。外用适量，生用。

【使用注意】孕妇禁用。不宜与甘草同用。

【现代研究】

1.**化学成分** 本品主要含大戟苷、生物碱、树胶、树脂等。《中国药典》规定本品含大戟二烯醇（$C_{30}H_{50}O$）不得少于0.60%。

2.**药理作用** 本品乙醚和热水提取物有刺激肠管而导泻的作用；对妊娠离体子宫有兴奋作用；能扩张毛细血管，对抗肾上腺素的升压作用。

3.**不良反应** 京大戟毒性成分主要为二萜醇酯类，其对皮肤、口腔及胃肠黏膜有强烈的刺激性，具体表现为口腔咽喉有灼烧感，以及恶心、呕吐、腹痛、腹泻，严重的吐泻继而导致水液、电解质、酸碱平衡的紊乱，甚至出现休克。中毒严重者可引起呼吸麻痹、抑制，甚至呼吸衰竭。

附药：红大戟 Hóngdàjǐ

本品为茜草科植物红大戟*Knoxia valerianoides* Thotel et Pitard的根。又名红芽大戟、广大戟。性味苦、寒，有小毒；归肺、脾、肾经。功能泻水逐饮，消肿散结。适用于水肿胀满，胸腹积水，痰饮积聚，气逆喘咳，二便不利，痈肿疮毒，瘰疬痰核。煎服，1.5～3g；入丸散服，每次1g；内服醋制用。外用适量，生用。孕妇禁用；不宜与甘草同用。

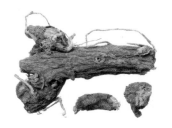

芫花 Yuánhuā （《神农本草经》）

本品为瑞香科植物芫花*Daphne genkwa* Sieb. et Zucc.的干燥花蕾。春季花未开放时采收，除去杂质，干燥。本品气微，味甘、微辛。以花蕾多而整齐、色淡紫者为佳。生用或醋炙用。

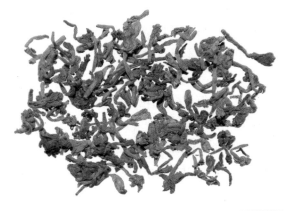

【药性】苦、辛，温；有毒。归肺、脾、肾经。

【功效】泻水逐饮，祛痰止咳；外用杀虫疗疮。

【应用】

1.**水肿胀满，胸腹积水，痰饮积聚，气**

逆咳喘，二便不利 本品泻水逐饮作用与甘遂、京大戟相似而力稍逊，但以兼能祛痰止咳见长。故适用于胸胁停饮所致的喘咳、胸胁引痛、心下痞鞕及水肿、鼓胀等证。常与甘遂、京大戟等同用，如十枣汤（《伤寒论》）、舟车丸（《景岳全书》）等。

2.疥癣秃疮，痈肿，冻疮 本品外用能杀虫疗疮，用治头疮，白秃，顽癣，痈肿，冻疮。治皮肤病可单用研末，或配雄黄用猪脂调敷。治痈肿，用本品研末，胶和如粥敷之（《千金方》）。

【用法用量】煎服，1.5～3g。醋芫花研末吞服，1次0.6～0.9g，1日1次。外用适量，生用。

【使用注意】孕妇禁用。不宜与甘草同用。

【现代研究】

1.化学成分 本品主要含芫花酯甲、乙、丙、丁、戊，芫花素，羟基芫花素，芹菜素及谷甾醇。另含苯甲酸及刺激性油状物。《中国药典》规定本品含芫花素（$C_{16}H_{12}O_5$）不得少于0.20%。

2.药理作用 芫花素能刺激肠黏膜，引起剧烈的水泻和腹痛。口服芫花煎剂可引起尿量增加，排钠量亦有增加。醋制芫花的醇水提取物，对肺炎杆菌、溶血性链球菌、流行性感冒杆菌有抑制作用，水浸液对黄癣菌、大芽孢菌、铁锈色小芽孢菌、星状皮癣菌等皮肤真菌有抑制作用，芫花素能引起狗的子宫收缩；芫花还有镇静、镇咳、祛痰作用。

3.不良反应 芫花的毒性成分主要是芫花中油脂状物，其对皮肤和黏膜有强烈的刺激性，芫花中的二萜原酸酯类亦是毒性成分。长期、大量服用芫花，可出现严重的溶血和弥散性血管内凝血，心、肾、肝、肾上腺皮质等均可发生器质性病变。

牵牛子 Qiānniúzǐ （《名医别录》）

本品为旋花科植物裂叶牵牛 *Pharbitis nil*（L.）Choisy 或圆叶牵牛 *Pharbitis purpurea*（L.）Voigt 的干燥成熟种子。药材表面灰黑色者称黑丑，表面淡黄白色者称白丑。秋末果实成熟、果壳未开裂时采割植株，晒干，打下种子，除去杂质。本品气微，味辛、苦，有麻感。以粒大、饱满、切面微显油性者为佳。生用或炒用，用时捣碎。

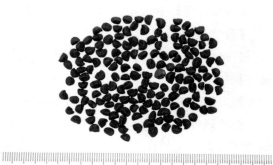

【药性】苦，寒；有毒。归肺、肾、大肠经。

【功效】泻水通便，消痰涤饮，杀虫攻积。

【应用】

1.水肿胀满，二便不通 本品苦寒，其性降泄，能通利二便以排泄水湿，其逐水作用虽较甘遂、京大戟稍缓，但仍属峻下逐水之品，以水湿停滞、正气未衰者为宜。治水肿鼓胀、二便不利者，可单用研末服（《千金要方》）；或与茴香为末，姜汁调服（《儒门事亲》）；病情较重者，可与甘遂、京大戟等同用，以增强泻水逐饮之力，如舟车丸（《景岳全书》）。

2.痰饮积聚，气逆喘咳 本品能泻肺气，消痰涤饮，用治肺气壅滞，痰饮咳喘，面目浮肿者，可与大黄、槟榔为末服，如牛黄夺命散（《保婴集》）。

3.虫积腹痛 本品能杀虫攻积，并可借其泻下通便作用以排除虫体。治蛔虫、绦虫及虫积腹痛者，可与槟榔、使君子同用，研末送服，以增强去积杀虫之功。

【用法用量】煎服，3～6g。入丸散服，每次1.5～3g。

【使用注意】孕妇禁用。不宜与巴豆、巴豆霜同用。

【现代研究】

1.化学成分 本品主要含牵牛子苷、牵牛子酸甲、没食子酸及生物碱麦角醇、裸麦角碱、喷尼棒麦角碱、异喷尼棒麦角碱、野麦碱。

2.药理作用 牵牛子苷在肠内遇胆汁及肠液分解出牵牛子素，刺激肠道，增进蠕动，导致强烈的泻下；其黑丑、白丑泻下作用无区别。在体外实验，黑丑、白丑对猪蛔虫尚有一定驱虫效果。

3.不良反应 本品能引起肠黏膜充血而诱发子宫出血及月经过多，并易引发流产或早产。大剂量可刺激胃肠黏膜，表现为呕吐、腹痛、腹泻及黏液血大便，还可刺激肾脏，出现血尿。严重者可损及中枢神经系统，发生语言障碍、昏迷等。

巴豆霜 Bādòushuāng

（《神农本草经》）

本品为大戟科植物巴豆 *Croton tiglium* L.干燥净仁的炮制加工品。秋季果实成熟时采收，堆置2～3天，摊开，干燥。去皮取净仁，照制霜法制霜，或取仁研细后，测定脂肪油含量，加适量的淀粉，使脂肪油含量符合规定（应为18.0%～20.0%），混匀，即得巴豆霜。本品气微，味辛辣。以粒度均匀、疏松、色淡黄粉末者为佳。

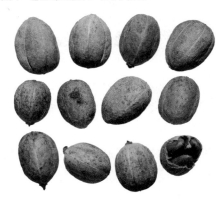

【药性】辛，热；有大毒。归胃、大肠经。

【功效】峻下冷积，逐水退肿，豁痰利咽；外用蚀疮。

【应用】

1.寒积便秘 本品辛热，能峻下冷积，开通肠道闭塞。可单用巴豆霜装入胶囊，或配大黄、干姜制丸服，用于寒邪食积，阻结肠道，大便不通，腹满胀痛，病起急骤，气血未衰者，如三物备急丸（《金匮要略》）。

2.小儿乳食停积 本品制霜力稍缓，且峻药轻投，可泻下利水，祛痰消积。常与胆南星、朱砂、六神曲等同用，用于小儿痰壅、乳食停积，甚则惊悸者，如万应保赤散（《中国中药成药处方集》）。

3.腹水鼓胀，二便不通 本品峻泻，有较强的逐水退肿作用。可配杏仁为丸服，治腹水鼓胀（《肘后备急方》）。近代用本品配绛矾、神曲为丸，即含巴绛矾丸，用治晚期血吸虫病肝硬化腹水。

4.喉风，喉痹 本品能祛痰利咽以利呼吸。治喉风，或喉痹痰涎壅塞气道，呼吸困难，甚则窒息欲死者，可单用本品；近代治疗白喉及喉炎引起喉梗阻，用巴豆霜吹入喉部，引起呕吐，排出痰涎，使梗阻症状得以缓解。或与贝母、桔梗同用，治痰涎壅塞、胸膈窒闷、肢冷汗出之寒实结胸者，如三物小白散（《伤寒论》）。

5.痈肿脓成未溃，疥癣恶疮，疣痣　本品外用有蚀腐肉、疗疮毒作用。常与乳香、没药、木鳖子等熬膏外敷，以蚀腐皮肤，促进破溃排脓，治痈肿成脓未溃者；或以油调本品、雄黄、轻粉末，外涂以治疥癣恶疮。

【用法用量】0.1～0.3g，多入丸散用。外用适量。

【使用注意】孕妇禁用。不宜与牵牛子同用。

【现代研究】

1.化学成分　本品主要含巴豆油，油中含巴豆油酸和甘油脂，尚含巴豆醇二脂和多种巴豆醇三脂。此外，还含巴豆毒素、巴豆苷、生物碱、β-谷甾醇等。《中国药典》规定本品含脂肪油18.0%～20.0%；含巴豆苷（$C_{10}H_{13}N_5O_5$）不得少于0.80%。

2.药理作用　巴豆油外用，对皮肤有强烈刺激作用。口服半滴至1滴，即能产生口腔、咽及胃黏膜的烧灼感及呕吐，短时期内可有多次大量水泻，伴有剧烈腹痛和里急后重；巴豆煎剂对金黄色葡萄球菌、白喉杆菌、流感杆菌、绿脓杆菌均有不同程度的抑制作用；巴豆油有镇痛及促血小板凝集作用。巴豆提取物对小鼠腹水型与艾氏腹水癌有明显抑制作用；巴豆油、巴豆树脂和巴豆醇脂类有弱性致癌活性。

3.不良反应　本品具有强烈的毒性，其含巴豆毒蛋白及巴豆油。巴豆毒蛋白是一种细胞原浆毒，能溶解红细胞，并使局部细胞坏死；巴豆油系一种峻泻剂，对胃肠道黏膜具有强烈的刺激和腐蚀作用，可引起恶心、呕吐与腹痛，重则发生出血性胃肠炎，大便内可带血和黏膜。对肾亦有刺激作用。皮肤接触巴豆油后，能引起急性皮炎。中毒表现为咽喉肿痛、呕吐、肠绞痛、腹泻，甚则腐蚀肠壁，出现霍乱样米汤样大便，头痛，眩晕，皮肤冷湿，脱水，呼吸或循环衰竭而死亡。外用巴豆霜可产生接触性皮炎，局部烧灼成脓疱状红疹，水疱等症状。

附药：巴豆　Bādòu

本品为大戟科植物巴豆 *Croton tiglium* L.的干燥成熟果实。秋季果实成熟时采收，堆置2～3天，摊开，干燥。去皮，取净仁用。性味辛、热，有大毒；归胃、大肠经。外用蚀疮。适用于恶疮疥癣，疣痣。外用适量，研末涂患处，或捣烂以纱布包擦患处。孕妇禁用；不宜与牵牛子同用。本品专供外用，不作内服。

表10-3　峻下逐水药功用归纳小结表

药名	共性	个性	
		作用特点	其他功效
甘遂	泻水逐饮	力最强	消肿散结
京大戟		力稍逊	
芫花		三者之中药力较缓，但兼祛痰止咳	外用杀虫疗疮
牵牛子		泻水通便，消痰涤饮，杀虫攻积	
巴豆霜		善于峻下冷积，逐水退肿，主治寒积便秘，腹水鼓胀。并能豁痰利咽，外用蚀疮	

第十一章

祛风湿药

凡以祛除风湿之邪为主要功效，常用治风湿痹证的药物，称为祛风湿药。

本类药物味多辛、苦，性温或凉。辛能散能行，既可驱散风湿之邪，又能通达经络之闭阻；苦味燥湿，使风湿之邪无所留着。故本类药物能祛除留着于肌肉、经络、筋骨的风湿之邪，有的还兼有舒筋、活血、通络、止痛或补肝肾、强筋骨等作用。主要用于风湿痹证之肢体疼痛，关节不利、肿大，筋脉拘挛等症。部分药物还适用于腰膝酸软、下肢痿弱等。

使用祛风湿药时应根据痹证的类型、邪犯的部位、病程的新久等，选择药物并做适当的配伍。如风邪偏盛的行痹，应选择善能祛风的祛风湿药，佐以活血养营之品；湿邪偏盛的着痹，应选用温燥的祛风湿药，佐以健脾渗湿之品；寒邪偏盛的痛痹，当选用温性较强的祛风湿药，佐以通阳温经之品；若风、湿、热三气杂至所致的热痹，及外邪入里而从热化或郁久化热者，当选用寒凉的祛风湿药，酌情配伍凉血清热解毒药；感邪初期，病邪在表，当配伍散风胜湿的解表药；病邪入里，须与活血通络药同用；若夹有痰浊、瘀血者，须与祛痰、散瘀药同用；痹证日久，损及肝肾，或肝肾素虚，复感风湿者，应选用强筋骨的祛风湿药，配伍补肝肾、益气血之品，扶正以祛邪。

辛温性燥的祛风湿药易伤阴耗血，阴血亏虚者应慎用。痹证多属慢性疾病，为服用方便，可制成酒剂或丸散剂。酒还能增强祛风湿药的功效，也可制成外敷剂型，直接用于患处。

根据祛风湿药的药性及功效、主治差异，可分为祛风寒湿药、祛风湿热药、祛风湿强筋骨药三类。

现代研究证明，祛风湿药一般具有不同程度的抗炎、镇痛、改善外周循环、抑制血小板聚集、调节机体免疫等作用。常用于风湿性关节炎、类风湿性关节炎、强直性脊柱炎、坐骨神经痛、纤维组织炎、肩周炎、腰肌劳损、骨质增生、半身不遂及某些皮肤病等。

第一节　祛风寒湿药

本类药物味多辛、苦，性温，入、肝、脾、肾经。辛行散祛风，苦燥湿，温通祛寒。有较好的祛风、除湿、散寒、止痛、通经络等作用，尤以止痛为其特点。主要适用于风寒湿痹，肢体关节疼痛，痛有定处，遇寒加重等。经配伍亦可用于风湿热痹。

独活 Dúhuó　　　　　（《神农本草经》）

本品为伞形科植物重齿毛当归 *Angelica*

pubescens Maxim.f. *biserrata* Shan et Yuan 的干燥根。春初苗刚发芽或秋末茎叶枯萎时采挖，除去须根和泥沙，摊凉至表皮干燥，烘至半干，堆置2~3天，发软后再烘至全干，切片。本品有特异香气，味苦、辛，微麻舌。以根条粗肥、香气浓郁者为佳。生用。

【药性】辛、苦，微温。归肾、膀胱经。

【功效】祛风湿，通痹止痛，解表。

【应用】

1.风寒湿痹，腰膝疼痛　本品辛散苦燥，气香温通，功善祛风湿，止痹痛，为治风湿痹痛主药，疗诸风不论新久；因其主入肾经，性善下行，"宣肾经之寒湿，痹痛能除"，善治在下在里之风，尤以下半身寒湿痹痛为宜。治风寒湿痹，肌肉、腰背、手足疼痛，可与当归、白术、牛膝等同用；若与桑寄生、杜仲、人参等配伍，可治痹证日久正虚，腰膝酸软，关节屈伸不利，如独活寄生汤（《千金要方》）。

2.风寒夹湿头痛　本品辛散苦燥温通，能发散风寒湿邪而解表，治外感风寒夹湿所致的头痛头重，一身尽痛，多配羌活、藁本、防风等，如羌活胜湿汤（《内外伤辨惑论》）。

3.少阴伏风头痛　本品味辛善通，入足少阴气分，"搜少阴之伏风，表邪可解"，与细辛、川芎等相配，可治风扰肾经、伏而不出之少阴头痛。

其祛风湿之功，亦治皮肤瘙痒，内服或外洗皆可。

【用法用量】煎服，3~10g。外用适量。

【现代研究】

1.化学成分　本品主要含蛇床子素、香柑内酯、花椒毒素、二氢山芹醇当归酸酯等。《中国药典》规定本品含蛇床子素（$C_{15}H_{16}O_3$）不得少于0.50%，含二氢欧山芹醇当归酸酯（$C_{19}H_{20}O_5$）不得少于0.080%。

2.药理作用　独活有抗炎、抗氧化、镇痛及镇静作用；对血小板聚集有抑制作用；并有降压作用，但不持久；对骨质疏松有防治作用；所含香柑内酯、花椒毒素等有光敏及抗肿瘤作用。

威灵仙 Wēilíngxiān　　（《新修本草》）

本品为毛茛科植物威灵仙 *Clematis chinensis* Osbeck、棉团铁线莲 *Clematis hexapetala* Pall. 或东北铁线莲 *Clematis manshurica* Rupr. 的干燥根及根茎。秋季采挖，除去泥沙，晒干。本品气微，味辛辣。以条匀、皮黑、肉白、坚实者为佳。切段，生用。

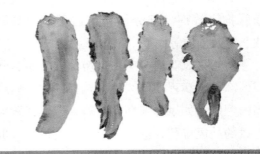

【药性】辛、咸，温。归膀胱经。

【功效】祛风湿，通经络，止痛，消骨鲠。

【应用】

1.风湿痹痛　本品辛散温通，"其性善走，能宣疏五脏，通行十二经络"。既能祛风湿，又能通经络而止痛，为治风湿痹痛要药。凡风湿痹痛，肢体麻木，筋脉拘挛，屈伸不利，无论上、下，皆可应用，尤宜于风邪偏盛，拘挛掣痛、游走不定者。可单用为末服；与当归、肉桂同用，可治风寒腰背疼痛。

2.骨鲠咽喉　本品味咸，能软坚而消骨鲠，可单用或与砂糖、醋煎后慢慢咽下。或与砂仁、砂糖煎服。

本品通络止痛之功，可治跌打伤痛。

【用法用量】煎服，6~10g。外用适量。

【使用注意】本品辛散走窜，气血虚弱者慎服。

【现代研究】

1.化学成分　本品主要含原齐墩果酸、常春藤皂苷元、原白头翁素等。《中国药典》规定本品含齐墩果酸（$C_{30}H_{48}O_3$）不得少于0.30%。

2.药理作用　威灵仙有镇痛、抗利尿、抗疟、降血糖、降血压、利胆等作用；原白头翁素对革兰阳性及阴性菌和真菌都有较强的抑制作用；煎剂可使食管蠕动节律增强，频率加快，幅度增大，能松弛肠平滑肌；醋浸液对鱼骨刺有一定软化作用，并使咽及食道平滑肌松弛，增强蠕动，促使骨刺松脱；其醇提取物有引产作用。

川乌 Chuānwū　（《神农本草经》）

本品为毛茛科植物乌头Aconitum carmichaelii Debx.的干燥母根。6月下旬至8月上旬采挖，除去子根、须根及泥沙，晒干。本品气热，味辛辣，麻舌。以饱满、质坚实、断面色白者为佳。生用或制后用。

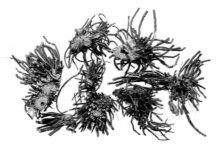

【药性】辛、苦，热。归心、肝、肾、脾经。生川乌有大毒，制川乌有毒。

【功效】祛风除湿，温经止痛。

【应用】

1.风寒湿痹，关节疼痛　本品辛热苦燥，善于驱逐寒湿、温经止痛，为治寒湿痹痛之佳品，"一切沉寒痼冷之症，用此无不奏效"，尤宜于寒邪偏盛之痹痛。治寒湿侵袭，历节疼痛，不可屈伸者，常与麻黄、芍药、甘草等配伍，如乌头汤（《金匮要略》）；若与草乌、地龙、乳香等同用，可治寒湿瘀血留滞经络，肢体筋脉挛痛，关节屈伸不利，日久不愈者，如小活络丹（《和剂局方》）。

2.心腹冷痛，寒疝作痛　本品辛散温通、散寒止痛之功显著，故又常用于阴寒内盛之心腹冷痛。治心痛彻背、背痛彻心者，常配赤石脂、干姜、花椒等，如乌头赤石脂丸（《金匮要略》）；治寒疝，绕脐腹痛，手足厥冷者，多与蜂蜜同煎，如大乌头煎（《金匮要略》）。

3.跌仆伤痛，麻醉止痛　本品止痛作用可治跌打损伤，骨折瘀肿疼痛，多与自然铜、地龙、乌药等同用。古方又常以本品作为麻醉止痛药，多以生品与生草乌并用，配伍羊踯躅、姜黄等内服；或配生南星、蟾酥等外用以达局部麻醉之效。

【用法用量】制川乌煎服，1.5~3g，宜先煎、久煎。生品宜外用，适量。

【使用注意】生品内服宜慎，孕妇忌用。不宜与川贝母、浙贝母、半夏、白及、白蔹、天花粉、瓜蒌同用。

【现代研究】

1.化学成分　本品主要含多种生物

碱，主要为乌头碱、次乌头碱、新乌头碱等，以及乌头多糖A、B、C、D等。制川乌主含苯甲酰乌头原碱、苯甲酰次乌头原碱、苯甲酰新乌头原碱等。《中国药典》规定本品含乌头碱（$C_{34}H_{47}NO_{11}$）、次乌头碱（$C_{33}H_{45}NO_{10}$）、新乌头碱（$C_{33}H_{45}NO_{11}$）的总量应为0.050%～0.17%。

2.**药理作用**　川乌有明显的抗炎、镇痛作用，有强心作用，但剂量加大则引起心律失常，终致心脏抑制；乌头碱可引起心律不齐和血压升高，还可增强毒毛花苷G对心肌的毒性作用，有明显的局部麻醉作用；乌头多糖有显著降低正常血糖作用；注射液对胃癌细胞有抑制作用。

3.**不良反应**　川乌服用不当可引起中毒，其症状为口舌、四肢及全身麻木，流涎，恶心，呕吐，腹泻，头昏，眼花，口干，脉搏减缓，呼吸困难，手足搐搦，神志不清，大小便失禁，血压及体温下降，心律紊乱，室性期前收缩和窦房停搏等。严重者，可致循环、呼吸衰竭及严重心律失常而死亡。

附药：草乌　Cǎowū

本品为毛茛科植物北乌头*Aconitum kusnezoffii* Reichb.的干燥根。秋季茎叶枯萎时采挖，除去须根及泥沙，干燥。生用或制后用。本品

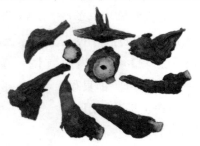

的药性、功效、应用、用法用量、使用注意与川乌相同，而毒性更强。

蕲蛇　Qíshé　　　　　　（《雷公炮炙论》）

本品为蝰科动物五步蛇*Agkistrodon acutus*（Güenther）的干燥体。多于夏、秋二季捕捉，剖开蛇腹，除去内脏，洗净，用竹片撑开腹部，盘成圆盘状，干燥后拆除竹片。本品气腥，味微咸。以头尾齐全、条大、花纹斑块明显、内壁洁净者为佳。去头、鳞，切成寸段，生用或酒炙用；或去头，用黄酒润透后，去鳞、骨，干燥，制成蕲蛇肉用。

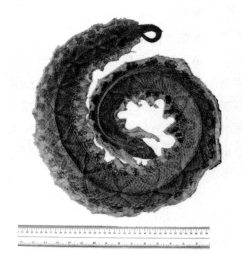

【药性】甘、咸，温；有毒。归肝经。
【功效】祛风，通络，止痉。
【应用】

1.**风湿顽痹，麻木拘挛**　本品具走窜之性，性温通络，能内走脏腑，外达肌表而透骨搜风，以祛内外之风邪，为截风要药；又能通经络，凡风湿痹证无不宜之，尤善治病深日久之风湿顽痹，经络不利，麻木拘挛者，常与防风、羌活、当归等配伍。

2.**中风口眼㖞斜，半身不遂**　本品功善

祛风，通经活络，故可治中风口眼㖞斜，半身不遂，常与全蝎、蜈蚣、天南星等药配伍。

3.小儿惊风，破伤风，抽搐痉挛　本品入肝，既能祛外风，又能息内风，风去则惊搐自定，为治痉挛抽搐常用药。治小儿急惊风、慢惊风、破伤风之抽搐痉挛，多与乌梢蛇、蜈蚣同用。

4.麻风，疥癣　本品能外走肌表而祛风止痒，兼以毒攻毒，故风毒之邪壅于肌肤亦为常用之品。治麻风，每与大黄、蝉蜕、皂角刺等相配；治疥癣，可与荆芥、薄荷、天麻等同用。

此外，本品有毒，能以毒攻毒，可治瘰疬、梅毒、恶疮。

【用法用量】煎服，3～9g；研末吞服，一次1～1.5g，一日2～3次。或酒浸、熬膏、入丸、散服。

【使用注意】血虚生风者慎服。

【现代研究】

1.化学成分　本品主要含蛋白质及脂肪类成分。蕲蛇酶等蛇毒成分为蛋白质类成分。

2.药理作用　蕲蛇有镇静、催眠及镇痛作用；注射液有降压作用；水提物能激活纤溶系统；醇提物可增强巨噬细胞吞噬能力，增加炭粒廓清率。

附药：金钱白花蛇 Jīnqiánbáihuāshé

本品为眼镜蛇科动物银环蛇 *Bungarus multicinctus* Blyth 的幼蛇干燥体。分布于长江以南各地。夏、秋二季捕捉，剖开蛇腹，除去内脏，擦净血迹，用乙醇浸泡处理后，盘成圆形，用竹签固定，干燥。切段用。本品药性、功效、应用、使用注意与蕲蛇相似而力较强。煎服，2～5g；研粉吞服1～1.5g。

乌梢蛇 Wūshāoshé 　　　（《药性论》）

本品为游蛇科动物乌梢蛇 *Zaocys dhumnades*（Cantor）的干燥体。多于夏、秋二季捕捉，剖开蛇腹或先剥去蛇皮留头尾，除去内脏，盘成圆盘状，干燥。本品气腥，味淡。以头尾齐全、皮黑肉黄、质地坚实者为佳。去头及鳞片，切段生用、酒炙，或黄酒闷透，去皮骨用。

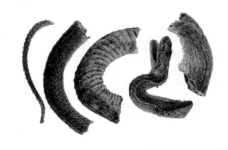

【药性】甘，平。归肝经。

【功效】祛风，通络，止痉。

【应用】

1.风湿顽痹，麻木拘挛　本品性走窜，能搜风邪，利关节，通经络，常用于风湿痹证，尤宜于风湿顽痹，日久不愈者。常配全蝎、天南星、防风等，治风痹手足麻木拘挛，不能伸举。或制酒饮，以治顽痹挛急疼痛。

2.中风口眼㖞斜，半身不遂　本品功善祛风，通经活络，故可用治中风口眼㖞斜，半身不遂，痉挛抽搐，常与全蝎、蜈蚣、天南星等药配伍品。

3.小儿惊风，破伤风，痉挛抽搐　本品能入肝祛风以定惊搐，治小儿急、慢惊风，可与麝香、皂荚等同用；治破伤风之抽搐痉挛，多与蕲蛇、蜈蚣等配伍。

4.麻风，疥癣　本品善于祛风止痒，配白附子、大风子、白芷等，以治麻风；配枳壳、荷叶，可治干湿癣。

此外，本品又可治瘰疬、恶疮。

【用法用量】煎服，6~12g；研末，每次2~3g；或入丸剂、酒浸服。外用适量。

【使用注意】血虚生风者慎服。

【现代研究】

1.化学成分　本品主要含蛋白质及脂肪类成分。

2.药理作用　乌梢蛇水煎液和醇提取液有抗炎、镇静、镇痛、抗惊厥作用。其血清有对抗五步蛇毒作用。

附药：蛇蜕　Shétuì

本品为游蛇科动物黑眉锦蛇 *Elaphe taeniura* Cope、锦蛇 *Elaphe carinata*（Guenther）或乌梢蛇 *Zaocys dhumnades*（Cantor）等蜕下的干燥表皮膜。春末夏初或冬初收集，除去泥沙，干燥。性味咸、甘，平。归肝经。功能祛风，定惊，退翳，解毒。适用于小儿惊风，抽搐痉挛，翳障，喉痹，疔肿，皮肤瘙痒。煎服，2~3g；研末吞服，每次0.3~0.6g。外用适量。

木瓜　Mùguā　　　　　（《名医别录》）

本品为蔷薇科植物贴梗海棠 *Chaenomeles speciosa*（Sweet）Nakai 的干燥近成熟果实。习称"皱皮木瓜"。夏、秋二季果实绿黄时采收，置沸水中烫至外皮灰白色，对半纵剖，晒干。本品气微清香，味酸。以个大、皮皱、紫红色者为佳。切片，生用。

【药性】酸，温。归肝、脾经。

【功效】舒筋活络，和胃化湿。

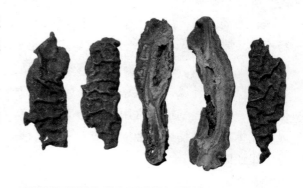

【应用】

1.湿痹拘挛，腰膝关节酸重疼痛　本品味酸入肝，善舒筋活络，且能祛湿除痹，尤为湿痹筋脉拘挛要药，亦常用于腰膝关节酸重疼痛。常与乳香、没药、生地黄同用，治筋急项强，不可转侧；与羌活、独活、附子配伍，治脚膝疼重，不能远行久立者。

2.脚气浮肿　本品温通，祛湿舒筋，为脚气浮肿常用药，多配吴茱萸、槟榔、紫苏叶等，治感受寒湿，脚气肿痛不可忍者，如鸡鸣散（《朱氏集验方》）。

3.暑湿吐泻，转筋挛痛　本品温香入脾，能化湿和胃，湿去则中焦得运，泄泻可止；味酸入肝，舒筋活络而缓挛急。治湿阻中焦之腹痛吐泻转筋，偏寒湿者，常配吴茱萸、小茴香、紫苏等；偏暑湿者，多配蚕沙、薏苡仁、黄连等。

此外，本品尚有消食作用，用于消化不良；并能生津止渴，可治津伤口渴。

【用法用量】煎服，6~9g。

【使用注意】胃酸过多者不宜服用。

【现代研究】

1.化学成分　本品主要含齐墩果酸、熊果酸、苹果酸、枸橼酸、酒石酸以及皂苷等。《中国药典》规定本品含齐墩果酸

（$C_{30}H_{48}O_3$）和熊果酸（$C_{30}H_{48}O_3$）的总量不得少于0.50%。

2.药理作用 木瓜混悬液有保肝作用；新鲜木瓜汁和木瓜煎剂对肠道菌和葡萄球菌有明显的抑菌作用；其提取物对小鼠艾氏腹水癌及腹腔巨噬细胞吞噬功能有抑制作用。

表 11-1 祛风寒湿药功用归纳小结表

药名	共性	个性	
		作用特点	其他功效
独活	祛风湿，止痛	治风湿痹痛主药，善治在下在里之风，尤以下半身寒湿痹痛为宜	解表
威灵仙		其性善走，宣疏五脏，通行十二经络。风湿痹痛无论上下皆可应用，尤宜于风邪偏盛，拘挛掣痛，游走不定者	消骨鲠
川乌		善祛除寒湿、温经止痛，为治寒湿痹痛之佳品，尤宜于寒邪偏盛之痹痛	麻醉止痛
蕲蛇	祛风，通络，止痉	有毒而力较强，为治风湿顽痹的要药	
乌梢蛇		无毒而力较缓	
木瓜	善于舒筋活络，和胃化湿，为治湿痹筋脉拘挛之要药，又善治湿阻中焦之腹痛吐泻转筋。并能消食		

第二节 祛风湿热药

本类药物性味多为辛、苦、寒，入肝、脾、肾经。辛能行散，苦能降泄，寒能清热。具有祛风除湿、通络止痛、清热消肿之功，主要用于风湿热痹，关节红肿热痛等症。经配伍亦可用于风寒湿痹。

秦艽 Qínjiāo 　　　　（《神农本草经》）

本品为龙胆科植物秦艽 *Gentiana macrophylla* Pall.、麻花秦艽 *Gentiana straminea* Maxim.、粗茎秦艽 *Gentiana crassicaulis* Duthie ex Burk. 或小秦艽 *Gentiana dahurica* Fisch. 的干燥根。前三种按性状不同分别习称"秦艽"和"麻花艽"，后一种习称"小秦艽"。春、秋二季采挖，除去泥沙；秦艽及麻花艽晒软，堆置"发汗"至表面呈红黄色或灰黄色时，摊开晒干，或不经"发汗"直接晒干；小秦艽趁鲜时搓去黑皮，晒干。本品气特异，味苦，微涩。以粗大、肉厚、色棕黄、气味浓厚者为佳。切厚片，生用。

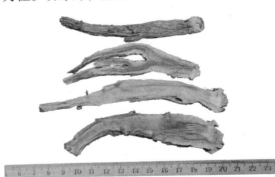

【药性】辛、苦，平。归胃、肝、胆经。

【功效】祛风湿，清湿热，止痹痛，退虚热。

【应用】

1.风湿痹证，筋脉拘挛，骨节酸痛 本品辛散苦泄，质偏润而不燥，为风药中之润剂。"能通关节，流行脉络，治风寒湿痹之要药。"风湿痹痛，筋脉拘挛，骨节酸痛，无问寒热新久均可配伍应用。其性偏寒，兼有清热作用，故对热痹尤为适宜，多配防己、络石藤、忍冬藤等；若配天麻、羌活、川芎等，可治风寒湿痹。

2.中风半身不遂　本品既能祛风邪，又善舒筋络，可用于中风半身不遂、口眼㖞斜、四肢拘急、舌强不语等，单用或配伍均可。若与升麻、葛根、防风等配伍，可治中风口眼㖞斜、言语不利、恶风恶寒者；与当归、熟地黄、白芍等同用，可治血虚中风者。

3.湿热黄疸　本品苦以降泄，能清肝胆湿热而退黄。可单用为末服；亦可与茵陈蒿、栀子、大黄等配伍。

4.骨蒸潮热，小儿疳积发热　本品能退虚热，除骨蒸，为治虚热要药。治骨蒸日晡潮热，常与青蒿、地骨皮、知母等同用，如秦艽鳖甲散（《卫生宝鉴》）；若与人参、鳖甲、柴胡等配伍，可治肺痿骨蒸劳嗽；治小儿疳积发热，多与薄荷、炙甘草相伍。

【用法用量】煎服，3~10g。

【现代研究】

1.化学成分　本品主要含秦艽碱甲、乙、丙，龙胆苦苷，当药苦苷，马钱苷酸等。《中国药典》规定本品含龙胆苦苷（$C_{16}H_{20}O_9$）和马钱苷酸（$C_{16}H_{24}O_{10}$）的总量不得少于2.5%。

2.药理作用　秦艽具有镇静、镇痛、解热、抗炎作用；能抑制反射性肠液的分泌；能明显降低胸腺指数，有抗组胺作用；对病毒、细菌、真菌皆有一定的抑制作用。秦艽碱甲能降低血压、升高血糖；龙胆苦苷能抑制CCl_4所致转氨酶升高，具有抗肝炎作用。

防己 Fángjǐ　　　　（《神农本草经》）

本品为防己科植物粉防己 *Stephania tetrandra* S. Moore 的干燥根。习称"汉防己"。秋季采挖，洗净，除去粗皮，晒至半干，切段，个大者再纵切，干燥。本品气微，味苦。以块大、粗细均匀、质重者为佳。切厚片，生用。

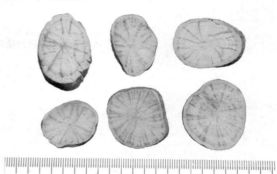

【药性】苦，寒。归膀胱、肺经。

【功效】祛风止痛，利水消肿。

【应用】

1.风湿痹痛　本品辛能行散，苦寒降泄，既能祛风除湿止痛，又能清热。对风湿痹证湿热偏盛，肢体酸重，关节红肿疼痛，及湿热身痛者，尤为要药，常与滑石、薏苡仁、蚕沙等配伍，如宣痹汤（《温病条辨》）；若与麻黄、肉桂、茯苓等同用，亦可用于风寒湿痹，四肢挛急者。

2.水肿，脚气肿痛，小便不利　本品苦寒降泄，能清热利水，"为去下焦血分湿热之要药"。善走下行而泄下焦膀胱湿热，尤宜于下肢水肿，小便不利者。常与黄芪、白术、甘草等配伍，用于风水脉浮，身重汗出恶风者，如防己黄芪汤（《金匮要略》）；若与茯苓、黄芪、桂枝等同用，可治一身悉肿，小便短少者，如防己茯苓汤（《金匮要略》）；与椒目、葶苈子、大黄合用，又治湿热腹胀水肿，即己椒苈黄丸（《金匮要略》）。治脚气足胫肿痛、重着、麻木，可与吴茱萸、槟榔、木瓜等同用；治脚气肿痛，则配木瓜、牛膝、桂枝煎服。

3. 湿疹疮毒 本品苦以燥湿，寒以清热，治湿疹疮毒，可与苦参、金银花等配伍。

此外，本品有降血压作用，可用于高血压病。

【用法用量】煎服，5～10g。

【使用注意】本品苦寒易伤胃气，胃纳不佳及阴虚体弱者慎服。

【现代研究】

1. 化学成分 本品主要含粉防己碱（即汉防己甲素）、防己诺林碱、轮环藤酚碱、氧防己碱、防己斯任碱、小檗胺等。《中国药典》规定本品含粉防己碱（$C_{38}H_{42}N_2O_6$）和防己诺林碱（$C_{37}H_{40}N_2O_6$）的总量不得少于1.6%，饮片不得少于1.4%。

2. 药理作用 本品能明显增加排尿量。总碱及流浸膏或煎剂有镇痛作用。粉防己碱有抗炎作用；对心肌有保护作用，能扩张冠状血管，增加冠脉流量，有显著降压作用，能对抗心律失常；能明显抑制血小板聚集，还能促进纤维蛋白溶解，抑制凝血酶引起的血液凝固过程；对实验性矽肺有预防治疗作用；对子宫收缩有明显的松弛作用；低浓度的粉防己碱可使肠张力增加，节律性收缩加强，高浓度则降低张力减弱节律性收缩；有抗菌和抗阿米巴原虫的作用；可使正常大鼠血糖明显降低，血清胰岛素明显升高；有一定抗肿瘤作用；对免疫有抑制作用；有抗过敏作用。

豨莶草 Xīxiāncǎo （《新修本草》）

本品为菊科植物豨莶 Siegesbeckia orientalis L.、腺梗豨莶 Siegesbeckia pubescens Makino或毛梗豨莶 Siegesbeckia glabrescens Makino的干燥地上部分。夏、秋二季花开前及花期均可采割，除去杂质，晒干。本品气微，味微苦。以茎粗、叶多、花未开放、灰绿色者为佳。切段，生用或黄酒蒸制用。

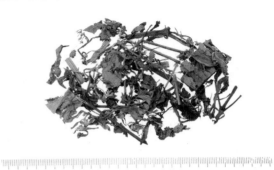

【药性】辛、苦，寒。归肝、肾经。

【功效】祛风湿，利关节，解毒。

【应用】

1. 风湿痹痛，筋骨无力，腰膝酸软，四肢麻木 本品辛散苦燥，能祛筋骨间风湿，通经络，利关节。生用性寒，宜于风湿热痹；酒制后寓补肝肾之功，常用于风湿痹痛，筋骨无力，腰膝酸软，四肢麻痹，可单用为丸服，或与臭梧桐合用。

2. 中风半身不遂 本品味辛能散能行，功能祛风通络，用治中风口眼㖞斜，半身不遂，可与蕲蛇、当归、地龙等同用。

3. 风疹，湿疮，痈肿疮毒 本品辛能散风，生用苦寒，能清热解毒，化湿热。治风疹湿疮，可单用内服或外洗，亦可配刺蒺藜、地肤子、白鲜皮等祛风利湿止痒之品。治疮痈肿毒，红肿热痛者，可配蒲公英、野菊花等清热解毒药；治发背、疔疮，可与小蓟、紫花地丁等同用。

此外，本品能降血压，可治高血压病。

【用法用量】煎服，9～12g。外用适量。治风湿痹痛、半身不遂宜制用，治风疹湿疮、痈肿疮毒宜生用。

【现代研究】

1.化学成分　本品主要含萜类成分：奇壬醇，豨莶精醇，豨莶酸，豨莶糖苷等；还含内酯类、甾醇类等。《中国药典》规定本品含奇壬醇（$C_{20}H_{34}O_4$）不得少于0.050%。

2.药理作用　豨莶草有抗炎和较好的镇痛作用；有降压作用；对细胞免疫、体液免疫及非特异性免疫均有抑制作用；可增强T细胞的增殖功能，促进IL-2的活性，抑制IL-1的活性，可通过调整机体免疫功能，改善局部病理反应而达到抗风湿作用；有扩张血管作用；对血栓形成有明显抑制作用；对金黄色葡萄球菌有较强的抑制作用，对大肠杆菌、绿脓杆菌、宋内痢疾杆菌、伤寒杆菌、白色葡萄球菌、卡他球菌、肠炎杆菌、鼠疟原虫等也有一定抑制作用，对单纯疱疹病毒有中等强度的抑制作用。豨莶苷有兴奋子宫和明显的抗早孕作用。

络石藤 Luòshíténg　　《神农本草经》

本品为夹竹桃科植物络石 *Trachelospermum jasminoides*（Lindl.）Lem. 的干燥带叶藤茎。

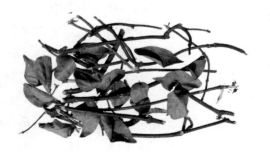

冬季至次春采割，除去杂质，晒干。本品气微，味微苦，以叶多、色绿者为佳。切段，生用。

【药性】苦，微寒。归心、肝、肾经。

【功效】祛风通络，凉血消肿。

【应用】

1.风湿热痹，筋脉拘挛，腰膝酸痛　本品善于祛风通络，味苦燥湿，微寒清热，尤宜于风湿热痹，筋脉拘挛，腰膝酸痛者，每与忍冬藤、秦艽、地龙等配伍；亦可单用酒浸服。

2.喉痹，痈肿　本品入心、肝血分，味苦性微寒，能清热凉血，利咽消肿，故可用于热毒壅盛之喉痹、痈肿。可单用水煎，慢慢含咽，治热毒之咽喉肿痛。与皂角刺、乳香、没药等配伍，可治痈肿疮毒。

3.跌仆损伤　本品能通经络，凉血而消肿止痛。治跌仆损伤，瘀滞肿痛，可与伸筋草、透骨草、红花等同用。

【用法用量】煎服，6～12g。

【现代研究】

1.化学成分　本品主要含牛蒡苷、络石苷等黄酮类成分，还含二苯丁酸内酯类木质素、三萜及紫罗兰酮衍生物等。《中国药典》规定本品含络石苷（$C_{27}H_{34}O_{12}$）不得少于0.45%，饮片不得少于0.40%。

2.药理作用　络石藤甲醇提取物对动物双足浮肿、扭体反应有抑制作用；所含黄酮苷对尿酸合成酶黄嘌呤氧化酶有显著抑制作用而能抗痛风；煎剂对金黄色葡萄球菌、福氏痢疾杆菌及伤寒杆菌有抑制作用；牛蒡苷可引起血管扩张、血压下降，对肠及子宫有抑制作用。

表 11-2 祛风湿热药功用归纳小结表

药名	共性	个性	
		作用特点	其他功效
秦艽	祛风湿，止痹痛善治风湿热痹	质偏润而不燥，风药中之润剂。风湿痹痛，筋脉拘挛，骨节酸痛，无问寒热新久，均可配伍应用	清湿热，退虚热
防己			利水消肿
豨莶草	祛风湿，通络	辛散苦燥，能祛筋骨间风湿，通经络，利关节	利关节，解毒
络石藤		苦燥湿，微寒清热，尤宜风湿热痹，筋脉拘挛、腰膝酸痛者	凉血消肿

第三节 祛风湿强筋骨药

本类药物主入肝、肾经，除祛风湿外，兼有补肝肾、强筋骨作用，主要用于风湿日久，肝肾虚损，腰膝酸软，脚弱无力等。风湿日久，易损肝肾；肝肾虚损，风寒湿邪又易犯腰膝部位，故选用本节药物有扶正祛邪、标本兼顾的意义。亦可用于肾虚腰痛，骨痿，软弱无力者。

五加皮 Wǔjiāpí　　　　（《神农本草经》）

本品为五加科植物细柱五加Acanthopanax gracilistylus W. W. Smith 的干燥根皮。习称"南五加皮"。夏、秋采挖，剥取根皮，晒干。本品气微香，味微辣而苦。以粗长、皮

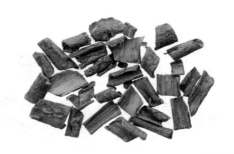

厚、气香、无木心者为佳。切厚片，生用。

【药性】辛、苦，温。归肝、肾经。

【功效】祛风湿，补肝肾，强筋骨，利水消肿。

【应用】

1. 风湿痹病　本品辛能散风，苦能燥湿，温能除寒，且兼补益之功，尤宜于老人及久病体虚者。治风湿痹证，腰膝疼痛，筋脉拘挛，可单用或配当归、牛膝等；亦可与木瓜、松节等同用。

2. 筋骨痿软，小儿行迟，体虚乏力　本品有温补之效，能补肝肾，强筋骨。常用于肝肾不足，筋骨痿软者，常与杜仲、牛膝等配伍；治小儿发育不良，骨软行迟，则与龟甲、牛膝、木瓜等同用。

3. 水肿，脚气肿痛　本品能利水消肿。治水肿，小便不利，每与茯苓皮、大腹皮、生姜皮配伍，如五皮散（《和剂局方》）；若治疗寒湿壅滞之脚气肿痛，可与远志同用。

【用法用量】煎服，5～10g；或酒浸、入丸、散服。

【现代研究】

1. 化学成分　本品主要含苯丙醇苷类成分：紫丁香苷，刺五加苷 B_1，无梗五加苷 $A \sim D$、K_2、K_3；萜类成分：16-羟基-（-）-

贝壳松-19-酸，左旋对映贝壳松烯酸；还含多糖、脂肪酸及挥发油等。

2.药理作用　五加皮有抗炎、镇痛、镇静作用，能提高血清抗体的浓度、促进单核巨噬细胞的吞噬功能，有抗应激作用，能促进核酸的合成、降低血糖，有性激素样作用，并能抗肿瘤、抗诱变、抗溃疡，且有一定的抗排异作用。

桑寄生 Sāngjìshēng　　（《神农本草经》）

本品为桑寄生科植物桑寄生 *Taxillus chinensis*（DC.）Danser 的干燥带叶茎枝。冬季至次春采割，除去粗茎，切段，干燥，或蒸后干燥。本品气微，味涩。以枝细、质嫩、红褐色、叶多者为佳。切厚片，生用。

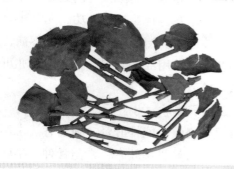

【药性】苦、甘，平。归肝、肾经。

【功效】祛风湿，补肝肾，强筋骨，安胎元。

【应用】

1.风湿痹痛，腰膝酸软，筋骨无力　本品苦燥甘补，既能祛风湿，又长于补肝肾、强筋骨，对痹证日久，损及肝肾，腰膝酸软，筋骨无力者尤宜，常与独活、杜仲、牛膝等同用，如独活寄生汤（《千金要方》）。

2.崩漏经多，妊娠漏血，胎动不安　本品能补肝肾，养血而固冲任，安胎元。治肝肾亏虚，崩漏，月经过多，妊娠下血，胎动不安者，每与阿胶、续断、香附等配伍；或配阿胶、续断、菟丝子，如寿胎丸（《医学衷中参西录》）。

3.头晕目眩　本品能补益肝肾以平肝降压，用于高血压病头晕目眩属肝肾不足者，可与杜仲、牛膝等药物配伍。

【用法用量】煎服，9~15g。

【现代研究】

1.化学成分　本品主要含黄酮类成分：广寄生苷，槲皮素，金丝桃苷，槲皮苷等；挥发油：苯甲酰，苯二烯，芳姜黄烯，桉树脑等。

2.药理作用　桑寄生有降压作用；注射液对冠状血管有扩张作用，并能减慢心率；煎剂或浸剂在体外对脊髓灰质炎病毒和多种肠道病毒均有明显抑制作用，能抑制伤寒杆菌及葡萄球菌的生长；提取物对乙型肝炎病毒表面抗原有抑制活性。

狗脊 gǒujǐ　　　　（《神农本草经》）

本品为蚌壳蕨科植物金毛狗脊 *Cibotium barometz*（L.）J.Sm. 的干燥根茎。秋、冬二季采挖，除去泥沙，干燥；或去硬根、叶柄及金黄色绒毛，切厚片，干燥，为"生狗脊片"；蒸后，晒至六、七成干，切厚片，干燥，为"熟狗脊片"。本品气微，味淡，微

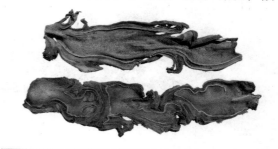

涩。以肥大、质坚实无空心、外表略有金黄色绒毛者为佳。生用或砂烫用。

【药性】苦、甘，温。归肝、肾经。

【功效】祛风湿，补肝肾，强腰膝。

【应用】

1.风湿痹痛　本品苦温能温散风寒湿邪，甘温以补肝肾、强腰膝、坚筋骨，能行能补。对肝肾不足，兼有风寒湿邪之腰痛脊强，不能俯仰者最为适宜。常与杜仲、续断、海风藤等配伍；或与萆薢、菟丝子同用，以治腰痛。

2.腰膝酸软，下肢无力　本品有补肝肾、强腰膝之功，又可用治肝肾虚损，腰膝酸软，下肢无力者，可与杜仲、牛膝、鹿角胶等配伍。

3.肾虚不固，遗尿尿频，带下清稀　本品又有温补固摄作用。治肾虚不固之尿频、遗尿，可与益智仁、补骨脂、杜仲等配伍；若冲任虚寒，带下过多清稀，宜与鹿茸、白蔹、艾叶同用。

此外，狗脊的绒毛有止血作用，外敷可用于金疮出血。

【用法用量】煎服，6～12g。

【使用注意】肾虚有热，小便不利，或短涩黄赤者慎服。

【现代研究】

1.化学成分　本品主要含蕨素，金粉蕨素，金粉蕨素–2'–O–葡萄糖苷，金粉蕨素–2'–O–阿洛糖苷，欧蕨伊鲁苷，原儿茶酸，5–甲糠醛，β–谷甾醇，胡萝卜素等。《中国药典》规定本品饮片含原儿茶酸（$C_7H_6O_4$）不得少于0.020%。

2.药理作用　本品有抗炎、镇痛、增加心肌血流量等作用。其绒毛有较好的止血作用。

表 11–3　祛风湿强筋骨药功用归纳小结表

药名	共性	个性
五加皮	祛风湿，补肝肾，强筋骨	利水消肿
桑寄生		安胎
狗脊		温补固摄。绒毛外用止血

第十二章

化湿药

凡气味芳香，性偏温燥，以化湿运脾为主要功效，常用以治疗湿阻中焦证的药物，称为化湿药。

脾喜燥而恶湿，"土爱暖而喜芳香"。本类药物辛香温燥，主入脾、胃经，芳香之品能醒脾化湿，温燥之药可燥湿健脾。同时，其辛能行气，香能通气，能行中焦之气机，以解除因湿浊引起的脾胃气滞之病机。此外，部分药还兼有解暑、辟秽等作用。

化湿药主要适用于湿浊内阻，脾为湿困，运化失常所致的脘腹痞满、呕吐泛酸、大便溏薄、食少体倦、口甘多涎、舌苔白腻等症。此外，部分药物亦可用于湿温、暑湿证。

使用化湿药，应根据湿困的不同情况及兼证而进行适当的配伍应用。如湿阻气滞，脘腹胀满痞闷者，常与行气药物配伍；如湿阻而偏于寒湿，脘腹冷痛者，可配伍温中祛寒药；如脾虚湿阻，脘痞纳呆，神疲乏力者，常配伍补气健脾药同用；如用于湿温、湿热、暑湿者，常与清热燥湿、解暑、利湿之品同用。

化湿药物气味芳香，多含挥发油，一般以作为散剂服用疗效较好，如入汤剂宜后下，且不应久煎，以免其挥发性有效成分逸失而降低疗效；本类药物多属辛温香燥之品，易于耗气伤阴，故阴虚血燥及气虚者宜慎用。

现代药理研究表明，本类药大多能刺激嗅觉、味觉及胃黏膜，从而促进胃液分泌，兴奋肠管蠕动，使胃肠推进运动加快，以增强食欲，促进消化，排除肠道积气。

广藿香 Guǎnghuòxiāng 　《名医别录》

本品为唇形科植物广藿香 *Pogostemon cablin*（Blanco）Benth 的干燥地上部分。枝叶茂盛时采割，日晒夜闷，反复至干。本品气香特异，味微苦。以叶多、香气浓者为佳。

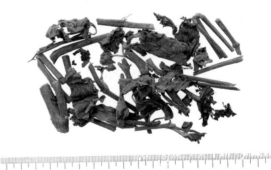

【药性】辛，微温。归脾、胃、肺经。

【功效】芳香化湿，和中止呕，发表解暑。

【应用】

1. 湿浊中阻，脘腹痞闷　本品气味芳香，为芳香化湿浊要药。用治湿浊中阻所致的脘腹痞闷、少食作呕、神疲体倦等症，常与苍术、厚朴等同用，如不换金正气散（《和剂局方》）。

2.呕吐 本品既能芳香化湿浊，又能和中止呕，故以治湿浊中阻所致之呕吐最为捷要。常与半夏、丁香等同用，如藿香半夏汤（《和剂局方》）。若偏湿热者，配黄连、竹茹等；偏寒湿者，配生姜、白豆蔻等药；妊娠呕吐，配砂仁、苏梗等；脾胃虚弱者，配党参、白术等。

3.暑湿表证，湿温初起，发热倦怠，胸闷不舒；寒湿闭暑，腹痛吐泻 本品既能芳香化湿浊，又可发表解暑。治疗暑湿表证，或湿温初起，湿热并重，发热倦怠，胸闷不舒，多与黄芩、滑石、茵陈等同用，如甘露消毒丹（《温热经纬》）。治暑月外感风寒，内伤生冷而致恶寒发热、头痛脘闷、腹痛吐泻的寒湿闭暑证，常配伍紫苏、厚朴、半夏等，如藿香正气散。

【用法用量】煎服，3～10g。

【现代研究】

1.化学成分 本品主要含挥发油约1.5%，油中主要成分为广藿香醇，其他成分有苯甲醛、丁香油酚、桂皮醛等。另有多种其他倍半萜如竹烯等。尚含生物碱类。《中国药典》规定本品含百秋李醇（$C_{15}H_{26}O$）不得少于0.10%。

2.药理作用 本品挥发油能促进胃液分泌，增强消化力，对胃肠有解痉作用。有防腐和抗菌作用，此外，尚有收敛止泻、扩张微血管而略有发汗等作用。

佩兰 Pèilán 　　　　（《神农本草经》）

本品为菊科植物佩兰 *Eupatorium fortunei* Turcz. 的干燥地上部分。夏、秋二季分两次采割，除去杂质，晒干。本品气芳香，味微苦。以叶多、色绿、质嫩、香气浓者为佳。

切段，生用。

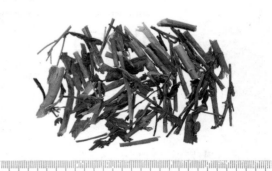

【药性】辛，平。归脾、胃、肺经。

【功效】芳香化湿，醒脾开胃，发表解暑。

【应用】

1.湿浊中阻，脘痞呕恶 本品气味芳香，其化湿和中之功与藿香相似，治湿阻中焦证，常相须为用，并配苍术、厚朴、白豆蔻等，以增强芳香化湿之功。

2.口中甜腻，口臭，多涎 本品性平，芳香化湿浊，醒脾开胃，去陈腐，用治脾经湿热，口中甜腻、多涎、口臭等脾瘅证，可单用煎汤服，如兰草汤（《素问》），或配伍黄芩、白芍、甘草等药。

3.暑湿表证，湿温初起，发热倦怠，胸闷不舒 本品既能化湿，又能解暑，治暑湿表证，常与藿香、荷叶、青蒿等同用；若湿温初起，可与滑石、薏苡仁、藿香等同用。

【用法用量】煎服，3～10g。

【现代研究】

1.化学成分 全草含挥发油0.5%～2%。油中含聚伞花素（对异丙基甲苯）、乙酸橙花醇酯、叶含香豆精、邻香豆酸、麝香草氢醌。其他尚含有三萜类化合物。《中国药典》规定本品含挥发油不得少于0.30%（mL/g），饮片不得少于0.25%（mL/g）。

2.药理作用 佩兰水煎剂，对白喉杆

菌、金黄色葡萄球菌、八叠球菌、变形杆菌、伤寒杆菌有抑制作用。其挥发油及油中所含的伞花烃、乙酸橙花酯对流感病毒有直接抑制作用。佩兰挥发油及其有效单体对伞花烃灌胃具有明显祛痰作用。

苍术 Cāngzhú （《神农本草经》）

本品为菊科多年生草本植物茅苍术 *Atractylodes lancea*（Thunb.）DC. 或北苍术 *Atractylodes chinensis*（DC.）Koidz. 的干燥根茎。春、秋二季采挖，除去泥沙，晒干，撞去须根。茅苍术气香特异，味微甘、辛、苦；北苍术香气较淡，味辛、苦。以切面朱砂点多、香气浓者为佳。生用或麸炒用。

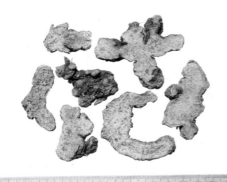

【药性】辛，苦，温。归脾、胃、肝经。

【功效】燥湿健脾，祛风散寒，明目。

【应用】

1.湿阻中焦，脘腹胀满，泄泻，水肿 本品苦温燥湿以祛湿浊，辛香健脾以和脾胃。对湿阻中焦、脾失健运而致脘腹胀闷、呕恶食少、吐泻乏力、舌苔白腻等症，最为适宜，常与厚朴、陈皮等配伍，如平胃散（《和剂局方》）。若与茯苓、泽泻、猪苓等利水渗湿药同用，可治疗脾虚湿聚，水湿内停的痰饮、泄泻或外溢的水肿者，如胃苓汤（《证治准绳》）。

2.风湿痹痛，脚气痿躄 本品辛散苦燥，长于祛湿，故痹证湿胜者尤宜，可与薏苡仁、独活等祛风湿药同用，如薏苡仁汤（《类证治裁》）。若配石膏、知母等药，可治湿热痹痛，如白虎加苍术汤（《普济本事方》）。用于湿热下注，脚气肿痛，痿软无力，常与黄柏、薏苡仁、牛膝配伍合用，即四妙散（《成方便读》）。若与龙胆草、黄芩、栀子等药同用，可治湿热带下、湿疮、湿疹等。

3.风寒感冒 本品辛香燥烈，能开肌腠而发汗，祛肌表之风寒表邪，又因其长于胜湿，故以风寒表证夹湿者最为适宜，常与羌活、白芷、防风等同用，如神术散（《和剂局方》）。

4.夜盲，眼目昏涩 本品尚能明目，用于夜盲症，眼目昏涩。可单用，或与羊肝、猪肝蒸煮同食。

【用法用量】煎服，3～9g。

【现代研究】

1.化学成分 本品主要含挥发油，油中主含苍术醇（系 β-桉油醇和茅术醇的混合结晶物）。其他尚含少量苍术酮、维生素A样物质、维生素B及菊糖。《中国药典》规定本品含苍术素（$C_{13}H_{10}O$）不得少于0.30%，麸炒苍术不得少于0.20%。

2.药理作用 其挥发油有明显的抗副交感神经介质乙酰胆碱引起的肠痉挛；对交感神经介质肾上腺素引起的肠肌松弛，苍术制剂能促进肾上腺抑制作用的振幅恢复。苍术醇有促进胃肠运动作用，对胃平滑肌也有微弱收缩作用。苍术挥发油对中枢神经系统，小剂量是镇静作用，同时使脊髓反射亢进；

大剂量则呈抑制作用。苍术煎剂有降血糖作用，同时具排钠、排钾作用；其维生素A样物质可治疗夜盲及角膜软化症。

厚朴 Hòupò （《神农本草经》）

本品为木兰科植物厚朴 *Magnolia officinalis* Rehd. et Wils. 或凹叶厚朴 *Magnolia officinalis* Rehd. et Wils. Var. *biloba* Rehd. et Wils. 的干燥干皮、根皮及枝皮。4～6月剥取，根皮及枝皮直接阴干，干皮置沸水中微煮后，堆置阴湿处，"发汗"至内表面变紫褐色或棕褐色时，蒸软，取出，卷成筒状，干燥。本品气香，味辛辣、微苦。以皮厚、油性足、断面紫棕色、有小亮星、气味浓厚者为佳。切丝，生用或姜汁炙用。

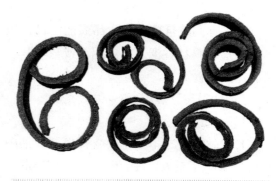

【药性】苦、辛，温。归脾、胃、肺、大肠经。

【功效】燥湿，行气，消积，消痰平喘。

【应用】

1. 湿滞伤中，脘痞吐泻　本品苦燥辛散，既能燥湿，又能下气除胀满，为消除胀满的要药。治疗湿阻中焦，脘腹痞满，呕吐泄泻，常与苍术、陈皮等同用，如平胃散（《和剂局方》）。

2. 食积气滞，腹胀便秘　本品可行气宽中，消积导滞。治疗积滞便秘，常与大黄、枳实同用，如厚朴三物汤（《金匮要略》）。若配大黄、芒硝、枳实，以达峻下热结，消积导滞之效，常用于热结便秘者，如大承气汤（《伤寒论》）。

3. 痰饮喘咳　本品能燥湿消痰，下气平喘。与紫苏子、陈皮、半夏等同用，治疗痰饮阻肺，肺气不降，咳喘胸闷者，如苏子降气汤（《和剂局方》）。若与麻黄、石膏、杏仁等同用，用于寒饮化热，胸闷气喘，喉间痰声辘辘，烦躁不安者，如厚朴麻黄汤（《金匮要略》）。若与桂枝、杏仁等同用，可治疗宿有喘病，因外感风寒而发者，如桂枝加厚朴杏子汤（《伤寒论》）。

此外，七情郁结，痰气互阻，咽中如有物阻，咽之不下，吐之不出的梅核气证，亦可取本品燥湿消痰、下气宽中之效，配伍半夏、茯苓、苏叶、生姜等药，如半夏厚朴汤（《金匮要略》）。

【用法用量】煎服，3～10g。

【使用注意】本品辛苦温燥湿，易耗气伤津，故气虚津亏者及孕妇当慎用。

【现代研究】

1. 化学成分　本品主要含挥发油约1%，油中主要含β-桉油醇和厚朴酚。此外，还含有少量的木兰箭毒碱、厚朴碱及鞣质等。《中国药典》规定本品含厚朴酚（$C_{18}H_{18}O_2$）与和厚朴酚（$C_{18}H_{18}O_2$）的总量不得少于2.0%，姜厚朴不得少于1.6%。

2. 药理作用　厚朴煎剂对肺炎球菌、白喉杆菌、溶血性链球菌、枯草球菌、志贺及施氏痢疾杆菌、金黄色葡萄球菌、炭疽杆菌及若干皮肤真菌均有抑制作用。厚朴碱、异厚朴酚有明显的中枢性肌肉松弛作用。厚朴碱、木兰箭毒碱能松弛横纹肌。对肠管，小剂量出现兴奋，大剂量则为抑制。厚朴酚对实验性胃溃疡有防治作用。厚朴有降压作用，降压时反射性地引起呼吸兴奋，心率增加。

附药：厚朴花 Hòupòhuā

本品为木兰科植物厚朴 *Magnolia officinalis* Rehd. et Wils. 或凹叶厚朴 *Magnolia officinalis* Rehd. et Wils. Var. *biloba* Rehd. et Wils. 的干燥花蕾。性味苦，微温；归脾、胃经。功能芳香化湿，理气宽中。适用于脾胃湿阻气滞，胸脘痞闷胀满，纳谷不香。煎服，3~9g。

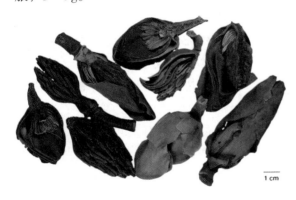

砂仁 Shārén　　　　　　（《药性论》）

本品为姜科植物阳春砂 *Amomum villosum* Lour.、绿壳砂 *Amomum villosum* Lour. Var. *xanthioides* T. L. Wu et Senjen 或海南砂 *Amomum longiligulare* T. L. Wu 的干燥成熟果实。夏、秋二季果实成熟时采收，晒干或低温干燥。阳春砂、绿壳砂气芳香而浓烈，味辛凉、微苦；海南砂气味稍淡。以色棕褐、仁饱满、气味浓者为佳。生用，用时打碎。

【药性】辛，温。归脾、胃、肾经。

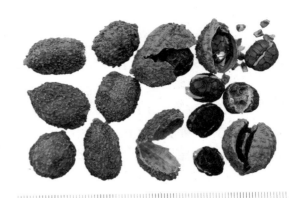

【功效】化湿开胃，温中止泻，理气安胎。

【应用】

1. 湿浊中阻，脘痞不饥　本品辛散温通，气味芳香，其化湿醒脾开胃、行气温中之效均佳，古人谓其"为醒脾调胃要药"。故凡湿阻或气滞所致之脘腹胀痛等脾胃不和诸证常用，尤其是寒湿气滞者最为适宜，常与厚朴、陈皮、枳实等同用。若与木香、枳实同用，治疗脾胃气滞者，如香砂枳术丸（《景岳全书》）；若配健脾益气之党参、白术、茯苓等，可用于脾胃气虚、痰阻气滞之证，如香砂六君子汤（《和剂局方》）。

2. 脾胃虚寒，呕吐泄泻　本品善于温中暖胃以达止呕止泻之功，但其重在温脾。治疗脾胃虚寒，呕吐泄泻，可单用研末吞服，或与干姜、附子等药同用。

3. 妊娠恶阻，胎动不安　本品能行气和中而止呕安胎。若妊娠呕逆不能食，可单用，如缩砂散（《济生方》），或与紫苏梗、白术等配伍同用；若与人参、白术、熟地黄等配伍，以益气养血安胎，可用于气血不足、胎动不安者，如泰山磐石散（《古今医统》）。

【用法用量】煎服，3~6g，后下。

【使用注意】阴虚血燥者慎用。

【现代研究】

1. 化学成分　阳春砂含挥发油，油中主要成分为右旋樟脑、龙脑、乙酸龙脑酯、柠檬烯、橙花叔醇等，并含皂苷。缩砂含挥发油，油中主要成分为樟脑、一种萜烯等。《中国药典》规定阳春砂、绿壳砂种子团含挥发油不得少于3.0%（mL/g），海南砂种子团含挥发油不得少于1.0%（mL/g）；本品含乙酸龙脑酯（$C_{12}H_{20}O_2$）不得少于0.90%。

2. 药理作用　本品煎剂可增强胃的功能，促进消化液的分泌，可增进肠道运动，排出消化管内的积气。可起到帮助消化的作用，消除肠胀气症状。砂仁能明显抑制因ADP所致家兔血小板聚集，对花生四烯酸诱发的小鼠急性死亡有明显保护作用，同时有明显的对抗由胶原和肾上腺素所诱发的小鼠急性死亡作用。

附药：砂仁壳　Shārénké

本品为姜科植物阳春砂 *Amomum villosum* Lour.、绿壳砂 *Amomum villosum* Lour. Var. *xanthioides* T.L.Wu et Senjen 或海南砂 *Amomum longiligulare* T.L.Wu 的果壳。性味、功效与砂仁相似，而温性略减，药力薄弱，适用于脾胃湿阻气滞，脘腹胀痛，呕恶食少等症。煎服，3～6g。

豆蔻　Dòukòu　　　　（《名医别录》）

本品为姜科草本植物白豆蔻 *Amomum kravanh* Pierre ex Gagnep. 或爪哇白豆蔻 *Amomum compactum* Soland ex Maton 的干燥成熟果实。又名白豆蔻。按产地不同分为"原豆蔻"和"印尼白蔻"。秋季果实由绿色转成黄绿色时采收，晒干。原豆蔻气芳香，味辛凉略似樟脑；印尼白蔻气味较弱。以个大、饱满、果壳完整、气味浓者为佳。生用，用时捣碎。

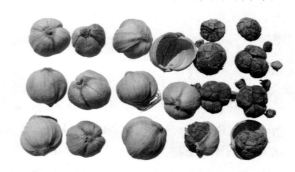

【药性】辛，温。归肺、脾、胃经。

【功效】化湿行气，温中止呕，开胃消食。

【应用】

1. 湿浊中阻，不思饮食，胸腹胀痛，食积不消　本品既可化湿行气，又能开胃消食。治疗湿阻中焦，脘腹痞满，不思饮食，常与藿香、佩兰、陈皮等同用；若与黄芪、白术、人参等同用，可用于脾虚湿阻气滞之胸腹虚胀、食少无力者，如白豆蔻丸（《太平圣惠方》）。治疗脾胃气滞，食积不消，胸腹胀痛，可与陈皮、枳实、木香等药配伍。

2. 湿温初起，胸闷不饥　本品辛散入肺而宣化湿邪，故常用于湿温初起，胸闷不饥。若湿邪偏重者，每与薏苡仁、苦杏仁等同用，如三仁汤（《温病条辨》）；若热重于湿者，又常与黄芩、滑石等配伍，如黄芩滑石汤（《温病条辨》）。

3. 寒湿呕逆　本品能行气宽中，温胃止呕，尤以胃寒湿阻气滞之呕吐最为适宜。可单用为末服，或配藿香、半夏等药，如白豆蔻汤（《沈氏尊生方》）。若与砂仁、甘草等药研细末服，用于小儿胃寒，吐乳不食者。

【用法用量】煎服，3～6g，后下。

【使用注意】阴虚血燥者慎用。

【现代研究】

1.化学成分 本品主要含挥发油，主要成分为1，4桉叶素、α-樟脑、律草烯及其环氧化物。《中国药典》规定原豆蔻仁含挥发油不得少于5.0%(mL/g)，印尼豆蔻仁不得少于4.0%(mL/g)；本品豆蔻仁含桉油精（$C_{10}H_{18}O$）不得少于3.0%。

2.药理作用 能促进胃液分泌，增进胃肠蠕动，制止肠内异常发酵，祛除胃肠积气，故有芳香健胃作用，并能止呕。挥发油对豚鼠实验性结核，能增强小剂量链霉素作用。

附药：豆蔻壳 Dòukòuké

本品为姜科草本植物白豆蔻 *Amomum kravanh* Pierre ex Gagnep.或爪哇白豆蔻 *Amomum compactum* Soland ex Maton 的果壳。性味、功效与豆蔻相似，但温性不强，力亦较弱。适用于脾胃湿阻气滞所致的脘腹痞闷、食欲不振、呕吐等。煎服，3～6g。

草果 Cǎoguǒ　　　　　　（《饮膳正要》）

本品为姜科植物草果 *Amomum tsao-ko* Crevost et Lemaire 的干燥成熟果实。秋季果实成熟时采收，除去杂质，晒干或低温干燥。本品有特异香气，味辛，微苦。以个大、饱满、色红棕、气味浓者为佳。清炒去壳取仁用，或姜汁炙用，用时捣碎。

【药性】辛，温。归脾、胃经。

【功效】燥湿温中，截疟除痰。

【应用】

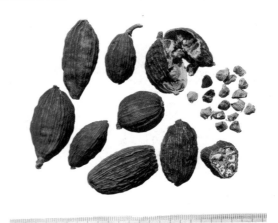

1.寒湿内阻，脘腹胀痛，痞满呕吐 本品辛温燥烈，气浓味厚，其燥湿、温中之力较强，故多用于寒湿偏盛之脘腹痞满胀痛，呕吐泄泻，舌苔浊腻，常与吴茱萸、干姜、砂仁等药同用。

2.疟疾寒热，瘟疫发热 本品芳香辟浊，温脾燥湿，除痰截疟。治疗疟疾寒热往来，可与常山、知母、槟榔等同用，如草果饮（《慈幼新书》）。治疗瘟疫发热，可与青蒿、黄芩、贯众等配伍。

【用法用量】煎服，3～6g。

【使用注意】阴虚血燥者慎用。

【现代研究】

1.化学成分 本品主要含挥发油，油中含 α-蒎烯和 β-蒎烯、1,8-桉油素、对-聚伞花素等。此外含淀粉、油脂及多种微量元素。《中国药典》规定本品种子团含挥发油不得少于1.4%(mL/g)，炒草果仁不得少于1.0%(mL/g)，姜草果仁不得少于0.7%(mL/g)。

2.药理作用 本品所含的 α-蒎烯和 β-蒎烯有镇咳祛痰作用。1,8-桉油素有镇痛、解热、平喘等作用。β-蒎烯有较强的抗炎作用，并有抗真菌作用。大鼠口服香叶醇能抑制胃肠运动，小量口服有轻度利尿作用。

表 12　化湿药功用归纳小结表

药名	共性	个性	
		作用特点	其他功效
藿香	芳香化湿，发表解暑	微温化湿不燥热，辛散发表不峻烈，其解表之力较佩兰为强	止呕
佩兰		发表之力不如藿香，以化内湿、辟秽浊、祛陈腐、醒脾开胃为长，善治脾瘅证	
苍术	辛苦温燥，燥湿运脾	温燥之性较强，为燥湿健脾之要药。凡痰饮、水肿、带下等脾湿偏盛者均宜	祛风散寒，明目
厚朴		又能下气、消积、除满，凡湿阻、食积、气滞而致脾胃不和，脘腹胀满者均可使用，为消除胀满的要药	消痰平喘
砂仁	化湿行气开胃，温中止呕	作用偏于中、下二焦，善理脾胃气滞，长于温脾止泻	理气安胎
豆蔻（白豆蔻）		作用偏于中、上二焦，善理脾肺气滞，长于温胃止呕	消食
草果		燥湿温中散寒，除痰截疟	

第十三章

利水渗湿药

凡以通利水道，渗泄水湿为主要功效，常用以治疗水湿内停病证的药物，称为利水渗湿药。

利水渗湿药味多甘淡，主归膀胱、小肠经，作用趋向偏于下行，淡能渗利，苦能降泄。本类药物具有通利小便、渗利水湿、利水消肿的功效，部分药物性寒，兼有清利湿热、利尿通淋、利胆退黄和解毒消疮等作用。

利水渗湿药主要用于小便不利、水肿、泄泻、痰饮、淋证、黄疸、湿疮、带下、湿温等水湿所致的各种病证。

应用利水渗湿药，须视不同病证，选用有关药物，做适当配伍。如水肿骤起有表证者，配宣肺解表药；水肿日久，脾肾阳虚者，配温补脾肾药；湿热合邪者，配清热药；寒湿相并者，配温里祛寒药；热伤血络而尿血者，配凉血止血药；至于泄泻、痰饮、湿温、黄疸等，则常与健脾、芳香化湿，或清热燥湿等药物配伍。此外，气行则水行，气滞则水停，故利水渗湿药还常与行气药配伍使用，以提高疗效。

利水渗湿药易耗伤津液，对阴亏津少、肾虚遗精遗尿者，宜慎用。对脾虚的水肿，应以健脾为主，不宜片面强调利水。有些药有较强的滑利作用，故孕妇当慎用。

根据药物作用特点及临床应用不同，利水渗湿药分为利水消肿药、利尿通淋药和利湿退黄药三类。

现代药理研究证明，利水渗湿药大多具有不同程度的利尿、抗病原体、利胆、保肝、降压、抗肿瘤等作用。部分药物还有降血糖、降血脂及调节免疫功能的作用。

第一节　利水消肿药

本类药物性味甘、淡、平或微寒，淡能渗泄水湿，服药后能使小便畅利，水肿消退，故具有利水消肿作用。用于水湿内停之水肿、小便不利，以及泄泻、痰饮等证。临证时则宜根据不同病证之病因病机，选择适当配伍。

茯苓 Fúlíng 　　　　　　　（《神农本草经》）

本品为多孔菌科真菌茯苓 *Poria cocos* (Schw.) Wolf 的干燥菌核。多于 7～9 月采挖。挖出后除去泥沙，堆置"发汗"后，摊开晾至表面干燥，再"发汗"，反复数次至现皱纹、内部水分大部散失后，阴干，称为"茯苓个"。取之浸润后稍蒸，及时切片，晒干；或将鲜茯苓按不同部位切制，阴干。本品气微，味淡。以切面白色细腻、黏牙力强者为佳。生用。

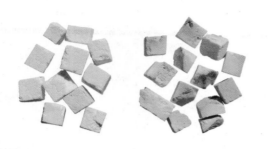

【药性】甘、淡，平。归心、肺、脾、肾经。

【功效】利水渗湿，健脾，宁心安神。

【应用】

1. 水肿尿少，痰饮眩悸　本品味甘、淡，甘能补中，淡能渗利，善于利水，为利水渗湿要药。其药性平和，补而不峻，利而不猛，可用治寒热虚实多种水肿、小便不利。又因其能健脾渗湿，使湿无所聚，痰无由生，为治痰之要药，常用于痰饮目眩、心悸怔忡等。配以桂枝、白术、甘草同用，如苓桂术甘汤（《金匮要略》）。

2. 脾虚食少，便溏泄泻　本品味甘，入脾经，能健脾补中，渗湿而止泻，使中焦清升浊降，故常用于脾虚湿盛之食少体倦、便溏泄泻。常与人参、白术、甘草配伍，如四君子汤（《和剂局方》）。

3. 心神不安，惊悸失眠　本品入心、脾二经，能补脾而助气血生化之源，使心有所养，又具有宁心安神之功效，临床多用于惊悸失眠，对心脾亏虚所致的心神不安尤为适宜。多与黄芪、当归、远志同用，如归脾汤（《济生方》）。

【用法用量】煎服，10～15g。

【现代研究】

1. 化学成分　本品主要含多糖，以β-茯苓聚糖含量最高；三萜类成分：茯苓酸，块苓酸，齿孔酸等；甾醇类成分：麦角甾醇等；还含蛋白质、脂肪、卵磷脂、腺嘌呤等。

2. 药理作用　茯苓煎剂、糖浆剂、醇提取物、乙醚提取物，分别具有利尿、镇静、抗肿瘤、抗菌、降血糖、增加心肌收缩力的作用。茯苓多糖有增强免疫功能的作用。茯苓有护肝作用，能降低胃液分泌、对胃溃疡有抑制作用。

附药：茯苓皮、茯神

1. 茯苓皮 Fúlíngpí

本品为多孔菌科真菌茯苓 *Poria cocos*（Schw.）Wolf菌核的干燥外皮。性味甘、淡，平。归肺、脾、肾经。功能利水消肿。适用于水肿、小便不利。煎服，15～30g。

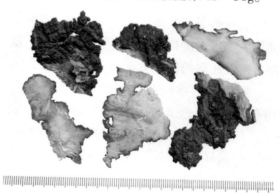

2. 茯神 Fúshén

本品为多孔菌科真菌茯苓 *Poria cocos*

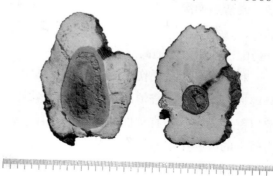

（Schw.）Wolf干燥菌核中间带有松根的部分。性味甘、淡、平。归心、脾经。功能宁心安神。适用于惊悸、怔忡、健忘失眠。煎服，9～15g。

薏苡仁 Yìyǐrén　　　（《神农本草经》）

本品为禾本科植物薏苡 *Coix lacryma-jobi* L. var. *mayuen*（Roman.）Stapf的干燥成熟种仁。秋季果实成熟时采割植株，晒干，打下果实，再晒干，除去外壳、黄褐色种皮和杂质，收集种仁。本品气微，味微甜。以粒大、饱满、色白者为佳。生用或炒用。

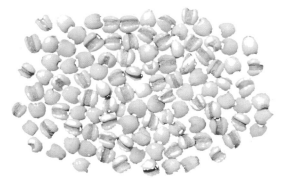

【药性】甘、淡，凉。归脾、胃、肺经。

【功效】利水渗湿，健脾止泻，除痹，排脓，解毒散结。

【应用】

1.水肿，脚气，小便不利　本品淡渗利湿，甘以益脾，健脾利湿为其所长。对于脾虚湿滞者尤为适用。故常用治脾虚湿盛之水肿腹胀，脚气浮肿，小便不利。

2.脾虚泄泻　本品能渗除脾湿，健脾止泻，尤宜治脾虚湿盛之泄泻，常与人参、茯苓、白术等合用，如参苓白术散（《和剂局方》）。

3.湿痹拘挛　本品渗湿除痹，能舒筋脉，缓和拘挛。常用治湿痹而筋脉挛急疼痛者，与独活、防风、苍术同用，如薏苡仁汤（《类证治裁》）。

4.肺痈，肠痈，赘疣，癌肿　本品清肺肠之热，排脓消痈。治疗肺痈胸痛，咳吐脓痰，常与苇茎、冬瓜仁、桃仁等同用，如苇茎汤（《千金要方》）；治肠痈，可与附子、败酱草、牡丹皮合用，如薏苡附子败酱散（《金匮要略》）。又能解毒散结，"破毒肿"（《药性论》），可用于赘疣，癌肿等。

【用法用量】煎服，9～30g。

【使用注意】孕妇慎用。

【现代研究】

1.化学成分　本品主要含脂类成分：甘油三油酸酯，α－单油酸甘油酯，α－单亚麻酯等；甾醇类成分：顺、反阿魏酰豆甾醇，顺、反阿魏酰菜油甾醇等；苯并噁酮类成分：薏苡素等；还含葡聚糖和酸性多糖、薏苡多糖等。《中国药典》规定本品含甘油三油酸酯（$C_{57}H_{104}O_6$）不得少于0.50%，麸炒薏苡不得少于0.40%。

2.药理作用　本品具有调节胃肠道、抗肿瘤、降糖、镇痛、调节免疫等作用。

猪苓 Zhūlíng　　　（《神农本草经》）

本品为多孔菌科真菌猪苓 *Polyporus umbellatus*（Pers.）Fries的干燥菌核。春、秋二季采挖，除去泥沙，干燥。切厚片。本品气微，味淡。以外皮色黑、切面色白者为佳。生用。

【药性】甘、淡，平。归肾、膀胱经。

【功效】利水渗湿。

【应用】小便不利，水肿，泄泻，淋

浊，带下　本品甘淡渗泄，利水作用较强，用于水湿停滞的各种水肿，单味应用即可取效。治疗水湿内停所致之水肿、小便不利，常与泽泻、茯苓、白术等同用，如四苓散（《明医指掌》）；治肠胃寒湿，濡泻无度，常与肉豆蔻、黄柏同用，如猪苓丸（《圣济总录》）。本品入肾、膀胱经，善通利水道，配生地黄、滑石、木通等，治热淋，小便不通，淋沥涩痛，如十味导赤汤（《医宗金鉴》）。治湿毒带下，与茯苓、泽泻合用，如止带方（《世补斋不谢方》）

【用法用量】煎服，6～12g。

【现代研究】

1.化学成分　本品主要含多糖：猪苓葡聚糖Ⅰ，猪苓多糖等；甾醇类成分：麦角甾醇等；还含有机酸、蛋白质等。《中国药典》规定本品含麦角甾醇（$C_{28}H_{44}O$）不得少于0.070%，饮片不得少于0.050%。

2.药理作用　本品具有利尿作用。其利尿机制是抑制肾小管对水及电解质的重吸收所致。猪苓多糖有抗肿瘤、防治肝炎的作用。猪苓水及醇提取物分别有促进免疫、抗诱变及促进毛发再生长的作用。

泽泻 Zéxiè　　　　　（《神农本草经》）

本品为泽泻科植物泽泻Alisma orientale

（Sam.）Juzep.的干燥块茎。冬季茎叶开始枯萎时采挖，洗净，干燥，除去须根及粗皮，切厚片。本品气微，味微苦。以切面色黄白、粉性足者为佳。生用或盐水炙用。

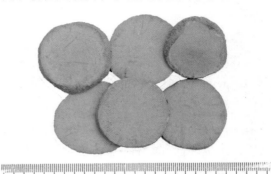

【药性】甘、淡，寒。归肾、膀胱经。

【功效】利水渗湿，泄热，化浊降脂。

【应用】

1.小便不利，水肿，泄泻，痰饮眩晕　本品淡渗，其利水作用较强，治疗水湿停蓄之小便不利，水肿，常和茯苓、猪苓、桂枝配用，如五苓散（《伤寒论》）；泽泻能利小便而实大便，治脾胃伤冷，水谷不分，泄泻不止，与厚朴、苍术、陈皮配用，如胃苓汤（《丹溪心法》）；本品泻水湿，行痰饮，常治痰饮停聚、清阳不升之头目昏眩，配白术同用，如泽泻汤（《金匮要略》）。

2.热淋涩痛，遗精　本品性寒，既能清膀胱之热，又能泄肾经之虚火，下焦湿热者尤为适宜。故用治湿热蕴结之热淋涩痛，常与木通、车前子等药同用；对肾阴不足，相火偏亢之遗精、潮热，则与熟地黄、山茱萸、牡丹皮同用，如六味地黄丸（《小儿药证直诀》）。

3.高脂血症　本品渗湿行痰，可化浊降脂，常用于治高脂血症。

【用法用量】煎服，6～10g。

【现代研究】

1. 化学成分　本品主要含四环三萜酮醇类成分：泽泻醇 A、B、C，泽泻醇 A 乙酸酯，泽泻醇 B 单乙酸酯，泽泻醇 C 乙酸酯，23- 乙酰泽泻醇 B，表泽泻醇 A，泽泻薁醇等。《中国药典》规定本品含 23- 乙酰泽泻醇 B（$C_{32}H_{50}C_5$）不得少于 0.050%，盐泽泻不得少于 0.040%。

2. 药理作用　本品有利尿作用，能增加尿量，增加尿素与氯化物的排泄，对肾炎患者利尿作用更为明显。有降压、降血糖作用，还有抗脂肪肝作用。对金黄色葡萄球菌、肺炎双球菌、结核杆菌有抑制作用。

赤小豆 Chìxiǎodòu　　　（《神农本草经》）

本品为豆科植物赤小豆 Vigna umbellate Ohwi et Ohashi 或赤豆 Vigna angularis Ohwi et Ohashi 的干燥成熟种子。秋季果实成熟而未开裂时拔取全株，晒干，打下种子，除去杂质，再晒干。本品气微，味微甘。以饱满、色紫红者为佳。生用。

【药性】甘、酸，平。归心、小肠经。

【功效】利水消肿，解毒排脓。

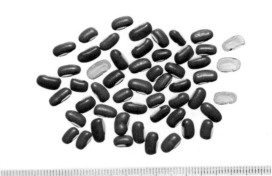

【应用】

1. 水肿胀满，脚气浮肿，黄疸尿赤，风湿热痹　本品性平偏凉，能通利水道，使水湿下泄，而收利水消肿、利湿退黄之效，可用于水肿胀满，脚气浮肿，黄疸尿赤。本品与桑根白皮煮食之，治湿气痹肿，亦常用于风湿热痹。

2. 痈肿疮毒，肠痈腹痛　本品尚能解热毒，排痈脓，多治痈肿疮毒，肠痈腹痛。

【用法用量】煎服，9 ~ 30g。外用适量，研末调敷。

【现代研究】

1. 化学成分　本品主要含三萜皂苷成分：赤豆皂苷 I、II、III、IV、V、VI，还含糖类，蛋白质等。

2. 药理作用　本品具有抑菌，利尿作用。

表 13-1　利水消肿药功用归纳小结

药名	共性	个性	
		作用特点	其他功效
茯苓	利水渗湿，健脾	性平，可用治寒热虚实多种水肿、小便不利	宁心安神
薏苡仁		性寒，健脾利湿为其所长。对于脾虚湿滞者尤为适用	清热，排脓消痈，又擅除痹
猪苓	利水渗湿，利水作用较强	性平，甘淡渗泄，治肠胃寒湿，濡泻无度，带下。善通利水道，而治淋浊	
泽泻		性寒，既能清膀胱之热，又能泄肾经之虚火，下焦湿热者尤为适宜。善泻水湿，行痰饮，化浊常治痰饮	化浊降脂
赤小豆		性平偏凉，利水消肿，解毒排脓	

第二节　利尿通淋药

本类药物性味多苦寒，或甘淡而寒。苦能降泄，寒能清热，走下焦，尤能清利下焦湿热，以利尿通淋为主要作用，主要用于小便短赤，热淋，血淋，石淋及膏淋等证。

车前子 Chēqiánzǐ　　　（《神农本草经》）

本品为车前科植物车前 *Plantago asiatica* L. 或平车前 *Plantago depressa* Willd. 的干燥成熟种子。夏、秋二季种子成熟时采收果穗，晒干，搓出种子，除去杂质。本品气微，味淡。以粒大、饱满、色黑者为佳。生用或盐水炙用。

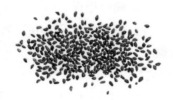

【药性】甘，寒。归肝、肾、肺、小肠经。

【功效】清热利尿通淋，渗湿止泻，明目，祛痰。

【应用】

1. 热淋涩痛，水肿胀满　本品甘寒滑利，善于通利水道，清膀胱之热。治疗湿热下注于膀胱而致小便淋沥涩痛者，常与木通、滑石、瞿麦等同用，如八正散（《和剂局方》）；对水湿停滞之水肿、小便不利，可与猪苓、茯苓、泽泻等同用；若病久肾虚，腰重脚肿，可与牛膝、熟地黄、山茱萸等同

用，如济生肾气丸（《济生方》）。

2. 暑湿泄泻　本品能利水湿，分清浊而止泻，即"利小便以实大便"，尤宜于大便水泻、小便不利者，可单用本品研末，米饮送服；若暑湿泄泻，可与香薷、茯苓、猪苓等同用，如车前子散（《杨氏家藏方》）；若脾虚湿胜之泄泻，可与白术、薏苡仁等同用。

3. 目赤肿痛　车前子善于清肝热而明目，治目赤涩痛，多与菊花、决明子等同用。

4. 痰热咳嗽　本品入肺经，能清肺化痰止咳。治肺热咳嗽痰多，多与瓜蒌、浙贝母、枇杷叶等清肺化痰药同用。

【用法用量】煎服，9～15g，宜包煎。

【使用注意】肾虚精滑者及孕妇慎用。

【现代研究】

1. 化学成分　本品主要含环烯醚萜类成分：桃叶珊瑚苷，京尼平苷酸，都桷子苷酸等，还含毛蕊花糖苷，消旋－车前子苷，车前子酸，琥珀酸，车前黏多糖 A 及甾醇等。《中国药典》规定本品含京尼平苷酸（$C_{16}H_{22}O_{10}$）不得少于 0.50%，毛蕊花糖苷（$C_{29}H_{36}O_{15}$）不得少于 0.40%；盐车前子含京尼平苷酸（$C_{16}H_{22}O_{10}$）不得少于 0.40%，毛蕊花糖苷（$C_{29}H_{36}O_{15}$）不得少于 0.30%。

2. 药理作用　本品有显著利尿作用，还能促进呼吸道黏液分泌，稀释痰液，故有祛痰作用。对各种杆菌和葡萄球菌均有抑制作用。车前子提取液有预防肾结石形成的作用。

附药：**车前草** Chēqiáncǎo

本品为车前科植物车前 *Plantago asiatica* L. 或平车前 *Plantago depressa* Willd. 的干燥全草。性味甘，寒。归肝、肾、肺、小肠经。功能清热利尿通淋，祛痰，凉血，解毒。适

用于热淋涩痛，水肿尿少，暑湿泄泻，痰热咳嗽，吐血衄血，痈肿疮毒。用量9～30g。

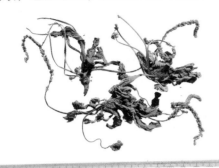

滑石 Huáshí　　　　　　（《神农本草经》）

本品为硅酸盐类矿物滑石族滑石，主含含水硅酸镁［$Mg_3(Si_4O_{10})(OH)_2$］。采挖后，除去泥沙及杂石。粉碎或水飞成细粉。本品气微，味淡。以色白、滑润者为佳。生用。

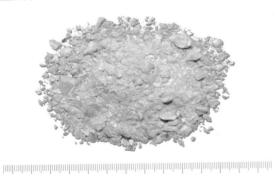

【药性】甘、淡，寒。归膀胱、肺、胃经。

【功效】利尿通淋，清热解暑，外用祛湿敛疮。

【应用】

1.热淋，石淋，尿热涩痛　滑石性滑利窍，寒则清热，故能清膀胱湿热而通利水道，为治淋证常用药。若湿热下注之小便不利，热淋及尿闭，常与木通、车前子、瞿麦等同用，如八正散（《和剂局方》）；若用于石淋，可与海金沙、金钱草、木通等配伍。

2.暑湿烦渴　本品甘淡而寒，既能利水湿，又能解暑热，为治暑湿、湿温之常用药。若暑热烦渴，小便短赤，可与甘草同用，即六一散（《伤寒标本》）。

3.湿热水泻　本品既清热解暑热除湿，又利水分清泌浊，即所谓能"分水道，实大肠"。尤宜于湿热或暑湿水泻，小便不利，可与猪苓、车前子、薏苡仁等同用。治伏暑泄泻，可与藿香、丁香为末服用，如玉液散（《普济方》）。

4.湿疮，湿疹，痱子　本品外用有清热收湿敛疮作用。治疗湿疮、湿疹，可单用或与枯矾、黄柏等为末，撒布患处；治痱子，则可与薄荷、甘草等配合制成痱子粉外用。

【用法用量】煎服，10～20g；滑石块先煎，滑石粉包煎。外用适量。

【使用注意】脾虚、热病伤津及孕妇慎用。

【现代研究】

1.化学成分　本品主要含含水硅酸镁［$Mg_3(Si_4O_{10})(OH)_2$］，还含氧化铝、氧化镍等。《中国药典》规定本品含硅酸镁［$Mg_3(Si_4O_{10})(OH)_2$］不得少于88.0%。

2.药理作用　本品有吸附和收敛作用，内服能保护肠壁。滑石粉撒布创面形成被膜，有保护创面、吸收分泌物、促进结痂的作用。在体外，10%滑石粉对伤寒杆菌、甲型副伤寒杆菌有抑制作用。

木通 Mùtōng　　　　　　（《神农本草经》）

本品为木通科植物木通 *Akebia quinata*（Thunb.）Decne.、三叶木通 *Akebia trifoliate*（Thunb.）Koidz.或白木通 *Akebia trifoliate*（Thunb.）Koidz. var. *australis*（Diels）Rehd.

的干燥藤茎。秋季采收，截取茎部，除去细枝，阴干。切片。本品气微，味微苦而涩。以切面黄白色、具放射状纹者为佳。生用。

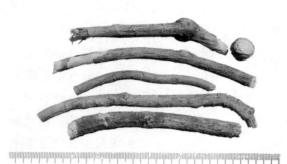

【药性】苦，寒。归心、小肠、膀胱经。

【功效】利尿通淋，清心除烦，通经下乳。

【应用】

1. 淋证，水肿　本品能利尿通淋，使湿热之邪下行从小便排出。治疗膀胱湿热，小便短赤，淋沥涩痛，常与车前子、滑石等配伍，如八正散（《和剂局方》）；治疗水肿，可与猪苓、桑白皮等同用。

2. 心烦尿赤，口舌生疮　本品味苦气寒，性通利而清降，能上清心经之火，下泄小肠之热。常用治心火上炎，口舌生疮，或心火下移于小肠而致的心烦尿赤，多与生地黄、甘草、竹叶等配伍，如导赤散（《小儿药证直诀》）。

3. 经闭乳少，湿热痹痛　本品入血分，能通经下乳。用治血瘀经闭，可与红花、桃仁、丹参等同用；若用治乳汁短少或不通，可与王不留行、穿山甲等配伍。本品还能利血脉、通关节，与桑枝、薏苡仁等同用，治疗湿热痹痛。

【用法用量】煎服，3～6g。

【使用注意】孕妇慎用。不宜长期或大量服用。

【现代研究】

1. 化学成分　本品主要含三萜及其苷类成分：常春藤皂苷元，齐墩果酸，木通皂苷，白桦脂醇；苯乙醇苷类成分：木通苯乙醇苷B；还含甾醇等成分。《中国药典》规定本品含木通苯乙醇苷B（$C_{23}H_{26}O_{11}$）不得少于0.15%。

2. 药理作用　三叶木通水提物有抗炎作用，对乙型链球菌、痢疾杆菌抑菌作用明显，对大肠杆菌、金黄色葡萄球菌也有一定抑菌作用，并有利尿作用。木通提取物有抗血栓作用。

【附注】关木通为马兜铃科植物东北马兜铃 Aristolochia manshuriensis Kom. 的藤茎。性味苦，寒；有毒。归心、小肠、膀胱经。功能利尿通淋，清心火，通经下乳。用于热淋涩痛，水肿，脚气肿痛，口舌生疮，心烦尿赤，经闭乳少，湿热痹痛。煎服，3～6g。

关木通所含的马兜铃酸为有毒成分，关木通用量过大，可引起急性肾功能衰竭，甚至死亡。中毒症状表现为上腹不适，继而呕吐、头痛、胸闷、腹胀隐痛、腹泻，或面部浮肿、尿频、尿急，渐起周身浮肿，神志不清等。中毒主要原因为过量服用和久服。

据考证，中国历代本草所记载使用的木通为木通科木通，而非关木通。关木通为中国东北地区所习用，有100多年的历史，首载于《中国药典》1963年版一部。考虑到国内外有不少关木通引起肾脏损害等不良反应的报道，为保证用药安全，中国国家食品药品监督管理局已于2004年下文停用关木通的药用标准，以"木通"代之。

瞿麦 Qúmài　　　　（《神农本草经》）

本品为石竹科植物瞿麦 *Dianthus superbus*

L.或石竹 *Dianthus chinensis* L. 的干燥地上部分。夏、秋二季花果期采割，除去杂质，干燥。切段。本品气微，味淡。以茎嫩、色淡绿、叶多者为佳。生用。

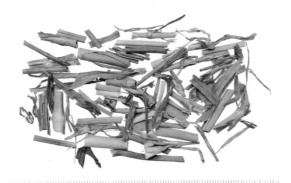

【药性】苦，寒。归心、小肠经。

【功效】利尿通淋，活血通经。

【应用】

1.热淋，血淋，石淋，小便不通，淋沥涩痛　本品苦寒泄降，能清心与小肠之火，导热下行，有利尿通淋之功，为治淋证之常用药。治疗热淋涩痛，常与萹蓄、木通、车前子等同用，如八正散（《和剂局方》）；治血淋涩痛，可与栀子、甘草等同用，如立效散（《和剂局方》）；治石淋，小便不通，可与石韦、滑石、冬葵子等配伍，如石韦散（《证治汇补》）。

2.瘀阻经闭，月经不调　本品能活血通经。对于血热瘀阻之经闭或月经不调尤为适宜，常与桃仁、红花、丹参等同用。

【用法用量】煎服，9～15g。

【使用注意】孕妇慎用。

【现代研究】

1.化学成分　本品主要含挥发油：丁香酚，苯乙醇，苯甲酸苄酯，水杨酸苄酯等；三萜皂苷类成分：石竹皂苷A、B等。

2.药理作用　瞿麦煎剂有利尿作用，其穗作用较茎强。还有兴奋肠管，抑制心脏，降低血压，影响肾血容积作用。对杆菌和葡萄球菌均有抑制作用。

地肤子 Dìfūzǐ　　　　（《神农本草经》）

本品为藜科植物地肤 *Kochia scoparia*（L.）Schrad.的干燥成熟果实。秋季果实成熟时采收植株，晒干，打下果实，除去杂质。本品气微，味微苦。以饱满、色灰绿者为佳。生用。

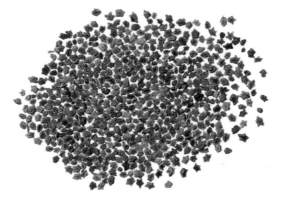

【药性】辛、苦，寒。归肾、膀胱经。

【功效】清热利湿，祛风止痒。

【应用】

1.小便不利，淋沥涩痛　本品苦寒降泄，能清利湿热而通淋，故可用于膀胱湿热，小便不利，淋沥涩痛之证，常与木通、瞿麦、冬葵子等同用，如地肤子汤（《济生方》）。

2.阴痒带下，风疹，湿疹，皮肤瘙痒　本品能清除皮肤中之湿热与风邪而止痒。治疗风疹，湿疹，皮肤瘙痒，常与白鲜皮、蝉蜕、黄柏等同用；若下焦湿热，外阴湿痒者，可与苦参、龙胆草、白矾等煎汤外洗患处；治湿热带下，可与黄柏、苍术等同煎服。

【用法用量】 煎服，9～15g。外用适量，煎汤熏洗。

【现代研究】

1. 化学成分 本品主要含皂苷类成分：地肤子皂苷 I c，地肤子皂苷 B_2，3-O-[β-D-吡喃木糖基（1→3）β-D-吡喃葡萄糖醛酸基] 齐墩果酸；甾类成分：20-羟基蜕皮素；三萜类成分：齐墩果酸等。《中国药典》规定本品含地肤子皂苷 I c（$C_{41}H_{64}O_{13}$）不得少于1.8%。

2. 药理作用 本品水浸剂对多种皮肤真菌，均有不同程度的抑制作用。地肤子水提物有抑制单核巨噬系统的吞噬功能及迟发型超敏反应（DTH）。

海金沙 Hǎijīnshā 　　　　（《嘉祐本草》）

本品为海金沙科植物海金沙 *Lygodium japonicum*（Thunb.）Sw. 的干燥成熟孢子。秋季孢子未脱落时采割藤叶，晒干，搓揉或打下孢子，除去藤叶。本品气微，味淡。以色黄棕、质轻、手捻光滑者为佳。生用。

【药性】 甘、咸，寒。归膀胱、小肠经。
【功效】 清利湿热，通淋止痛。

【应用】 热淋，石淋，血淋，膏淋，尿道涩痛 本品其性下降，善清小肠、膀胱湿热，尤善止尿道疼痛，为治诸淋涩痛之要药。治热淋涩痛,《泉州本草》以本品为末，甘草汤送服；治血淋,《普济方》以本品为末，新汲水或砂糖水送服；治石淋，与鸡内金、金钱草等配伍；治膏淋，与滑石、麦冬、甘草等同用，如海金沙散（《世医得效方》）。本品又能利水消肿，治疗水肿，多与泽泻、猪苓、防己等配伍，以加强利尿作用。

【用法用量】 煎服，6～15g，包煎。

【现代研究】

1. 化学成分 本品主要含脂肪油：棕榈酸，油酸，亚油酸，（+）-8-羟基十六酸等。还含金沙素等。

2. 药理作用 本品煎剂对金黄色葡萄球菌、绿脓杆菌、福氏痢疾杆菌、伤寒杆菌等均有抑制作用。海金沙还有利胆作用。

附药：海金沙藤 Hǎijīnshāténg

本品为海金沙科植物海金沙 *Lygodium japonicum*（Thunb.）Sw. 的干燥地上部分。其性能功用与海金沙相似，兼能清热解毒。除治淋证涩痛外，亦用于痈肿疮毒、痄腮和黄疸。煎服，15～30g。外用适量，煎汤外洗或捣敷。

石韦 Shíwéi 　　　　（《神农本草经》）

本品为水龙骨科植物庐山石韦 *Pyrrosia sheareri*（Bak.）Ching、石韦 *Pyrrosia lingua*（Thunb.）Farwell 或有柄石韦 *Pyrrosia petiolosa*（Christ）Ching 的干燥叶。全年均可采收，除去根茎和根，晒干或阴干。切段。本品气微，味微涩苦。以质厚者为佳。生用。

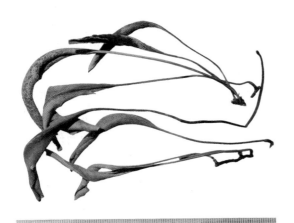

【药性】甘、苦，微寒。归肺、膀胱经。

【功效】利尿通淋，清肺止咳，凉血止血。

【应用】

1.热淋，血淋，石淋，小便不通，淋沥涩痛　本品药性寒凉，清利膀胱而通淋，兼可止血，尤宜于血淋。对膀胱湿热见小便淋沥涩痛诸淋者，也常应用。用于血淋，与当归、蒲黄、芍药等同用，如石韦散（《千金要方》）；用于热淋，《太平圣惠方》以本品与滑石为末服；用于石淋，可与滑石为末，用米饮或蜜冲服，如石韦散（《古今录验》）。

2.肺热喘咳　石韦微寒，入肺经，清肺热，止咳喘。用于肺热咳喘气急，可与鱼腥草、黄芩、芦根等同用。

3.血热出血　石韦微寒，功能凉血止血，用治血热妄行之吐血、衄血、尿血、崩漏，可单用，或随证配伍侧柏叶、栀子、白茅根等药。

【用法用量】煎服，6~12g。

【现代研究】

1.化学成分　本品主要含有机酸类成分：绿原酸；黄酮及其苷类成分：山柰酚，槲皮素，异槲皮素，三叶豆苷，紫云英苷，甘草苷，芒果苷，异芒果苷。《中国药典》

规定本品含绿原酸（$C_{16}H_{18}O_9$）不得少于0.20%。

2.药理作用　石韦煎剂对金黄色葡萄球菌、变形杆菌、大肠杆菌等有不同程度的抑制作用。有抗病毒、镇咳、祛痰作用。

萆薢 Bìxiè　　　　　（《神农本草经》）

本品为薯蓣科植物绵萆薢 *Dioscorea septemloba* Thunb.、福州薯蓣 *Dioscorea futschauensis* Uline ex R.Kunth、粉背薯蓣 *Dioscorea hypoglauca* Palibin 的干燥根茎。前两种称"绵萆薢"，后一种称"粉萆薢"。秋、冬二季采挖。除去须根，洗净，切片，晒干。本品气微，味微苦。以片大而薄、切面色黄白、质松者为佳。生用。

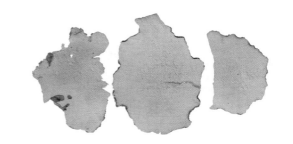

【药性】苦，平。归肾、胃经。

【功效】利湿祛浊，祛风除痹。

【应用】

1.膏淋，白浊，白带过多　本品善于利湿而分清祛浊，为治膏淋要药。用于膏淋，小便混浊，白如米泔，常与乌药、益智仁、石菖蒲等同用，如萆薢分清饮（《杨氏家藏方》）；亦可用治妇女白带属湿盛者，可与猪苓、白术、泽泻等同用。

2.风湿痹痛，关节不利，腰膝疼痛　本品能祛风除湿，通络止痛，善治腰膝痹痛，筋脉关节屈伸不利。若偏于寒湿者，可与附子、牛膝等同用，如萆薢丸（《圣济总录》）；属湿热者，则与黄柏、忍冬藤、防己等配伍。

【用法用量】煎服，9~15g。

【使用注意】肾阴亏虚、遗精滑精者慎用。

【现代研究】

1.化学成分　本品主要含甾体皂苷类成分：薯蓣皂苷，粉背皂苷A，原粉背皂苷A，纤细薯蓣皂苷，原纤细薯蓣皂苷，雅姆皂苷元等。

2.药理作用　粉萆薢水提取物有抗痛风作用，绵萆薢水提取物有抗骨质疏松作用，绵萆薢还具有抗心肌缺血和抗肿瘤作用，薯蓣皂苷有抗真菌作用。

表 13-2　利尿通淋药功用归纳小结表

药名	共性	个性	
		作用特点	其他功效
车前子	利尿通淋	善于通利水道，清膀胱之热。多治热淋涩痛，水肿胀满	清热渗湿止泻，明目，祛痰
滑石		性滑利窍，为治淋证常用药	清热解暑，外用祛湿敛疮
木通		气味苦寒，善于清降，使湿热之邪下行从小便排出。多治疗膀胱湿热，小便短赤，淋沥涩痛	清心除烦，通经下乳
瞿麦		善于导热下行而有利尿通淋之功，为治淋证之常用药	活血通经
石韦		兼可止血，尤宜于血淋	清肺止咳，凉血止血
地肤子	清热利湿	能清利湿热而通淋，多用于下焦湿热、淋沥涩痛之证	祛风止痒
海金沙		尤善止尿道疼痛，为治诸淋涩痛之要药	通淋止痛
萆薢		利湿祛浊，祛风除痹。善于利湿而分清祛浊，为治膏淋要药	

第三节　利湿退黄药

本类药物性味多苦寒，主入脾、胃、肝、胆经。苦寒则能清泄湿热，故以利湿退黄为主要作用，主要用于湿热黄疸，症见目黄、身黄、小便黄等。临证可根据阳黄、阴黄之湿热寒湿偏重不同，选择适当配伍治疗。

茵陈　Yīnchén　（《神农本草经》）

本品为菊科植物滨蒿 *Artemisia scoparia* Waldst. et Kit. 或茵陈蒿 *Artemisia capillaris* Thunb. 的干燥地上部分。春季幼苗高 6~10cm 时采收或秋季花蕾长成时采割，除去杂质及老茎，晒干。搓碎或切碎。春季采收的习称"绵茵陈"，秋季采割的称"花茵陈"。绵茵陈气清香，味微苦。花茵陈气芳香，味微苦。以质嫩、绵软、色灰白、香气浓者为佳。生用。

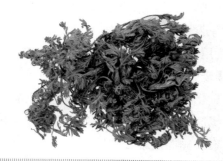

【药性】苦、辛，微寒。归脾、胃、肝、胆经。

【功效】清利湿热，利胆退黄。

【应用】

1.黄疸尿少 本品苦泄下降，微寒清热，善于清利脾胃肝胆湿热，使之从小便而出，为治黄疸之要药。若身目发黄、小便短赤之阳黄证，常与栀子、大黄同用，如茵陈蒿汤（《伤寒论》）；若黄疸湿重于热者，可与茯苓、猪苓等同用，如茵陈五苓散（《金匮要略》）；若脾胃寒湿瘀滞，阳气不得宣运之阴黄，多与附子、干姜等配伍，如茵陈四逆汤（《卫生宝鉴》）。

2.湿温暑湿 本品其气清芬，清利湿热，治疗外感湿温或暑湿，身热倦怠，胸闷腹胀，小便不利，常与滑石、黄芩、木通等药同用，如甘露消毒丹（《医效秘传》）。

3.湿疮瘙痒 本品苦而微寒，其清利湿热之功，可用于湿热内蕴之湿疮瘙痒，风痒瘾疹，可单味煎汤外洗，也可与黄柏、苦参、地肤子等同用。

【用法用量】煎服，6～15g。外用适量，煎汤熏洗。

【使用注意】蓄血发黄者及血虚萎黄者慎用。

【现代研究】

1.化学成分 本品主要含香豆素类成分：滨蒿内酯，东莨菪素等；黄酮类成分：茵陈黄酮，异茵陈黄酮，蓟黄素等；有机酸类成分：绿原酸，水杨酸，香豆酸等；还含挥发油、烯炔、三萜、甾体等。《中国药典》规定绵茵陈含绿原酸（$C_{16}H_{18}O_9$）不得少于0.50%。花茵陈含滨蒿内酯（$C_{11}H_{10}O_4$）不得少于0.20%。

2.药理作用 有显著利胆作用，并有解热、保肝、抗肿瘤和降压作用。其煎剂对人型结核杆菌有抑制作用。乙醇提取物对流感病毒有抑制作用。水煎剂对ECHD11病毒有抑制作用。

金钱草 Jīnqiáncǎo （《神农本草经》）

本品为报春花科植物过路黄 *Lysimachia christinae* Hance 的干燥全草。夏、秋二季采收，除去杂质，晒干。切段。本品气微，味淡。以叶多者为佳。生用。

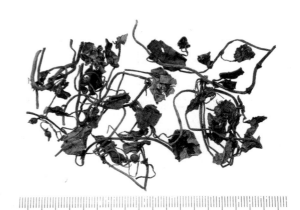

【药性】甘、咸，微寒。归肝、胆、肾、膀胱经。

【功效】利湿退黄，利尿通淋，解毒消肿。

【应用】

1.湿热黄疸，胆胀胁痛 本品既能清肝胆之热，又能除下焦湿热，有清热利湿退黄之功。治湿热黄疸，常与茵陈蒿、栀子、虎杖等同用。本品还能清肝胆湿热，排除结石，与茵陈、大黄、郁金等同用，治疗肝胆结石，胆胀胁痛。

2.石淋，热淋，小便涩痛 本品利尿通淋，善排结石，尤宜于治疗石淋，可单用大剂量煎汤代茶饮，或与海金沙、鸡内金、滑石等同用；治热淋，常与车前子、萹蓄等同用。

3.痈肿疔疮，毒蛇咬伤 本品有解毒消肿之效，可用治恶疮肿毒，毒蛇咬伤。用鲜品捣汁内服或捣烂外敷，或配蒲公英、野菊花等同用。

【用法用量】煎服，15～60g。

【现代研究】

1.化学成分 本品主要含黄酮类成分：槲皮素，山柰酚，山柰酚等；还含苷类、鞣质、挥发油、氨基酸、胆碱、甾醇等。《中国药典》规定本品含槲皮素（$C_{15}H_{10}O_7$）和山柰素（$C_{15}H_{10}O_6$）的总量不得少于0.10%。

2.药理作用 金钱草水煎液能明显促进胆汁分泌，使胆管泥沙状结石易于排出，胆管阻塞和疼痛减轻，黄疸消退。本品有抑菌作用，还有抗炎作用。对体液免疫、细胞免疫均有抑制作用。其程度与环磷酰胺相似。金钱草与环磷酰胺合用抑制更明显。抑制皮肤移植排斥反应出现的时间。

【附注】金钱草的品种甚多，中国各地作金钱草用的植物还有以下几种：

1.连钱草 Liánqiáncǎo 本品为唇形科植物活血丹 Glechoma longituba（Nakai）Kupr.的干燥地上部分，药材也称江苏金钱草，为江苏、浙江所习用。性味辛、微苦，微寒；归肝、肾、膀胱经。功能利湿通淋，清热解毒，散瘀消肿。适用于热淋，石淋，湿热黄疸，疮痈肿痛，跌打损伤。煎服15～30g。外用适量，煎汤洗。

2.广金钱草 Guǎngjīnqiáncǎo 本品为豆科植物广金钱草 Desmodium styracifolium（Osb.）Merr.的干燥地上部分，为广东、广西所习用。性味甘、淡，凉；归肝、肾、膀胱经。功能利湿退黄，利尿通淋。适用于黄疸尿赤，热淋，石淋，小便涩痛，水肿尿少。煎服15～30g。

3.江西金钱草 Jiāngxījīnqiáncǎo 本品为伞形科植物白毛天胡荽 Hydrocotyle sibthorpiodes Lam. var. batrachium（Hance）Hand. Mazz.的干燥地上部分，为江西所习用。性味甘、淡、微辛，凉；归肝、胆、肾经。功能清热利湿，解毒消肿。适用于湿热黄疸，痢疾，淋证，水肿。煎服10～15g。

4.小金钱草 Xiǎojīnqiáncǎo 本品为旋花科植物马蹄金 Dichondra repens Forst.的干燥地上部分，为四川部分地区所习用。性味苦、辛，凉；归肺、肝、胆经。功能清热利湿，利水消肿，活血解毒。适用于湿热黄疸，湿热下痢，热淋，水肿，小便不利，疔疮肿毒，跌打损伤。煎服10～30g。

虎杖 Hǔzhàng （《名医别录》）

本品为蓼科植物虎杖 Polygonum cuspidatum Sieb. et Zucc.的干燥根茎及根。春、秋二季采挖，除去须根，洗净，趁鲜切短段或厚片，晒干。本品气微，味微苦、涩。以切面色黄者为佳。生用。

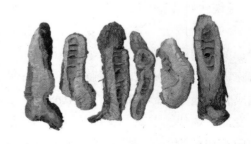

【药性】苦，微寒。归肝、胆、肺经。

【功效】利湿退黄，清热解毒，散瘀止痛，化痰止咳。

【应用】

1.湿热黄疸，淋浊，带下　本品苦寒，有清热利湿之功，治湿热黄疸，可单用本品煎服，亦可与茵陈、黄柏、栀子等配伍；治湿热蕴结膀胱之小便涩痛，淋浊带下等，《姚僧垣集验方》以此为末，米饮送下；也可与车前子、泽泻、猪苓等药同用。

2.痈肿疮毒，水火烫伤，毒蛇咬伤　本品入血分，有凉血清热解毒作用。治疗热毒蕴结肌肤所致痈肿疮毒，以虎杖根烧灰贴，或煎汤洗患处；若烧烫伤而致肤腠灼痛或溃后流黄水者，单用研末，香油调敷，亦可与地榆、冰片共研末，调油敷患处；若治毒蛇咬伤，可取鲜品捣烂敷患处，亦可煎浓汤内服。

3.血滞经闭，癥瘕，风湿痹痛，跌打损伤　本品有活血散瘀止痛之功。治瘀阻经闭、痛经，常与桃仁、延胡索、红花等配伍；治癥瘕，《千金方》以本品与土瓜根、牛膝合用；治疗风湿痹痛，可与威灵仙、徐长卿、络石藤等药同用；治跌打损伤疼痛，可与当归、乳香、没药等配伍。

4.肺热咳嗽　本品既能苦降泄热，又能化痰止咳，治肺热咳嗽，可单味煎服，也可与浙贝母、枇杷叶、苦杏仁等配伍。

此外，本品还有泻热通便作用，可用于热结便秘。

【用法用量】煎服，9～15g。外用适量，制成煎液或油膏涂敷。

【使用注意】孕妇慎用。

【现代研究】

1.化学成分　本品主要含游离蒽醌及蒽醌苷类成分：大黄素，大黄素甲醚，大黄酚，大黄素甲醚-8-O-β-D-葡萄糖苷，大黄素-8-O-β-D-葡萄糖苷，6-羟基芦荟大黄素等；二苯乙烯苷类成分：虎杖苷等。还含多糖及氨基酸等。《中国药典》规定本品含大黄素（$C_{15}H_{10}O_5$）不得少于0.60%，含虎杖苷（$C_{20}H_{22}O_8$）不得少于0.15%。

2.药理作用　本品有泻下、祛痰止咳、降压、止血、镇痛作用。煎液对金黄色葡萄球菌、绿脓杆菌等多种细菌均有抑制作用，对某些病毒亦有抑制作用。

表13-3　利湿退黄药功用归纳小结表

药名	共性	个性	
		作用特点	其他功效
茵陈	清热利湿退黄	善于清利脾胃肝胆湿热，为治黄疸之要药。无论湿热阳黄、寒湿阴黄，均可配伍使用	
金钱草		既能清肝胆之热，又能利尿通淋，排除结石，为治疗肝胆结石、石淋之要药	解毒消肿
虎杖		苦寒，善降泄，既能清热利湿，又能除肝胆瘀滞	清热解毒，散瘀止痛，止咳化痰，泻热通便

第十四章

温里药

凡以温里祛寒为主要功效，常用以治疗里寒证的药物，称温里药，又名祛寒药。

本类药物均味辛而性温热，辛能散、行，温能通，善走脏腑而能温里祛寒，温经止痛，故可用治里寒证，尤以里寒实证为主。即《内经》所谓"寒者热之"、《神农本草经》"疗寒以热药"之意。个别药物尚能助阳、回阳，用以治疗虚寒证，亡阳证。

温里药因其主要归经的不同而有多种效用。主入脾、胃经者，能温中散寒止痛，可用治外寒入侵，直中脾胃的脏寒证或脾胃虚寒证，症见脘腹冷痛、呕吐泄泻、舌淡苔白或伴有神疲乏力、四肢倦怠、饮食不振等；主入肺经者，能温肺化饮，用治肺寒痰饮证，症见痰鸣咳喘、痰白清稀、舌淡苔白滑等；主入肝经者，能暖肝散寒止痛，用治寒侵肝经的少腹痛、寒疝腹痛或厥阴头痛等；主入肾经者，能温肾助阳，用治肾阳不足证，症见阳痿宫冷、腰膝冷痛、夜尿频多、滑精遗尿等；主入心、肾两经者，能温阳通脉，用治心肾阳虚证，症见心悸怔忡、畏寒肢冷、小便不利、肢体浮肿等；或回阳救逆，用治亡阳厥逆证，症见畏寒倦卧、汗出神疲、四肢厥逆、脉微欲绝等。

使用温里药应根据不同证候做适当配伍。若外寒已入里，表寒仍未解者，当与辛温解表药同用；寒凝经脉、气滞血瘀者，配以行气活血药；寒湿内阻，宜配芳香化湿或温燥祛湿药；脾肾阳虚者，宜配温补脾肾药；亡阳气脱者，宜与大补元气药同用。

本类药物多辛热燥烈，易耗阴动火，故天气炎热时或素体火旺者当减少用量；热伏于里，热深厥深，真热假寒证禁用；凡实热证、阴虚火旺、津血亏虚者忌用；孕妇慎用。

现代药理研究证明，温里药一般具有不同程度的镇静、镇痛、健胃、驱风、抗血栓形成、抗溃疡、抗腹泻、抗凝、抗血小板聚集、抗缺氧、扩张血管等作用，部分药物还有强心、抗休克、抗惊厥、调节胃肠运动、促进胆汁分泌等作用。

附子 Fùzǐ 　　　　　　　　(《神农本草经》)

本品为毛茛科植物乌头 *Aconitum carmichaelii* Debx. 的子根的加工品。6月下旬至8月上旬采挖，除去母根、须根及泥沙，习称"泥附子"，加工制成盐附子、黑附片（黑顺片）、白附片。盐附子气微，味咸而麻，刺舌，以个大、体重、色灰黑、表面起盐霜者为佳；黑附片（黑顺片）气微，味淡，以皮黑褐、切面油润有光泽者为佳；白附片气微，味淡，以片大、色黄白、油润半透明者为佳。饮片炮制品有黑附片、白附片、淡附片、炮附片。

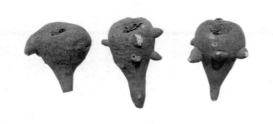

【药性】辛、甘，大热；有毒。归心、肾、脾经。

【功效】回阳救逆，补火助阳，散寒止痛。

【应用】

1. 亡阳证　本品能上助心阳、中温脾阳、下补肾阳，为"回阳救逆第一品药"。用于久病体虚，阳气衰微，阴寒内盛，或大汗、大吐、大泻所致亡阳证，四肢厥逆，脉微欲绝者，常与干姜、甘草同用，如四逆汤（《伤寒论》）；本品能回阳救逆，人参能大补元气，二者同用，可治亡阳兼气脱者，如参附汤（《正体类要》）；若寒邪入里，直中三阴而见四肢厥冷、恶寒倦卧、吐泻腹痛、脉沉迟无力或无脉者，可与干姜、肉桂、人参同用，如回阳急救汤（《伤寒六书》）。

2. 阳虚证　本品辛甘温煦，有峻补元阳、益火消阴之效，凡肾、脾、心诸脏阳气衰弱者均可应用。用于肾阳不足，命门火衰所致阳痿滑精、宫寒不孕、腰膝冷痛、夜尿频多者，配肉桂、山茱萸、熟地黄等，如右归丸（《景岳全书》）；用于脾肾阳虚、寒湿内盛所致脘腹冷痛、大便溏泄等，常与党参、白术、干姜等，如附子理中汤（《和剂局方》）；用治脾肾阳虚，水气内停所致小便不利、肢体浮肿者，常与茯苓、白术等同用，如真武汤（《伤寒论》）；若治心阳衰弱，心悸气短、胸痹心痛者，可与人参、桂枝等同用；治阳虚兼外感风寒者，常与麻黄、细辛同用，如麻黄附子细辛汤（《伤寒论》）。

3. 寒湿痹证　本品气雄性悍，走而不守，能温经通络，逐经络中风寒湿邪，为通十二经纯阳之要药，故有较强的散寒止痛作用。凡风寒湿痹周身骨节疼痛者均可用之，尤善治寒痹痛剧者，常与桂枝、白术、甘草同用，如甘草附子汤（《伤寒论》）。

【用法用量】煎服，3～15g；本品有毒，宜先煎0.5～1小时，至口尝无麻辣感为度。

【使用注意】孕妇及阴虚阳亢者忌用。反半夏、瓜蒌、贝母、白蔹、白及。生品外用，内服须炮制。若内服过量，或炮制、煎煮方法不当，可引起中毒。

【现代研究】

1. 化学成分　本品主要含双酯型生物碱成分：乌头碱，新乌头碱，次乌头碱，去甲乌头碱，去甲猪毛菜碱，塔拉乌头胺，异飞燕草碱，新乌宁碱等；还含单酯型生物碱：苯甲酰新乌头原碱，苯甲酰乌头原碱，苯甲酰次乌头原碱等。双酯型生物碱是附子的主要活性和毒性成分。《中国药典》规定本品含苯甲酰新乌头原碱（$C_{31}H_{43}NO_{10}$）、苯甲酰乌头原碱（$C_{32}H_{45}NO_{10}$）和苯甲酰次乌头原碱（$C_{31}H_{43}NO_9$）的总量，不得少于0.010%；饮片含双酯型生物碱以新乌头碱（$C_{33}H_{45}NO_{11}$）、次乌头碱（$C_{33}H_{45}NO_{10}$）和乌头碱（$C_{34}H_{47}NO_{11}$）的总量计，不得过0.010%。

2. 药理作用　附子煎剂、水溶性部分等，对蛙、蟾蜍及温血动物心脏均有明显的强心作用；附子水溶性部分能增加股动脉血流量，降低血管压力，对冠状血管有轻度扩大作用，其正丁醇提取物、乙醇提取物及水提物对氯仿所致小鼠室颤有预防作用；乌头属类生物碱，能扩张四肢血管，因此对血压有双向影响；附子煎剂可减弱动物血压降低、心率减慢、心收缩力减弱等变化，而显著延长休克动物生存时间；附子煎剂有抑制凝血和抗血栓形成的作用；附子有显著的抗炎作用；中乌头碱、乌头碱及次乌头碱均有镇痛作用。附子能增强机体抗氧化能力，可提高小鼠体液免疫功能及豚鼠血清补体含量，具有抗衰老作用。

3.不良反应　附子中含多种乌头碱类化合物，具有较强的毒性，尤其表现为心脏的毒性。但经水解后形成的乌头碱，毒性则大大降低。乌头碱类结构属二萜类生物碱，具有箭毒样作用，即阻断神经肌肉接头传导，还具有乌头碱样作用，表现为心律紊乱、血压下降、体温降低、呼吸抑制、肌肉麻痹和中枢神经功能紊乱等。附子大剂量粗制生物碱可导致多种动物全身性及呼吸麻痹症状，症状表现为呼吸停止先于循环紊乱。附子中毒原因主要是误食或用药不慎（如剂量过大、煎煮不当、配伍失宜等）或个体差异等，严重者可致死亡。因此必须严格炮制，按照规定的用法用量使用，才能保证用药安全。

干姜 Gānjiāng 　　　（《神农本草经》）

本品为姜科植物姜 *Zingiber officinale* Rosc. 的干燥根茎。均系栽培。冬季采收，纯净后切片晒干或低温烘干。本品气香特异，味辛辣。以质坚实、断面色黄白、粉性足、气味浓者为佳。生用。

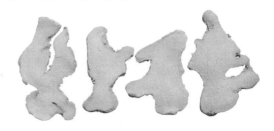

【药性】辛，热。归脾、胃、肾、心、肺经。

【功效】温中散寒，回阳通脉，温肺化饮。

【应用】

1.脾胃虚寒，腹痛吐泻　本品辛热燥烈，主入脾胃而长于温中散寒、健运脾阳，为温暖中焦之主药。用治脾胃虚寒，脘腹冷痛，多与人参、白术等同用，如理中丸（《伤寒论》）；亦可单用本品研末服，治寒邪直中脏腑所致腹痛（《外台秘要》）；用治胃寒呕吐，常与高良姜同用，如二姜丸（《和剂局方》）；用治上热下寒，寒热格拒，食入即吐者，可与黄芩、黄连、人参等同用，如干姜黄芩黄连人参汤（《伤寒论》）；用治中寒水泻，可单用为末服，亦可与党参、白术、甘草等同用。

2.亡阳证　本品辛热，入心、脾、肾经，有温阳守中、回阳通脉的功效。用治心肾阳虚，阴寒内盛所致亡阳厥逆，脉微欲绝者，每与附子相须为用，如四逆汤（《伤寒论》）。

3.寒饮喘咳　本品辛热，入肺经，善能温肺散寒化饮。用治寒饮喘咳，形寒背冷，痰多清稀之证，常与细辛、五味子、麻黄等同用，如小青龙汤（《伤寒论》）。

【用法用量】煎服，3～10g。

【使用注意】本品辛热燥烈，阴虚内热、血热妄行者忌用。

【现代研究】

1.化学成分　本品主要含挥发油：6-姜辣素，α-姜烯，牻牛儿醇，β-甜没药烯等，6-姜辣素是其辛辣成分；姜炭中还含姜酮等。《中国药典》规定本品含挥发油不得少于0.8%（mL/g），含6-姜辣素（$C_{17}H_{26}O_4$）不得少于0.60%；饮片含6-姜辣素（$C_{17}H_{26}O_4$）不得少于0.050%。

2.药理作用　干姜甲醇或醚提取物有镇静、镇痛、抗炎、止呕及短暂升高血压的作用；水提取物或挥发油能明显延长大鼠实验性血栓形成时间；干姜醇提取物及其所含姜辣素和姜辣烯酮有显著灭螺和抗血吸虫作用。干姜醇提取物能明显增加大鼠肝脏胆汁分泌量，维持长达3~4小时。

肉桂 Ròuguì　　　　　《神农本草经》

本品为樟科植物肉桂 *Cinnamomum cassia* Presl 的干燥树皮。多于秋季剥取，刮去栓皮、阴干。因剥取部位及品质的不同而加工成多种规格，常见的有企边桂、板桂、油板桂等。本品香气浓烈特异，味甜、辣。均以外表细致、皮厚体重、不破碎、油性大、香气浓、甜味浓而微辛、嚼之渣少者为佳。生用。

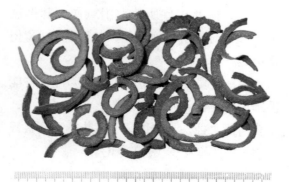

【药性】辛、甘，大热。归肾、脾、心、肝经。

【功效】补火助阳，散寒止痛，温通经脉，引火归原。

【应用】

1.阳痿宫冷，腰膝冷痛　本品辛甘大热，能补火助阳，益阳消阴，作用温和持久，为治命门火衰之要药。用治肾阳不足，命门火衰的阳痿宫冷，腰膝冷痛，夜尿频多，滑精遗尿等，常与附子、熟地黄、山茱萸等同用，如肾气丸（《金匮要略》）、右归饮（《景岳全书》）。

2.心腹冷痛，虚寒吐泻，寒疝腹痛　本品甘热助阳以补虚，辛热散寒以止痛，善去痼冷沉寒。治胸阳不振，寒邪内侵之胸痹心痛，可与附子、薤白等同用。治寒邪内侵或脾胃虚寒的脘腹冷痛，呕吐泄泻，可单用研末，酒煎服；或与干姜、高良姜、荜茇等同用。治寒疝腹痛，多与吴茱萸、小茴香等同用。

3.冲任虚寒、寒凝血滞之痛经经闭，寒湿痹痛，阴疽流注　本品辛散温通，能行气血，通经脉，散寒止痛。治冲任虚寒，寒凝血滞之闭经、痛经，可与当归、川芎、小茴香等同用，如少腹逐瘀汤（《医林改错》）。治风寒湿痹，尤以治寒痹腰痛为主，常与独活、桑寄生、杜仲等同用，如独活寄生汤（《千金要方》）。治疗阳虚寒凝，血滞痰阻之阴疽、流注，常与鹿角胶、炮姜、麻黄等同用，如阳和汤（《外科全生集》）。

4.虚阳上浮证　本品大热，入肝肾，能使因下元虚衰所致上浮之虚阳回归故里，故曰引火归原。用治元阳亏虚，虚阳上浮的面赤、虚喘、汗出、心悸、失眠、脉微弱者，常与山茱萸、五味子、牡蛎等同用。

此外，久病体虚气血不足者，在补气益血方中少量加入肉桂，有鼓舞气血生长之效。

【用法用量】煎服，1～5g，宜后下或焗服；研末冲服，每次1～2g。

【使用注意】阴虚火旺，里有实热，血热妄行出血及孕妇忌用。畏赤石脂。

【现代研究】

1.化学成分 本品主要含挥发油（桂皮油）1.98%～2.06%，主要成分为桂皮醛，占52.92%～61.20%，其他尚含有肉桂醇，肉桂醇醋酸酯，肉桂酸，醋酸苯丙脂，香豆素等。《中国药典》规定本品含挥发油不得少于1.2%(mL/g)，含桂皮醛（ C_9H_8O ）不得少于1.5%。

2.药理作用 肉桂有增强冠脉及脑血流量的作用；其甲醇提取物及桂皮醛有抗血小板凝集、抗凝血酶作用；桂皮油、桂皮醛、肉桂酸钠具有镇静、镇痛、解热、抗惊厥等作用；桂皮油能缓解胃肠痉挛性疼痛，并可引起子宫充血；其肉桂水提物、醚提物对动物实验性胃溃疡的形成有抑制作用。肇庆产肉桂降糖作用明显。桂皮油对革兰阴性菌及阳性菌有抑制作用。桂皮的乙醚、醇及水浸液对多种致病性真菌有一定的抑制作用。

吴茱萸 Wúzhūyú （《神农本草经》）

本品为芸香科植物吴茱萸 *Euodia rutaecarpa*（ Juss.）Benth.、石虎 E. *rutaecarpa*（ Juss.）Benth. var. *officinalis*（ Dode ）Huang 或疏毛吴茱萸 E. *rutaecarpa*（ Juss.）Benth. var. *bodinieri*（ Dode ）Huang 的干燥近成熟果实。8～11月果实尚未开裂时，剪下果枝，晒干或低温干燥，除去枝、叶、果梗等杂质。用甘草汤制

过应用。本品香气浓烈，味苦微辛辣。以色绿、香气浓烈、味苦微辛辣、饱满者为佳。生用，或用甘草汤制过用。

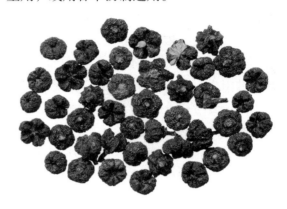

【药性】辛、苦，热；有小毒。归肝、脾、胃、肾经。

【功效】散寒止痛，降逆止呕，助阳止泻。

【应用】

1.寒凝肝经诸痛证 本品辛散苦泄，性热祛寒，主入肝经，既散肝经之寒邪，又疏肝气之郁滞，为治肝寒气滞诸痛之主药。治厥阴头痛，干呕吐涎沫，苔白脉迟等，常与生姜、人参等同用，如吴茱萸汤（《伤寒论》）；用治寒疝腹痛，常与小茴香、川楝子、木香等配伍，如导气汤（《医方简义》）；用治冲任虚寒，瘀血阻滞之痛经，常与桂枝、当归、川芎等同用，如温经汤（《金匮要略》）；用治寒湿脚气肿痛，或上冲入腹，常与木瓜、苏叶、槟榔等配伍，如鸡鸣散（《类编朱氏集验医方》）。

2.胃寒呕吐 本品辛散苦泄，性热祛寒，善能散寒止痛，还能疏肝解郁，降逆止呕，兼能制酸止痛。用治霍乱心腹痛，呕吐

不止，常与干姜、甘草同用，如吴茱萸汤（《圣济总录》）；用治外寒内侵，胃失和降之呕吐，常与半夏、生姜等同用；用治肝郁化火，肝胃不和的胁痛口苦，呕吐吞酸，常配伍黄连，如左金丸（《丹溪心法》）。

3. **虚寒泄泻**　本品性味辛热，能温脾益肾，助阳止泻，为治脾肾阳虚，五更泄泻之常用药，多与补骨脂、肉豆蔻、五味子等同用，如四神丸（《校注妇人良方》）。

【用法用量】煎服，2~5g。外用适量。

【使用注意】本品辛热燥烈，易耗气动火，故不宜多用、久服。阴虚有热者忌用。

【现代研究】

1. **化学成分**　本品主要含挥发油，油中主要为吴茱萸烯、罗勒烯、月桂烯、吴茱萸内酯、吴茱萸内酯醇等。还含吴茱萸酸，吴茱萸碱，吴茱萸啶酮，吴茱萸精，吴茱萸苦素等。《中国药典》规定本品含吴茱萸碱（$C_{19}H_{17}N_3O$）和吴茱萸次碱（$C_{18}H_{13}N_3O$）的总量不得少于0.15%，含柠檬苦素（$C_{26}H_{30}O_8$）不得少于0.20%。

2. **药理作用**　本品甲醇提取物、水煎剂有抗动物实验性胃溃疡的作用；水煎剂对药物性导致动物胃肠痉挛有明显的镇痛作用；其煎剂、蒸馏液和冲剂过滤后，分别给正常兔、犬和实验性肾型高血压犬进行静注，均有明显的降压作用；煎剂给犬灌胃，也呈明显降压作用；能抑制血小板聚集，抑制血小板血栓及纤维蛋白血栓形成；其煎剂，吴茱萸次碱和脱氢吴茱萸碱对家兔离体及在体子宫有兴奋作用；在猫心肌缺血后，吴茱萸及吴茱萸汤具有一定的保护心肌缺血的作用。

3. **不良反应**　本品有小毒，含有多种生物碱，如吴茱萸碱、吴茱萸次碱、异吴茱萸碱等，对中枢神经有兴奋作用，大量可致神经错觉、视力障碍。服用后轻者可出现猩红热样药疹，表现为四肢皮肤灼热、瘙痒不适，出现针尖大小鲜红色丘疹，压之褪色，颈前及上胸融合成片，界限不清，皮温升高。重者可见强烈的腹痛、腹泻、视力模糊、错觉、脱发、胸闷、头疼、眩晕等。吴茱萸的中毒原因主要是用量过大或使用生品。

小茴香　Xiǎohuíxiāng　《新修本草》

本品为伞形科植物茴香 *Foeniculum vulgare* Mill. 的干燥成熟果实。秋季果实初熟时采割植株，晒干，打下果实，除去杂质。本品气微香，味辛辣。以颗粒均匀、饱满、黄绿色、香浓味甜者为佳。生用或盐水炙用。

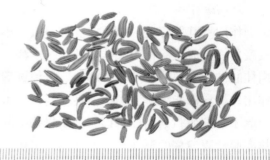

【药性】辛，温。归肝、肾、脾、胃经。

【功效】散寒止痛，理气和胃。

【应用】

1. **寒疝腹痛，睾丸偏坠胀痛，少腹冷痛，痛经**　本品辛温，能温肾暖肝，散寒止痛。用治寒疝腹痛，常与乌药、青皮、高良姜等配伍，如天台乌药散（《医学发明》）；亦可用本品炒热，布裹温熨腹部。用治肝气郁滞，睾丸偏坠胀痛，常与橘核、山楂等同用，如香橘散（《张氏医通》）；用治肝经受寒之少腹冷痛，或冲任虚寒之痛经，可与当归、川芎、肉桂等同用。

2.中焦虚寒气滞证 本品辛温能温中散寒止痛,并善理脾胃之气而开胃、止呕。用治胃寒气滞之脘腹胀痛,可与高良姜、香附、乌药等同用;用治脾胃虚寒的脘腹胀痛、呕吐食少,可与白术、陈皮、生姜等同用。

【用法用量】煎服,3~6g。外用适量。

【使用注意】阴虚火旺者慎用。

【现代研究】

1.化学成分 本品主要含挥发油3%~6%,主要成分为反式茴香脑、柠檬烯、茴酮、爱草脑、γ-松油烯、α-蒎烯、月桂烯等。另含脂肪油约18%,其脂肪酸中主要为岩芹酸等。《中国药典》规定本品含挥发油不得少于1.5%(mL/g);含反式茴香脑($C_{10}H_{12}O$)不得少于1.4%,饮片不得少于1.3%。

2.药理作用 本品对家兔在体肠蠕动有促进作用;十二指肠或口服给药对大鼠胃液分泌及Shay溃疡和应激性溃疡胃液分泌均有抑制作用;能促进胆汁分泌,并使胆汁固体成分增加;其挥发油对豚鼠气管平滑肌有松弛作用,并能促进肝组织再生;另有镇痛及己烯雌酚样作用等。

附药:八角茴香 Bājiǎohuíxiāng

本品为木兰科植物八角茴香Illicium verum

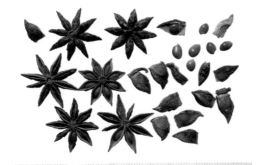

Hook. F. 的成熟果实。又名大茴香、八角。生用或盐水炒用。性味、功效与小茴香相似,但功力较弱,主要用作食物调味品。用法用量与小茴香同。

丁香 Dīngxiāng （《雷公炮炙论》）

本品为桃金娘科植物丁香 *Eugenia caryophyllata* Thunb. 的干燥花蕾。习称公丁香。通常于9月至次年3月,花蕾由绿转红时采收,晒干。本品气芳香浓烈,味辛辣、有麻舌感。以花蕾干燥、个大、饱满、色棕紫而新鲜、香气浓烈、油性足者为佳。生用。

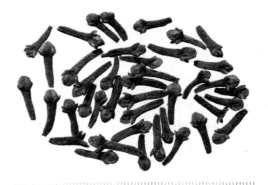

【药性】辛,温。归脾、胃、肺、肾经。

【功效】温中降逆,补肾助阳。

【应用】

1.胃寒呕吐、呃逆 本品辛温芳香,暖脾胃而行气滞,尤善降逆,故有温中散寒、降逆止呕、止呃之功,为治胃寒呕逆之要药。用治虚寒呕逆,常与柿蒂、党参、生姜等同用,如丁香柿蒂汤(《症因脉治》);用治脾胃虚寒之吐泻、食少,常与白术、砂仁等同用,如丁香散(《沈氏尊生书》);用治妊娠恶阻,可与人参、藿香同用(《证治准绳》)。

2.脘腹冷痛 本品温中散寒止痛,用治

胃寒脘腹冷痛，常与延胡索、五灵脂、橘红等同用。

3.阳痿，宫冷　本品性味辛温，入肾经，有温肾助阳起痿之功，可与附子、肉桂、淫羊藿等同用。

【用法用量】煎服，1～3g。外用适量。

【使用注意】热证及阴虚内热者忌用。畏郁金。

【现代研究】

1.化学成分　本品主要含挥发油：丁香酚，乙酰丁香酚，β-丁香烯，甲基正戊基酮，水杨酸甲酯等；还含齐墩果酸，鼠李素，山柰素等。《中国药典》规定本品含丁香酚（$C_{10}H_{12}O_2$）不得少于11.0%。

2.药理作用　本品内服能促进胃液分泌，增强消化能力，减轻恶心呕吐，缓解腹部气胀，为芳香健胃剂；其水提物、醚提物均有镇痛抗炎作用；丁香酚有抗惊厥作用；其煎剂对葡萄球菌、链球菌及白喉、变形、绿脓、大肠、痢疾、伤寒等杆菌均有抑制作用，并有较好的杀螨作用；另有抗血小板聚集、抗凝、抗血栓形成、抗腹泻、利胆和抗缺氧等作用。

附药：母丁香 Mǔdīngxiāng

本品为丁香 Eugenia caryophyllata Thunb.

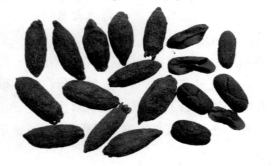

的成熟果实，又名鸡舌香。性味、功效与公丁香相似，但气味较淡，功力较逊。用法用量与公丁香同。

高良姜 Gāoliángjiāng　《名医别录》

本品为姜科植物高良姜 Alpinia officinarun Hance 的干燥根茎。夏末秋初采挖生长4～6年的根茎，除去地上茎、须根及残留鳞片，洗净，切段，晒干。本品气芳香，味辛辣。以分枝少、色红棕、香气浓、味香辣者为佳。生用。

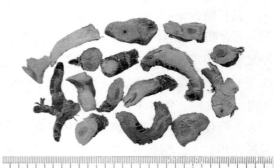

【药性】辛，热。归脾、胃经。

【功效】散寒止痛，温胃止呕。

【应用】

1.胃寒冷痛　本品辛散温通，能散寒止痛。为治疗胃寒脘腹冷痛之常用药，每与炮姜相须为用，如二姜丸（《和剂局方》）；用治胃寒肝郁，脘腹胀痛，多与香附合用，以疏肝解郁，散寒止痛，如良附丸（《良方集腋》）；用治卒心腹绞痛如剧，两胁支满，烦闷不可忍者，常与厚朴、当归、桂心等同用，如高良姜汤（《千金要方》）。

2.胃寒呕吐　本品性热，能温散寒邪，和胃止呕。治胃寒呕吐，多与半夏、生姜等同用；治虚寒呕吐，常与党参、茯苓、白术等同用。

【用法用量】煎服，3 ~ 6g。研末服，每次3g。

【现代研究】

1.化学成分　本品主要含挥发油0.5% ~ 1.5%，油中主要成分为1, 8-桉叶素、桂皮酸甲酯、丁香油酚、蒎烯、荜澄茄烯及辛辣成分高良姜酚等。尚含黄酮类高良姜素、山奈素、山奈酚等。《中国药典》规定本品含高良姜素（$C_{15}H_{10}O_5$）不得少于0.70%。

2.药理作用　本品水提取物具有镇痛抗炎作用，醚提物只有镇痛作用，二者均能抗动物实验性胃溃疡的形成及蓖麻油引起的腹泻，还能延长断头小鼠张口动作持续时间和氰化钾中毒小鼠的存活时间；煎剂灌胃能升高犬胃液总酸排出量，兴奋兔离体肠管运动，对抗因阿托品所致小鼠胃肠抑制后的墨汁推进率；水提物或挥发油均有抗血栓形成的作用；100% 煎液对革兰阳性嗜气菌皆有抗菌作用。

花椒 Huājiāo　　　　　（《神农本草经》）

本品为芸香科植物青椒 *Zanthoxylum schinifolium* Sieb. et Zucc. 或花椒 *Z. bungeanum* Maxim. 的干燥成熟果皮。又名川椒、蜀椒。

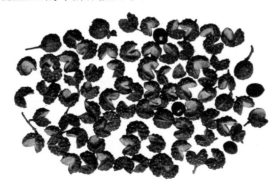

秋季采收成熟果实，晒干，除去种子及杂质。本品气芳香，味麻且辣。青椒以色灰绿、无梗、无椒目者为佳；花椒以色紫红、无梗、无椒目者为佳。生用或炒用。

【药性】辛、温。归脾、胃、肾经。

【功效】温中止痛，杀虫止痒。

【应用】

1.中寒腹痛，寒湿吐泻　本品辛散温燥，入脾、胃经，长于温中燥湿、散寒止痛、止呕止泻。治疗外寒内侵，胃寒腹痛、呕吐等症，常与生姜、白豆蔻等同用；治疗脾胃虚寒，脘腹冷痛、呕吐、不思饮食等，常与干姜、人参等配伍，如大建中汤（《金匮要略》）；治疗夏伤湿冷，泄泻不止，常与肉豆蔻同用，如川椒丸（《小儿卫生总微论方》）。

2.虫积腹痛，湿疹，阴痒　本品有驱蛔杀虫之功。治疗虫积腹痛，手足厥逆，烦闷吐蛔等，常与乌梅、干姜、黄柏等同用，如乌梅丸（《伤寒论》）；用治小儿蛲虫病，肛周瘙痒，可单用煎液保留灌肠；用于治妇人阴痒不可忍，非以热汤泡洗不能已者，常与吴茱萸、蛇床子、陈茶等同用，水煎熏洗，如椒茱汤（《医级》）；用治湿疹瘙痒，可单用或与苦参、蛇床子、地肤子、黄柏等，煎汤外洗。

【用法用量】煎服，3 ~ 6g。外用适量，煎汤熏洗。

【现代研究】

1.化学成分　本品主要含挥发油，挥发油中的主要成分为柠檬烯，占总油量的25.10%，1, 8-桉叶素占21.98%，月桂烯占11.99%，还含 α-蒎烯，β-蒎烯等。还含香草木宁碱，茵芋碱等。《中国药典》规定本品含挥发油不得少于1.5%(mL/g)。

2.药理作用 本品具有抗动物实验性胃溃疡形成的作用；对动物离体小肠有双向调节作用，小剂量时兴奋，大剂量时抑制；并有镇痛抗炎作用；其挥发油对11种皮肤癣菌和4种深部真菌均有一定的抑制和杀死作用，其中羊毛小孢子菌和红色毛癣菌最敏感，并能杀疥螨等。

附药：椒目 Jiāomù

本品为花椒的种子。性味苦寒。归肺、肾、膀胱经。功能利水消肿，降气平喘。适用于水肿胀满、痰饮咳喘等。煎服，3～10g。

表14 温里药功用归纳小结表

药名	共性	个性	
		作用特点	其他功效
附子	回阳通脉，用治亡阳证	能上助心阳、中温脾阳、下补肾阳，为"回阳救逆第一品药"	补火助阳，散寒止痛
干姜		回阳力弱，常与附子相须为用	温中散寒，温肺化饮
肉桂	散寒止痛	散寒止痛面广，可用治脘腹冷痛，寒疝腹痛，寒痹腰痛，胸痹心痛，阴疽、流注、闭经、痛经等症	引火归原，补火助阳，温通经脉
吴茱萸		为治肝寒气滞诸痛之主药	降逆止呕，助阳止泻
小茴香		专治寒疝腹痛，睾丸偏坠胀痛	理气和胃
丁香		为治胃寒呕逆之要药	温中降逆，补肾助阳
高良姜		为治胃寒脘腹冷痛常用药	温胃止呕
花椒	既能温中止痛，又能杀虫止痒		

第十五章

理气药

凡以疏理气机为主要功效，常用以治疗气滞或气逆证的药物，称为理气药，又称行气药。其中行气力强者，又称破气药。

本类药物性味多辛苦温而芳香，主归脾、胃、肝、肺经。辛香行散、味苦能泄、温能通行，故有疏理气机的作用，并可通过调畅气机而达到止痛、散结、降逆之效。主要适用于治疗气滞证、气逆证。因归经和性能的不同，分别具有理气健脾、疏肝解郁、理气宽胸、行气止痛、破气散结、降逆止呕等功效。分别用于治疗脾胃气滞所致脘腹胀痛、嗳气吞酸、恶心呕吐、腹泻或便秘等；肝气郁滞所致胁肋胀痛、情志不和、疝气疼痛、乳房胀痛、月经不调等；肺气壅滞所致胸闷胸痛、咳嗽气喘等。

使用本类药物，须针对不同病证选择相应的药物，并进行必要的配伍。如脾胃气滞，要选用理气调中的药物；饮食积滞所致者，配伍消导药；湿热阻滞所致者，配伍清热祛湿药；寒湿困脾所致者，配伍苦温燥湿药；兼脾气虚者，配伍补气健脾药。肝气郁滞，应选用疏肝理气的药物；肝血不足者，配伍养血柔肝药；肝经受寒者，配伍暖肝散寒药；兼有瘀血阻滞者，配伍活血祛瘀药。肺气壅滞者，应选用理气宽胸的药物；外邪客肺所致者，配伍宣肺解表药；痰饮阻肺所致者，配伍祛痰化饮药。

本类药物多辛温香燥，易耗气伤阴，故气阴不足者慎用。破气药对于妊娠妇女要慎用。

药理研究表明，理气药具有抑制或兴奋胃肠平滑肌作用；有促进消化液的分泌、利胆、松弛支气管平滑肌等作用；并具有调节子宫平滑肌、祛痰、平喘等作用。

陈皮 Chénpí （《神农本草经》）

本品为芸香科植物橘 *Citrus reticulata* Blanco 及其栽培变种的干燥成熟果皮。采摘成熟果实，剥取果皮，晒干或低温干燥。药材分为"陈皮"和"广陈皮"。本品气香，味辛、苦。以色鲜艳、香气浓者为佳。切丝，生用。

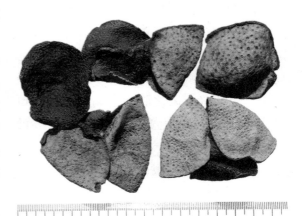

【药性】辛、苦，温。归脾、肺经。

【功效】理气健脾，燥湿化痰。

【应用】

1.脾胃气滞、湿阻之脘腹胀满、食少吐

泻 本品辛香走窜、温通苦燥。归脾胃，有行气、除胀、燥湿之功，故为治脾胃气滞、湿阻之脘腹胀满、食少吐泻之佳品。对寒湿阻滞中焦者，最为适宜。脾胃气滞轻者可单用；气滞较甚者，可与木香、枳实等同用；寒湿阻滞脾胃者，可与苍术、厚朴等药同用，如平胃散（《和剂局方》）；食积气滞，脘腹胀痛者，可配山楂、神曲等，如保和丸（《丹溪心法》）；若脾虚气滞，纳差、食后腹胀者，可与人参、白术、茯苓等同用，如异功散（《小儿药证直诀》）。

2. 呕吐、呃逆 本品有苦降之性，《名医别录》谓其"下气，止呕咳"，《本草纲目》谓其"疗呕哕反胃嘈杂，时吐清水"，故为治呕吐、呃逆之佳品。属寒者，可单用研末，也可配伍生姜，如橘皮汤（《金匮要略》）；因热者，可配竹茹、栀子等；若虚实错杂、有热者，可配人参、竹茹、大枣等，如橘皮竹茹汤（《金匮要略》）。

3. 湿痰寒痰，咳嗽痰多 本品苦温，长于燥湿化痰，又能理气宽胸，为治湿痰、寒痰之要药，轻症可单用。治湿痰咳嗽，可与半夏、茯苓等同用，如二陈汤（《和剂局方》）；治寒痰咳嗽，可与干姜、细辛等同用；治痰气交阻之胸痹、胸中气塞、短气，可配伍枳实、生姜，如橘皮枳实生姜汤（《金匮要略》）。

【用法用量】煎服，3~10g。

【使用注意】性偏温燥、走散，故气虚证、阴虚燥咳、吐血及舌赤少津、内有实热者慎用。

【现代研究】

1. 化学成分 本品主要含挥发油、黄酮、有机胺和微量元素等。挥发油主要为柠檬烯、γ-松油烯等；黄酮类化合物主要为橙皮苷、新皮苷、陈皮素、柚皮柑、新柚皮柑等。《中国药典》规定本品含橙皮苷（$C_{28}H_{34}O_{15}$）不得少于3.5%，饮片不得少于2.5%。

2. 药理作用 陈皮水煎液对唾液淀粉酶活性有明显的促进作用，能抑制家兔离体十二指肠的自发活动，使收缩降低，紧张性下降；对离体、在体胃及肠运动均有直接抑制作用。挥发油能松弛豚鼠离体支气管平滑肌，水提物和挥发油均能阻断氯化乙酰胆碱、磷酸组胺引起的支气管平滑肌收缩痉挛，有平喘、镇咳的作用。挥发油有刺激性祛痰作用，主要有效成分为柠檬烯。本品还有升高血压、抗血小板聚集、抗氧化、抗衰老、强心、抗休克、抗过敏、抗肿瘤、抑菌、避孕、抗紫外线辐射、杀虫等作用。

附药：橘红 Júhóng、橘核 Júhé、橘络 Júluò、橘叶 Júyè、化橘红 Huàjúhóng

1. 橘红 本品为芸香科植物橘 *Citrus reticulata* Blanco 及其栽培变种的干燥外层果皮。性味辛、苦，温。归脾、肺经。功能理气宽中，燥湿化痰。适用于咳嗽痰多、食积伤酒、呕恶痞闷。煎服，3~10g。

2. 橘核 本品为芸香科植物橘 *Citrus reticulata* Blanco 及其栽培变种的种子。性味苦，平。归肝经。功能理气、散结、止痛。适用于疝气疼痛、睾丸肿痛及乳痈、乳癖等。煎服，3~10g。

3. 橘络 本品为芸香科植物橘 *Citrus reticulata* Blanco 及其栽培变种的中果皮及内果皮之间的纤维束群。性味甘、苦，平。归肝、肺经。功能行气通络，化痰止咳。适用于痰滞经络之胸痛、咳嗽、痰多。煎服，3～5g。

4. 橘叶　本品为芸香科植物橘 *Citrus reticulata* Blanco 及其栽培变种的树叶。性味辛、苦，平。归肝经。功能疏肝行气，散结消肿。适用于胁肋作痛、乳痈、乳房结块等。煎服，6～10g。

5. 化橘红　为芸香科植物化州柚 *Citrus grandis*（L.）Osbeck var. *tomentosa* Hort.（*C. grandis* Tomentosa）或柚 *Citrus grandis*（L.）Osbeck 的未成熟或接近成熟外层果皮。性味辛、苦，温。归肺、脾经。功能理气宽中，燥湿化痰。适用于湿痰或寒痰咳嗽，食积呕恶，胸闷等。煎服，3～10g。

青皮　Qīngpí　（《本草图经》）

本品为芸香科植物橘 *Citrus reticulata* Blanco 及其栽培变种的幼果或未成熟果实的干燥果皮。5～6月间收集自落的幼果，晒干，习称"个青皮"；7～8月间采收未成熟的果实，在果皮上纵剖成四瓣至基部，除尽瓤瓣，晒干，习称"四花青皮"。切厚片或丝。个青皮气香，味苦辛，以色黑绿、个匀、质硬、香气浓者为佳；四花青皮气清香，味酸、苦、辛，以皮黑绿色、内面黄白色、香气浓者为佳。生用或醋炙用。

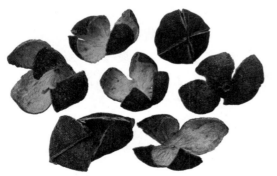

【药性】苦、辛，温。归肝、胆、胃经。

【功效】疏肝破气，消积化滞。

【应用】

1. 肝郁气滞证　本品苦泄，辛行温通，性猛入肝，善疏理肝胆气滞，主治肝郁气滞诸症。治肝郁胸胁胀痛、乳房胀痛，可配柴胡、郁金、香附等；治乳癖胀痛或结块，单用煎汤，或配柴胡、橘叶等；治乳痈肿痛，可配瓜蒌、蒲公英、漏芦等；治寒疝疼痛，可与乌药、小茴香、木香等同用，如天台乌药散（《医学发明》）。

2. 食积腹痛　本品辛行苦降，既能消积，又能行气止痛。常用于治疗食积气滞、脘腹胀痛，可与山楂、神曲、麦芽等同用，如青皮丸（《沈氏尊生书》）；若气滞脘腹疼痛者，可与大腹皮同用，如青皮散（《症因脉治》）；若气滞较甚、三焦气胀者，可配枳壳、大腹皮等，如枳壳青皮饮（《症因脉治》）。

3. 癥瘕积聚，久疟痞块　本品苦泄峻烈，辛散温通力强，能破气散结。治气滞血瘀之癥瘕积聚，久疟痞块等，可与三棱、莪术、鳖甲等配伍。

【用法用量】煎服，3～10g。醋炙用增强疏肝止痛之力。

【使用注意】本品耗气，气虚者慎用。

【现代研究】

1. 化学成分　本品所含主要成分与陈皮相似，但所含成分的量有所不同，如对羟福林含量青皮比较高。另外含多种氨基酸，如天冬氨酸、谷氨酸、脯氨酸等。《中国药典》规定本品药材含橙皮苷（$C_{28}H_{34}O_{15}$）不得少于5.0%，饮片青皮、醋青皮含橙皮苷（$C_{28}H_{34}O_{15}$）分别不得少于4.0%与3.0%。

2. 药理作用　本品所含挥发油对胃肠道有温和的刺激作用，能促进消化液的分泌和排除肠内积气；其煎剂能抑制肠管平滑肌，呈解痉作用。此作用强于陈皮。本品对胆囊平滑肌有舒张作用，有利胆作用。其注射液静注有显著的升压作用，对心肌的兴奋性、收缩性、传导性和自律性均有明显的正性作用。其挥发油中的柠檬烯有祛痰、扩张支气管、平喘作用。

枳实 Zhǐshí　　　　　（《神农本草经》）

本品为芸香科植物酸橙 *Citrus aurantium* L. 及其栽培变种或甜橙 *Citrus sinensis* Osbeck 的干燥幼果。5～6月间采集自落的果实，自中部横切为两半，晒干或低温干燥。较小者直接晒干或低温干燥。洗净、润透，切薄片。本品气清香，味苦、微酸。以外果皮绿褐色、果肉厚、色白、瓤小、质坚实、香气浓者为佳。生用或麸炒用。

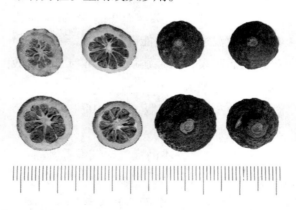

【药性】苦、辛、酸，微寒。归脾、胃经。
【功效】破气消积，化痰散痞。
【应用】

1. 胃肠食积气滞　本品辛行苦降，即能破气，又能消积导滞，归脾、胃经，对胃肠积滞、气机不畅，有标本兼治之功，各种胃肠气滞证咸宜。治食积气滞，脘腹胀满或胀痛，常与山楂、麦芽、神曲等同用，如曲麦枳术丸（《医学正传》）；治热结便秘，腹满胀痛，可与大黄、芒硝、厚朴等同用，如大承气汤（《伤寒论》）；治湿热泻痢、里急后重，可与黄芩、黄连同用，如枳实导滞丸（《内外伤辨惑论》）。

2. 胸痹，结胸　本品能行气化痰以消痞。治痰浊闭阻胸阳之胸痹，胸中满闷、疼痛者，可与薤白、桂枝同用，如枳实薤白桂枝汤（《金匮要略》）；治痰热结胸，可与黄连、瓜蒌、半夏同用，如小陷胸加枳实汤（《温病条辨》）；治心下痞满，食欲不振，可与半夏曲、厚朴等同用，如枳实消痞丸（《兰室秘藏》）。

此外，本品可用治胃扩张、胃下垂、子宫脱垂、脱肛等脏器下垂病症，可单用本品，或配伍黄芪、白术等补气药同用。

【用法用量】煎服，3～10g。炒用能缓和峻烈之性。

【使用注意】孕妇慎用。

【现代研究】

1. 化学成分　本品主要含黄酮类成分如橙皮苷、橙皮素、柚皮苷、柚皮素、新橙皮苷、柚皮芸香苷等；生物碱类成分如辛弗林、N-甲基酪胺、乙酰去甲辛弗林等；挥发油如 α-水茴香萜、α-蒎烯、柠檬烯、芳樟醇等。还含有蛋白质、碳水化合物、胡萝卜素、核黄素、γ-氨基丁酸等。《中国药典》规定本品含辛佛林（$C_9H_{13}NO_2$）不得少于0.30%。

2. 药理作用　枳实调节胃肠运动，微量枳实煎剂可明显降低肠平滑肌的活动，小量对肠平滑肌有抑制作用；能缓解乙酰胆碱或氯化钡所致的小肠痉挛；对胃肠道平滑肌又有兴奋作用，可使胃底平滑肌的张力明显升高，有促进胃运动、加速胃排空的作用。其中黄酮苷对大鼠离体肠平滑肌的收缩呈抑制作用，挥发油则呈先兴奋后抑制作用。还具有抗溃疡作用、利胆作用等。此外，尚有调节子宫机能、升高血压、强心、利尿、抗氧化、抗菌、镇痛、护肝、降糖、降血脂、抗血栓、抗休克、抗过敏等作用。

附药：枳壳 Zhǐqiào

本品为芸香科植物酸橙 *Citrus aurantium* L.及其栽培变种的干燥未成熟果实，生用或麸炒用。性味、归经与枳实同，但作用较缓和。功效理气宽中，行滞消胀。用于胸胁气滞、胀满疼痛、食积不化、痰饮内停、脏器下垂。用量3～10g，孕妇慎用。

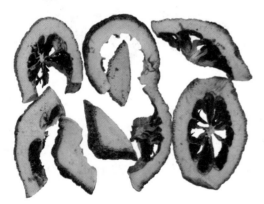

木香 Mùxiāng　　　（《神农本草经》）

本品为菊科植物木香 *Aucklandia lappa* Decne.的干燥根。秋、冬二季采挖，除去泥沙及须根，切段，大的再纵剖成瓣，干燥后撞去粗皮。洗净，稍泡，闷透，切厚片。本品气香特异，味微苦。条匀、质坚实、油性

足、香气浓郁者为佳。生用或煨用。

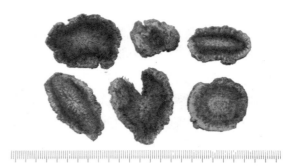

【药性】辛、苦，温。归脾、胃、大肠、三焦、胆经。

【功效】行气止痛，健脾消食。

【应用】

1.脾胃气滞，脘腹胀痛，食积不消，不思饮食　本品辛香气烈，归脾、胃经，善行脾胃之气滞而止痛，故为行气止痛之佳品，又能健脾消食，故食积气滞尤宜。治脾胃气滞，脘腹胀痛，可单用本品磨汁，或与砂仁、藿香等同用，如木香调气散（《张氏医通》）；治食滞中焦，脘痞腹痛，可与陈皮、半夏、枳实等同用，如木香化滞汤（《内外伤辨惑论》）；治寒凝中焦，气滞食积，可与干姜、枳实、白术同用，如木香干姜枳术丸（《兰室秘藏》）；治脾虚食少，兼食积气滞，可与砂仁、枳实、白术等同用，如香砂枳术丸（《摄生秘剖》）；治脾虚气滞，脘腹胀满、食少便溏，可与党参、白术、陈皮等同用，如香砂六君子汤（《时方歌括》）。

2.泻痢后重　本品辛行苦降，归大肠经，善行大肠之滞气，为治湿热泻痢之里急后重之要药。治湿热泄泻、痢疾，里急后重，常与黄连配伍，如香连丸（《和剂局方》）；治饮食积滞之脘腹胀满、泻而不爽，

可与槟榔、青皮、大黄等同用，如木香槟榔丸（《儒门事亲》）。

3.胁痛，黄疸，疝气疼痛　本品辛香能行，味苦能泄，走三焦和胆经，能疏理肝胆和三焦气滞。治湿热郁蒸、肝失疏泄、气机阻滞之胁痛、黄疸，可与郁金、大黄、茵陈等配伍；治寒疝腹痛及睾丸偏坠疼痛，可与川楝子、小茴香等同用，如导气汤（《医方简义》）。

此外，本品气芳香能醒脾开胃，在补益方剂中用之，能减轻补益药的碍胃和滞气之弊，如归脾汤（《济生方》）。

【用法用量】煎服，3～6g。生用行气力强，煨用行气力缓而实肠止泻，用于泄泻腹痛。

【使用注意】本品辛温香燥，凡阴虚火旺者慎用。

【现代研究】

1.化学成分　本品主要含挥发油，其中主要为萜内酯类成分如去氢木香内酯、木香烃内酯，还含有种类众多的烯类成分，少量的酮、醛、酚等化合物。木香中还含天冬氨酸、谷氨酸、γ-氨基丁酸等20种氨基酸，以及胆胺，木香萜胺A、B、C、D、E，豆甾醇，木香碱，树脂等。《中国药典》规定本品含木香烃内酯（$C_{15}H_{20}O_2$）和去氢木香内酯（$C_{15}H_{18}O_2$）的总量不得少于1.80%，饮片不得少于1.50%。

2.药理作用　本品超临界提取物对盐酸-乙醇型急性胃溃疡具有显著的抑制作用；对小鼠利血平型胃溃疡和大鼠醋酸损伤型慢性胃溃疡也有明显的抑制作用。超临界提取液及水煎物对健康人胃能促进生长抑素的分泌，水煎液能促进胃肠运动；煨木香具有显著的抗腹泻作用。木香挥发油、醇提物、乙醚提取物有抑菌作用；醇提物有抗炎作用。此外，还有抗肿瘤、扩张血管、抑制血小板聚集等作用。

附药：川木香 chuān mùxiāng

本品为菊科植物川木香 *Vladimiria souliei*（Frannch.）Ling 或灰毛木香 *Vladimiria souliei*（Frannch.）Ling var. *cinerea* Ling 的干燥根。秋季采挖，除去须根、泥沙及根头上的胶状物，干燥，生用或煨用。性味辛、苦，温。归脾、胃、大肠、胆经。功效行气止痛。用于胸胁、脘腹胀痛、肠鸣腹痛、里急后重。煎服，3～10g。

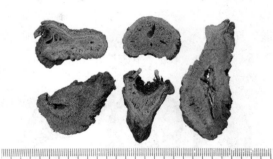

沉香 Chénxiāng　　　（《名医别录》）

本品为瑞香科植物白木香 *Aquilaria Sinensis*（Lour.）Gilg 含有树脂的木材。全年均可采收，割取含树脂的木材，除去不含树脂的部分，阴干。打碎或锉末。本品气芳香，味苦。以色黑、质重、油性足、香气浓者为佳。生用。

【药性】辛、苦，微温。归脾、胃、肾经。

【功效】行气止痛，温中止呕，纳气平喘。

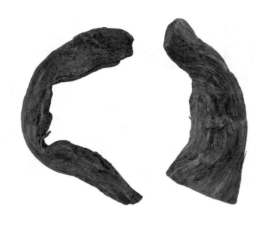

【应用】

1. **寒凝气滞，胸腹胀痛**　本品辛香走窜，性温祛寒，散胸腹阴寒以行气止痛。治寒凝气滞之胸腹胀痛，常与乌药、木香、槟榔等同用，如沉香四磨汤（《卫生家宝》）；治脾胃虚寒之脘腹冷痛，常与肉桂、干姜、附子等同用，如沉香桂附丸（《卫生宝鉴》）。

2. **胃寒呕吐**　本品辛温散寒，味苦质重，能温胃降气而止呕。治寒邪犯胃，呕吐清水，可与陈皮、荜澄茄、胡椒等同用，如沉香丸（《圣济总录》）；治脾胃虚寒，呕吐呃逆，经久不愈者，可与丁香、白豆蔻、柿蒂等同用。

3. **虚喘证**　本品能温肾纳气平喘，常用于治疗肾虚气喘。治下元虚冷、肾不纳气之虚喘证，常与肉桂、附子、补骨脂等同用，如黑锡丹（《和剂局方》）；治上盛下虚之痰饮喘嗽，常与紫苏子、半夏、厚朴等配伍，如苏子降气汤（《和剂局方》）。

【用法用量】　煎服，1～5g，宜后下；或磨汁冲服，或入丸散剂，每次0.5～1g。

【使用注意】　本品辛香温散，故气虚多汗、阴虚阳亢头痛、阴虚燥咳或肺热咳嗽者忌用。

【现代研究】

1. **化学成分**　本品主要含挥发油：白木香酸，白木香醛，呋喃白木香醛，沉香四醇，白木香醇，呋喃白木香醇，去氢白木香醇等；色酮类成分：6-甲氧基-2-（2-苯乙基）色酮，6，7-二甲氧基-2-（2-苯乙基）色酮等。《中国药典》规定本品含沉香四醇（$C_{17}H_{18}O_6$）不得少于0.10%。

2. **药理作用**　本品水煎液对体外豚鼠回肠的自主收缩有抑制作用，并能对抗组胺、乙酰胆碱引起的痉挛性收缩；水煎醇沉液腹腔注射，能使新斯的明引起的小鼠肠推进运动减慢，呈现肠平滑肌解痉作用。此外，有镇静、安定、麻醉、镇痛、平喘、抗菌等作用。

檀香 *Tánxiāng*　　　　（《名医别录》）

本品为檀香科植物檀香 *Santalum album* L. 树干的干燥心材。以夏季采收为佳，除去边材，锯片或劈碎后用。本品气清香，燃烧时香气更浓；味淡，嚼之有辛辣感。以体重、质坚、显油迹、香气浓郁而持久、烧之气香者为佳。生用。

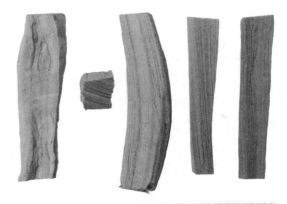

【药性】辛，温。归脾、胃、心、肺经。

【功效】行气温中，开胃止痛。

【应用】寒凝气滞，胸腹疼痛　本品辛温芳香，善理脾胃、利膈宽胸、止痛。治疗寒凝气滞，胸腹冷痛，可配豆蔻、砂仁、丁香等，如沉香磨脾散（《仁斋直指方》）；治疗寒凝气滞之胸痹胸痛，可配荜茇、延胡索、高良姜等；治胃脘寒痛，呕吐食少，可以本品研末，干姜汤泡服，或配沉香、豆蔻、砂仁等。

【用法用量】煎服，2～5g，宜后下；入丸散，1～3g。

【使用注意】阴虚火旺，实热吐衄者慎用。

【现代研究】

1.化学成分　本品主要含挥发油，油中主要成分为倍半萜类化合物，其中 α–檀香醇、β–檀香醇约占90%以上。此外还含二氢–α–沉香呋喃、二氢–β–沉香呋喃、4，11，环氧–顺式–桉叶烷、朱栾萜烯等。《中国药典》规定本品含挥发油不得少于3.0%（mL/g）。

2.药理作用　本品所含 α–檀香醇、β–檀香醇对小鼠有中枢镇静作用。檀香挥发油对小鼠肠运动亢进有抑制作用；檀香油有利尿作用；对痢疾杆菌、结核杆菌有抑制作用。

川楝子　Chuānliànzǐ　　　（《神农本草经》）

本品为楝科植物川楝树 *Melia toosendan* Sieb. et Zucc.的干燥成熟果实。冬季果实成熟时采收，除去杂质，干燥。打碎。本品气特异，味酸、苦。以个大、饱满、外皮金黄色、果肉黄白色者为佳。生用或炒用。

【药性】苦，寒。有小毒。归肝、小肠、膀胱经。

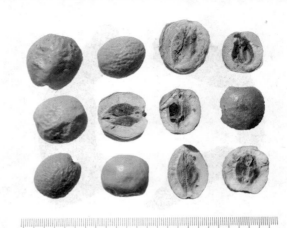

【功效】疏肝泄热，行气止痛，杀虫。

【应用】

1.肝郁化火所致疼痛　本品苦寒清泄，能清肝火。又能行气止痛，为治肝郁气滞疼痛之良药，尤善治肝郁气滞兼热者。治肝胃不和，或肝郁化火所致胁肋、脘腹疼痛以及疝痛，常与延胡索配伍，如金铃子散（《素问病机气宜保命集》）；治寒疝腹痛，需配暖肝散寒的小茴香、木香、吴茱萸等，如导气汤（《医方简义》）。

2.虫积腹痛　本品有毒，既能杀虫，又能行气止痛。治蛔虫等引起的虫积腹痛，每与槟榔、使君子等同用。外用杀虫而疗癣，治头癣、秃疮，可单用本品焙黄研末，以油调膏，外涂。

【用法用量】煎服，5～10g。外用适量，研末调涂。炒用可降低苦寒之性。

【使用注意】本品有毒，不宜过量或持续服用，以免中毒。性寒，脾胃虚寒者慎用。

【现代研究】

1.化学成分　本品主要含川楝素、黄酮、多糖、脂肪油等。《中国药典》规定本品含川楝素（$C_{30}H_{38}O_{11}$）应为0.060%～0.20%，炒川楝子应为0.040%～0.20%。

2.药理作用 本品具有松弛奥狄括约肌、收缩胆囊、促进胆汁排泄的作用；能兴奋肠管平滑肌，使其张力和收缩力增加；川楝素具有驱虫作用，作用缓慢而持久，对猪蛔虫、蚯蚓、水蛭等有明显的杀灭作用；川楝子对金黄色葡萄球菌、多种致病性真菌有抑制作用；此外，尚有抗炎、镇痛、抗氧化、抗生育、抗癌等作用。

3.不良反应 本品主要毒性成分是川楝素、苦楝萜酮内酯等。川楝子对胃肠道有刺激作用，对肝脏有损害，会阻断神经肌肉接头的正常传递功能，还会造成急性循环衰竭和中枢性呼吸衰竭而死亡。中毒较轻时，可见头晕、头痛、思睡、恶心呕吐、腹痛等，严重时会出现呼吸中枢麻痹、中毒性肝炎、内脏出血、精神失常等症状。

乌药 Wūyào 　　　　　（《本草拾遗》）

本品为樟科植物乌药 *Lindera aggregata*（Sims）Kosterm.的干燥块根。全年均可采挖，除去细根，洗净，趁鲜切片，晒干。本品气香，味微苦、辛，有清凉感。以个大、肥壮、质嫩、折断面香气浓郁者为佳。生用或麸炒用。

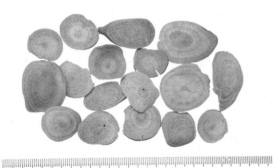

【药性】辛，温。归肺、脾、肾、膀胱经。

【功效】行气止痛，温肾散寒。

【应用】

1.寒凝气滞之胸腹诸痛 本品辛温，能舒畅气机、散寒、止痛。归肺、脾、肾经，故能治上、中、下三焦寒凝气滞疼痛。治胸腹胁肋闷痛，可配香附、甘草等，如小乌沉汤（《和剂局方》）；治脘腹胀痛，可配木香、青皮、莪术等，如乌药散（《太平圣惠方》）；治寒疝腹痛，可配小茴香、青皮、高良姜等，如天台乌药散（《医学发明》）；治寒凝气滞痛经，可配当归、香附、木香等，如乌药汤（《济阴纲目》）。

2.尿频，遗尿 本品辛散温通，入肾与膀胱而温肾散寒、缩尿。治肾阳不足、膀胱虚冷之小便频数、小儿遗尿，可与益智仁、山药等同用，如缩泉丸（《校注妇人良方》）。

【用法用量】煎服，6～10g。

【用法用量】实热、阴虚内热者不宜用。

【现代研究】

1.化学成分 本品主要含倍半萜及其内酯类成分：乌药醚内酯，伪新乌药醚内酯，乌药醇，乌药根烯等；生物碱类成分：木姜子碱，波尔定碱，去甲异波尔定碱等；脂肪酸类成分：癸酸，十二烷酸等；挥发油：龙脑，乙酸龙脑酯等。《中国药典》规定本品含去甲异波尔定（$C_{18}H_{19}NO_4$）不得少于0.40%。

2.药理作用 本品对胃肠道平滑肌有兴奋和抑制的双向调节作用，能促进消化液的分泌；还具有抗病毒、抑菌、抗肿瘤、兴奋心肌、改善中枢神经系统功能、抗炎镇痛、防治糖尿病肾病、保护肝脏、调节凝血功能等药理作用。

荔枝核 Lìzhīhé 　　　　　（《本草衍义》）

本品为无患子科植物荔枝 *Litchi chinensis*

Sonn.的干燥成熟种子。夏季采摘成熟果实，除去果皮及肉质假种皮，洗净，晒干。本品气微，味微甘、苦、涩。以粒大、饱满者为佳。生用或盐水炙用，捣碎。

【药性】甘、微苦，温。归肝、肾经。

【功效】行气散结，祛寒止痛。

【应用】

1.寒疝腹痛，睾丸肿痛　本品味苦疏泄，性温祛寒，主入肝经，有疏肝理气、散结消肿、散寒止痛之功。治寒凝气滞之疝气痛、睾丸肿痛，可与小茴香、青皮等同用，如荔核散（《世医得效方》）；或与小茴香、吴茱萸、橘核等同用，如疝气内消丸（《北京市中药成方选集》）；治睾丸肿痛属湿热者，可与龙胆、川楝子、黄柏等同用。

2.胃脘久痛，痛经，产后腹痛　本品有疏肝和胃、散寒止痛作用。治肝气郁结、肝胃不和之胃脘久痛，可与木香同用，如荔香散（《景岳全书》）；治肝郁气滞血瘀之痛经及产后腹痛，可与香附同用，如蠲痛散（《妇人大全良方》）。

【用法用量】煎服，5～10g。或入丸、散剂。

【现代研究】

1.化学成分　本品主要含多糖、总皂苷和黄酮类化合物等。

2.药理作用　荔枝核具有降血糖、调血脂、抗氧化、抑制病毒、抗肿瘤及抗肝损伤等药理作用。其中，所含黄酮类化合物可抑制病毒和抗肿瘤，总皂苷能抑制病毒活性并降血糖、调血脂和增强胰岛素敏感性；黄酮类、总皂苷类和多糖化合物均具有抗氧化作用，多糖能提高免疫功能。

香附　Xiāngfù　（《名医别录》）

本品为莎草科植物莎草 *Cyperus rotundus* L.的干燥根茎。秋季采挖，燎去毛须，置沸水中略煮或蒸透后晒干，或燎后直接晒干。本品气香，味微苦。以个大、质坚实、色棕褐、香气浓者为佳。生用，或醋炙用，碾碎。

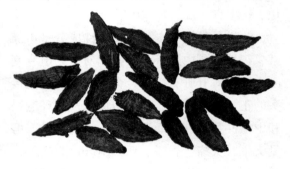

【药性】辛、微苦、微甘、平。归肝、脾、三焦经。

【功效】疏肝解郁，调经止痛，理气宽中。

【应用】

1.肝郁气滞，胸胁胀痛，疝气疼痛　本品辛香行散，味苦疏泄，主入肝经，善理肝气之郁结并止痛，为疏肝解郁之要药，肝郁气滞诸痛证均宜。治肝郁气滞之胁肋胀痛，可与柴胡、川芎、枳壳等同用，如柴胡疏肝散（《景岳全书》）；治寒凝气滞，肝气犯胃之胃脘疼痛，可配高良姜，如良附丸（《良方集腋》）；治寒疝腹痛，可与小茴香、乌药、吴茱萸等同用。

2.肝郁气滞，月经不调，痛经，乳房胀痛　本品疏理肝气，善调经止痛，故为妇科调经之要药。治月经不调、痛经，可单用，或与柴胡、川芎、当归等同用，如香附归芎汤（《沈氏尊生》）；治乳房胀痛，多与柴胡、青皮、瓜蒌皮等同用。

3.脾胃气滞　本品味辛能行，入脾经，有行气宽中之功，故常用于治疗脾胃气滞证。治疗脘腹胀痛、胸膈噎塞、嗳气吞酸、纳呆，可配砂仁、甘草同用，如快气汤《和剂局方》。治外感风寒、兼脾胃气滞者，可与苏叶、陈皮同用，如香苏散（《和剂局方》）；治气、血、痰、火、湿、食六郁所致胸膈痞满、脘腹胀痛、呕吐吞酸、饮食不化等，可与川芎、苍术、栀子等同用，如越鞠丸（《丹溪心法》）

【用法用量】煎服，6～10g。醋制增强疏肝止痛作用。

【现代研究】

1.化学成分　本品主要含挥发油，油中主要成分为倍半萜类如β-蒎烯、香附子烯、α-香附酮、β-香附酮、广藿香酮、α-莎香醇、β-莎草醇、柠檬烯、丁香烯等。此外，还有糖类、苷类、黄酮类、三萜类、酚类、生物碱等成分。《中国药典》规定本品含挥发油不得少于1.0%（mL/g），饮片不得少于0.80%（mL/g）。

2.药理作用　5%香附浸膏对动物离体子宫有抑制作用，能降低其收缩力和张力；其挥发油有雌激素样作用，香附子烯作用较强；香附水煎剂可明显增加胆汁流量、促进胆汁分泌，并对肝细胞有保护作用；其挥发油、丙酮提取物、α-香附酮、水煎剂有抑制肠管收缩作用；其总生物碱、苷类、黄酮类及酚类化合物的水溶液有强心、减慢心律及降低血压的作用；香附醇提物、挥发油、三萜类成分有解热作用，α-香附酮有镇痛作用，挥发油有安定作用。此外，还有抗菌、抗炎、抗肿瘤等作用。

佛手 Fóshǒu　　　　　　（《滇南本草》）

本品为芸香科植物佛手 *Citrus medica* L. var. *sarcodactylis* Swingle 的干燥果实。秋季果实尚未变黄或刚变黄时采收，纵切成薄片，晒干或低温干燥。本品气香，味微甜后苦。以皮黄肉白，香气浓郁者为佳。切片，生用。

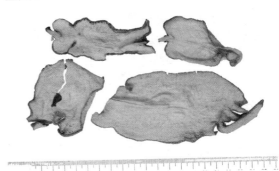

【药性】辛、苦、酸，温，归肝、脾、胃、肺经。

【功效】疏肝理气，和胃止痛，燥湿化痰。

【应用】

1.肝郁胸胁胀痛　本品辛香行散、味苦疏泄，善疏肝解郁、行气止痛。治肝郁气滞及肝胃不和之胸胁胀痛，脘腹痞满等，可与柴胡、香附、郁金等同用。

2.脾胃气滞、脘腹疼痛　本品归脾、胃经，能理气和中止痛。治脾胃气滞之脘腹胀痛、呕恶食少等，可与木香、香附、砂仁等同用。

3.咳嗽痰多，胸闷作痛　本品苦温燥湿而化痰，辛香又能行气，故善治痰多咳嗽、胸闷者，可与丝瓜络、瓜蒌皮、陈皮等配伍。

【用法用量】煎服，3～10g。

【现代研究】

1.化学成分　本品主要含挥发油：柠檬

烯，γ-松油烯等；黄酮类成分：橙皮苷，香叶木苷等；香豆素类成分：佛手内酯，柠檬内酯；萜类成分：柠檬苦素等。还含多糖、有机酸等。《中国药典》规定本品含橙皮苷（$C_{28}H_{34}O_{15}$）不得少于0.030%。

2.药理作用　佛手醇提取物对肠道平滑肌有明显的抑制作用；有扩张冠状血管、增加冠脉血流量的作用，高浓度时抑制心肌收缩力、减缓心率、降低血压、保护实验性心肌缺血；佛手有一定的平喘、祛痰作用。此外，有抗应激、调节免疫、抗肿瘤等作用。

玫瑰花 Méiguīhuā　　　《食物本草》

本品为蔷薇科植物玫瑰 *Rosa rugosa* Thunb. 的干燥花蕾。春末夏初花将开放时分批采摘，除去花柄及蒂，及时低温干燥。本品气芳香浓郁，味微苦涩。以花蕾大、完整、瓣厚、色紫、色泽鲜、香气浓者为佳。生用。

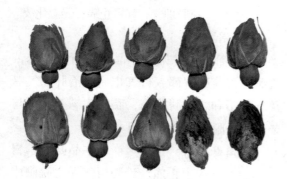

【药性】甘、微苦，温。归肝、脾经。

【功效】行气解郁，活血，止痛。

【应用】

1.肝胃气滞，胸胁脘腹胀痛　本品芳香行气，味苦疏泄，归肝、胃经，既能疏肝，又能宽中醒胃。治疗肝胃不和之胸胁脘腹胀痛、呕恶食少，可与香附、佛手、砂仁等配伍。

2.月经不调，经前乳房胀痛　本品善疏解肝行气、止痛，治肝气郁滞之月经不调、经前乳房胀痛，可与当归、川芎、白芍等配伍。

3.跌打伤痛　本品味苦疏泄，性温通行，有活血止痛之功。治疗跌打损伤，瘀肿疼痛，可与当归、川芎、赤芍等配伍。

【用法用量】煎服，3～6g。

【现代研究】

1.化学成分　本品主要含挥发油：玫瑰油、香茅醇、牻牛儿醇、橙花醇、丁香油酚、苯乙醇等。还含槲皮苷、鞣质、脂肪油、有机酸等。

2.药理作用　玫瑰油对大鼠有促进胆汁分泌作用。

薤白 Xièbái　　　《神农本草经》

本品为百合科植物小根蒜 *Allium macrostemon* Bge. 或薤 *Allium chinense* G. Don 的干燥鳞茎。夏、秋二季采挖，洗净，除去须根，蒸透或置沸水中烫透，晒干。本品有蒜臭，味微辣。以个大、饱满、质坚、黄白色、半透明者为佳。生用。

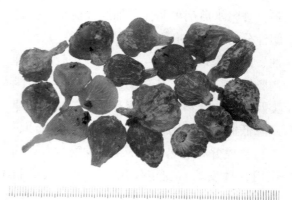

【药性】辛、苦，温。归心、肺、胃、大肠经。

【功效】通阳散结，行气导滞。

【应用】

1.胸痹证 本品辛散温通，善散阴寒之凝滞，通胸阳之闭结，为治胸痹之要药。治寒痰阻滞、胸阳不振所致胸痹证，可与瓜蒌、半夏、枳实等配伍，如瓜蒌薤白白酒汤、瓜蒌薤白半夏汤、枳实薤白桂枝汤（《金匮要略》）；若治痰凝血瘀胸痹，则可与丹参、川芎、瓜蒌等配伍。

2.胃肠气滞 本品辛行苦降，归胃、大肠经，有行气导滞、消胀止痛之功。治胃寒气滞之脘腹痞满胀痛，可与高良姜、砂仁、木香等同用；治泻痢里急后重，可单用本品或与木香、枳实等配伍。

【用法用量】煎服，5 ~ 10g。

【现代研究】

1.化学成分 本品主要含甾体皂苷类成分：薤白苷 A ~ K 等。还含前列腺素、生物碱及含氮化合物等。

2.药理作用 薤白浸膏能明显促进肠管碳末输送，有一定抗泻下作用。还有抗血小板凝集、降血脂、抗动脉粥样硬化、抗氧化，以及镇痛、抑菌、抗炎等作用。

刀豆 Dāodòu　　　　　（《救荒本草》）

本品为豆科植物刀豆 *Canavalia gladiata*（Jacq.）DC.的干燥成熟种子。秋季种子成熟时采收荚果，剥取种子，晒干。本品气微，味淡，嚼之有豆腥味。以粒大、饱满、色淡红者为佳。生用。

【药性】甘，温。归胃、肾经。

【功效】温中，下气，止呃，温肾。

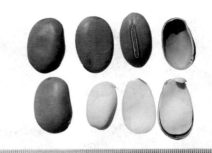

【应用】

1.呃逆，呕吐 本品性温，归胃经而能温中、降气止呃。治中焦虚寒之呕吐、呃逆，可与丁香、柿蒂等同用。

2.肾虚腰痛 本品甘温，入肾经而能温肾助阳。治肾阳虚腰痛，可单用刀豆二粒，包于猪腰内烧熟食用（《重庆草药》），或配杜仲、桑寄生、牛膝等同用。

【用法用量】煎服，6 ~ 9g。

【现代研究】

1.化学成分 本品主要含胺类成分：刀豆四胺，γ-胍氧基丙胺等；还含赤霉素 A21（刀豆赤霉素Ⅰ），赤霉素 A22（刀豆赤霉素Ⅱ）及蛋白质等。

2.药理作用 刀豆中含有的 L-刀豆氨酸的结构与 L-精氨酸的结构类似，可误作 L-精氨酸合成蛋白。这些含有 L-刀豆氨酸的蛋白质在结构和作用方面存在缺陷，形态和生长上出现异常，用于抗代谢和抗肿瘤作用。

柿蒂 Shìdì　　　　　（《本草拾遗》）

本品为柿树科植物柿 *Diospyros kaki* Thunb.的干燥宿萼。冬季果实成熟时采摘，食用时收集，洗净，晒干。本品气微，微涩。以个大而厚、质硬、色黄者为佳。生用。

【药性】苦、涩，平。归胃经。

【功效】降气止呃。

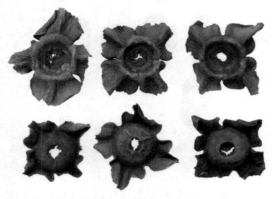

【应用】呃逆 本品味苦降泄，专入胃经，善降胃气而为止呃逆要药。治胃寒呃逆，可与丁香、生姜等同用，如柿蒂汤（《济生方》）；治虚寒呃逆，可与人参、丁香同用，如丁香柿蒂汤（《症因脉治》）；治胃热呃逆，可与黄连、竹茹等同用；治痰浊内阻之呃逆，可与半夏、陈皮、厚朴等同用；治命门火衰，元气暴脱，上逆作呃，则须配伍附子、人参、丁香等。

【用法用量】煎服，5～10g。

【现代研究】

1.化学成分 本品主要含三萜类成分：齐墩果酸、熊果酸及桦皮酸。还含有 β‑谷甾醇、糖苷、鞣质等。

2.药理作用 本品有抗心律失常、镇静和一定的抗生育作用。

表 15 理气药功用归纳小结表

药名	共性	个性	
		作用特点	其他功效
陈皮	理气和中	善于疏理脾胃气机，兼能燥湿，善治寒湿阻滞、脾胃气滞。又善降逆止呕	燥湿化痰
枳实		理气力强，功善破气消积。善治胃肠积滞、气机不畅者	化痰除痞
青皮	疏肝理气	理气力强，既治肝气郁滞诸症，也治气滞血瘀之癥瘕痞块	消积化滞
香附		尤善调经止痛，为妇科调经要药	理气和中
佛手		具有疏肝气、理中气双重作用，善治肝脾不和之证	燥湿化痰
玫瑰花		疏肝兼活血，善治肝郁血瘀之月经不调	活血，止痛
木香	行气止痛	能通理三焦而尤善理胃肠气滞而止痛，治脘腹胀痛、泻痢腹痛、胁痛	健脾消食
沉香		性温，善治寒凝气滞之胸腹疼痛	温中止呕，温肾纳气
檀香		理中气、利胸膈，善治寒凝气滞之胸脘疼痛	
川楝子		性寒，善于疏肝泄热，善治肝郁化火诸痛	杀虫
乌药		性温，走三焦，善治寒凝气滞之胸腹疼痛	温肾散寒
荔枝核		散结力强，善治寒凝气滞之疝气痛、睾丸肿痛	
薤白		通阳散结，行气导滞。上能通阳散寒，为治胸痹要药；下导大肠气滞，治泻痢后重	
刀豆	降气止呃	性温，善治胃寒呃逆、呕吐	温肾助阳
柿蒂		功专止呃，治各种呃逆	

第十六章

消食药

凡以消化食积为主要功效，常用以治疗饮食积滞的药物，称为消食药。

消食药多味甘性平，主归脾、胃二经。具有消食化积，以及健胃、和中之功，使食积得消，食滞得化，脾胃之气得以恢复。此外，部分消食药又兼有行气、活血、祛痰等功效。

消食药主治宿食停留、饮食不消所致的脘腹胀满、嗳腐吞酸、恶心呕吐、不思饮食、大便失常等，以及脾胃虚弱、消化不良者。

本类药物多属渐消缓散之品，适用于病情较缓，积滞不甚者。但食积者多有兼证，故临床应根据不同病情予以适当配伍。若宿食内停，气机阻滞，需配理气药，使气行而积消；若积滞化热，当配苦寒清热或轻下之品；若寒湿困脾或胃有湿浊，当配芳香化湿药；若中焦虚寒者，宜配温中健脾之品；而脾胃虚弱，运化无力，食积内停者，则当配伍健脾益气之品，以标本兼顾，使消积而不伤正。

本类药物虽多数效缓，但仍不乏有耗气之弊，故气虚而无积滞者慎用。

现代药理研究证明，消食药一般具有不同程度的助消化作用。个别药还具有降血脂、强心、增加冠脉流量及抗心肌缺血、降压、抗菌等作用。

山楂 *Shānzhā*　　（《本草衍义补遗》）

本品为蔷薇科植物山里红 *Crataegus pinnatifida* Bge. var. *major* N. E. Br. 或山楂 *Crataegus pinnatifida* Bge. 的干燥成熟果实。9～10月果实成熟后采收，趁鲜横切成薄片或纵切成两瓣，干燥。本品气微清香，味酸、微甜。以个大、皮红、肉厚而坚者为佳。生用、炒焦或炒炭用。

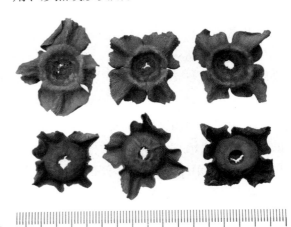

【药性】酸、甘，微温。归脾、胃、肝经。

【功效】消食健胃，行气散瘀，化浊降脂。

【应用】

1.饮食积滞证　本品酸甘，微温不热，入脾、胃经，功善消食化积，能治各种饮食积滞，尤为消化油腻肉食积滞之要药。凡肉食积滞之脘腹胀满、嗳气吞酸、腹痛便溏、舌苔厚腻者，均可应用。更常与神曲、麦芽等消食药配伍，以增强消食之功，如大山楂丸。如配伍神曲、半夏等药则能消食导滞、和胃健脾止泻，如保和丸（《丹溪心法》）。

2.泻痢腹痛，疝气痛 本品又入肝经，能行气散结止痛，炒用兼能止泻止痢。治泻痢腹痛，《医钞类编》以"山楂肉炒为末"治之；亦可与黄连、木香等解毒、行气导滞之品配伍。治疝气疼痛，可与小茴香、荔枝核等长于治疝之行气止痛药同用。

3.瘀阻胸腹疼痛，经闭痛经 本品性温兼入肝经血分，能通行气血，有活血祛瘀止痛之功。治瘀滞胸胁痛，常与川芎、桃仁、红花等同用。若治疗产后瘀阻腹痛、恶露不尽或痛经、经闭，朱丹溪经验方即单用本品加糖水煎服；亦可与当归、香附、红花同用，如通瘀煎（《景岳全书》）。

4.高脂血症 本品能化浊降脂，现代单用生山楂或配伍丹参、三七、葛根等，用治高脂血症，以及冠心病、高血压病。

【用法用量】煎服，10～15g。生山楂长于散瘀止痛；炒山楂酸味减少，可缓和对胃的刺激，长于消食健胃；焦山楂消食导滞作用增强，用于肉食积滞，泻痢不爽。

【使用注意】胃酸过多者不宜服用。

【现代研究】

1.化学成分 本品主要含有机酸类成分：枸橼酸（柠檬酸），绿原酸，枸橼酸单甲酯，枸橼酸二甲酯，枸橼酸三甲酯等；黄酮类成分：槲皮素，金丝桃苷，牡荆素等；三萜类成分：熊果酸，白桦脂醇等；还含胡萝卜素，维生素C，维生素B_1等。《中国药典》规定本品含有机酸以枸橼酸（$C_6H_8O_7$）计，不得少于5.0%；炒山楂和焦山楂不得少于4.0%。

2.药理作用 山楂含多种有机酸，能促进肠道蠕动，对肠道功能紊乱有明显的双向调节作用。能增加胃中消化酶的分泌，并增强脂肪酶、蛋白酶的活性，促进脂肪消化，如枸橼酸在一定浓度下能明显增加胃蛋白酶活性。山楂提取物能扩张冠状动脉，增加冠脉流量，保护心肌缺血缺氧；并可强心、降血压及抗心律失常。山楂中熊果酸和主要黄酮成分金丝桃苷是降血脂的有效成分。另外，山楂还能抗血小板聚集、抗氧化、增强免疫、利尿、镇静、收缩子宫、促进子宫复原、抗肿瘤、止痛、抑菌等作用。

神曲 Shénqū　　　　　　　（《药性论》）

本品为辣蓼、青蒿、杏仁等药加入面粉或麸皮混合后经发酵而成的曲剂。本品有陈腐气，味苦。以陈久、无虫蛀、杂质少者为佳。生用或炒用。

【药性】甘、辛，温。归脾、胃经。

【功效】消食和胃。

【应用】

饮食积滞证 本品辛以行散消食，甘温健脾开胃，和中止泻。常配山楂、麦芽、木香等同用，治疗食滞脘腹胀满、食少纳呆、肠鸣腹泻者。又因本品略能解表退热，故尤宜外感表证兼食滞者。

此外，凡丸剂中有金石、贝壳类药物者，前人用本品糊丸以助消化，如磁朱丸（《千金方》）。

【用法用量】煎服，6～15g。消食宜炒焦用。

【现代研究】

1.化学成分 本品为酵母制剂，主要含酵母菌、淀粉酶、维生素B复合体、麦角甾醇、蛋白质及脂肪、挥发油等。

2.药理作用　神曲因含有多量酵母菌和复合维生素B，故有增进食欲、维持正常消化机能等作用。

麦芽 Màiyá　　　　　（《神农本草经》）

本品为禾本科植物大麦 *Hordeum vulgare* L.的成熟果实经发芽干燥而成。将大麦洗净、浸泡4～6小时后，捞出，保持适宜温、湿度，待幼芽长至约0.5cm时，晒干或低温干燥。本品无臭，味微甘。以色黄粒大、饱满、芽完整者为佳。生用、炒黄或炒焦用。

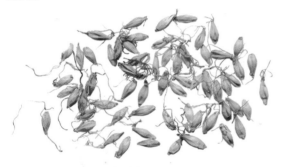

【药性】甘，平。归脾、胃、肝经。

【功效】行气消食，健脾开胃，回乳消胀。

【应用】

1.米面薯芋食滞证　本品甘平，健胃消食，尤能促进淀粉性食物的消化。主治米面薯芋类食积不消，脘腹胀痛，常配山楂、神曲、鸡内金同用；治小儿乳食停滞，单用本品煎服或研末服有效；也可治脾虚食少，食后饱胀配白术、陈皮，如健脾丸（《本草纲目》）。

2.乳汁郁积，乳房胀痛，妇女断乳　本品有回乳消胀之功，故可用于妇女断乳，或乳汁郁积之乳房胀痛。

此外，本品入肝经，能疏肝解郁，常配川楝子、柴胡等，用治肝气郁滞胁痛或肝胃不和脘腹痛等。

【用法用量】煎服，10～15g，回乳炒用60g。生麦芽健脾和胃，疏肝行气，用于脾虚食少，乳汁郁积；炒麦芽行气消食回乳，用于食积不消，妇女断乳；焦麦芽消食化滞，用于食积不消，脘腹胀痛。

【使用注意】哺乳期妇女不宜使用。

【现代研究】

1.化学成分　本品主要含α-淀粉酶及β-淀粉酶、催化酶、麦芽糖及大麦芽碱、腺嘌呤、胆碱、蛋白质、氨基酸、维生素B、D、E、细胞色素C等。

2.药理作用　本品含α-淀粉酶和β-淀粉酶，有助消化作用。麦芽煎剂对胃酸与胃蛋白酶的分泌似有轻度促进作用。麦芽浸剂口服可使家兔与正常人血糖降低。麦芽所含的大麦碱A和B有抗真菌活性。生麦芽煎剂100～200g/d口服可抑制催乳素释放。本品所含的大麦碱其药理作用类似麻黄碱。还有对放射性的防护作用。

稻芽 Dàoyá　　　　　（《名医别录》）

本品为禾本科植物稻 *Oryza sativa* L.的成熟果实经发芽干燥而成。将稻谷用水浸泡后，保持适宜的温、湿度，待须根长至约1cm时，干燥。本品无臭，味淡。以身干、粒饱满、大小均匀、色黄、无杂质者为佳。生用、炒黄或炒焦用。

【药性】甘，温。归脾、胃经。

【功效】消食和中，健脾开胃。

【应用】米面薯芋食滞证　用于食积不

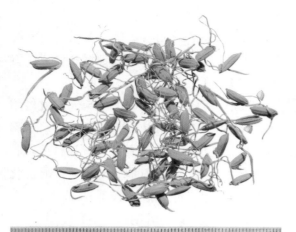

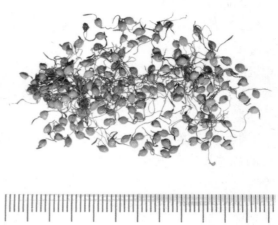

消，腹胀口臭。本品消食和中，作用和缓，助消化而不伤胃气。常与麦芽相须为用，以提高疗效。治脾胃虚弱，不饥食少，亦常与砂仁、白术、炙甘草等同用。

【用法用量】煎服，9～15g。炒稻芽偏于消食，用于不饥食少；焦稻芽善化积滞，用于积滞不消。

【现代研究】

1.化学成分　本品主要含淀粉酶，含量较麦芽低。尚含蛋白质、脂肪油、淀粉、麦芽糖、腺嘌呤、胆碱及18种氨基酸等。

2.药理作用　本品所含淀粉酶能助消化。另外实验表明，稻芽可通过抑制肥大细胞组织胺释放而具有一定的抗过敏活性。

附药：谷芽 Gǔyá

本品为禾本科植物粟Setaria italica（L.）Beauv.的成熟果实经发芽干燥而成。将粟谷用水浸泡后，保持适宜的温、湿度，待须根长至约6mm时，晒干或低温干燥。生用或炒用。谷芽的性能、功效、应用、用法用量均与稻芽相似。

莱菔子 Láifúzǐ　　（《日华子本草》）

本品为十字花科植物萝卜Raphanus sativus L.的成熟种子。夏季果实成熟时采割植株，晒干，搓出种子，除去杂质，再晒干。本品气微，味淡、微苦辛。以粗大、饱满、油性大者为佳。生用或炒用，用时捣碎。

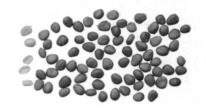

【药性】辛、甘，平。归脾、胃、肺经。

【功效】消食除胀，降气化痰。

【应用】

1.食积气滞证　本品味辛行散，消食化积之中，尤善行气消胀。常与山楂、神曲、陈皮同用，治食积气滞所致的脘腹胀满或疼痛，嗳气吞酸，大便秘结，积滞泻痢，如保和丸（《丹溪心法》）；若再配白术，可攻补兼施，治疗食积气滞兼脾虚者。

2.咳喘痰多，胸闷食少 本品既能消食化积，又能降气化痰，止咳平喘。尤宜于痰壅咳喘、胸闷兼食积者，如《食医心镜》单用本品为末服；或与白芥子、苏子等同用，如三子养亲汤（《韩氏医通》）。

【用法用量】煎服，6～10g。

【使用注意】本品辛散耗气，故气虚及无食积、痰滞者慎用。

【现代研究】

1.化学成分 本品主要含莱菔素、芥子碱、脂肪油（油中含大量芥酸、亚油酸、亚麻酸）、β-谷甾醇、糖类及多种氨基酸、维生素等。《中国药典》规定本品含芥子碱以芥子碱硫氰酸盐（$C_{16}H_{24}NO_5 \cdot SCN$）计，不得少于0.40%。

2.药理作用 莱菔子能增强离体兔回肠节律性收缩和抑制小鼠胃排空。在体外对多种革兰阳性菌和阴性菌均有较强的抗菌活性。莱菔子还有抗菌、祛痰、镇咳、平喘、改善排尿功能及降低胆固醇、降压、防止动脉硬化等作用。

鸡内金 Jīnèijīn （《神农本草经》）

本品为雉科动物家鸡 *Gallus gallus domesticus* Brisson 的沙囊内壁。杀鸡后，取出鸡肫，趁热剥取内壁，洗净，干燥。生用、炒用或醋制入药。本品气微腥，味微苦。以干燥、完

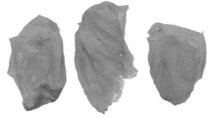

整、个大、色黄者为佳。研末服或煎服。

【药性】甘，平。归脾、胃、小肠、膀胱经。

【功效】健胃消食，涩精止遗，通淋化石。

【应用】

1.米面薯芋乳肉等各种食积不化，小儿疳积 本品消食化积作用较强，并可健运脾胃，故广泛用于各种食积不消，呕吐泻痢。病情较轻者，单味研末服即有效，如《千金要方》独用本品治消化不良引起反胃吐食；若配山楂、麦芽等，可增强消食导滞作用，治疗食积较重者。若与白术、山药、使君子等同用，可治小儿脾虚疳积。

2.肾虚遗精、遗尿 本品可固精缩尿止遗。以鸡内金单味炒焦研末，温酒送服可治遗精；以本品配菟丝子、桑螵蛸等，可治遗尿，如鸡肫胵散（《太平圣惠方》）。

3.砂石淋证，胆结石 本品入膀胱经，有化坚消石之功。《医林集要》以本品"烧存性"，治小便淋沥，痛不可忍。现代常与金钱草等药同用，治砂石淋证或胆结石。

【用法用量】煎服，3～10g；研末服，每次1.5～3g。研末服效果比煎剂好。

【使用注意】脾虚无积滞者慎用。

【现代研究】

1.化学成分 本品主要含胃激素、角蛋白、微量胃蛋白酶、淀粉酶、多种维生素与微量元素，以及18种氨基酸等。

2.药理作用 口服鸡内金粉剂后，胃液分泌量、酸度和消化力均见提高，胃运动机能明显增强；体外实验能增强胃蛋白酶、胰脂肪酶活性。动物实验可加强膀胱括约肌收缩，减少尿量，提高醒觉。鸡内金的酸提取物可加速放射性锶的排泄。

表 16　消食药功用归纳小结表

药名	共性	个性	
		作用特点	其他功效
山楂	消食化积	功擅助脾健胃，促进消化，尤其善于消油腻肉食积滞，为消油腻肉食积滞之要药	行气，活血，散瘀
神曲		又能健脾开胃和中，尤其善于消面食，谷食积滞	兼有解表之功，尤宜于外感表证兼食滞者，并可以帮助金石贝壳类药物的消化吸收
麦芽		善于促进淀粉性食物的消化，并能健胃和中，尤宜于米面薯蓣等淀粉性食积不化者	回乳消胀，疏肝解郁
稻芽		消食健胃之功与麦芽相似但药力相对较缓	
谷芽		功用与稻芽相似，中国北方地区多习用	
莱菔子		善于行气消食除胀，食积不化、中焦气滞者尤多选用	降气化痰
鸡内金		消食化积之力较强，并能健运脾胃，尤善消完谷不化，广泛地用于米面薯蓣乳肉等各种食积不化，为消食健胃之良药，治疗小儿疳积之要药	涩精止遗，化坚消石

第十七章

驱虫药

凡以驱除或杀灭人体内寄生虫，治疗虫证为主要作用的药物，称为驱虫药。

本类药物入脾、胃、大肠经，部分药物具有一定的毒性，对人体内的寄生虫，特别是肠道寄生虫虫体有杀灭、麻痹或刺激虫体，促使其排出体外，而起到驱虫作用。故可用治蛔虫病、蛲虫病、绦虫病、钩虫病、姜片虫病等多种肠道寄生虫病。此类寄生虫病多由湿热内蕴或饮食不洁，食入或感染寄生虫卵所致。症见不思饮食或多食善饥，嗜食异物，绕脐腹痛、时发时止，胃中嘈杂，呕吐清水，肛门瘙痒等；迁延日久，则见面色萎黄，肌肉消瘦，腹部膨大、青筋浮露，周身浮肿等症。部分病人症状较轻，无明显证候，只在检查大便时才被发现。凡此，均当服用驱虫药物，以求根治。对机体其他部位的寄生虫，如血吸虫、阴道滴虫等，部分驱虫药物亦有驱杀作用。某些驱虫药物兼有行气、消积、润肠、止痒等作用，对食积气滞、小儿疳积、便秘、疥癣瘙痒等病证，亦有疗效。

应用驱虫药时，应根据寄生虫的种类及病人体质强弱、证情缓急，选用适宜的驱虫药物，并视病人的不同兼证进行相须用药及恰当配伍。如大便秘结者，当配伍泻下药物；兼有积滞者，可与消积导滞药物同用；脾胃虚弱者，配伍健脾和胃之品；体质虚弱者，须先补后攻或攻补兼施。使用肠道驱虫病时，多与泻下药同用，以利虫体排出。

驱虫药物对人体正气多有损伤，故要控制剂量，防止用量过大导致中毒或损伤正气；对素体虚弱、年老体衰及孕妇，更当慎用。驱虫药一般应在空腹时服用，使药物充分作用于虫体而保证疗效。对发热或腹痛剧烈者，不宜急于驱虫，待症状缓解后，再行施用驱虫药物。

现代药理研究证明：驱虫药对寄生虫体有麻痹作用，使其瘫痪以致死亡。部分驱虫药有抗真菌、抗病毒及抗肿瘤等作用。某些驱虫药物还有促进胃肠蠕动、兴奋子宫、减慢心率、扩张血管、降低血压等作用。

使君子 Shǐjūnzǐ 　　（《开宝本草》）

本品为使君子科植物使君子 *Quisqualis*

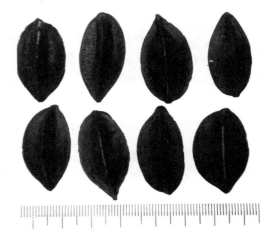

indica L. 的干燥成熟果实。9～10月果皮变紫黑时采收，晒干。本品气微香，味微甜。以个大、仁饱满、色黄白者为佳。去壳，取种仁生用或炒香用。

【药性】甘，温。归脾、胃经。

【功效】杀虫消积。

【应用】

1. 蛔虫病，蛲虫病　本品味甘，气香而不苦，性温又入脾、胃经，既有驱杀蛔虫作用，又具缓慢的滑利通肠之性，故为驱蛔要药，尤宜于小儿。轻症单用本品炒香嚼服；重症可与苦楝皮、槟榔等同用，如使君子散（《证治准绳》）；用治蛲虫，可与百部、槟榔、大黄等同用。

2. 小儿疳积　本品甘温，既能驱虫，又能健脾消疳。用治小儿疳疾面色萎黄、形瘦腹大、腹痛有虫者，常与槟榔、神曲、麦芽等配伍，如肥儿丸（《医宗金鉴》）；用治小儿五疳，心腹膨胀，不进饮食，常与厚朴、陈皮、川芎等同用，如使君子丸（《和剂局方》）。

【用法用量】煎服，9～12g，捣碎；使君子仁，6～9g。小儿每岁1～1.5粒，取仁炒香嚼服，一日总量不超过20粒。空腹服用，每日1次，连用3天。

【使用注意】大量服用可致呃逆、眩晕、呕吐、腹泻等反应。若与热茶同服，亦能引起呃逆、腹泻，故服用时当忌饮茶。

【现代研究】

1. 化学成分　本品主要含有机酸类成分：使君子酸，苹果酸，柠檬酸等；脂肪酸类成分：棕榈酸，油酸，亚油酸，硬脂酸，花生酸等；生物碱类成分：胡芦巴碱等。还含氨基酸等。《中国药典》规定本品种子含

胡芦巴碱（$C_7H_7NO_2$）不得少于0.20%。

2. 药理作用　10%使君子水浸膏可使蚯蚓麻痹或死亡；使君子仁提取物有较强的麻痹猪蛔头部的作用，麻痹前可见刺激现象，其有效成分为使君子氨酸钾；其所含吡啶类及油对人、动物均有较明显的驱蛔效果；其粉有驱蛲虫作用。

苦楝皮 Kǔliànpí　　　　（《名医别录》）

本品为楝科植物楝 *Melia azedarach* L. 或川楝 M. *toosendan* Sieb. et Zucc. 的干燥树皮及根皮。四时可采，但以春、秋两季为宜。剥取根皮或干皮，刮去栓皮，洗净。本品气微，味苦。以干燥、皮厚、条大、无槽朽、去栓皮者为佳。鲜用或切片生用。

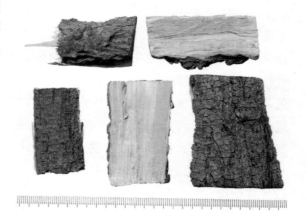

【药性】苦，寒；有毒。归肝、脾、胃经。

【功效】杀虫，疗癣。

【应用】

1. 蛔虫，蛲虫，钩虫等病　本品苦寒有毒，有较强的杀虫作用，可治多种肠道寄生虫，为广谱驱虫中药。治蛔虫病，可单用水煎、煎膏或制成片剂、糖浆服用；亦可与使君子、槟榔、大黄等同用，如化虫丸（《中国中成药处方集》）。用治蛲虫病，常与百

部、乌梅同煎，取浓液于晚间做保留灌肠，连用2~4天。用治钩虫病，常与石榴皮同煎服之，如楝榴二皮饮（《湖北药物志》）。

2.疥癣，湿疮　本品能清热燥湿，杀虫止痒。用治疥疮、头癣、湿疮、湿疹瘙痒等证，可单用本品研末，用醋或猪脂调涂患处。

【用法用量】煎服，3~6g。鲜品15~30g。外用适量。

【使用注意】本品有毒，不宜过量或持续久服；孕妇慎用；肝肾功能不正常者禁用。

【现代研究】

1.化学成分　本品主要含川楝素，苦楝酮，苦楝萜酮内酯，苦楝萜醇内酯，苦楝萜酸甲酯，苦楝子三醇等。《中国药典》规定本品含川楝素（$C_{30}H_{38}O_{11}$）应为0.010%~0.20%。

2.药理作用　本品煎剂或醇提取物均对猪蛔虫有抑制以至麻痹作用。其川楝素能透过虫体表皮，直接作用于蛔虫肌肉，扰乱其能量代谢，导致收缩性疲劳而痉挛。本品对小鼠蛲虫有麻痹作用，并能抗血吸虫。川楝素对肉毒中毒动物有治疗作用，使兔肠肌肌张力及收缩力增加，抑制大鼠呼吸等。

3.不良反应　有毒成分为川楝素和异川楝素。中毒表现：恶心呕吐、剧烈腹痛、腹泻、头晕头痛、视力模糊、全身麻木、心律不齐、血压下降、呼吸困难、神志恍惚、狂躁或萎靡、震颤或惊厥，最后因呼吸和循环衰竭而死亡。中毒原因主要是用量过大，或用法不当，或患者体质原因。

槟榔 Bīngláng　　　　　（《名医别录》）

本品为棕榈科植物槟榔 Areca catechu L.

的干燥成熟种子。春末至秋初采收成熟果实，用水煮后，干燥，除去果皮，取出种子，晒干。本品气微，味涩、微苦。以切面大理石花纹明显、无虫蛀者为佳。切薄片，生用、炒黄或炒焦用。

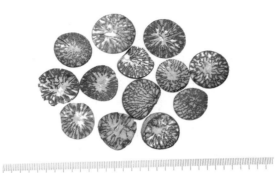

【药性】苦、辛，温。归胃、大肠经。
【功效】杀虫，消积，行气，利水，截疟。
【应用】

1.多种肠道寄生虫病　本品驱虫谱广，对绦虫、蛔虫、蛲虫、钩虫、姜片虫等肠道寄生虫都有驱杀作用，并以泻下作用驱除虫体为其优点。用治绦虫证疗效最佳，可单用（《千金要方》），亦可与木香同用，如圣功散（《证治准绳》），现代多与南瓜子同用，其杀绦虫疗效更佳；用治蛔虫病、蛲虫病，常与使君子、苦楝皮同用；用治姜片虫病，常与乌梅、甘草配伍。

2.食积气滞，泻痢后重　本品辛散苦泄，入胃、肠经，善行胃肠之气，消积导滞，兼能缓泻通便。用以治疗食积气滞、腹胀便秘等证，常与木香、青皮、大黄等同用，如木香槟榔丸（《儒门事亲》）；用以治疗湿热泻痢，常与木香、黄连、芍药等同用，如芍药汤（《保命集》）。

3.水肿，脚气肿痛　本品既能利水，又能行气，气行则助水运。用以治疗水肿实证，二便不利，常与商陆、泽泻、木通等同用，如疏凿饮子（《重订严氏济生方》）；用以治疗寒湿脚气肿痛，常与木瓜、吴茱萸、陈皮等配伍，如鸡鸣散（《证治准绳》）。

4.疟疾　本品截疟，常与常山、草果等同用，如截疟七宝饮（《伤寒保命集》）。

【用法用量】煎服，3～10g。驱绦虫、姜片虫30～60g。生用力佳，炒用力缓；鲜者优于陈久者。

【使用注意】脾虚便溏或气虚下陷者忌用；孕妇慎用。

【现代研究】

1.化学成分　本品主要含生物碱0.3%～0.6%：主要为槟榔碱，其余有槟榔次碱、去甲基槟榔碱、去甲基槟榔次碱、槟榔副碱、高槟榔碱等。还含脂肪油14%，鞣质及槟榔红色素。《中国药典》规定本品含槟榔碱（$C_8H_{13}NO_2$）不得少于0.20%，焦槟榔不得小于0.10%。

2.药理作用　槟榔能使绦虫虫体引起弛缓性麻痹，触之则虫体伸长而不易断，故能把全虫驱出；槟榔碱对猪肉绦虫有较强的麻痹作用，能使全虫各部都麻痹，对牛肉绦虫仅能使头节和未成熟节片麻痹；槟榔对蛲虫、蛔虫、钩虫、肝吸虫、血吸虫均有麻痹或驱杀作用；对皮肤真菌、流感病毒、幽门螺旋杆菌均有抑制作用；槟榔碱有拟胆碱作用，兴奋胆碱受体，促进唾液、汗腺分泌，增加肠蠕动，减慢心率，降低血压，滴眼可使瞳孔缩小。

鹤草芽 Hècǎoyá （《中华医学杂志》）

本品为蔷薇科植物龙芽草（即仙鹤草）*Agrimonia pilosa* Ledeb.的冬芽。冬、春季新株萌发前挖取根茎，去老根及棕褐色绒毛，留取幼芽，晒干。本品气微，味微苦。以芽完整者为佳。研粉用。

【药性】苦、涩，凉。归肝、小肠、大肠经。

【功效】杀虫。

【应用】绦虫病　本品善驱绦虫，对多种绦虫都有作用，兼能泻下，有利于虫体排出，为治绦虫病的专药。单用本品研粉，晨起空腹顿服即效，一般在服药后5～6小时可排出虫体。临床上有仙鹤草芽浸膏、鹤草酚胶囊及鹤草酚的衍生物等多种制剂，治疗绦虫病效果显著。

此外，本品制成栓剂，治疗滴虫性阴道炎，有一定疗效。本品亦可用治小儿头部疖肿。

【用法用量】研粉吞服，每日30～45g，小儿0.7～0.8g/kg，每日1次，早起空腹服。

【使用注意】宜入煎剂，因有效成分几乎不溶于水，遇热易被破坏。服药后偶见恶心、呕吐、腹泻、头晕、出汗等反应。

【现代研究】

1.化学成分　本品主要含鹤草酚、仙鹤草内酯、仙鹤草醇、芹黄素、儿茶酚、鞣质等。鹤草酚为间苯三酚类衍生物，是灭绦虫的有效成分。

2.药理作用　鹤草酚主要作用于绦虫头节，对颈节、体节亦有作用，能抑制虫体的糖原分解，对虫体细胞代谢及代谢产物琥珀酸的生成均有显著的抑制作用；鹤草酚有促进动物体内血吸虫转移，虫体萎缩、退化，甚至杀死成虫的作用；对蛔虫有持久的兴奋作用，对阴道滴虫、血吸虫、疟原虫、囊虫等，亦有抑杀作用。

表 17 驱虫药功用归纳小结表

药名	共性	个性	
		作用特点	其他功效
使君子	杀虫，用治多种肠道寄生虫病	又能健脾胃、消疳积，且味甘气香，儿童乐于服用，尤宜于小儿患蛔虫、蛲虫病及小儿疳积	
苦楝皮		有毒，杀虫之力较强，尤以驱蛔虫为其擅长	疗癣
槟榔	杀虫，用治绦虫病。兼能泻下通便，有助于虫体的排出	驱虫面广，对绦虫、蛔虫、蛲虫、钩虫、姜片虫等肠道寄生虫都有驱杀作用	消积，行气，利水，截疟
鹤草芽		为治绦虫病的专药。对阴道滴虫病也有抑杀作用	

第十八章

止血药

凡以制止体内、外出血为主要功效，常用以治疗各种出血的药物，称为止血药。

本类药物入血分，因心主血、肝藏血、脾统血，故以归心、肝、脾经为主，尤以归心、肝二经者居多。止血药分别具温、清、散、敛等不同的性能特点，既能有效制止各种出血，兼能对证消除致病因素，标本兼顾，相得益彰，从而达到治疗各种出血的目的。

止血药主要用于血液不循常道，或上溢于口鼻诸窍，或下泄于前、后二阴，或渗于肌肤所导致的咯血、咳血、衄血、吐血、便血、尿血、崩漏、紫癜以及外伤出血等体内、外各种出血病证。

使用止血药，应根据导致出血的不同病因，辨证选用不同类型的止血药，并进行相应的配伍。如血热妄行所致出血，应选择凉血止血药，并配伍清热泻火药和清热凉血药；阴虚火旺及阴虚阳亢所致出血，亦选用凉血止血药，并配伍滋阴降火、滋阴潜阳药；若瘀血内阻、血不循经所致出血，应选择化瘀止血药，并配伍行气活血之品；若为虚寒性出血，应选用温经止血药和收敛止血药，并配伍益气健脾温阳之品。根据前贤"下血必升举，吐衄必降气"的用药经验，对于便血、痔血、崩漏、月经过多等下部之出血，可配伍升举之品；对于吐血、衄血等上部之出血，宜配降气之品。

出血宜止血，止血不留瘀，这是运用止血药必须始终注意的问题。尤其是大剂量使用凉血止血药和收敛止血药，易凉遏恋邪，有止血留瘀之弊，故出血兼有瘀滞者不宜单独使用。对于大失血而有虚脱征兆者，若单用止血药则缓不济急，应急投大补元气之药以益气固脱。所谓"有形之血不能速生，无形之气所当急固"之意。

根据止血药的药性及功效主治差异，可分为凉血止血药、化瘀止血药、收敛止血药和温经止血药四类。

现代药理研究证明，止血药具有收缩局部血管，增强毛细血管抵抗力，促进血液凝固，缩短凝血时间，促进血小板聚集，抑制纤维蛋白溶酶活性等多种药理作用。部分药物尚有抗炎、抗病原微生物、镇痛、调节心血管功能等作用。

第一节　凉血止血药

本类药物性属寒凉，味多甘、苦，入血分，既能止血，又能清泄血分之热。适用于热伤血络，迫血妄行所致的各种出血病证。部分药物尚有清热解毒之功，又可治热毒疮疡、水火烫伤。

本类药物性寒凝滞，易凉遏留瘀，一般不宜过量使用，或需配少量的活血散瘀药同用，使之血止而不留瘀。

小蓟 Xiǎojì　　　　　（《名医别录》）

本品为菊科植物刺儿菜 *Cirsium setosum* （Willd.）MB.的干燥地上部分。夏、秋二季花开时采集，除去杂质，晒干，切段。本品气微，味微苦。以色绿、叶多者为佳。生用或炒炭用。

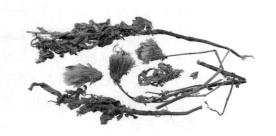

【药性】甘、苦，凉。归心、肝经。

【功效】凉血止血，散瘀解毒消痈。

【应用】

1. 血热出血　本品性凉，走血分，善清血热，兼能散瘀，凉血止血而无留瘀之弊。适用于血热妄行所导致的咳血、吐血、衄血、二便下血等多种出血病证，可单用，或配伍大蓟、侧柏叶、白茅根等同用。因本品兼能利尿通淋，故尤善治尿血、血淋，常与生地黄、栀子、木通等同用，如小蓟饮子（《济生方》）。若以本品捣烂外涂，也可用治外伤出血。

2. 热毒痈肿　本品苦凉，既能清解热毒，又能散瘀消痈。适用于热毒疮疡初起，红肿热痛者，可单用鲜品捣烂敷患处，或与乳香、没药同用，如神效方（《普济方》）。

【用法用量】煎服，5～12g；外用鲜品适量，捣烂敷患处。

【现代研究】

1. 化学成分　本品主要含黄酮类成分：蒙花苷、芸香苷；酚酸类成分：原儿茶酸、绿原酸、咖啡酸；甾醇类成分：蒲公英甾醇、蒲公英甾醇乙酸酯、β-谷甾醇、豆甾醇等。《中国药典》规定本品含蒙花苷（$C_{28}H_{32}O_{14}$）不得少于0.70%。

2. 药理作用　小蓟主要通过使局部血管收缩，抑制纤溶而发挥止血效应，可使出血时间明显缩短；其水煎剂对白喉杆菌、肺炎球菌、溶血性链球菌、金黄色葡萄球菌、绿脓杆菌、变形杆菌、大肠杆菌、伤寒杆菌等均有不同程度的抑制作用；小蓟提取液对白血病细胞、肝癌细胞、宫颈癌细胞的生长有抑制作用。此外，本品尚有降脂、利胆、利尿、强心、升压等多种药理作用。

大蓟 Dàjì　　　　　（《名医别录》）

本品为菊科植物蓟 *Cirsium japonicum* Fisch. ex DC.的干燥地上部分。夏、秋二季花开时割取地上部分，除去杂质，晒干，切段。本品气微，味淡。以色绿、叶多者为佳。生用或炒炭用。

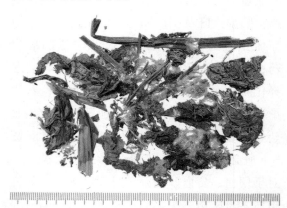

【药性】甘、苦，凉。归心、肝经。

【功效】凉血止血，散瘀解毒消痈。

【应用】

1.血热出血　本品寒凉，入心、肝经血分，最能凉血，兼能行瘀。凉血可使热清血宁，行血不致凉遏留瘀，诚为凉血止血之佳品。适用于血热妄行所致的衄血、吐血、尿血、便血、崩漏等多种出血，尤多用于血热妄行，溢于上窍之吐血、咯血等。可用鲜品捣汁服，或与小蓟相须为用，如十灰散（《十药神书》）。若以本品研末外敷，治外伤出血有效。

2.热毒痈肿　本品性凉苦泄，能泻火解毒，散瘀消痈，功似小蓟而力强。适用于痈肿疮毒，以血热毒盛者为佳。既可单用内服，亦可外敷，以鲜品为佳；或配伍金银花、连翘、蒲公英等清热解毒药同用。

【用法用量】煎服，9~15g；外用鲜品适量，捣烂敷患处。

【现代研究】

1.化学成分　本品主要含黄酮类成分：柳穿鱼叶苷；甾醇类成分：蒲公英甾醇乙酸酯、豆甾醇；挥发油：单紫杉烯、丁香烯等。《中国药典》规定本品含柳穿鱼叶苷（$C_{28}H_{34}O_{15}$）不得少于0.20%。

2.药理作用　大蓟有效成分柳穿鱼叶苷有止血活性，其水浸剂、乙醇-水浸出液和乙醇浸出液均有降压作用，大蓟根煎剂、全草蒸馏液、酒精浸剂对人型结核杆菌均有抑制作用，大蓟提取液对白血病细胞、肝癌细胞、宫颈癌细胞、胃癌细胞等的生长有抑制作用。

地榆 Dìyú　　　　　（《神农本草经》）

本品为蔷薇科植物地榆Sanguisorba officinalis L.或长叶地榆Sanguisorba officinalis L. var. longifolia（Bert.）Yü et Li的干燥根。春季将发芽时或秋季植株枯萎后采挖。除去须根，洗净，晒干，切片。本品气微，味微苦涩。前者以切面粉红色者为佳，后者以皮部有绵状纤维，切面黄棕色者为佳。生用或炒炭用。

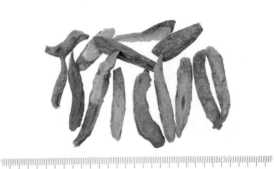

【药性】苦、酸、涩，微寒。归肝、大肠经。

【功效】凉血止血，解毒敛疮。

【应用】

1.血热出血　本品苦寒清热，酸涩收敛，主入血分。长于清血分之热以治本，涩血妄行以治标，为清热凉血、收敛止血之良药。大凡血热妄行所致各种出血，得此则热清血安，络固血凝。因其性沉降下行，善走下焦，故尤宜于便血、痔血、血痢、崩漏等下焦血热出血。若治便血，痔血，常与槐花、槐角、防风等同用；治血痢不止，每与甘草为伍；治崩漏下血，可配生地黄、蒲黄、阿胶等。

2.水火烫伤，湿疹，痈肿疮毒　本品苦寒能清解火解之毒，味酸涩能收湿敛疮而生肌，为治水火烫伤之要药。可单用末，或配大黄粉，以麻油调敷。若治湿疹及皮肤溃烂，可以本品煎汤外洗，或用纱布浸药外敷，也可与煅石膏、枯矾共为末，外掺患处。治痈肿疮毒，可用生地榆末与醋调敷患处。

【用法用量】 煎服，9～15g。外用适量，研末涂敷患处。止血多炒炭用，解毒敛疮多生用。

【使用注意】 本品性寒酸涩，凡虚寒性便血、下痢、崩漏及出血有瘀者慎用。对于大面积烧伤病人，不宜使用地榆制剂外涂，以防其所含鞣质被大量吸收而引起中毒性肝炎。

【现代研究】

1. **化学成分** 本品主要含鞣质：地榆素 H–1～H–11、1，2，6–三没食子酰–β–D 葡萄糖等；黄烷–3–醇衍生物：右旋儿茶素等；三萜皂苷类成分：地榆糖苷，地榆皂苷 A、B、C、D、E 等。《中国药典》规定本品含鞣质不得少于8.0%，没食子酸（$C_7H_6O_5$）不得少于1.0%；地榆炭含鞣质不得少于2.0%，没食子酸不得少于0.6%。

2. **药理作用** 地榆生用或炒炭用均能缩短出血时间和凝血时间；炒地榆粉外用对烫伤面有显著收敛作用，能减少渗出，降低感染及死亡率；地榆水煎剂对伤寒杆菌、脑膜炎双球菌、大肠杆菌、绿脓杆菌等均有不同程度的抑制作用。此外，地榆尚有抗炎、抗肿瘤及促进造血等作用。

槐花 Huáihuā 　　（《日华子本草》）

本品为豆科植物槐 *Sophora japonica* L. 的干燥花及花蕾。夏季花开放或花蕾形成时采收，前者称为"槐花"，后者称为"槐米"。采收后除去花序的枝、梗及杂质，及时干燥。本品气微，味微苦。槐花以花整齐不碎、色黄者为佳；槐米以花蕾多、色黄绿

者为佳。生用、炒用或炒炭用。

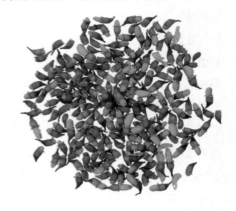

【药性】 苦，微寒。归肝、大肠经。

【功效】 凉血止血，清肝泻火。

【应用】

1. **血热出血** 本品味苦性凉，善清泄血分之热，为凉血要品。适用于便血、痔血、血痢、崩漏、吐血、衄血等血热出血。因其味厚而沉，偏走下焦，凉血之功独在大肠。故对大肠火盛或湿热蕴结所致的痔血、便血最为适宜，常与侧柏叶、荆芥穗等同用，如槐花散（《普济方》）。

2. **肝火上炎证** 本品苦能清泄，寒能胜热，入肝经，长于清泻肝火，适用于肝火上炎所致的目赤、头胀头痛及眩晕等。可单用煎汤代茶饮，或与夏枯草、菊花、石决明等同用。

【用法用量】 煎服，5～10g。止血多炒炭用，清热泻火宜生用。

【使用注意】 脾胃虚寒及阴虚发热而无实火者慎用。

【现代研究】

1. **化学成分** 本品主要含黄酮类成分：槲皮素、芸香苷、异鼠李素等；三萜皂苷类

成分：赤豆皂苷Ⅰ～Ⅴ，大豆皂苷Ⅰ、Ⅲ，槐花皂苷Ⅰ、Ⅱ、Ⅲ等。《中国药典》规定本品含总黄酮以芦丁（$C_{27}H_{30}O_{16}$）计，槐花不得少于8.0%，槐米不得少于20.0%；含芦丁（$C_{27}H_{30}O_{16}$）槐花不得少于6.0%，槐米不得少于15.0%。

2.药理作用　本品对红细胞有凝集作用，能缩短凝血时间；所含芦丁能增加毛细血管稳定性，降低其通透性和脆性，可预防出血；其煎液能降低心肌收缩力，减慢心率，减少心肌耗氧量，保护心功能；槲皮素能降低血压，增强毛细血管抵抗力，减少毛细血管脆性，扩张冠状动脉，增加冠脉血流量。此外，本品尚有抗炎、抗病原微生物等多种药理作用。

附药：槐角　Huái jiǎo

本品为豆科植物槐 *Sophora japonica* L. 的干燥成熟果实。性味苦，寒；归肝、大肠经。功能清热泻火，凉血止血。效用与槐花相似，但止血之力不及，而清降泄热之力较强，兼能润肠，主要用于肠热便血、痔肿出血，常与地榆、黄芩、当归等同用，如槐角丸（《和剂局方》）。煎服，6～10g，或入丸、散。

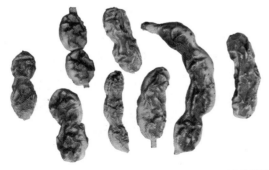

侧柏叶　Cèbǎiyè　　　　（《名医别录》）

本品为柏科植物侧柏 *Platycladus orientalis* (L.) Franco 的干燥枝梢和叶。多在夏、秋二季采收，除去粗梗及杂质，阴干。本品气清香，味苦涩、微辛。以叶嫩、青绿色、无碎末者为佳。生用或炒炭用。

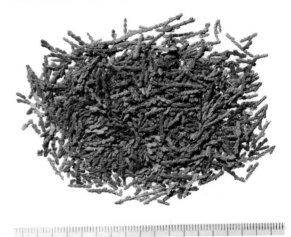

【药性】苦、涩，寒。归肺、肝、脾经。
【功效】凉血止血，化痰止咳，生发乌发。
【应用】

1.血热出血　本品苦涩性寒，入血分。既能清热凉血以制血动之由，又能凝络涩血以止外溢之血，使热清则血不妄行，络固则血自归经，为凉血、收敛止血之佳品，大凡出血，因血分有热者皆宜。可单用，或配荷叶、地黄等清热凉血药同用，如四生丸（《校注妇人良方》）。若配伍干姜、艾叶等温里祛寒或温经止血药同用，亦可用于中气虚寒之吐血不止，如柏叶汤（《金匮要略》）。

2.肺热咳嗽　本品苦能降泄，寒能清热，又入肺经，故能清降肺气，化痰止咳。适用于肺热咳喘，痰黄稠黏，咯之不爽者，可单用，或与黄芩、贝母、瓜蒌等配伍。

3.血热脱发，须发早白　本品苦寒，入肝经。肝为风木之脏，主藏血，发乃血之余。本品能凉血祛风而有生发乌发之效，适用于血热脱发或须发早白。如单用本品为末，和麻油涂之，可治头发不生；"烧汁涂发，可润而使黑"(《本草正》)。

【用法用量】煎服，10～15g。外用适量。止血多炒炭用，化痰止咳宜生用。

【现代研究】

1.化学成分　本品主要含黄酮类成分：槲皮苷、槲皮素、山柰酚等；挥发油：柏木脑、α-蒎烯、乙酸松油酯等。尚含鞣质等。《中国药典》规定本品含槲皮苷（$C_{21}H_{20}O_{11}$）不得少于0.10%。

2.药理作用　侧柏叶煎剂能明显缩短出血时间及凝血时间，显示有一定止血作用；对金黄色葡萄球菌、卡他球菌、痢疾杆菌、伤寒杆菌、白喉杆菌等均有抑制作用。尚有镇咳、祛痰、平喘及神经保护作用等。

白茅根　Báimáogēn　　　(《神农本草经》)

本品为禾本科植物白茅 Imperata cylindrica Beauv. var. major（Nees）C. E. Hubb. 的干燥根茎。春、秋二季采挖，除去须根及膜质叶鞘，洗净，晒干，切段。本品气微，

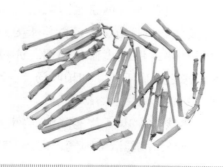

味微甜。以条粗、色白、味甜者为佳。生用。

【药性】甘，寒。归肺、胃、膀胱经。

【功效】凉血止血，清热利尿。

【应用】

1.血热出血　本品寒凉而味甚甘，能清血分之热而凉血止血。适用于吐血、衄血、尿血等多种血热出血。因其性沉降，入膀胱经，兼能利尿，故对尿血、血淋最为适宜。可单用煎服，或配伍赤芍、滑石、血余炭等，如茅根散（《太平圣惠方》）。

2.水肿、热淋、黄疸　本品性寒下降，入膀胱经，功能清热利尿，导湿热下行，而有利水消肿、利尿通淋或利湿退黄之效。治热淋涩痛，水肿尿少，可单用本品煎服，或配车前子、金钱草、冬瓜皮等同用；治湿热黄疸，常配茵陈、栀子等清热利湿退黄药同用。

3.肺热咳喘，热病烦渴　本品甘能生津，寒能清热，入肺胃经，以清泄肺胃尤有专长。上能清肺热以宁嗽定喘，治肺热咳喘，每与桑白皮为伍，如如神汤（《太平圣惠方》）。中能清胃生津以止烦渴，适用于热病烦渴，可单用，以鲜品为佳；或与石斛、天花粉等清热生津药同用。

【用法用量】煎服，10～30g，鲜品加倍。

【现代研究】

1.化学成分　本品主要含三萜类成分：芦竹素、白茅素、印白茅素、薏苡素、羊齿烯醇、西米杜鹃醇、异山柑子萜醇；内酯类成分：白头翁素；还含有机酸、甾醇及糖类等。

2.药理作用　白茅根水煎液能显著缩短出血和凝血时间，其水煎剂和水浸剂有利尿

作用，给药5～10天利尿作用最为明显。此外，本品尚有抗炎、增强免疫等作用。

苎麻根 Zhùmágēn　　　　（《名医别录》）

本品为荨麻科植物苎麻 *Boehmeria nivea*（L.）Gaud.的根和根茎。冬、春二季采挖，洗净，晒干，切段。本品气微，味淡，有黏性。以色灰棕、无空心者为佳。生用。

【药性】甘，寒。归心、肝经。

【功效】凉血止血，安胎，清热解毒。

【应用】

1.血热出血　本品入血分，性寒能解热凉血。凡血分有热，络损血溢之出血诸症，皆可应用。因其入膀胱经，兼能利尿，有泄热通利之力。故对于热盛下焦，脉络受损，迫血妄行之尿血、血淋最为适宜。可单用，或与小蓟、白茅根等同用。

2.胎动不安、胎漏下血　本品既能凉血止血，又入肝经，能清肝热而安胎，历来视为安胎之要药。大凡胎动因于血热者多见，故用本品可达清热安胎之效，适用于胎热不安，胎漏下血。可单用，或与黄芩、阿胶、当归等同用。

3.热毒痈肿　本品性寒，能清热解毒，用于痈肿初起，常以苎麻根鲜品捣烂外敷即可。

【用法用量】煎服，10～30g；外用适量，煎汤外洗，或鲜品捣敷。

【现代研究】

1.化学成分　本品主要含酚酸类成分：绿原酸、咖啡酸、奎宁酸；三萜类成分：19-α-羟基熊果酸等。尚含黄酮、生物碱等。

2.药理作用　本品能缩短止血时间，使出血部位血小板数增加；苎麻根黄酮苷能使怀孕子宫收缩力明显减弱，频率减慢，张力减弱，而使未怀孕子宫收缩力增强，频率加快，张力也有所提高；苎麻根有机酸和生物碱体外对溶血性链球菌、肺炎球菌、大肠杆菌、金黄色葡萄球菌、绿脓杆菌等均有不同程度的抑制作用。

表 18-1　凉血止血药功用归纳小结表

药　名	共　性	个　性	
		作用特点	其他功效
小　蓟	凉血止血，散瘀解毒消痈	兼利尿通淋，以治血尿、血淋为宜。散瘀消肿之力略逊于大蓟	
大　蓟		多用于吐血、咯血，散瘀消肿力强	
地　榆	凉血止血，性善下行，尤多用于痔血、便血等下部血热出血	兼收敛止血	解毒敛疮
槐　花		凉血之功独在大肠	清泻肝火
侧柏叶	既能凉血止血，又兼收敛止血，适用于多种血热出血		化痰止咳，生发乌发
白茅根	凉血止血，兼利尿，尤善治血尿、血淋		清热生津，清肺胃热
苎麻根			凉血安胎，清热解毒

第二节　化瘀止血药

本类药物既能止血，又能化瘀，具有止血而不留瘀的特点，适用于瘀血内阻，血不循经之出血病证。部分药物尚可用治跌打损伤、经闭、瘀滞心腹疼痛等病证。

本类药物具行散之性，对于出血而无瘀者及孕妇宜慎用。

三七　Sānqī　　　　　　　（《本草纲目》）

本品为五加科植物三七 *Panax notoginseng* (Burk.) F. H. Chen 的干燥根和根茎。秋季花开前采挖，洗净，晒干。本品气微，味淡。以个大、体重、质坚实、断面灰绿色者为佳。切片，或捣碎，或碾细粉用。

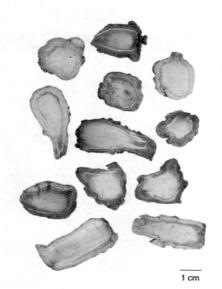

1 cm

【药性】甘、微苦，温。归肝、胃经。

【功效】散瘀止血，消肿定痛。

【应用】

1. 咯血，吐血，衄血，便血，尿血，崩漏，外伤出血　入肝经血分，既能止血妄行，又能活血散瘀，有止血不留瘀、化瘀不伤正的特点。凡血液不循常道，溢出脉外所致的内外各种出血，无论有无瘀滞，均可应用，尤以出血兼有瘀滞者最为适宜。可单味应用，研末吞服；或与花蕊石、血余炭合用，如化血丹（《医学衷中参西录》）。若治创伤出血，可单用研末外敷。

2. 瘀血痛证　本品善于化瘀，通利血脉，促进血行，尤以止痛称著。为治瘀血诸痛之佳品，外伤科之要药。若治跌打损伤，瘀肿疼痛，可单用，或与当归、红花、土鳖虫等同用；治胸痹刺痛，可单用，或与薤白、瓜蒌、桂枝等配伍；治血瘀经闭、痛经、产后瘀阻腹痛、恶露不尽，与当归、川芎、桃仁等配伍；治疮痈初起，疼痛不已，以本品研末，米醋调涂；治痈疽破烂，与乳香、没药、儿茶等同用。

【用法用量】研末吞服，一次 1～3g；煎服，3～10g。外用适量。

【使用注意】孕妇慎用。

【现代研究】

1. 化学成分　本品主要含四环三萜类成分：人参皂苷 Rb_1、Rd、Re、Rg_1、Rg_2、Rh_1，三七皂苷 R_1、R_2、R_3、R_4、R_6、R_7，七叶胆苷，三七皂苷 A、B、C、D、E、G、H、I、J 等，尚含三七素、槲皮素及多糖等。《中国药典》规定本品含人参皂苷 Rg_1（$C_{42}H_{72}O_{14}$）、人参皂苷 Rb_1（$C_{54}H_{92}O_{23}$）和三七皂苷 R_1（$C_{47}H_{80}O_{18}$）的总量不得少于 5.0%。

2. 药理作用　三七具有促凝血和抗凝血的双向调节作用，既能缩短出、凝血时间，又能抑制血小板聚集，抗血栓形成。三七皂苷能扩张冠状动脉，改善心肌血氧供应，对各种药物诱发的心律失常、心动过速、室颤均有明显的拮抗作用；能扩张血管，降低血压，抗脑缺血，改善学习记忆。此外，本品尚有镇静、镇痛、抗炎、抗疲劳、抗衰老、促进造血、促进免疫、调节代谢、预防肿瘤等作用。

茜草 Qiàncǎo　　　　（《神农本草经》）

本品为茜草科植物茜草 *Rubia cordifolia* L. 的干燥根及根茎。春、秋二季采挖，除去茎苗、泥土及细须根，洗净，晒干，切厚片或段。本品气微，味微苦，久嚼刺舌。以条粗、表面红棕色、断面红黄色者为佳。生用或炒用。

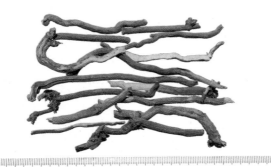

【药性】苦，寒。归肝经。

【功效】凉血，祛瘀，止血，通经。

【应用】

1. 吐血，衄血，崩漏，外伤出血　本品味苦性寒，善走血分，既能凉血止血，又能化瘀止血，故可用于血热妄行或血瘀脉络之出血证，对于血热夹瘀之出血尤为适宜。如治吐血不止，可单用本品为末煎服；治衄血，可与黄芩、侧柏叶等同用；治血热崩漏，常配生地黄、生蒲黄等；治血热尿血，常与小蓟、白茅根等同用。若与黄芪、白术、山茱萸等同用，也可用于气虚不摄的崩漏下血，如固冲汤（《医学衷中参西录》）。

2. 瘀阻经闭，关节痹痛，跌仆肿痛　本品寒凉入血，能通经络，行瘀滞，适用于血热瘀阻之经闭、关节痹痛，以及跌打损伤、瘀肿疼痛等，尤多用于妇科。治血滞经闭，单用本品酒煎服，或配桃仁、红花、当归等同用；治跌打损伤，可单味泡酒服，或配三七、乳香、没药等同用；治痹证，也可单用浸酒服，或配伍鸡血藤、海风藤、络石藤等同用。

【用法用量】煎服，6～10g。止血炒炭用，活血通经生用或酒炒用。

【现代研究】

1. 化学成分　本品主要含萘醌类成分：大叶茜草素，茜草萘酸，茜草萘酸苷Ⅰ、Ⅱ，茜草双酯等；蒽醌类成分：羟基茜草素、异羟基茜草素、伪羟基茜草素、茜草素等。尚含萜类、多糖及环肽化合物等。《中国药典》规定本品含大叶茜草素（$C_{17}H_{15}O_4$）不得少于0.40%，羟基茜草素（$C_{14}H_8O_5$）不得少于0.10%；饮片含大叶茜草素（$C_{17}H_{15}O_4$）不得少于0.20%，羟基茜草素（$C_{14}H_8O_5$）不得少于0.080%。

2. 药理作用　茜草温浸液能缩短复钙时间、凝血酶原时间及白陶土部分凝血活酶时间，茜草体外对凝血活酶生成、凝血酶生成及纤维蛋白形成均有促进作用。其提取物有抗炎、抗肿瘤、抗氧化、升高白细胞作用，其煎剂有明显的镇咳和祛痰作用，水提取液对金黄色、白色葡萄球菌、肺炎双球菌、流感杆菌和部分皮肤真菌有一定抑制作用。

蒲黄 Púhuáng　　　　（《神农本草经》）

本品为香蒲科植物水烛香蒲 *Typha angustifolia*

L.、东方香蒲 *Typha orientalis* Presl 或同属植物的干燥花粉。夏季采收蒲棒上部的黄色雄性花序，晒干后碾轧，筛取细粉。本品气微，味淡。以色鲜黄、润滑感强、纯净者为佳。生用或炒用。

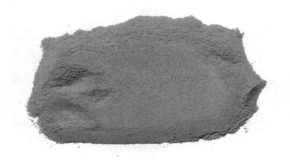

【药性】甘，平。归肝、心包经。

【功效】止血，化瘀，利尿通淋。

【应用】

1.吐血，衄血，咯血，崩漏，外伤出血　本品甘缓不峻，性平而无寒热之偏，长于收敛止血，又能活血行瘀。止血与行血并行，涩血与散瘀兼备，有止血不留瘀的特点，诚为止血行瘀之良药。但凡出血，无论体内体外，属寒属热，有无瘀滞皆可，但以属实夹瘀者尤宜。既可内服，也可外用。如治吐血、衄血、咯血、尿血、便血、崩漏等，可单用冲服，或与白及、地榆、大蓟等同用；治月经过多，漏下不止，可配合龙骨、艾叶同用；治尿血不已，可与郁金、生地黄同用；治外伤出血，可单用外掺伤口。

2.瘀血痛证　本品入血分，能行血通经，消瘀止痛，凡一切血分瘀血之病皆可用之，尤多用于胸、腹瘀血痛证。若治经闭痛经，胸腹刺痛等属瘀血内停者，每与五灵脂相须为用，如失笑散（《和剂局方》）。治跌打损伤，瘀肿疼痛，可单用为末，温酒调服。

3.血淋涩痛　本品生用有渗湿之能，善利小便，又能行瘀止血。适用于溺道瘀阻，小便色赤，或血淋涩痛，常与生地黄、冬葵子、小蓟等同用。

此外，本品能化脂降浊，用于高脂血症，可单用。

【用法用量】煎服，5～10g，包煎。外用适量，研末外掺或调敷。止血多炒用，化瘀、利尿多生用。

【使用注意】孕妇慎用。

【现代研究】

1.化学成分　本品主要含黄酮类成分：柚皮素、异鼠李素-3-O-新橙皮苷、香蒲新苷、槲皮素、异鼠李素等。尚含甾类、挥发油、多糖、酸类及烷类等。《中国药典》规定本品含异鼠李素-3-O-新橙皮苷（$C_{28}H_{32}O_{16}$）和香蒲新苷（$C_{34}H_{42}O_{20}$）的总量不得少于0.50%。

2.药理作用　蒲黄水浸液、醇浸液能明显缩短凝血时间，作用显著而持久；蒲黄提取物能增加血小板数，缩短凝血酶原时间，促进血液凝固。蒲黄多种制剂具有抗血小板聚集，扩张血管降血压，抗心肌缺血，降血脂，保护内皮细胞，抗动脉粥样硬化，利胆，利尿，镇痛，平喘及抗缺血再灌注损伤等作用。

表18-2　化瘀止血药功用归纳小结表

药名	共性	个性	
		作用特点	其他功效
三七	化瘀止血，活血止痛	止血、止痛力宏	
蒲黄		兼收敛止血	利尿通淋
茜草		兼凉血止血，对血热夹瘀之出血尤宜	活血通经，尤为妇科调经要药

第三节 收敛止血药

本类药物大多味涩，或为炭类，或质黏，性较平和，能收敛止血。广泛用于各种出血，尤宜于出血而无瘀滞者。

因其性涩收敛，有留瘀恋邪之弊，故常需配化瘀止血药或活血祛瘀药同用。对于出血有瘀或出血初期邪实者当慎用。

白及 Báijí 　　　　　（《神农本草经》）

本品为兰科植物白及 *Bletilla striata* (Thunb.) Reichb. f.的干燥块茎。夏、秋二季采挖，除去须根，洗净，晒干，切薄片。本品气微，味苦，嚼之有黏性。以个大、饱满、色白、半透明、质坚实者为佳。生用。

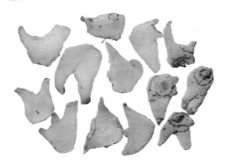

【药性】苦、甘、涩，寒。归肺、肝、胃经。

【功效】收敛止血，消肿生肌。

【应用】

1.咯血，吐血，外伤出血　本品质极黏腻，性极收涩，为收敛止血之要药。适用于体内、外诸出血，内服、外用皆宜。因其主入肺、胃二经，故对于咯血、吐血等肺胃出血尤为多用。若治咯血，可单用，或与制何首乌、土鳖虫同用；治吐血、便血，可与阿胶同用。对于外伤出血，可单味研末外掺或水调外敷，或与三七等研细末，掺疮口上。

2.痈肿疮疡、手足皲裂、水火烫伤　本品味苦气寒，能消散血热之痈肿；质黏味涩，能收敛疮口而生肌，故为外疡消肿生肌之要药。对于疮疡肿毒初起未溃者，可使之消肿；疮疡已溃，久不收口，或水火烫伤，或皮肤皲裂者，可使之生肌敛疮。若治疮疡初起，可与芙蓉叶、相思子、大黄等共为末，醋调后敷患处；疮痈已溃，久不收口者，以之与黄连、贝母、轻粉、五倍子等为末外敷，如生肌干脓散（《证治准绳》）。治皮肤皲裂，可以之研末，麻油调涂。治烧伤，烫伤，冻疮溃烂，可与炉甘石、石膏粉、冰片等熬膏，涂敷患处。

【用法用量】煎服，6～15g；研末吞服，每次3～6g。外用适量。

【使用注意】不宜与川乌、制川乌、草乌、制草乌、附子同用。

【现代研究】

1.化学成分　本品主要含联苄类成分：3,3′-二羟基-2′6′-双羟基-5-甲氧基联苄等；二氢菲类成分：4,7-二羟基-1-对羟苄基-2-甲氧基-9,10-二氢菲等；联菲类成分：白及联菲A、B、C；双菲醚类化合物：白及双菲醚A、B、C、D；二氢菲并吡喃类化合物：白及二氢菲并吡喃A、B、C；具螺类酯的菲类衍生物：白及菲螺醇；菲类糖苷化合物：2,7-二羟基-4-甲氧基菲-2-O-葡萄糖苷；苄类化合物：山药素等；蒽醌类成分：大黄素甲醚；酚酸类成分：对羟基苯甲酸，原二茶醛等。

2.药理作用　白及能显著缩短凝血时间

及凝血酶原时间，其止血作用与其所含胶状成分有关，其作用原理可能为物理性的；白及煎剂对胃黏膜损伤有明显保护作用，白及粉对胃及十二指肠穿孔有明显治疗作用；本品对实验性烫伤、烧伤动物模型能促进肉芽生长，促进疮面愈合；对人型结核杆菌有显著抑制作用。

仙鹤草 Xiānhècǎo　　　　《本草图经》

本品为蔷薇科植物龙芽草 *Agrimonia pilosa* Ledeb. 的干燥地上部分。夏、秋二季茎叶茂盛时采割，除去杂质，晒干，切段。本品气微，味微苦。以梗紫红色、枝嫩、叶多者为佳。生用或炒炭用。

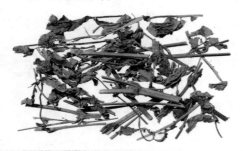

【药性】苦、涩，平。归心、肝经。

【功效】收敛止血，截疟，止痢，补虚。

【应用】

1. 咯血，吐血，尿血，便血，崩漏下血　本品味涩收敛，入血分，长于收敛止血，广泛用于全身各部之出血。因其药性平和，大凡出血，无论寒热虚实，皆可应用。如治阴虚血热所致的出血，常与虎杖、墨旱莲、地黄等合用；治血热出血，可与生地黄、侧柏叶、牡丹皮等同用；治虚寒出血，可与党参、艾叶、炮姜等同用。

2. 疟疾　本品有截疟之功，用治疟疾寒热。可单用研末，于疟发前2小时吞服。

3. 血痢，久泻久痢　本品涩敛之性，能涩肠止痢，因本品药性平和，兼能补虚，又能止血，故对于日久赤白血痢尤为适宜，可单用本品水煎服。若配伍黄连、木香、桔梗等，可用于脾虚湿热内蕴所致的泄泻急迫、泻而不爽，或大便溏泄、食少倦怠者。

4. 脱力劳伤　本品有补虚、强壮作用，可用治劳力过度所致的脱力劳伤，症见神疲乏力、面色萎黄而纳食正常者，常与大枣同煮，食枣饮汁。治气血亏虚，神疲乏力、头晕目眩者，与益气养血之党参、熟地黄、龙眼肉等同用。

此外，本品尚能解毒杀虫，用于痈肿疮毒，阴痒带下。

【用法用量】煎服，6~12g；外用适量。

【现代研究】

1. 化学成分　本品主要含黄酮类成分：木犀草素–7–葡萄糖苷、芹菜素–7–葡萄糖苷、槲皮素、芸香苷等；间苯三酚类成分：仙鹤草B等；尚含仙鹤草内酯及鞣质等。

2. 药理作用　仙鹤草醇浸膏能收缩周围血管，有明显的促凝作用；其主要杀虫活性成分鹤草酚对猪肉绦虫、囊尾蚴、幼虫、莫氏绦虫和短膜壳绦虫均有确切的抑杀作用，对疟原虫和阴道滴虫有抑制和杀灭作用。此外，本品尚有消炎、镇痛、抗肿瘤、降糖、降压等作用。

棕榈炭 Zōnglǘtàn　　　　《本草拾遗》

本品为棕榈科植物棕榈 *Trachycarpus fortunei*（HooK.f.）H. Wendl. 的干燥叶柄。全年可采，一般多在9~10月间采收。采集时割取旧叶柄下延部分及鞘片，除去纤维状棕毛，晒干，切成小片。本品气微，味淡。以色红棕、质厚者为佳。煅炭用。

【药性】苦、涩，平。归肺、肝、大肠经。

【功效】收敛止血。

【应用】吐血，衄血，尿血，便血，崩漏　本品药性平和，味苦而涩，为收敛止血之要药。可用于吐血、衄血、血崩及一切出血，尤多用于崩漏。因其收敛性强，止血易于留瘀，故以治出血而无瘀滞者为宜。若治血热妄行之吐血、衄血，常配小蓟、栀子等清热凉血药同用，如十灰散（《十药神书》）。治脾肾亏虚，冲任不固之崩漏、月经过多，常配黄芪、白术、煅龙骨等益气固涩药同用，如固冲汤（《医学衷中参西录》）。

此外，本品苦涩收敛，且能止泻止带，尚可用于久泻久痢，妇人带下。

【用法用量】煎服，3～10g。

【使用注意】出血兼有瘀滞者慎用。

【现代研究】

1.化学成分　本品主要含黄酮及苷类成分：木犀草素-7-O-葡萄糖苷、木犀草素-7-O-芸香糖苷、金圣草黄素-7-O-芸香糖苷、芹黄素-7-O-芸香糖苷、特罗莫那醇-9-葡萄糖苷等，尚含原儿茶醛、原儿茶酸等。

2.药理作用　本品能收缩子宫，有一定的凝血和止血作用。

表18-3　收敛止血药功用归纳小结表

药　名	共性	个性	
		作用特点	其他功效
白　及	收敛止血	主入肺、胃二经，尤多用于咯血、吐血等肺胃出血	消肿生肌
仙鹤草		广泛地用于全身各部位出血	截疟，止痢，补虚，解毒杀虫
棕榈炭		收敛性强，以治出血而无瘀滞者为宜，尤多用于崩漏	止泻，止带

第四节　温经止血药

本类药物性属温热，能暖气血，温经脉，固冲脉而统摄血液，具有温经止血之效。适用于脾不统血，冲脉失固之虚寒出血。因其性温热，故热盛火旺之出血忌用。

艾叶　Àiyè　　　　（《名医别录》）

本品为菊科植物艾 *Artemisia argyi* Levl. et Vant.的干燥叶。以湖北蕲州产者为佳，称"蕲艾"。夏季花未开时采摘，除去杂质，晒干或阴干，本品气清香，味苦。以叶厚、色青、背面灰白色、绒毛多、质柔软、香气浓郁者为佳。生用、捣绒或制炭用。

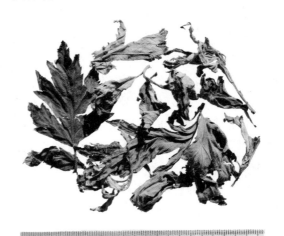

【药性】辛、苦，温；有小毒。归肝、

脾、肾经。

【功效】温经止血，散寒调经；外用祛湿止痒。

【应用】

1. 虚寒出血　本品气香味辛，温可散寒，能暖气血而温经脉，为温经止血之要药，适用于虚寒出血。因其主入肝、肾经，故对于下元虚冷，冲任不固所致的崩漏下血，月经过多尤为适宜，为妇科止血要药。可与阿胶、当归、干地黄等同用，如胶艾汤（《金匮要略》）。若与生地黄、生荷叶、生柏叶等凉血止血药同用，可用治血热妄行所致吐血、衄血，如四生丸（《校注妇人良方》）。

2. 月经不调，痛经，胎动不安　本品辛温，入三阴经而直走下焦，能散寒止痛，暖宫助孕。凡妇人血气寒滞者，最宜用之，尤为治下焦虚寒或寒客胞宫之要药。适用于下焦虚寒，月经不调，经行腹痛，宫寒不孕等，每与香附、肉桂、当归等同用，如艾附暖宫丸（《仁斋直指方》）。

3. 皮肤瘙痒　本品外用，能祛湿杀虫止痒。用于湿疹、阴疮、疥癣等瘙痒性皮肤病。可与雄黄、防风、花椒煎水熏洗。

此外，将本品捣绒，制成艾条、艾炷等，用以熏灸体表穴位，可使热气内注，能温煦气血，透达经络，"治百种病邪，起沉疴之人为康泰，其功亦大矣"（《本草纲目》）。

【用法用量】煎服，3～10g；外用适量，供灸治或熏洗用。温经止血宜炒炭用，余生用。

【现代研究】

1. 化学成分　本品主要含挥发油：桉油精、香叶烯、α-蒎烯芳樟醇、β-蒎烯芳樟醇、樟脑、异龙脑、柠檬烯等；三萜类成分：奎诺酸、羊齿烯醇；黄酮类成分：异泽兰黄素等。《中国药典》规定本品含桉油精（$C_{10}H_8O$）不得少于0.050%。

2. 药理作用　艾叶炭能明显缩短出血和凝血时间，而炒焦品和生品则无明显止血作用；艾叶油能直接松弛气管平滑肌，也能对抗乙酰胆碱、氯化钡和组织胺引起的气管收缩现象，有平喘作用；此外，本品能抗炎、镇痛、抗过敏，对肺炎球菌、溶血性链球菌、白喉杆菌、流感病毒、腮腺炎病毒等多种致病菌、病毒均有不同程度的抑制作用。

3. 不良反应　艾叶挥发油对皮肤有轻度刺激作用，可引起发热、潮红等。其挥发油对中枢神经系统有兴奋、致惊厥作用。口服过量对胃肠道有刺激。中毒后先出现咽喉部干燥、胃肠不适、疼痛、恶心、呕吐等刺激症状，继而全身无力、头晕、耳鸣、四肢震颤，随后局部乃至全身痉挛、肌肉弛缓，多次发作后导致谵妄、惊厥、瘫痪。数日后出现肝大、黄疸、胆红素尿、尿胆原增多等现象。慢性中毒表现为感觉过敏、共济失调、神经炎、癫痫样惊厥等。孕妇可发生子宫出血及流产。

炮姜 Páojiāng　　　　　（《珍珠囊》）

本品为干姜的炮制品加工品。以干姜砂烫至鼓起，表面呈棕褐色，或炒炭至外表色

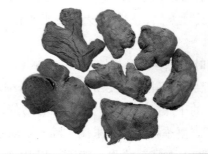

黑，内至棕褐色入药。本品气香、特异、味微辛、辣。以表面鼓起、棕褐色、内部色棕黄、质疏松者为佳。

【药性】辛，热。归脾、胃、肾经。

【功效】温经止血，温中止痛。

【应用】

1.虚寒出血　本品性热，主入脾经，既能止血，又能温脾以助其统血之能。凡脾胃虚寒，脾不统血之吐血、便血，最为止血之要药。可单用本品为末，米汤饮下；或与炙甘草、五味子同用，如甘草炮姜汤（《不知医必要》）。若治冲任虚寒，崩漏下血，可与乌梅、棕榈同用，如如圣散（《证治准绳》）。

2.腹痛吐泻　本品主入中焦，能振奋脾阳，温中散寒止痛，凡中焦受寒，或脾胃虚寒所致的脘腹冷痛、呕吐泻痢等皆可运用，常与高良姜为伍，如二姜丸（《和剂局方》）。

【用法用量】煎服，3～9g。

【现代研究】

1.化学成分　本品主要含挥发油：姜烯，水芹烯，莰烯，6-姜辣素，姜酮，姜醇等；还含树脂、淀粉等。《中国药典》规定本品含6-姜辣素（$C_{17}H_{26}O_4$）不得少于0.30%。

2.药理作用　本品能显著缩短出血和凝血时间，对应激性及幽门结扎型胃溃疡、醋酸诱发的胃溃疡均有抑制作用。

表18-4　温经止血药功用归纳小结表

药名	共性	个性	
		作用特点	其他功效
艾叶	温经止血，温中止痛	主入下焦，多用于下焦虚寒之崩漏，经血过多	散寒调经，外用祛湿止痒
炮姜		主入中焦，用于中焦虚寒之吐血、便血	

第十九章

活血化瘀药

凡以通利血脉、促进血行、消散瘀血为主要功效，常用以治疗血行不畅、瘀血阻滞病证的药物，称活血化瘀药，简称活血药、祛瘀药。其中活血化瘀作用强者，又称破血逐瘀药。

本类药物多具辛味，部分动物、昆虫类药物多味咸，主归心、肝两经。辛行通滞，行血活血，能使血脉通畅，瘀滞消散。

本类药物通过活血化瘀作用而分别具有止痛、调经、消肿、疗伤、消痈、消癥等功效，适用于内、外、妇、儿、伤等各科瘀血阻滞病证。如胸、腹、头痛，痛如针刺，痛有定处；局部的癥瘕积聚；中风不遂，肢体麻木以及关节痹痛日久；跌仆损伤，瘀肿疼痛；疮疡肿痛；月经不调、经闭、痛经、产后腹痛等。按药物的作用特点和临床应用的侧重点，本类药物可分为活血止痛、活血调经、活血疗伤、破血消癥四类药物。

本类药物在应用时，需针对引起瘀血的原因和具体的病证进行适当的配伍。如因寒致瘀者，当配温里散寒、温通经脉药；因火热而瘀热互结者，宜配清热凉血、泻火解毒药；因痰湿致瘀者，当配化痰除湿药；因体虚致瘀者，当配补益药。如风湿痹阻，络脉不通者，应伍祛风除湿通络药；若癥瘕积聚，配伍软坚散结药。由于气血之间的密切关系，在使用活血祛瘀药时，常配伍行气药，以增强和提高活血化瘀的功效。

活血化瘀药行散走窜，活血动血，应注意防其破泄太过，做到化瘀而不伤正；同时，对有出血倾向如月经过多者及孕妇均当慎用或禁用。

活血化瘀药依其作用强弱的不同，有行血和血、活血散瘀、破血逐瘀之分。按其作用特点和临床应用的侧重点，分为活血止痛药、活血调经药、活血疗伤药、破血消癥药四类药物。

现代药理研究表明，活血化瘀药能改善血液循环，抗凝血，防止血栓及动脉硬化斑块的形成；改善机体的代谢功能，促使组织的修复、创伤、骨折的愈合；改善毛细血管的通透性，减轻炎症反应，促进炎症病灶的消退和吸收；改善结缔组织代谢，既促进增生病变的转化吸收，又使萎缩的结缔组织康复；又能调整机体免疫，有抗菌消炎作用。

第一节 活血止痛药

本类药物辛散善行，既入血分又入气分，能活血行气止痛，主治气血瘀滞所致的各种痛证，如头痛、胸胁痛、心腹痛、痛经、产后腹痛、肢体痹痛以及跌打损伤之瘀痛等，也适用于其他瘀血病证。

川芎 Chuānxiōng 　　　(《神农本草经》)

本品为伞形科植物川芎 *Ligusticum chuanxiong* Hort. 的干燥根茎。5月采挖，除去泥沙，晒后烘干，再去须根。本品气浓香，味苦、辛，稍有麻舌感，微回甜。以切面色黄白、香气浓、油性大者为佳。用时切片，生用或酒炙。

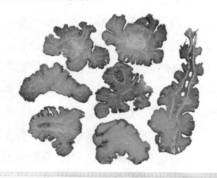

【药性】辛，温。归肝、胆、心包经。

【功效】活血行气，祛风止痛。

【应用】

1. 血瘀气滞诸痛证　本品辛香行散，温通血脉，既活血祛瘀又行气通滞，功善止痛，为气滞血瘀痛证要药。治肝郁气滞、胁肋作痛，常配伍柴胡、香附等，如柴胡疏肝散（《景岳全书》）；治心脉瘀阻、胸痹心痛，常配伍丹参、红花、降香等；治肝血瘀阻、积聚痞块、胸胁刺痛，常配伍桃仁、红花等，如血府逐瘀汤（《医林改错》）；治跌仆损伤、瘀肿疼痛，常配伍乳香、没药、三七等。

2. 瘀滞经产病证　本品性善行窜，善通达气血，为妇科活血调经要药。治瘀滞痛经、闭经、月经不调，常配伍赤芍、桃仁、牛膝等，如血府逐瘀汤（《医林改错》）；治寒凝血瘀之经行腹痛、闭经，常配伍当归、吴茱萸、桂心等，如温经汤（《金匮要略》）；治产后瘀阻腹痛、恶露不行，常配伍当归、桃仁等，如生化汤（《傅青主女科》）。

3. 头痛，风湿痹痛　本品秉性升散，既能活血行气止痛又长于祛风止痛，为治头痛要药。治外感风寒头痛，常配伍白芷、细辛、羌活等，如川芎茶调散（《和剂局方》）；治风热头痛，常配伍升麻、藁本、黄芩等，即川芎散（《兰室秘藏》）；治风湿头痛，常配伍羌活、藁本、防风等，如羌活胜湿汤（《内外伤辨惑论》）；治血瘀头痛，常配伍赤芍、红花、麝香等，如通窍活血汤（《医林改错》）。

本品辛散温通，具有祛风通络止痛之功，治风湿痹阻、肢节疼痛证，常配伍羌活、独活、海风藤等，如蠲痹汤（《医学心悟》）。

【用法用量】煎服，3～10g。

【使用注意】本品辛温升散，凡阴虚火旺，舌红口干，多汗，月经过多及出血性疾病，不宜应用。

【现代研究】

1. 化学成分　本品主要含藁本内酯、蛇床内酯、新蛇床内酯、洋川芎内酯等挥发油，川芎嗪等生物碱，阿魏酸等酚类及有机酸类成分，藁本内酯、新川芎内酯、洋川芎内酯等苯酞内酯类成分。《中国药典》规定本品含阿魏酸（$C_{10}H_{10}O_4$）不得少于0.10%。

2. 药理作用　川芎嗪能扩张冠状动脉，增加冠脉血流量；扩张脑血管，降低血管阻力，显著增加脑及肢体血流量，改善微循环；能降低血小板表面活性，抑制血小板凝集，预防血栓的形成；川芎总生物碱、川芎嗪能降低麻醉犬的外周血管阻力，有显著而持久的降压作用；能显著增加肾血流，延缓慢性肾损害；扩张支气管平滑肌。阿魏酸大剂量能抑制子宫平滑肌。挥发油、水煎剂有镇静作用；川芎嗪有镇痛效应。

延胡索 Yánhúsuǒ （《雷公炮炙论》）

本品为罂粟科多年生植物延胡索 *Corydalis yanhusuo* W. T. Wang 的干燥块茎。夏初茎叶枯萎时采挖，除去须根，洗净，置沸水中煮至恰无白心时取出，晒干。本品气微，味苦。以断面金黄色、有蜡样光泽者为佳。切厚片或捣碎，生用或醋炙用。

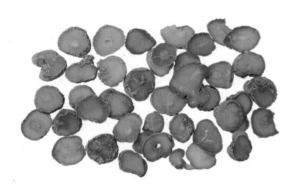

【药性】辛、苦，温。归肝、脾经。

【功效】活血，行气，止痛。

【应用】气血瘀滞诸痛证 本品辛散温通，既活血又行气，止痛效用显著。李时珍谓其"能行血中气滞，气中血滞，故专治一身上下诸痛"，可广泛用于各部位的瘀滞疼痛。治寒滞胃痛，常配伍桂枝（或肉桂）、高良姜，如安中散（《和剂局方》）；治肝郁气滞血瘀之胸胁脘痛，常配伍川楝子，如金铃子散（《素问病机气宜保命集》）；治心血瘀阻之胸痹心痛，常配伍丹参、桂枝、薤白、瓜蒌等；治经闭痛经，产后瘀阻，常配

伍当归、蒲黄、赤芍等，如玄胡索散（《济阴纲目》）；治寒疝腹痛、睾丸肿胀，常配伍橘核、川楝子、海藻等，如橘核丸（《严氏济生方》）；治风湿痹痛，常配伍秦艽、桂枝等药；治跌打损伤、瘀血肿痛，可单用本品为末，以酒调服。

【用法用量】煎服，3～10g；研末服，每次1.5～3g。醋制可加强止痛之功。

【现代研究】

1.化学成分 本品主要含延胡索甲素、乙素、丙素、丁素、庚素、辛素、壬素、寅素、丑素、子素等20余种生物碱。《中国药典》规定本品含延胡索乙素（$C_{21}H_{25}NO_4$）不得少于0.050%，饮片不得少于0.040%。

2.药理作用 延胡索甲素、乙素和丑素有镇痛、催眠、镇静与安定作用。延胡索醇提物能扩张冠脉、降低冠脉阻力、增加冠脉血流量、提高耐缺氧能力；延胡索总碱能对抗心律失常；去氢延胡索甲素能保护心肌细胞、抗心肌缺血；延胡索乙素能扩张外周血管、降低血压，对脑缺血－再灌注损伤有保护作用；延胡索全碱及醇提物能抗溃疡，乙素能抑制胃液分泌。此外，延胡索还有一定的抗菌、抗炎、抗肿瘤作用和提高抗应激能力。

郁金 Yùjīn （《药性论》）

本品为姜科植物温郁金 *Curcuma wenyujin* Y. H. Chen et C.Ling、姜黄 *Curcuma longa* L.、广西莪术 *Curcuma kwangsiensis* S. G. Lee et C. F. Liang 或蓬莪术 *Curcuma phaeocaulis* Val.的干燥块根。前两者分别习称"温郁金"和"黄丝郁金"，其余按性状不同习称"桂郁金"或"绿丝郁金"。冬季茎叶枯萎后采挖，摘

取块根，除去细根，蒸或煮至透心，干燥。温郁金气微香，味微苦，以质坚实、断面灰棕色者为佳；黄丝郁金气芳香，味辛辣，以断面橙黄色、外周棕黄色至棕红色者为佳；桂郁金气微，味微辛苦，以表面疏浅纵纹或较粗糙网状纵纹者为佳；绿丝郁金气微，味淡，以椭圆形、较粗壮者为佳。切片或打碎，生用，或矾水炙用。

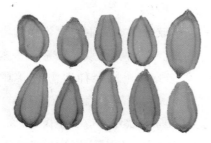

【药性】辛、苦，寒。归肝、肺、心经。

【功效】活血止痛，行气解郁，清心凉血，利胆退黄。

【应用】

1.气滞血瘀证　本品辛散苦泄，既活血祛瘀以止痛，又疏肝行气以解郁，善治肝郁气滞血瘀之证。治气血郁滞的胸痹疼痛、胁肋胀痛，常配伍木香，如颠倒木金散（《医宗金鉴》）；治肝郁化热，经前腹痛，常配伍柴胡、香附、当归等，如宣郁通经汤（《傅青主女科》）；治癥瘕痞块，常配伍干漆、硝石等。

2.热病神昏，癫痫发狂　本品性寒辛散，归心、肝经，能清心解郁开窍，可治痰蒙阻之证。治湿温病浊邪蒙蔽清窍，胸脘痞闷，神志不清，常配伍石菖蒲、竹沥、栀子等，如菖蒲郁金汤（《温病全书》）；治痰浊蒙蔽心窍的癫痫、癫狂，常配伍明矾，如白

金丸（《医方考》）。

3.血热吐衄，妇女倒经　本品性寒苦泄，辛散解郁，能清降火热，解郁顺气，凉血止血，善治肝郁化热、迫血妄行之吐衄、妇女倒经，常配伍生地黄、牡丹皮、栀子等，如生地黄汤（《医学心悟》）；治疗热结下焦之尿血、血淋，常配伍槐花，如郁金散（《杂病源流犀烛》）。

4.湿热黄疸，胆道结石　本品苦寒清泄，归于肝、胆经，能疏肝利胆、清利湿热，可用于肝胆病证的治疗。治肝胆湿热黄疸，常配伍茵陈、栀子等；治胆道结石，常配伍金钱草、大黄等。

【用法用量】煎服，3～10g；研末服，2～5g。

【使用注意】不宜与丁香、母丁香同用。

【现代研究】

1.化学成分　本品主要含莰烯、樟脑、倍半萜烯等挥发油，姜黄素、姜黄酮、脱甲氧基姜黄素、双脱甲氧基姜黄素、姜黄酮、芳基姜黄酮等。

2.药理作用　姜黄素和挥发油能促进胆汁分泌和排泄，温郁金挥发油有保肝作用。郁金煎剂能刺激胃酸及十二指肠液分泌，能降低全血黏度，抑制血小板聚集。郁金提取物能抗心律失常。郁金水煎剂、挥发油对多种皮肤真菌有抑制作用，对多种细菌有抑制作用。郁金也有一定的抗炎止痛作用。温郁金水煎剂及水煎醇沉物有抗早孕作用。

姜黄 Jiānghuáng　　（《新修本草》）

本品为姜科植物姜黄 *Curcuma longa*. L. 的干燥根茎。冬季茎叶枯萎时采挖，除去须根，煮或蒸至透心，晒干，切厚片。本品气

香特异，味辛、苦。以表面深黄色、粗糙、质坚硬、切面棕黄色至金黄色、有蜡样光泽者为佳。生用。

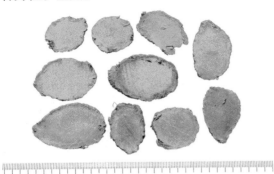

【药性】辛、苦，温。归肝、脾经。

【功效】破血行气，通络止痛。

【应用】

1.气滞血瘀证　本品辛行苦泄，温散通滞，既入血分又入气分，长于止痛，善治气滞血瘀痛证。治心血瘀滞之心胸痛，常配伍当归、木香、乌药等，如姜黄散（《圣济总录》）；治肝胃气滞寒凝之胸胁痛，常配伍枳壳、桂心、炙甘草，如推气散（《重订严氏济生方》）；治气滞血瘀之痛经、经闭、产后腹痛，常配伍当归、川芎、红花，如姜黄散《妇人大全良方》；治跌打损伤，瘀肿疼痛，常配伍苏木、乳香、没药，如姜黄汤（《伤科方书》）。

2.风湿痹痛　本品辛散苦燥，温通经脉，能祛除关节经络之风寒湿邪，通行气血而通络止痛，尤长于行肢臂而除痹痛，常配伍细辛、防风、当归等，如三痹汤（《妇人大全良方》）。

【用法用量】煎服，3～10g，外用适量。

【使用注意】孕妇慎用。

【现代研究】

1.化学成分　本品主要含姜黄酮、莪术酮、莪术醇、丁香烯龙脑、樟脑等挥发油以及姜黄素等。《中国药典》规定本品含挥发油不得少于7.0%（mL/g），含姜黄素（$C_{21}H_{20}O_6$）不得少于1.0%；饮片含挥发油不得少于5.0%（mL/g），含姜黄素（$C_{21}H_{20}O_6$）不得少于0.90%。

2.药理作用　姜黄素能抑制血小板聚集，降低血浆黏度和全血黏度；能抗炎、抗氧化、降血脂、降压；保护胃黏膜，保护肝细胞；并有神经保护作用。姜黄提取物、姜黄素、挥发油等都能利胆。此外，姜黄粉及提取物物有抗早孕、抗肿瘤作用。

乳香 Rǔxiāng　　　　　（《名医别录》）

本品为橄榄科植物乳香树 Boswellia carterii Birdw. 及其同属植物 Boswellia bhaw-dajiana Birdw. 皮部渗出的树脂。分为索马里乳香和埃塞俄比亚乳香。春、夏季采收，将树干的皮部由下向上顺序切伤，使树脂渗出，数天后凝成固体，即可采收。本品具特异香气，味微苦。以淡黄白色、断面半透明、香气浓者为佳。打碎，醋炙用。

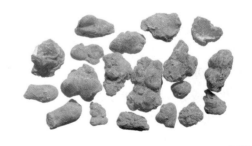

【药性】辛、苦，温。归心、肝、脾经。

【功效】活血定痛，消肿生肌。

【应用】

1.跌打损伤，疮疡痈肿　本品辛香走

窜，苦泄温通，入心、肝经，既行气通滞、散瘀止痛，又活血消痈、祛腐生肌，为外伤科要药。治跌打损伤，常配伍没药、血竭、红花等，如七厘散（《良方集腋》）；治疮疡肿毒初起，局部皮肤红肿热痛，常配伍没药、金银花、穿山甲等，如仙方活命饮（《校注妇人良方》）；治痈疽、瘰疬、痰核，肿块坚硬不消，常配伍没药、麝香、雄黄等，如醒消丸（《外科全生集》）；治疮疡溃破，久不收口，常配伍没药研末外用，如海浮散（《疮疡经验全书》）。

2. 血滞诸痛　本品辛散通泄，既入血分又入气分，能行血中气滞，宣通脏腑气血，透达经络，长于止痛，可用于气滞血瘀之痛证，能"定诸经之痛"。治胃脘疼痛，常配伍没药、延胡索、香附等，如手拈散（《医学心悟》）；治胸痹心痛，常配伍丹参、川芎等；治痛经、经闭、产后瘀阻腹痛，常配伍当归、丹参、没药等，如活络效灵丹（《医学衷中参西录》）；治风寒湿痹，肢体麻木疼痛，常配伍羌活、川芎、秦艽等，如蠲痹汤（《医学心悟》）。

【用法用量】煎服，3～5g；外用适量，研末外敷。

【使用注意】胃弱者及孕妇慎用。

【现代研究】

1. 化学成分　本品主要含游离 a–乳香脂酸、β–乳香脂酸、结合乳香脂酸以及阿魏酸和苦味质、挥发油等。《中国药典》规定索马里乳香含挥发油不得少于6.0%（mL/g），埃塞俄比亚乳香含挥发油不得少于2.0%（mL/g）。

2. 药理作用　乳香挥发油及醇提物有显著的镇痛作用；乳香提取物有较强的抗炎消肿作用；乳香具有广谱抗菌作用；乳香树脂有一定的抗氧化活性；乳香提取物能抗胃溃疡；醋制乳香能降低血小板黏附性；乳香可抑制肿瘤细胞的扩散和恶化而具抗肿瘤作用。

没药 Mòyào （《开宝本草》）

本品为橄榄科植物地丁树 Commiphora myrrha Engl. 或哈地丁树 Commiphora molmol Engl. 的干燥树脂。分为天然没药和胶质没药。11月至次年2月，采集由树皮裂缝处渗出于空气中变成红棕色坚块的油胶树脂。本品有特异香气，天然没药味苦而微辛，以质坚脆、表面黄棕色或红棕色、无光泽者为佳；胶质没药味苦而有黏性，以质坚实或疏松、表面棕黄色至棕褐色、不透明者为佳。拣去杂质，打碎生用，内服多清炒或醋炙。

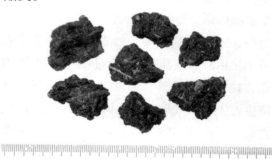

【药性】辛、苦，平。归心、肝、脾经。

【功效】活血散瘀定痛，消肿生肌。

【应用】没药的功效主治与乳香相似，常与乳香相须为用，治疗跌打损伤、瘀滞疼痛，痈疽肿痛，疮疡溃后久不收口以及多种瘀滞痛证。区别在于乳香偏于行气、伸筋，治疗痹证多用；没药偏于散血化瘀，治疗血瘀气滞较重之胃痛多用。

【用法用量】3～5g，炮制去油，多入丸、散用，外用适量。

【使用注意】孕妇及胃弱者慎用。

【现代研究】

1.化学成分　本品主要含没药树脂、树胶、没药酸、甲酸、乙酸及氧化酶；挥发油含丁香酚、间甲基酚、蒎烯、柠檬烯、桂皮醛等。《中国药典》规定天然没药含挥发油不得少于4.0%（mL/g），胶质没药不得少于2.0%（mL/g），饮片不得少于2.0%（mL/g）。

2.药理作用　没药油脂部分具有降脂、防止动脉内膜粥样斑块形成的作用；没药提取物有显著的镇痛作用；没药挥发油和树脂能抗肿瘤；没药水煎剂和挥发油有抗菌和消炎作用；没药挥发油能抑制子宫平滑肌收缩；没药提取物具有保肝作用。

表19-1　活血止痛药功用归纳小结表

药名	共性	个性	
		作用特点	其他功效
川芎	活血行气止痛	辛温气香，走窜力强，上行头目，下行血海，中开郁结，为"血中之气药"，善治寒凝血瘀气滞痛证	祛风止痛，为治头痛之要药
延胡索		辛散苦泄，既活血散瘀，又行气解郁，善治气滞血瘀之胸胁腹痛以及经行腹痛	
郁金	辛散苦泄，活血祛瘀，行气止痛	苦寒降泄，长于行气解郁，并能凉血，以治气滞血瘀之胸胁腹痛以及经行腹痛有热者为好	清心开窍，利胆退黄，凉血止血
姜黄		性温，祛瘀力强，以治寒凝气滞血瘀证为佳，且横行肢臂而通经止痛，善治风湿痹痛	
乳香	活血止痛，消肿生肌	性温，善于活血行气，血瘀气滞证多用	
没药		性平，长于散瘀止痛，瘀血阻滞证多用	

第二节　活血调经药

本类药物辛散苦泄，主归肝经，具有活血散瘀、通经止痛之功。主治瘀血阻滞之月经不调，症见经行腹痛，量少紫暗或伴血块，经闭不行及产后瘀滞腹痛；亦常用于其他瘀血病证，如各种瘀滞痛证，癥瘕积聚，跌打损伤，疮痈肿毒等。

丹参 Dānshēn　　　　（《神农本草经》）

本品为唇形科植物丹参*Salvia miltiorrhiza* Bge.的干燥根及根茎。春、秋两季采挖，除去茎叶，洗净，润透，切成厚片，晒干。本品气微，味微苦涩。以外表皮色红者为佳。切厚片，生用或酒炙用。

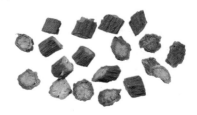

【药性】苦，微寒。归心、肝经。

【功效】活血调经，祛瘀止痛，凉血消痈，除烦安神。

【应用】

1.瘀血阻滞之经产病证　本品苦泄，归

心、肝经，功善活血化瘀、调经止痛，为血行不畅、瘀血阻滞之经产病证要药。治妇女月经不调，经期错乱，经量稀少，经行腹痛，经色紫暗或伴血块，产后恶露不下，少腹作痛，可单味研末，酒调服，如丹参散（《妇人大全良方》）；亦可配伍生地黄、当归、香附等药，如宁坤至宝丹（《卫生鸿宝》）。

2.血瘀痛证，癥瘕积聚　本品入心、肝血分，性善通行，能活血化瘀，通经止痛，为治疗瘀血病证的要药。治疗瘀阻心脉、胸痹心痛，常配伍檀香、砂仁，如丹参饮（《时方歌括》）；治跌打损伤，常配伍乳香、没药、当归等，如活络效灵丹（《医学衷中参西录》）；治风湿痹痛，常配伍牛膝、杜仲、续断等，如丹参丸（《千金要方》）；治癥瘕积聚，常配伍三棱、莪术、皂角刺。

3.热毒疮痈　本品性寒入血分，既能凉血活血又能散瘀消痈，可用于热毒瘀阻引起的疮痈肿毒，常配伍金银花、连翘等，如消乳汤（《医学衷中参西录》）。

4.心烦不眠　本品性寒入心经，有清心凉血、除烦安神之功，治热入营血，高热神昏，烦躁不寐，常配伍生地黄、玄参等，如清营汤（《温病条辨》）。治心血不足之心悸失眠，常配伍酸枣仁、柏子仁、五味子等，如天王补心丹（《校注妇人良方》）。

【用法用量】煎服，10～15g。活血化瘀宜酒炙用。

【使用注意】不宜与藜芦同用。

【现代研究】

1.化学成分　本品主要含丹参酮、丹参新酮、丹参醇、丹参酚、丹参醛等脂溶性成分以及水溶丹参素、丹参酸原儿茶酸、原儿茶醛等水溶性成分。《中国药典》规定本品含丹参酮ⅡA（$C_{19}H_{18}O_3$）、隐丹参酮（$C_{19}H_{20}O_3$）和丹参酮Ⅰ（$C_{18}H_{12}O_3$）的总量不得少于0.25%，丹酚酸B（$C_{36}H_{30}O_{16}$）不得少于3.0%。

2.药理作用　丹参能抗心律失常，扩张冠脉，增加冠脉血流量，调节血脂，抗动脉粥样硬化；能改善微循环，提高耐缺氧能力，保护心肌；可扩张血管，降低血压；能降低血液黏度，抑制血小板和凝血功能，对抗血栓形成；能保护肝细胞损伤，促进肝细胞再生，有抗肝纤维化作用；能改善肾功能，保护缺血性肾损伤。此外，丹参还有一定的镇静、镇痛、抗炎、抗过敏作用。脂溶性的丹参酮类物质有抗肿瘤作用。丹参总提取物有一定的抗疲劳作用。

红花 Hónghuā　　　（《新修本草》）

本品为菊科植物红花 *Carthamus tinctorius* L.的干燥花。夏季开花，花色由黄转为红时采摘。阴干或微火烘干。本品气微香，味微苦。以表面红黄色、柱头长圆柱形、质柔软者为佳。生用。

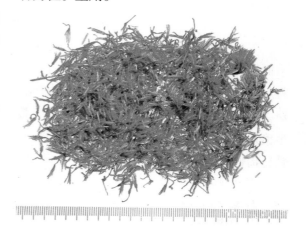

【药性】辛，温。归心、肝经。

【功效】活血祛瘀，通经止痛。

【应用】

1. 瘀血阻滞之经产证　本品入心、肝经，辛散温通，活血祛瘀、通经止痛之力强，是妇产科血瘀病证的常用药。治妇人腹中血气刺痛，可单用本品加酒煎服，如红兰花酒（《金匮要略》）；治经闭痛经，常配伍桃仁、当归、川芎等，如桃红四物汤（《医宗金鉴》）；治产后瘀滞腹痛，常配伍荷叶、蒲黄、牡丹皮等，如红花散（《报名集》）。

2. 瘀滞痛证　本品能活血祛瘀、通经止痛，善治瘀阻心腹胁痛。治胸痹心痛，常配桂枝、瓜蒌、丹参等药用；治瘀滞腹痛，常配伍桃仁、川芎、牛膝等，如血府逐瘀汤（《医林改错》）；治胁肋刺痛，常配伍桃仁、柴胡、大黄等，如复元活血汤（《医学发明》）。

3. 跌打损伤，瘀滞肿痛　本品善通利血脉，消肿止痛，为治跌打损伤、瘀滞肿痛之要药，常配伍血竭、麝香等，如七厘散（《良方集腋》）；或制为红花油、红花酊涂擦。

4. 瘀滞斑疹色暗　本品活血通脉以化瘀消斑，可用于瘀热瘀滞之斑疹色暗，常配伍当归、葛根、牛蒡子等，如当归红花饮（《麻科活人书》）。

【用法用量】煎服，3～10g。外用适量。

【使用注意】孕妇慎用；有出血倾向者慎用。

【现代研究】

1. 化学成分　本品主要含红花黄色素、黄色素、红花醌苷、新红花苷、红花苷和红花油。《中国药典》规定本品含羟基红花黄素A（$C_{27}H_{30}O_{15}$）不得少于1.0%，山柰素（$C_{15}H_{10}O_6$）不得少于0.050%。

2. 药理作用　红花黄色素能扩张冠状动脉、改善心肌缺血；能扩张血管、降低血压；能对抗心律失常；能抑制血小板聚集，增强纤维蛋白溶解，降低全血黏度；对中枢神经系统有镇痛、镇静和抗惊厥作用。红花注射液、醇提物，红花苷能显著提高耐缺氧能力。红花煎剂对子宫和肠道平滑肌有兴奋作用。此外，红花醇提物和水提物有抗炎作用。

附药：西红花 Xīhónghuā

本品为鸢尾科植物番红花 *Crocus sativus* L. 的花柱头，又名"藏红花""西红花"。常于9～10月选晴天早晨采收花朵，摘下柱头，烘干。性味甘、微寒，归心、肝经。功效与红花相似，临床应用也基本相同，但力量较强，又兼有凉血解毒功效，尤宜于斑疹火热，疹色不红活及温病入营血之证。煎服，1.5～3g。孕妇慎用。

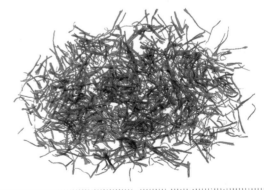

桃仁 Táorén　　　　　　　（《神农本草经》）

本品为蔷薇科植物桃 *Prunus persica*（L.）Batsch或山桃 *Prunus davidiana*（Carr.）Franch. 的干燥成熟种子。6～7月果实成熟时采摘，

除去果肉及核壳，取出种子，去皮，晒干。本品气微，味微苦。以颗粒均匀、饱满者为佳。生用，或照燀法去皮用、炒黄用，用时捣碎。

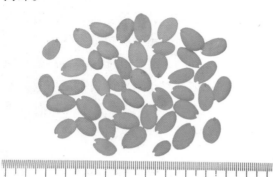

【药性】苦、甘，平。归心、肝、大肠经。

【功效】活血祛瘀，润肠通便，止咳平喘。

【应用】

1.瘀血阻滞之证　本品味苦通泄，入心、肝经，祛瘀力强，力达破血，为治疗多种瘀血阻滞病证的要药。治瘀血经闭、痛经，常配伍红花、当归、川芎等，如桃红四物汤（《医宗金鉴》）；治产后瘀滞腹痛，常配伍炮姜、川芎等，如生化汤（《傅青主女科》）；治瘀血蓄积之癥瘕痞块，常配桂枝、丹皮、赤芍等，如桂枝茯苓丸（《金匮要略》）；治跌打损伤，瘀肿疼痛，常配当归、红花、大黄等，如复元活血汤（《医学发明》）。

2.肺痈，肠痈　本品既能活血祛瘀以消痈，又能润肠通便以泄瘀，为治肺痈、肠痈的常用药。治肺痈，常配伍苇茎、冬瓜仁等，如苇茎汤（《千金方》）；治肠痈，常配伍大黄、牡丹皮等，如大黄牡丹皮汤（《金匮要略》）。

3.肠燥便秘　本品富含油脂，能润滑肠道，用于肠燥便秘证，常配伍当归、火麻仁等，如润肠丸（《脾胃论》）。

4.咳嗽气喘　本品味苦降泄，能降泄肺气，止咳平喘，治咳嗽气喘，既可单用煮粥食用，又常与杏仁同用，如双仁丸（《圣济总录》）。

【用法用量】煎服，5～10g。

【使用注意】孕妇及便溏者慎用。

【现代研究】

1.化学成分　本品主要含中性脂、糖脂质、磷脂等脂质，苦杏仁苷、野樱苷等苷类，葡萄糖、蔗糖等糖类，蛋白质，氨基酸，苦杏仁酶，尿囊素酶等。《中国药典》规定本品含苦杏仁苷（$C_{20}H_{27}NO_{11}$）不得少于2.0%，燀桃仁不得少于1.50%，炒桃仁不得少于1.60%。

2.药理作用　桃仁提取液能明显增加脑血流量，降低血管阻力。桃仁水提物、苦杏仁苷、桃仁脂肪能抑制血小板聚集。桃仁水煎剂及提取物有镇痛、抗炎、抗菌、抗过敏作用。桃仁提取液能抗肺纤维化。苦杏仁苷有镇咳平喘及抗肝纤维化的作用。

益母草 Yìmǔcǎo　　　（《神农本草经》）

本品为唇形科植物益母草 *Leonurus japonicus* Houtt. 的新鲜或干燥地上部分。鲜品春季幼苗期至初夏花前期采割；干品在夏季茎叶茂盛、花未开或初开时采割。除去杂质，洗

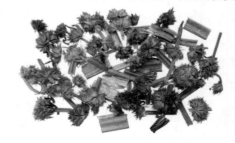

净，润透，切段后干燥。本品气微，味微苦。以质嫩、叶多、色灰绿者为佳。鲜用，或生用。

【药性】辛、苦，微寒。归心包、肝、膀胱经。

【功效】活血调经，利水消肿，清热解毒。

【应用】

1. 瘀血阻滞之经产病证　本品辛散苦泄，主入血分，功善活血调经、祛瘀通经，为妇科经产要药。治血瘀痛经、经闭，可单用本品熬膏服，如益母草流浸膏，益母草膏（《上海市药品标准·上册》1980年版）；治产后恶露不尽、瘀滞腹痛，或难产、胎死腹中，既可单味煎汤或熬膏服用，亦可配当归、川芎、乳香等药用，如送胞汤（《傅青主女科》）。

2. 水肿，小便不利　本品既能利水消肿，又能活血化瘀，尤宜水瘀互结的水肿治疗，可单用，或与白茅根、泽兰等同用。治血热瘀滞之尿血、血淋，常配伍车前子、石韦、木通等。

3. 跌打损伤，疮痈肿毒，皮肤瘾疹　本品行散苦泄，性寒清热，既能活血散瘀以止痛，又能清热解毒以消肿。治跌打损伤瘀痛，配伍川芎、当归等；治疮痈肿毒，皮肤瘾疹，可单用外洗或外敷，亦可配黄柏、蒲公英、苦参等煎汤内服。

【用法用量】煎服，9～30g；鲜品12～40g。

【使用注意】孕妇慎用。

【现代研究】

1. 化学成分　本品主要含有益母草碱、水苏碱、益母草定等生物碱，洋芹素、槲皮素等黄酮类、亚麻酸、β-亚麻酸、油酸等脂肪酸，1-辛烯-3-醇、3-辛醇等挥发油。《中国药典》规定本品含盐酸水苏碱（$C_7H_{13}NO_2 \cdot HCl$）不得少于0.50%，盐酸益母草碱（$C_{14}H_{21}O_5N_3 \cdot HCl$）不得少于0.050%；饮片含盐酸水苏碱（$C_7H_{13}NO_2 \cdot HCl$）不得少于0.40%，含盐酸益母草碱（$C_{14}H_{21}O_5N_3 \cdot HCl$）不得少于0.040%。

2. 药理作用　益母草煎剂、乙醇浸膏及益母草碱有兴奋子宫的作用；对小鼠有一定的抗着床和抗早孕作用。益母草注射液能保护心肌缺血再灌注损伤、抗血小板聚集、降低血液黏度。益母草粗提物能扩张血管，有短暂的降压作用。益母草碱有明显的利尿作用。

牛膝 Niúxī　　　　（《神农本草经》）

本品为苋科植物牛膝 Achyranthes bidentata Bl. 的干燥根。冬季茎叶枯萎时采挖，除去须根和泥沙，捆成小把，晒至干皱后，将顶端切齐，晒干。本品气微，味微甜而稍苦涩。以切面淡棕色、略呈角质样者为佳。切段，生用或酒炙用。

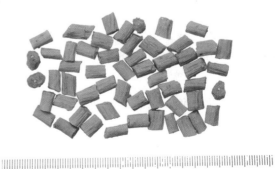

【药性】苦、甘、酸，平。归肝、肾经。

【功效】逐瘀通经，补肝肾，强筋骨，利尿通淋，引血下行。

【应用】

1. 瘀血阻滞之经产证　本品苦泄甘缓，归肝、肾经，性善下行，长于活血通经，多用于瘀滞妇人经产诸疾。治瘀阻经闭、痛经、产后腹痛，常配伍当归、桃仁、红花等，如血府逐瘀汤（《医林改错》）；治胞衣不下，常配伍当归、瞿麦、冬葵子等，如牛膝汤（《世医得效方》）。

2. 跌仆伤痛　本品苦泄下行，活血祛瘀，通经止痛，治跌打损伤、腰膝瘀痛，常配伍续断、当归、红花等，如舒筋活血汤（《伤科补要》）。

3. 肝肾不足之证　本品苦泄甘补，性质平和，主归肝、肾经，既活血祛瘀又能益肝肾、强筋健骨，善治肝肾不足之证。治肝肾亏虚之腰痛、腰膝酸软，常配伍杜仲、续断、补骨脂等；治痹痛日久，腰膝酸痛，常配伍独活、桑寄生等，如独活寄生汤（《千金要方》）；治湿热成痿，足膝痿软，常配伍苍术、黄柏，如三妙丸（《医学正传》）。

4. 淋证，水肿，小便不利　本品性善下行，既利水通淋又活血祛瘀，为治下焦水湿潴留病证常用药。治热淋、血淋、砂淋，常配伍冬葵子、瞿麦、滑石等，如牛膝汤（《世医得效方》）；治水肿、小便不利，常配伍地黄、泽泻、车前子，如加味肾气丸（《济生方》）。

5. 气火上逆之吐衄，胃火上攻之齿痛，阴虚火旺之头痛、眩晕　本品味苦降泄，既导热下泄又引血下行，常用于气火上逆、火热上攻之证。治气火上逆、迫血妄行之吐血、衄血，常配伍生地黄、郁金、山栀子；治胃火上炎之齿龈肿痛、口舌生疮，常配伍地黄、石膏、知母等，如玉女煎（《景岳全书》）；治阴虚阳亢，头痛眩晕，常配伍代赭石、生牡蛎、白芍等，如镇肝熄风汤（《医学衷中参西录》）。

【用法用量】煎服，5～12g。

【使用注意】孕妇慎用。

【现代研究】

1. 化学成分　本品主要含齐墩果酸、葡萄糖醛酸等三萜皂苷类化合物，蜕皮甾酮、牛膝甾酮等甾酮类成分，牛膝多糖和甜菜碱等。《中国药典》规定本品含 β-蜕皮甾酮（$C_{27}H_{44}O_7$）不得少于0.030%。

2. 药理作用　牛膝总皂苷对子宫平滑肌有明显的兴奋作用，怀牛膝苯提取物有明显的抗生育、抗着床及抗早孕的作用；牛膝总皂苷可降低大鼠血压，改善大鼠脑卒中后的神经症状。齐墩果酸具有保肝、护肝、强心等作用。牛膝多糖能增强免疫、抑制肿瘤转移、升高白细胞和保护肝脏，并能提高记忆力和耐力。怀牛膝能降低大鼠全血黏度、红细胞压积、红细胞聚集指数，并有抗凝作用。蜕皮甾酮有降脂作用，并能明显降低血糖。

附药：川牛膝　Chuānniúxī

本品为苋科植物川牛膝 *Cyathula officinalis* Kuan 的干燥根。性味甘、微苦，平。归肝、肾经。功能逐瘀通经，通利关节，利尿通

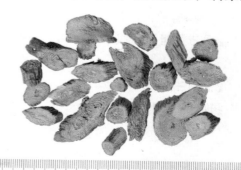

淋。用于经闭癥瘕，胞衣不下，跌仆损伤，风湿痹痛，足痿筋挛，尿血血淋。煎服，5～10g。孕妇慎用。

鸡血藤 Jīxuèténg 　　《本草纲目拾遗》

本品为豆科植物密花豆 *Spatholobus suberectus* Dunn 的干燥藤茎。秋、冬两季采收茎藤。除去枝叶及杂质，润透，切片，晒干。本品气微，味涩。以树脂状分泌物多者为佳。生用。

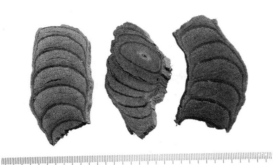

【药性】苦、微甘，温。归肝、肾经。

【功效】行血补血，调经止痛，舒筋活络。

【应用】

1. 月经不调，痛经，闭经　本品苦泄甘缓，温而不烈，性质和缓，既能行血又能补血，为调经止痛的要药，凡妇人血瘀及血虚之月经病证均可应用。治血瘀之月经不调，痛经闭经，常配伍当归、川芎、香附等；治血虚月经不调，痛经闭经，常配伍当归、熟地黄、白芍等。

2. 风湿痹痛，手足麻木，肢体瘫痪，血虚萎黄　本品既能行血活络又能养血荣筋，为治疗经脉不畅、络脉不和病证的常用药。治风湿痹痛，肢体麻木，常配伍独活、威灵仙、桑寄生等；治中风手足麻木，肢体瘫痪，常配伍黄芪、丹参、地龙等；治血虚不养筋之肢体麻木及血虚萎黄，常配伍黄芪、当归等。

【用法用量】煎服，9～15g。

【现代研究】

1. 化学成分　本品主要含樱黄素、3′，4′，7-三羟基黄酮等异黄酮类、黄酮类化合物，儿茶素等黄烷（醇）类化合物，羽扇豆醇等三萜类化合物以及β-谷甾醇、鸡血藤醇等甾体类化合物。

2. 药理作用　鸡血藤总黄酮和鸡血藤中的儿茶素类化合物有一定的造血功能。鸡血藤水提醇沉液能增加实验动物股动脉血流量，降低血管阻力，抑制血小板聚集。鸡血藤水煎剂可降低动物胆固醇，对抗动脉粥样硬化病变；鸡血藤水提物及酊剂有明显的抗炎、抗病毒作用，并对免疫系统有双向调节功能；鸡血藤酊剂有一定的镇静催眠作用。鸡血藤提取物能抗白血病、宫颈癌、胃癌、黑色素瘤等肿瘤。

表 19-2　活血调经药功用归纳小结表

药名	共性	个性	
		作用特点	其他功效
丹参	活血调经，祛瘀止痛	苦微寒，为活血调经之要药。瘀血病证应用广泛，能"破宿血，补新血"，且性寒又能凉血，尤宜于血热瘀滞之证	凉血消痈，除烦安神
红花		辛散温通，专入血分，活血之力较强，又能化滞消斑，尤宜于瘀滞斑疹色暗	
桃仁		善消内痈，常用治肺痈、肠痈	润肠通便，止咳平喘

续　表

药名	共性	个性	
		作用特点	其他功效
益母草	活血调经，利水消肿	辛开苦降，微寒清热，专入血分，为妇人经产血瘀要药，尤宜于妇科热结血瘀所致经产病证	清热解毒
牛膝		性善下行，长于治疗下部瘀血阻滞病证；下行通利	补肝肾，强筋骨，利水通淋，引血、引火下行
鸡血藤	既行血调经，又补血调经，无论血瘀还是血虚所致之月经不调均可用之。且舒筋通络，对于血瘀阻滞经络或血虚筋脉失养之肢体麻木、中风瘫痪用之皆效		

第三节　活血疗伤药

本类药物味多辛、苦或咸，主归肝、肾经，功善活血化瘀、消肿止痛、续筋接骨、生肌敛疮，主治跌打损伤、瘀肿疼痛、骨折筋损、金疮出血等骨伤疾患，也可用于其他血瘀病证。

土鳖虫　Tǔbiēchóng　（《神农本草经》）
本品为鳖蠊科昆虫地鳖 *Eupolyphaga sinensis* Walker. 或冀地鳖 *Steleophaga plancyi*（Boleny）的雌虫干燥体。2015年版《中国药典·一部》又名䗪虫。捕捉后，置沸水中烫死，晒干或烘干。本品气腥臭，味微咸。以完整、色红褐、质轻者为佳。生用。

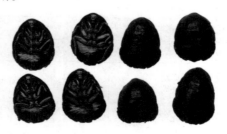

【药性】咸，寒；有小毒。归肝经。

【功效】破血逐瘀，续筋接骨。

【应用】

1. **跌打损伤，筋伤骨折，瘀肿疼痛**　本品味咸性寒，主归肝经，性善走窜，活血力强，能破血逐瘀、消肿止痛、续筋接骨，为伤科疗伤常用药。治骨折筋伤，局部瘀血肿痛，可单用本品研末调敷，或研末黄酒冲服；治骨折筋伤后期，筋骨软弱无力者，常配伍续断、杜仲等，如壮筋续骨丸（《伤科大成》）。

2. **血瘀经闭，产后瘀滞腹痛，积聚痞块**　本品入肝经，能破血消癥、逐瘀通经，常用于瘀滞经产病证及积聚痞块。治血瘀经闭，产后瘀滞腹痛，常配伍大黄、桃仁等，如下瘀血汤（《金匮要略》）；治干血成劳，经闭腹满，肌肤甲错者，常配伍大黄、水蛭、干地黄等，如大黄䗪虫丸（《金匮要略》）；治癥瘕积聚痞块，常配伍柴胡、桃仁、鳖甲等，如鳖甲煎丸（《金匮要略》）。

【用法用量】煎服，3～10g。

【使用注意】孕妇禁用。

【现代研究】

1. **化学成分**　本品主要含脂肪酸类成

分：棕榈油酸，油酸，软脂酸，豆蔻酸，硬脂酸及少量亚油酸。还含尿嘧啶、尿囊素、生物碱、氨基酸等。

2.药理作用 土鳖虫水提取液有调节脂质代谢、抗氧化自由基、保护血管内皮细胞的作用；土鳖虫溶栓酶具有抗凝血和溶栓作用；纤溶活性蛋白具有体外抑制肿瘤细胞的作用，能明显抑制黑色毒瘤、胃癌、原发性肝癌等多种肿瘤细胞的生长。此外，土鳖虫能促进骨损伤愈合。

3.不良反应 土鳖虫对于有药物过敏的患者易引起过敏反应，主要表现为全身瘙痒，皮肤上有鲜红色皮损或密集细小的丘疹，甚至引起剥脱性皮炎。

马钱子 Mǎqiánzǐ （《本草纲目》）

本品为马钱科植物马钱 *Strychnos nux-vomica* L.的成熟种子。冬季采收成熟果实，取出种子，晒干，即为生马钱子。用砂烫至鼓起并显棕褐色或深棕色，即为制马钱子。生马钱子气微，味极苦；制马钱子微有香气，味极苦。生马钱子以个大、肉厚、表面灰棕色微带绿、有细密毛茸、质坚硬无破碎者为佳；制马钱子以表面鼓起、色棕褐、质酥松者为佳。

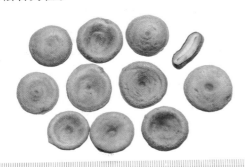

【药性】 苦，温；有大毒。归肝、脾经。

【功效】 通络止痛，散结消肿。

【应用】

1.跌打损伤，骨折肿痛 本品性善通行，功善止痛，为伤科疗伤止痛要药。治跌打损伤，骨折肿痛，常配伍麻黄、乳香、没药，如九分散（《急救应验良方》）；亦可配伍乳香、红花、血竭等，如八厘散（《医宗金鉴》）；治碰撞损伤，瘀血肿痛，常配伍红花、生半夏、骨碎补等，加醋煎汤，熏洗患处。

2.痈疽疮毒，咽喉肿痛 本品能散结消肿，且毒性巨大而能攻毒止痛，常用于痈疽、恶疮、丹毒、疥癣等病证。治痈疽疮毒，多作外用，单用即效；治喉痹肿痛，常配伍青木香、山豆根等分为末吹喉，如番木鳖散（《医方摘要》）。

3.风湿顽痹，麻木瘫痪 本品善搜筋骨间风湿，开通经络，透达关节，止痛力强，张锡纯谓其"开通经络，透达关节之力，远胜于他药"，是治疗风湿顽痹、拘挛疼痛、麻木瘫痪之常用药。单用有效，亦可配麻黄、乳香、全蝎等为丸服。

【用法用量】 0.3～0.6g，炮制后入丸、散用。

【使用注意】 内服不宜生用及多服、久服；有毒成分能被皮肤吸收，外用不宜大面积涂敷；运动员慎用；孕妇禁用。

【现代研究】

1.化学成分 本品主要含生物碱类成分：士的宁，马钱子碱，异士的宁，异马钱子碱，伪士的宁，伪马钱子碱等。《中国药典》规定本品含士的宁（$C_{21}H_{22}N_2O_2$）应为1.20%～2.20%，马钱子碱（$C_{23}H_{26}N_2O_4$）不得少于0.80%。

2.**药理作用** 士的宁首先兴奋脊髓的反射机能,其次兴奋延髓的呼吸中枢及血管运动中枢,并能提高大脑皮层的感觉中枢机能;促进消化、增强食欲。马钱子碱有明显的镇痛和镇咳祛痰作用。马钱子水煎剂对流感嗜血杆菌、肺炎双球菌、甲型链球菌、卡他球菌以及许兰黄癣菌等有不同程度的抑制作用。

3.**不良反应** 成人一次服5～10mg的士的宁可致中毒,30mg可致死。死亡原因为强直性惊厥反复发作造成衰竭及窒息死亡。中毒的主要表现为口干、头晕、头痛和胃肠道刺激症状。亦见心慌、肢体不灵、恐惧、癫痫样发作。

自然铜 Zìrántóng （《雷公炮炙论》）

本品为硫化物类矿物黄铁矿族黄铁矿,主含二硫化铁（FeS_2）。全年均可采集,采后除去杂质,砸碎。本品无臭无味。以色黄亮、断面有金属光泽者为佳。生用,或煅至暗红、醋淬后用,用时捣碎。

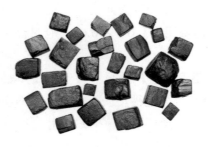

【药性】辛,平。归肝经。

【功效】散瘀止痛,接骨疗伤。

【应用】跌打损伤,骨折筋断,瘀肿疼痛 本品辛散性平,主入肝经,功能活血散瘀,续筋接骨,通经止痛,长于促进骨折的愈合,为伤科要药,外敷、内服均可。常配伍乳香、没药、当归等,如自然铜散(《张氏医通》);或配伍苏木、乳香、没药、血竭等,以治跌打伤痛,如八厘散(《医宗金鉴》)。

【用法用量】3～9g,多入丸、散服,若入煎剂宜先煎。外用适量。

【使用注意】孕妇慎用。

【现代研究】

1.**化学成分** 本品主要含二硫化铁,还含有少量的铝、镁、钙、钛、锌以及微量的镍、砷、锰、钡、铜等二十余种。

2.**药理作用** 自然铜能促进骨折愈合,表现为骨痂生长快,量多且较成熟。对多种病原性真菌有不同程度的拮抗作用。

苏木 Sūmù （《新修本草》）

本品为豆科植物苏木 *Caesalpinia sappan* L. 的干燥心材。多于秋季采伐,除去白色边材,干燥。锯成长约3cm的段,再劈成片或碾成粗粉。本品气微,味微涩。以色黄红者为佳。生用。

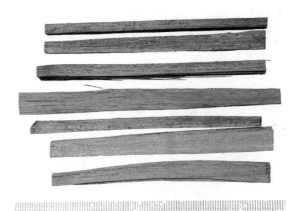

【药性】甘、咸,平。归心、肝、脾经。

【功效】活血祛瘀,消肿止痛。

【应用】

1.跌打损伤，骨折筋伤，瘀滞肿痛 本品咸入血分，能活血散瘀，消肿止痛，为伤科常用药。常配伍乳香、没药、自然铜等药，如八厘散（《医宗金鉴》）。

2.血滞经闭痛经，产后瘀阻，胸腹刺痛，癥瘕肿痛 本品活血祛瘀，通经止痛，为妇科瘀滞经产诸证及其他瘀滞病症的常用药。治血瘀经闭痛经，产后瘀滞腹痛，常配伍川芎、当归、红花等；治心腹瘀痛，常配伍丹参、川芎、延胡索等；治痈肿疮毒，常配伍金银花、连翘、白芷等。

【用法用量】煎服，3～9g。

【使用注意】孕妇慎用。

【现代研究】

1.化学成分 本品主要含巴西苏木素类、查耳酮类、原苏木素类、原苏木素苷元及高异黄酮类衍生物。

2.药理作用 苏木煎剂能使离体蛙心收缩增强，有镇静、催眠作用，并能对抗士的宁和可卡因的中枢兴奋作用。苏木水煎醇提液可增加冠脉流量，促进微循环。巴西苏木素和苏木精可抑制血小板聚集。苏木煎液和浸煎剂对白喉杆菌、金黄色葡萄球菌、伤寒杆菌等有抑制作用。苏木水提取物有抗肿瘤、抗菌作用。

骨碎补 Gǔsuìbǔ （《药性论》）

本品为水龙骨科植物槲蕨 *Drynaria fortunei*（Kunze）J. SM.的干燥根茎。全年均可采挖，除去泥沙，干燥，或再燎去茸毛（鳞片）。切厚片。本品气微，味淡、微涩。以色棕者为佳。生用或砂烫用。

【药性】苦，温。归肝、肾经。

【功效】活血疗伤止痛，补肾强骨；外用消风祛斑。

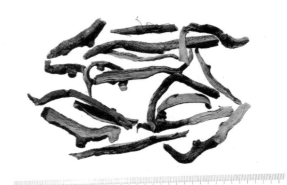

1.跌打伤痛，筋伤骨折 本品苦温入肾，能活血通经、散瘀消肿、疗伤止痛、续筋接骨，以善补骨碎而得名，为伤科要药。治跌仆损伤，可单用本品浸酒服，并外敷，亦可水煎服；或配伍没药、自然铜等，如骨碎补散（《太平圣惠方》）。

2.肾虚腰痛，筋骨痿软，耳鸣耳聋，牙齿松动，久泻 本品苦温性燥，归肾经，能温补肾阳，强筋健骨，可治肾阳虚损之证。治肾虚腰痛脚弱，常配伍补骨脂、牛膝；治肾虚耳鸣、耳聋、牙痛，常配伍熟地黄、山茱萸等；治肾虚久泻，既可单用，如《本草纲目》以本品研末，入猪肾中煨熟食之；亦可配补骨脂、益智仁、吴茱萸等，以加强温肾暖脾止泻之效。

3.斑秃，白癜风 本品外用能消风祛斑，故可用于治疗斑秃、白癜风。

【用法用量】煎服，3～9g。外用适量，研末调敷或鲜品捣敷，亦可浸酒擦患处。

【使用注意】阴虚火旺，血虚风燥者慎用。

【现代研究】

1.化学成分 本品主要含有柚皮苷、甲

基丁香酚、骨碎补双氢黄酮苷、骨碎补酸、谷甾醇、原儿茶酸等。《中国药典》规定本品含柚皮苷（$C_{27}H_{32}O_{14}$）不得少于0.50%。

2.药理作用 骨碎补水煎醇沉液能调节血脂、防止主动脉粥样硬化斑块形成。骨碎补多糖和骨碎补双氢黄酮苷能降血脂和抗动脉硬化；能促进骨对钙的吸收，提高血钙和血磷水平，有利于骨折的愈合；改善软骨细胞，推迟骨细胞的退行性病变。此外，骨碎补双氢黄酮苷有明显的镇静、镇痛作用。

血竭 Xuèjié （《雷公炮炙论》）

本品为棕榈科植物麒麟竭 *Daemonorops draco* Bl.的果实渗出的树脂经加工制成。秋季采集果实，置蒸笼内蒸煮，使树脂渗出，凝固而成。本品气微，味淡。以表面黑红色、研末血红色、火烧呛鼻者为佳。打成碎粒或研成细末用。

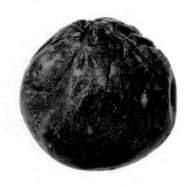

【药性】甘、咸，平。归肝、心经。

【功效】活血定痛，化瘀止血，生肌敛疮。

【应用】

1.跌打损伤、瘀滞心腹疼痛 本品味咸入血分，主归肝经，能活血散瘀、消肿止痛，为伤科及其他瘀滞痛证要药。治跌打损伤，筋骨疼痛，常配伍乳香、没药、儿茶等，如七厘散（《良方集腋》）；治产后瘀滞腹痛、痛经、经闭及其他瘀血心腹刺痛，常配伍当归、莪术、三棱等。

2.外伤出血 本品既能散瘀又能止血，有止血不留瘀的特点，适用于瘀血阻滞、血不归经的出血病证，尤宜外伤出血。既可单用研末外敷患处，亦可配伍儿茶、乳香、没药等，如七厘散（《良方集腋》）。

3.疮疡久溃不敛 本品外用，能活血消肿、祛瘀化腐、敛疮生肌，可治疮疡久溃不敛之证。单用本品研末外敷，亦可配伍乳香、没药等。

【用法用量】研末服，1~2g，或入丸剂。外用研末撒或入膏药用。

【使用注意】孕妇慎用。月经期不宜服用。

【现代研究】

1.化学成分 本品主要含血竭素、血竭红素、去甲基血竭素、去甲基血竭红素及黄烷醇、查耳酮、树脂酸等成分。《中国药典》规定本品含血竭素（$C_{17}H_{14}O_3$）不得少于1.0%。

2.药理作用 血竭水煎醇沉液能明显降低红细胞压积，缩短血浆在钙化时间，抑制血小板聚集，防止血栓形成。血竭水提液对金黄色葡萄球菌、白色葡萄球菌及多种致病真菌有不同程度的抑制作用。此外，血竭还有一定的抗炎、镇痛、降血脂、降血糖、改善机体免疫功能等作用。

表 19-3　活血疗伤药功用归纳小结表

药名	共性	个性	
		作用特点	其他功效
土鳖虫	活血疗伤	咸寒，主入肝经，性善走窜，破血逐瘀力强，能消肿止痛、续筋接骨，为筋伤骨折、瘀肿疼痛要药，又能用于妇人瘀滞重症和癥瘕积聚	
马钱子		苦泄温通有大毒，善于通络止痛、散结消肿，为疗伤止痛佳品；又能开通经络，透达关节，为风湿顽痹、肢体麻木瘫痪要药	
自然铜		辛散性平，长于散瘀止痛、接骨疗伤，尤其长于促进骨折的愈合，为治疗筋伤骨折的要药	
苏木		性质平和，功善活血疗伤，消肿止痛，为跌打伤痛、筋伤骨折常用药，亦可用于其他瘀滞病证	
骨碎补		苦泄温通，既活血疗伤又补肾强腰，为治疗筋伤骨折常用药	补肾强骨，祛风消斑
血竭		甘咸性平，善于散瘀止痛，为跌打伤痛常用药；又能止血，具止血不留瘀特点，可用于瘀滞出血病证，尤宜于外伤出血	敛疮生肌

第四节　破血消癥药

本类药物味多辛、苦，兼有咸味，主归肝经。药性峻猛，走而不守，能破血逐瘀、消癥散积，主治瘀滞重症，如癥瘕积聚；亦可用于血瘀经闭、瘀肿疼痛、偏瘫等病证。

莪术 ézhú 　　　　　　　　（《药性论》）

本品为姜科植物蓬莪术 *Curcuma phaeocaulis* Val. 或温郁金 *Curcuma wenyujin* Y. H. Chen et C. Ling、广西莪术 *Curcuma kwangsiensis* S. G. Lee et C. F. Liang 的根茎。冬季茎叶枯萎后采挖，洗净，蒸或煮至透心，晒干或低温干燥后除去须根和杂质。切厚片。本品气微香，味微苦而辛。以质坚实、香气浓者为佳。生用或醋制用。

【药性】辛、苦，温。归肝、脾经。

【功效】破血行气，消积止痛。

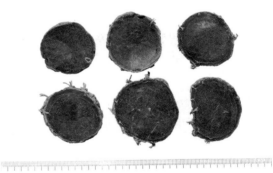

【应用】

1. 气滞血瘀之癥瘕痞块、经闭，心腹刺痛　本品苦泄辛散温通，既入血分又入气分，能破血行气、散瘀消癥、化积止痛，适用于气滞血瘀、食积日久而成的癥瘕积聚以及气滞、血瘀、食停、寒凝所致的诸般痛证，常与三棱相须为用。治经闭腹痛，腹中痞块，常配伍三棱、当归、香附等，如莪术散（《寿世保元》）；治胁下痞块，常配伍丹参、三棱、鳖甲等；治血瘀经闭、痛经，常配伍当归、红花、牡丹皮等；治胸痹心痛，常配伍丹参、川芎等；治体虚而久瘀不消，常配伍黄芪、党参等。

2.**食积气滞，脘腹胀痛** 本品辛散苦泄，能行气止痛，消食化积，可用于食积气滞之脘腹胀痛，常配伍青皮、槟榔用，如莪术丸（《证治准绳》）；治脾虚食积之脘腹胀痛，常配伍党参、茯苓、白术等。

此外，本品既破血祛瘀，又消肿止痛，可用于跌打损伤，瘀肿疼痛，常与其他活血疗伤药同用。

【用法用量】煎服，6～9g。醋制后可加强祛瘀止痛作用。

【使用注意】孕妇及月经过多者禁用。

【现代研究】

1.**化学成分** 本品主要含挥发油类成分。其中温郁金含有 α-蒎烯、β-蒎烯、莪术醇等。广西莪术含有 α-蒎烯、β-蒎烯、丁香酚、莪术醇、莪术酮等。《中国药典》规定本品含挥发油不得少于1.5%（mL/g），饮片不得少于1.0%（mL/g）。

2.**药理作用** 莪术挥发油制剂有抗癌作用。温莪术挥发油能抑制多种致病菌的生长；莪术油有抗炎、抗胃溃疡、保肝和抗早孕等作用。莪术水提液可抑制血小板聚集，促进微动脉血流恢复，促进局部微循环恢复；莪术水提醇液对体内血栓形成有抑制作用。此外，莪术对呼吸道合胞病毒有直接灭活作用。

三棱 Sānléng （《本草拾遗》）

本品为黑三棱科植物黑三棱 *Sparganium stoloniferum* Buch. –Ham 的干燥块茎。冬季至次年春采挖取，洗净，削去外皮，晒干。切薄片。本品气微，味淡，嚼之微有麻辣感。以色黄白者为佳。生用或醋炙用。

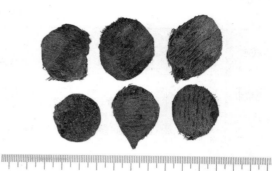

【药性】辛、苦，平。归肝、脾经。

【功效】破血行气，消积止痛。

【应用】 三棱所治病证与莪术基本相同，二者常相须为用。然三棱偏于破血，莪术偏于破气。

【用法用量】煎服，5～10g。醋制后可加强祛瘀止痛作用。

【使用注意】孕妇及月经过多者禁用；不宜与芒硝、玄明粉同用。

【现代研究】

1.**化学成分** 本品主要含挥发油苯乙醇、对苯二酚、十六酸等挥发油；此外还含有十六酸、十八二烯酸、十八烯酸、十八酸等脂肪酸，甾体皂苷等皂苷，芒柄花素、山柰酚等黄酮。

2.**药理作用** 三棱总黄酮具有较强的抗血小板聚集及抗血栓作用；三棱水煎剂能降低全血黏度。三棱总黄酮及三棱提取物有明显的镇痛作用。三棱提取物及挥发油对肺癌、胃癌细胞有抑制作用。

水蛭 Shuǐzhì （《神农本草经》）

本品为水蛭科动物蚂蟥 *Whitmania pigra* Whitman、水蛭 *Hirudo nipponica* Whitman 及柳叶蚂蟥 *Whitmania acranulata* Whitman 的干燥体。夏、秋二季捕捉，用沸水烫死，晒干

或低温干燥。本品气微腥。以色黑褐者为佳。生用，或用滑石粉烫后用。

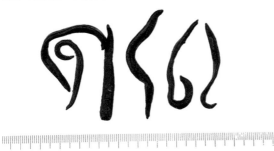

【药性】咸、苦，平；有小毒。归肝经。

【功效】破血通经，逐瘀消癥。

【应用】

1.血瘀经闭，癥瘕积聚 本品咸苦，入血通泄，主归肝经，破血逐瘀力强效宏，常用于瘀滞重症。治血滞经闭，癥瘕积聚，常配伍虻虫、三棱、莪术、桃仁等，如抵当汤（《伤寒论》）；若兼体虚者，可配人参、当归等补益气血药，如化癥回生丹（《温病条辨》）。

2.跌打损伤，瘀滞心腹疼痛 本品有破血逐瘀之功，常用于跌打损伤，瘀滞心腹疼痛。治跌打损伤，常配伍苏木、自然铜等，如接骨火龙丹（《普济方》）；治瘀血内阻，心腹疼痛，大便不通，常配伍大黄、牵牛子，如夺命散（《重订严氏济生方》）。

【用法用量】煎服，1 ~ 3g。

【使用注意】孕妇及月经过多者禁用。

【现代研究】

1.化学成分 本品主要含蛋白质。唾液中含有水蛭素，肝素，抗血栓素及组织胺样物质。《中国药典》规定本品每1g含抗凝血酶活性水蛭应不低于16.0U；蚂蟥、柳叶蚂蟥应不低于3.0U。

2.药理作用 水蛭水煎剂有强抗凝血作用，对肾缺血有明显保护作用。水蛭提取物、水蛭素对血小板聚集有明显的抑制作用，抑制大鼠体内血栓形成。水蛭煎剂能改善血液流变学，降血脂，消退动脉粥样硬化斑块，增加心肌营养性血流量；促进脑血肿吸收，缓解颅内压升高，改善局部血循环，保护脑组织免遭破坏，对皮下血肿也有明显抑制作用。水蛭素对肿瘤细胞也有抑制作用。

3.不良反应 水蛭煎剂对脾胃虚弱以及消化系统疾病患者易引起恶心、呕吐、腹痛腹泻反应，还易引起胃溃疡；水蛭煎剂对个别患者有过敏反应，主要表现为皮肤红疹、瘙痒、以及过敏性紫癜等。

表 19-4 活血消癥药功用归纳小结表

名	共性	个性	
		作用特点	其他功效
莪术	破血行气，消积止痛	辛散温通，破气力大，偏于破气消积	
三棱		苦泄性平，破血力强，偏于破血祛瘀	
水蛭	破血通经，逐瘀消癥。多用于癥瘕积聚、瘀滞重症		

第二十章

化痰止咳平喘药

凡以祛痰或消痰为主要功效，常用以治疗"痰证"的药物，称化痰药；以制止或减轻咳嗽喘息为主要功效，常用以治疗咳嗽气喘的药物，称止咳平喘药。因化痰药每兼止咳、平喘作用；而止咳平喘药又每兼化痰之功，且病证上痰、咳、喘三者相互兼杂，故将化痰药与止咳平喘药合并一章加以介绍。

化痰药主治痰证。痰者，既是病理产物，又是致病因子，它"随气升降，无处不到"，所以痰的病证甚多：如痰阻于肺之咳喘痰多；痰蒙心窍之昏厥、癫痫；痰蒙清阳之眩晕；痰扰心神之睡眠不安；肝风夹痰之中风、惊厥；痰阻经络之肢体麻木、半身不遂、口眼歪斜；痰火互结之瘰疬、瘿瘤；痰凝肌肉、流注骨节之阴疽流注等，皆可用化痰药治之。止咳平喘药主要用治外感、内伤所致的各种咳嗽和喘息。

使用本章药物，除应根据病证不同，针对性地选择不同的化痰药及止咳平喘药外，因咳喘每多夹痰，痰多易发咳嗽，故化痰、止咳、平喘三者常配伍同用。再则应根据痰、咳、喘的不同病因病机而配伍，以治病求本：如外感而致者，当配解表散邪药；火热而致者，应配清热泻火药；里寒者，配温里散寒药；虚劳者，配补虚药。此外，如癫痫、惊厥、眩晕、昏迷者，当配平肝息风、开窍、安神药；痰核、瘰疬、瘿瘤者，宜佐软坚散结之品；阴疽流注者，可配温阳通滞散结之品。治痰证，除分清不同痰证而选用不同化痰药外，应据成痰之因，审因论治。"脾为生痰之源"，脾虚则津液不归正化而聚湿生痰，故常与健脾燥湿药同用，以标本兼顾。又因痰易阻滞气机，"气滞则痰凝，气顺则痰消"，故常配理气药同用，以加强化痰之功。

某些温燥之性强烈的刺激性化痰药，凡痰中带血等有出血倾向者，宜慎用；麻疹初起有表邪之咳嗽，不宜单投止咳药，当以疏解清宣为主，以免恋邪而致久咳不已及影响麻疹之透发，对收敛性强及温燥之药尤为所忌。

根据本类药的药性及功效主治不同，化痰止咳平喘药可分为温化寒痰药、清化热痰药及止咳平喘药三类。

现代药理研究证明，化痰止咳平喘药一般具有祛痰、镇咳、平喘、抑菌、抗病毒、消炎利尿等作用，部分药物还有镇静、镇痛、抗痉厥、改善血液循环、调节免疫作用。

第一节　温化寒痰药

本类药物味多辛、苦，性多温、燥，主归肺、脾、肝经，有温肺祛寒、燥湿化痰之功，部分药物外用有消肿止痛作用。主治寒痰、湿痰证，如咳嗽气喘、痰多色白、苔腻之证；以及由寒痰、湿痰所致的眩晕、肢体麻木、阴疽流注，以及疮痈肿毒。临床运用时，常与温散寒邪、燥湿健脾药物配伍，以期达到温化寒痰、湿痰的目的。

温燥之性的温化寒痰药，不宜用于热痰、燥痰之证。

半夏 Bànxià 　　　　（《神农本草经》）

本品为天南星科植物半夏 *Pinellia ternata* (Thunb) Breit. 的干燥块茎。夏、秋二季采挖，洗净，除去外皮和须根，晒干。本品气微，味辛辣、麻舌而刺喉。以皮净、色白、质坚实、粉性足者为佳。捣碎生用，或用生石灰、甘草制成法半夏，用生姜、白矾制成姜半夏，用白矾制成清半夏。

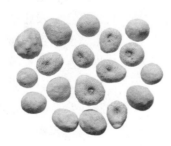

【药性】辛，温；有毒。归脾、胃、肺经。

【功效】燥湿化痰，降逆止呕，消痞散结；外用消肿止痛。

【应用】

1. 湿痰，寒痰证　本品辛温而燥，为燥湿化痰、温化寒痰之要药，尤善治脏腑之湿痰。治痰湿壅滞之咳嗽声重，痰白质稀者，常配陈皮、茯苓同用，如二陈汤（《和剂局方》）；湿痰上犯清阳之头痛、眩晕，甚则呕吐痰涎者，则配天麻、白术以化痰息风，如半夏白术天麻汤（《古今医鉴》）。痰饮内盛，胃气失和而夜寐不安者，配秫米以化痰和胃安神。

2. 呕吐　半夏味苦降逆和胃，为止呕要药。各种原因的呕吐，皆可随证配伍用之。对痰饮或胃寒所致的胃气上逆呕吐尤宜，常配生姜同用，如小半夏汤（《金匮要略》）；配黄连，则治胃热呕吐；配石斛、麦冬，则治胃阴虚呕吐；配人参、白蜜，则治胃气虚呕吐，如大半夏汤（《金匮要略》）。近代以本品制成注射液肌注，用治各种呕吐。

3. 心下痞，结胸，梅核气　半夏辛开散结，化痰消痞。治痰热阻滞致心下痞满者，常配干姜、黄连、黄芩以苦辛通降，开痞散结，如半夏泻心汤（《伤寒论》）；若配瓜蒌、黄连，可治痰热结胸，如小陷胸汤（《伤寒论》）；治梅核气，气郁痰凝者，配紫苏、厚朴、茯苓等，以行气解郁，化痰散结，如半夏厚朴汤（《金匮要略》）。

4. 瘿瘤，痰核，痈疽肿毒，毒蛇咬伤　本品内服能消痰散结，外用能消肿止痛。治瘿瘤痰核，常配昆布、海藻、贝母等；治痈疽发背、无名肿毒初起或毒蛇咬伤，可生品研末调敷或鲜品捣敷。

【用法用量】内服一般炮制后用，3～9g。外用适量，磨汁涂或研末以酒调敷患处。法半夏长于燥湿化痰，主治痰多咳喘，痰饮眩悸，风痰眩晕，痰厥头痛；姜半夏长于温中化痰，降逆止呕，主治痰饮呕吐，胃脘痞满；清半夏长于燥湿化痰，主治湿痰咳嗽，胃脘痞满，痰涎凝聚，咯吐不出。

【使用注意】本品性温燥，阴虚燥咳、津伤口渴、血证者禁服；热痰、燥痰者应慎用。不宜与川乌、制川乌、草乌、制草乌、附子同用。生品内服宜慎。

【现代研究】

1.化学成分 本品主要含挥发油：茴香脑，柠檬醛，1-辛烯，β-榄香烯等。还含有机酸等。《中国药典》规定本品含总酸以琥珀酸（$C_4H_6O_4$）计，不得少于0.25%，清半夏不得少于0.30%；含白矾以含水硫酸铝钾 $[KAl(SO_4)_2 \cdot 12H_2O]$ 计，姜半夏不得过8.5%，清半夏不得过10.0%。

2.药理作用 半夏各种炮制品均有明显的止咳作用，与可待因相似但作用较弱，且有一定的祛痰作用。可抑制呕吐中枢而发挥镇吐作用，能显著抑制胃液分泌，水煎醇沉液对多原因所致的胃溃疡有显著的预防和治疗作用。能升高肝脏内酪氨酸转氨酶的活性，还有促进胆汁分泌作用。稀醇、水浸液或其多糖组分、生物碱具有较广泛的抗肿瘤作用。水浸剂对实验性室性心律失常和室性早搏有明显的对抗作用；煎剂可降低眼内压。此外，还有镇静催眠、降血脂作用。

3.不良反应 生半夏对口腔、喉头和消化道黏膜有强烈的刺激性，可导致失音、呕吐、水泻等副反应，严重的喉头水肿可致呼吸困难，甚至窒息。但这种刺激作用可能通过煎煮而除去。实验证明，半夏对动物遗传物质具有损害作用，故用于妊娠呕吐应持慎重态度。久用半夏制剂口服或肌注，少数病例会出现肝功能异常和血尿。

天南星 Tiānnánxīng 　　《神农本草经》

本品为天南星科植物天南星 Arisaema erubcscens（Wall.）Schott、异叶天南星 A. heterophyllum Bl. 或东北天南星 A. amurense Maxim. 的块茎。秋、冬二季茎叶枯萎时采挖，除去须根及外皮。本品气微辛，味麻辣。均以个大、色白、粉性足者为佳。生用，或姜汁、明矾制过用。

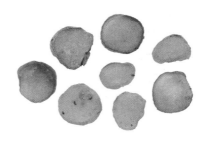

【药性】 苦、辛，温；有毒。归肺、肝、脾经。

【功效】 燥湿化痰，祛风止痉；外用散结消肿。

【应用】

1.湿痰，寒痰证 本品性温而燥，有较强的燥湿化痰之功。治湿痰阻肺，咳喘痰多，胸膈胀闷，常与半夏相须为用，并配枳实、橘红，如导痰汤（《传信适用方》）；若配黄芩等，可用于热痰咳嗽，如小黄丸（张洁古《保命集》）。

2.风痰眩晕、中风、癫痫、破伤风 本品归肝经，走经络，善祛经络风痰而止痉厥。治风痰眩晕，配半夏、天麻等；治风痰留滞经络，半身不遂，手足顽麻，口眼㖞斜等，则配半夏、川乌、白附子等，如青州白丸子（《和剂局方》）；治破伤风角弓反张，痰涎壅盛，则配白附子、天麻、防风等，如玉真散（《外科正宗》）。治癫痫，可与半夏、全蝎、僵蚕等同用，如五痫丸（《杨氏家藏方》）。

3.痈疽肿痛，蛇虫咬伤 本品外用能消

肿散结止痛。治痈疽肿痛、痰核，可研末醋调敷；治毒蛇咬伤，可配雄黄外敷。

【用法用量】内服制用，3～9g。外用生品适量，研末以醋或酒调敷患处。

【使用注意】阴虚燥痰者禁服，孕妇慎用；生品内服宜慎。

【现代研究】

1. 化学成分　本品主要含黄酮类成分：夏佛托苷，异夏佛托苷，芹菜素-6-C-阿拉伯糖-8-C-半乳糖苷，芹菜素-6-C-半乳糖-8-C-阿拉伯糖苷，芹菜素-6,8-二-C-吡喃葡萄糖苷，芹菜素-6,8-二-C-半乳糖苷等；还含没食子酸，没食子酸乙酯及氨基酸和微量元素。《中国药典》规定本品含总黄酮以芹菜素（$C_{15}H_{10}O_5$）计，不得少于0.050%；制天南星含白矾[以含水硫酸铝钾] $KAl(SO_4)_2 \cdot 12H_2O$]计，不得过12.0%。

2. 药理作用　本品煎剂具有祛痰及抗惊厥、镇静、镇痛作用；水提取液对肉瘤S180、HCA（肝癌）实体型、子宫瘤U14有明显抑制作用；生物碱氯仿部位能对抗乌头碱所致的实验性心律失常，并能延长心肌细胞动作电位的有效不应期。

3. 不良反应　天南星对皮肤、黏膜均有强刺激性，人口嚼生天南星，可使舌、咽、口腔麻木和肿痛，出现黏膜糜烂、音哑、张口困难，甚至呼吸缓慢、窒息等。皮肤接触可致过敏瘙痒。

附药：胆南星 Dǎnnánxīng

本品为天南星用牛胆汁拌制而成的加工品。性味苦、微辛，凉。归肝、胆经。功能清热化痰，息风定惊。适用于中风、癫痫、惊风、头风眩晕、痰火喘咳等证。煎服，1.5～6g。

白附子　Báifùzǐ　　（《中药志》）

本品为天南星科植物独角莲 *Typhonium giganteum* Engl.的块茎。秋季采挖，除去残茎、须根外皮；用硫黄熏1～2次，晒干。本品气微，味淡、麻辣刺舌。以个大、质坚实、色白、粉性足者为佳。生用，或用姜汁、明矾制过用。

【药性】辛、甘，温；有毒。归胃、肝经。

【功效】祛风痰，定惊搐，止痛，解毒散结。

【应用】

1. 中风痰壅，口眼㖞斜，惊风癫痫，破伤风　本品辛温，善祛风痰、定惊搐而解痉止痛，故适用于上述诸证。治中风口眼㖞斜，常配全蝎、僵蚕用；治风痰壅盛之惊风、癫痫，常配半夏、南星；治破伤风，配防风、天麻、南星等药用。

2. 痰厥头痛、眩晕　本品既祛风痰，又能止痛，其性上行，尤擅治头面部诸疾，治痰厥头痛、眩晕，常配半夏、天南星；治偏头风痛，可与白芷配伍。

3. 瘰疬痰核，毒蛇咬伤　治瘰疬痰核，可鲜品捣烂外敷；治毒蛇咬伤可磨汁内服并外敷，亦可配其他解毒药同用。

【用法用量】煎服，3～6g；研末服0.5～1g，宜炮制后用。外用适量。

【使用注意】本品辛温燥烈，阴虚血虚动风或热盛动风者、孕妇均不宜用。生品内服宜慎。

【现代研究】

1. 化学成分　本品主要含脂肪酸及脂类成分：油酸，油酸甲酯等；还含β-谷甾醇及其葡萄糖苷，氨基酸，肌醇，胆碱，尿嘧啶，黏液质，并含白附子凝集素。

2.**药理作用**　本品有明显的镇静、抗惊厥及镇痛作用，注射液对结核杆菌有一定抑制作用，煎剂或混悬液对实验动物关节肿均表现较强的抗炎作用。

3.**不良反应**　误服、过量服用本品，可出现口舌麻辣，咽喉部灼热并有梗塞感，舌体僵硬，语言不清，继则四肢发麻，头晕眼花，恶心呕吐，流涎，面色苍白，神志呆滞，唇舌肿胀，口腔黏膜及咽部红肿，严重者可导致死亡。

芥子 Jièzǐ　　　　　　（《新修本草》）

本品为十字花科植物白芥 *Sinapis alba* L. 或芥 *Brasstica juncea*（L.）Czern et Coss. 的干燥种子。前者习称"白芥子"，后者习称"黄芥子"。夏末秋初，果实成熟时割取全株，晒干后打下种子。本品气微，味辛辣。均以粒大、饱满者为佳。生用或炒用。

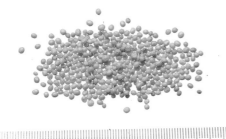

【**药性**】辛，温。归肺经。

【**功效**】温肺豁痰，利气散结，通络止痛。

【**应用**】

1.**寒痰喘咳，悬饮**　本品辛温，能散肺寒，利气机，通经络，化寒痰，逐水饮。治寒痰壅肺，咳喘胸闷，痰多难咯，配苏子、莱菔子，如三子养亲汤（《韩氏医通》）；若悬饮咳喘胸满胁痛者，可配甘遂、大戟等以豁痰逐饮，如控涎丹（《三因极一病证方论》）。若冷哮日久，可配细辛、甘遂、麝香等研末，于夏令外敷肺俞、膏肓等穴，或以10%白芥子注射液在肺俞、膻中、定喘等穴行穴位注射。

2.**阴疽流注，肢体麻木，关节肿痛**　本品温通经络，善散"皮里膜外"之痰，又能消肿散结止痛。治痰湿流注所致的阴疽肿毒，常配鹿角胶、肉桂、熟地黄等药，以温阳化滞，消痰散结，如阳和汤（《外科全生集》）；若治痰湿阻滞经络之肢体麻木或关节肿痛，可配马钱子、没药等，如白芥子散（《校注妇人大全良方》），亦可单用研末，醋调敷患处。

【**用法用量**】煎服，3～9g。外用适量。

【**使用注意**】本品辛温走散，耗气伤阴，久咳肺虚及阴虚火旺者忌用；消化道溃疡、出血者及皮肤过敏者忌用。用量不宜过大。

【**现代研究**】

1.**化学成分**　本品主要含含氮类成分：芥子碱，芥子油苷，白芥子苷，前告伊春。还含脂肪油、芥子酶及数种氨基酸。《中国药典》规定本品含芥子碱硫氰酸盐（$C_{16}H_{24}NO_5 \cdot SCN$）不得少于0.50%，炒芥子不得少于0.40%。

2.**药理作用**　本品小剂量能引起反射性气管分泌增加，而有恶心性祛痰作用，白芥子苷水解后的产物白芥油有较强的刺激作用，可致皮肤充血、发疱。白芥子粉能使唾液分泌，淀粉酶活性增加，小量可刺激胃黏膜，增加胃液胰液的分泌，大量催吐；水浸剂对皮肤真菌有抑制作用。

【**附注**】白芥子油对皮肤黏膜有刺激作

用，能引起充血、灼痛，甚至发疱，内服过量可引起呕吐、腹痛、腹泻。

皂荚 Zàojiá 　　　　　（《神农本草经》）

本品为豆科植物皂荚 Gleditsia sinensis Lam. 的果实，又名皂角。形扁长者，称大皂荚；其植株受伤后所结的小型果实，弯曲成月牙形，称猪牙皂，又称小皂荚，均入药。秋季采摘成熟果实，晒干，切片。本品气特异，有刺激性，味辛辣。以饱满、色紫褐、有光泽者为佳。生用，或炒用。

【药性】辛、咸，温；有小毒。归肺、大肠经。

【功效】祛顽痰，通窍开闭，散结消肿。

【应用】

1. 顽痰阻肺，咳喘痰多　本品辛能通利气道，咸能软化胶结之痰，故顽痰胶阻于肺见咳逆上气，时吐稠痰，难以平卧者宜用之，可单味研末，以蜜为丸，枣汤送服，即《金匮要略》皂荚丸。近代有以本品配麻黄，猪胆汁制成片剂，治咳喘痰多者。

2. 中风、痰厥、癫痫、喉痹痰盛　本品味辛而性窜，入鼻则嚏，入喉则吐，能开噤通窍，故如中风、痰厥、癫痫、喉痹等痰涎壅盛，关窍阻闭者可用之。若配细辛共研为散，吹鼻取嚏，即通关散（《丹溪心法附余》）；或配明矾为散，温水调服，涌吐痰涎，而达豁痰开窍醒神之效，即稀涎散（《传家秘宝》）。

此外，本品熬膏外敷可治疮肿未溃者，有散结消肿之效；以陈醋浸泡后研末调涂，可治皮癣，有祛风杀虫止痒之功。又本品味辛，能"通肺及大肠气"，而有通便作用，治便秘，可单用，也可配细辛研末，加蜂蜜

调匀，制成栓剂用。

【用法用量】1～1.5g，多入丸、散。外用适量。

【使用注意】本品内服剂量不宜过大，以免引起呕吐、腹泻。辛散走窜之性强，非顽疾证实体壮者慎用。孕妇、气虚阴亏及有出血倾向者忌用。

【现代研究】

1. 化学成分　本品主要含三萜皂苷类成分，鞣质，蜡醇，二十九烷，豆甾醇，多糖等。

2. 药理作用　本品所含皂苷能刺激胃黏膜而反射性地促进呼吸道黏液的分泌，从而产生祛痰作用；煎剂对离体大鼠子宫有兴奋作用；对堇色毛菌、星形奴卡菌有抑制作用。大量皂荚中所含之皂苷，不仅刺激胃肠黏膜，产生呕吐、腹泻，而且腐蚀胃黏膜，发生吸收中毒，甚至产生全身毒性，引起溶血，特别是影响中枢神经系统，先痉挛后麻痹，呼吸中枢麻痹而死亡。

3. 不良反应　皂荚所含的皂荚苷有毒，对胃黏膜有强烈的刺激作用，胃黏膜被破坏而吸收中毒，故用量过大，误食种子或豆荚，及注射用药均可致毒性反应。初感咽干、上腹饱胀及灼热感，继之恶心，呕吐，烦躁不安，腹泻，大便多呈水样、带泡沫。并有溶血现象，出现面色苍白、黄疸、腰痛、血红蛋白尿及缺氧症状等。同时出现头痛、头晕、全身衰弱无力及四肢酸麻等。严重者可出现脱水、休克、呼吸麻痹、肾衰而致死亡。

附药：皂角刺 Zàojiǎocì

本品为皂荚树的棘刺，又名皂角针。性味辛温。功能消肿排脓，祛风杀虫。用于痈疽疮毒初起或脓成不溃之证以及皮癣、麻风

等。煎服3～10g。外用适量,醋煎涂患处。痈疽已溃者忌用。

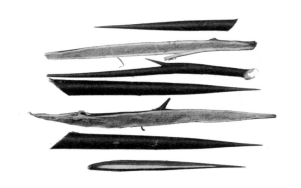

旋覆花 Xuánfùhuā 　　　(《神农本草经》)

本品为菊科植物旋覆花 *Inula japonica* Thunb. 或欧亚旋覆花 *I. britannica* L. 的头状花序。夏、秋二季花开时采收,除去杂质,阴干或晒干。本品气微,味微苦。以朵大、色浅黄者为佳。生用或蜜炙用。

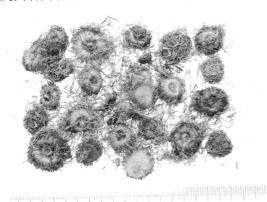

【药性】苦、辛、咸,微温。归肺、脾、胃、大肠经。

【功效】降气,消痰,行水,止呕。

【应用】

1.咳喘痰多,痰饮蓄结,胸膈痞满　本品苦降辛开,降气化痰而平喘咳,消痰行水

而除痞满。治寒痰咳喘,常配苏子、半夏;若属痰热者,则须配桑白皮、瓜蒌以清热化痰;若顽痰胶结,胸中满闷者,则配海浮石、海蛤壳等以化痰软坚。

2.噫气,呕吐　本品又善降胃气而降气止呕噫。治痰浊中阻,胃气上逆而噫气呕吐、胃脘痞鞕者,配代赭石、半夏、生姜等,如旋覆代赭汤(《伤寒论》)。

此外,本品配香附等,还可治气血不和之胸胁痛,如香附旋覆花汤(《温病条辨》)。

【用法用量】煎服,3～9g。包煎。

【使用注意】阴虚劳嗽、津伤燥咳者慎用;因本品有绒毛,易刺激咽喉作痒而致呛咳呕吐,故须布包入煎。

【现代研究】

1.化学成分　本品主要含倍半萜内酯类成分:旋覆花素,大花旋覆花素,旋覆花内酯,乙酸蒲公英甾醇酯等;黄酮类成分:槲皮素,异槲皮素,木犀草素等;有机酸类成分:咖啡酸,绿原酸等。

2.药理作用　旋覆花有明显的镇咳、祛痰作用,旋覆花黄酮类对组胺引起的豚鼠支气管痉挛性哮喘有明显的保护作用,对离体支气管痉挛亦有对抗作用,并有较弱的利尿作用。煎剂对金黄色葡萄球菌、炭疽杆菌和福氏痢疾杆菌Ⅱa株有明显的抑制作用,欧亚旋覆花内酯对阴道滴虫和溶组织内阿米巴均有强大的杀原虫作用。此外,旋覆花对免疫性肝损伤有保护作用。

白前 Báiqián 　　　(《名医别录》)

本品为萝摩科植物柳叶白前 *Cynanchum stauntonii* (Decne.) Schltr. ex Levl. 或芫花叶白前 *C. glaucescens* (Decne.) Hand.-Mazz. 的根茎

及根。秋季采挖，洗净，晒干。本品气微，味微甜。以色黄白者为佳。生用或蜜炙用。

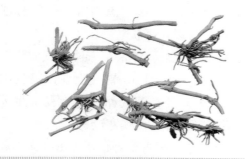

【药性】辛、苦，微温。归肺经。

【功效】降气化痰。

【应用】咳嗽痰多，气喘　本品性微温而不燥烈，长于祛痰、降肺气以平咳喘。无论属寒属热，外感内伤，新嗽久咳均可用之，尤以痰湿或寒痰阻肺，肺气失降者为宜。治外感风寒咳嗽，咯痰不爽者，配荆芥、桔梗等宣肺解表之品，如止嗽散（《医学心悟》）；若咳喘浮肿，喉中痰鸣，不能平卧，则配紫菀、半夏、大戟等以逐饮平喘，如白前汤（《深师方》）；配清泻肺热之桑白皮、葶苈子等同用，可治内伤肺热咳喘，如白前丸（《圣济总录》）；若与益气润肺之黄芪、沙参等配伍，可治疗久咳肺气阴两虚者。

【用法用量】煎服，3～10g。

【现代研究】

1.化学成分　柳叶白前根茎中含β-谷甾醇、高级脂肪酸及华北白前醇；芫花叶白前根中含有白前皂苷A～K，白前皂苷元A、B，白前新皂苷A、B及白前二糖。

2.药理作用　芫花叶白前各种提取物均有明显的镇咳作用，水、醇提取物又具有明显的祛痰作用。水提取物对乙酰胆碱和组胺混合液诱发的豚鼠哮喘有明显的预防作用。此外，水提取物还具有非常显著的抗炎作用。柳叶白前醇、醚提物有较明显的镇咳作用和祛痰作用，水提物有一定的祛痰和抗炎作用，还具有镇痛及抗血栓形成作用。

表20-1　温化寒痰药功用归纳小结表

药名	共性	个性	
		作用特点	其他功效
半　夏	辛温燥烈有毒。燥湿化痰，外用散结消肿止痛	主入脾、肺，为燥湿化痰、温化寒痰之要药，尤善治脏腑之湿痰	降逆止呕，消痞散结
天南星		主归肝经，专走经络，祛痰力较强，又能祛风解痉，善祛经络风痰	
白附子	祛痰，止痛	辛温燥烈有毒，其性上达，善除头面、经络风痰之邪，定惊搐而解痉止痛，善治口眼㖞斜，偏正头痛	定惊搐，解毒散结
白芥子		温肺豁痰，辛散利气，善治"皮里膜外"之痰，适于饮盛支满者	温肺利气，散结通络
皂　荚	辛散温通，走窜开窍，咸软痰结，作用强烈，善祛顽痰。并能通窍开闭，散结消肿		
旋覆花	降气化痰	辛散苦降，善降肺胃之气而祛痰止呕，为肺胃气逆，咳嗽、呕吐之要药	行水，止呕
白　前		辛散苦降，祛痰下气，为肺家要药，凡咳嗽痰多不论寒热均可应用	

第二节　清化热痰药

本类药物药性多寒凉，有清化热痰之功。部分药物质润，兼能润燥，部分药物味咸，兼能软坚散结。清化热痰药主治热痰证，如咳嗽气喘、痰黄质稠者；若痰稠难咯、唇舌干燥之燥痰证，宜选质润之润燥化痰药；痰热癫痫、中风惊厥、瘿瘤、痰火瘰疬等，均可以清化热痰药治之。临床应用时，常与清热泻火、养阴润肺药配伍，以期达到清化热痰、清润燥痰的目的。

药性寒凉的清化热痰药、润燥化痰药，则寒痰与湿痰证不宜用。

川贝母 Chuānbèimǔ　　（《神农本草经》）

本品为百合科植物川贝母 *Fritillaria cirrhosa* D. Don、暗紫贝母 *Fritillaria unibracteata* Hsiao et K. C. Hsia、甘肃贝母 *Fritillaria przewalskii* Maxim.、梭砂贝母 *Fritillaria delavayi* Franch.、太白贝母 *Fritillaria taipaiensis* P. Y. Li 或瓦布贝母 *Fritillaria unibracteata* Hsiao et K. C. Hsia var. *wabuensis*（S. Y. Tang et S. C. Yue）Z. D. Liu，S. Wang et S. C. Chen 的干燥鳞茎。按性状不同分别习称"松贝""青

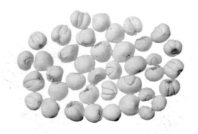

贝""炉贝"和"栽培品"。夏、秋二季或积雪融化后采挖，除去须根、粗皮及泥沙，晒干或低温干燥。本品气微，味微苦。以整齐、色白、粉性足者为佳。生用。

【药性】苦、甘，微寒。归肺、心经。

【功效】清热化痰，润肺止咳，散结消肿。

【应用】

1. 虚劳咳嗽，肺热燥咳　本品性寒味微苦，能清泄肺热化痰，又味甘质润，能润肺止咳，尤宜于内伤久咳，燥痰、热痰之证。治肺阴虚劳嗽、久咳有痰者，常配沙参、麦冬等以养阴润肺，化痰止咳；治肺热、肺燥咳嗽，常配知母以清肺润燥，化痰止咳，如二母散（《急救仙方》）。

2. 瘰疬，乳痈，肺痈　本品能清化郁热，化痰散结。治痰火郁结之瘰疬，常配玄参、牡蛎等药用，如消瘰丸（《医学心悟》）；治热毒壅结之乳痈、肺痈，常配蒲公英、鱼腥草等以清热解毒，消肿散结。

【用法用量】煎服，3～10g；研末服，1～2g。

【使用注意】不宜与川乌、制川乌、草乌、制草乌、附子同用。脾胃虚寒及有湿痰者不宜用。

【现代研究】

1. 化学成分　本品主要含生物碱类成分：川贝碱，西贝母碱，青贝碱，松贝碱，松贝甲素，贝母辛，贝母素乙，松贝乙素，梭砂贝母碱，梭砂贝母酮碱，川贝酮碱，梭砂贝母芬碱，梭砂贝母芬酮碱，岷山碱甲，岷山碱乙等。《中国药典》规定本品含总生物碱以西贝母碱（$C_{27}H_{43}NO_3$）计，不得少于0.050%。

2. 药理作用　贝母总生物碱及非生物碱部分，均有镇咳作用；川贝流浸膏、川贝母

碱均有不同程度的祛痰作用。此外，西贝母碱还有解痉作用；川贝碱、西贝碱有降压作用；贝母碱能增加子宫张力；贝母总碱有抗溃疡作用。

浙贝母 Zhèbèimǔ　（《轩岐救正论》）

本品为百合科植物浙贝母 *Fritillaria thunbergii* Miq. 的干燥鳞茎。初夏植株枯萎时采挖，洗净。大小分开，大者除去芯芽，习称"大贝"；小者不去芯芽，习称"珠贝"。分别撞擦，除去外皮，拌以煅过的贝壳粉，吸去擦出的浆汁，干燥；或取鳞茎，大小分开，洗净，除去芯芽，趁鲜切成厚片，洗净，干燥，习称"浙贝片"。本品气微，味微苦。以切面白色、粉性足者为佳。生用。

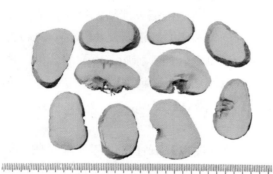

【药性】苦，寒。归肺、心经。

【功效】清热化痰，散结消痈。

【应用】

1.风热、痰热咳嗽　本品功似川贝母而偏苦泄，长于清化热痰，降泄肺气。多用于治风热咳嗽及痰热郁肺之咳嗽，前者常配桑叶、牛蒡子同用，后者多配瓜蒌、知母等。

2.瘰疬，瘿瘤，乳痈疮毒，肺痈　本品苦泄清解热毒，化痰散结消痈，治痰火瘰疬结核，可配玄参、牡蛎等，如消瘰丸（《医学心悟》）；治瘿瘤，配海藻、昆布；治疮毒乳痈，多配连翘、蒲公英等，内服、外用均可；治肺痈咳吐脓血，常配鱼腥草、芦根、桃仁等。

【用法用量】煎服，5 ~ 10g。

【使用注意】不宜与川乌、制川乌、草乌、制草乌、附子同用。脾胃虚寒及有湿痰者不宜用。

【现代研究】

1.化学成分　本品主要含生物碱类成分：贝母素甲（浙贝甲素），贝母素乙（浙贝乙素），浙贝母酮，贝母辛，异浙贝母碱，浙贝母碱苷，浙贝母丙素等。《中国药典》规定本品含贝母素甲（$C_{27}H_{45}NO_3$）和贝母素乙（$C_{27}H_{43}NO_3$）的总量不得少于0.080%。

2.药理作用　浙贝母碱在低浓度下对支气管平滑肌有明显扩张作用。浙贝母碱及去氢浙贝母碱有明显镇咳作用，还有中枢抑制作用，能镇静、镇痛。此外，大剂量可使血压中等程度降低，呼吸抑制，小量可使血压微升。浙贝母水提物和醇提物有抗炎、抗菌等作用。

瓜蒌 Guālóu　（《神农本草经》）

本品为葫芦科植物栝楼 *Trichosanthes kirilowii* Maxim. 和双边栝楼 *T. rosthornii* Harms

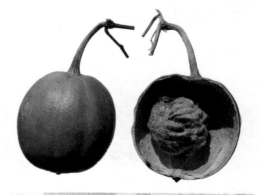

的成熟果实。秋季采收，将壳与种子分别干燥。本品具焦糖气，味微酸、甜。以皮厚、皱缩、糖性足者为佳。生用，或以仁制霜用。

【药性】甘、微苦，寒。归肺、胃、大肠经。

【功效】清热化痰，宽胸散结，润肠通便。

【应用】

1. 痰热咳喘　本品甘寒而润，善清肺热，润肺燥而化热痰、燥痰。用治痰热阻肺，咳嗽痰黄、质稠难咯、胸膈痞满者，可配黄芩、胆南星、枳实等，如清气化痰丸（《医方考》）。若治燥热伤肺，干咳无痰或痰少质黏、咯吐不利者，则配川贝母、天花粉、桔梗等。

2. 胸痹，结胸　本品能利气开郁，导痰浊下行而奏宽胸散结之效。治痰气互结，胸阳不通之胸痹疼痛、不得卧者，常配薤白、半夏同用，如栝楼薤白白酒汤、栝楼薤白半夏汤（《金匮要略》）。治痰热结胸，胸膈痞满，按之则痛者，则配黄连、半夏，如小陷胸汤（《伤寒论》）。

3. 肺痈，肠痈，乳痈　本品能清热散结消肿，常配清热解毒药以治痈证，如治肺痈咳吐脓血，配鱼腥草、芦根等；治肠痈，可配败酱草、红藤等；治乳痈初起，红肿热痛，配当归、乳香、没药，如神效瓜蒌散（《校注妇人大全良方》）。

4. 肠燥便秘　瓜蒌仁润燥滑肠，适用于肠燥便秘，常配火麻仁、郁李仁、生地黄等同用。

【用法用量】煎服，全瓜蒌10～20g，瓜蒌皮6～10g，瓜蒌仁9～15g打碎入煎。

【使用注意】本品甘寒而滑，脾虚便溏者及寒痰、湿痰证忌用。不宜与川乌、制川乌、草乌、制草乌、附子同用。

【现代研究】

1. 化学成分　本品主要含有机酸类成分：正三十四烷酸，富马酸，琥珀酸；萜类成分：栝楼萜二醇；还含丝氨酸蛋白酶A和B及甾醇成分。

2. 药理作用　本品所含皂苷及皮中总氨基酸有祛痰作用；瓜蒌注射液对豚鼠离体心脏有扩冠作用；对垂体后叶引起的大鼠急性心肌缺血有明显的保护作用；并有降血脂作用。对金色葡萄球菌、肺炎双球菌、绿脓杆菌、溶血性链球菌及流感杆菌等有抑制作用。瓜蒌仁有致泻作用。

竹茹　Zhúrú　（《本草经集注》）

本品为禾本科植物青杆竹 *Bambusa tuldoides* Munro、大头典竹 *Sinocalamus beecheyanus*（Munro）McClure var. *pubescens* P. F. Li 或淡竹 *Phyllostachys nigra*（Lodd.）Munro var. *henonis*（Mitf）Stapf ex Rendle 的茎秆的干燥中间层。全年均可采制，取新鲜茎，除去外皮，将略带绿色的中间层刮成丝条，或削成薄片，捆扎成束，阴干。前者称"散竹茹"，后者称"齐竹茹"。本品气微，味淡。以色绿、丝细均匀、质柔软、有弹性者为佳。生用或姜汁炙用。

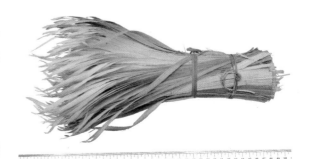

【药性】甘，微寒。归肺、胃经。

【功效】清热化痰，除烦止呕。

【应用】

1.痰热咳嗽，胆火夹痰，惊悸不宁，心烦失眠　竹茹甘寒性润，善清化热痰。治肺热咳嗽，痰黄稠者，常配瓜蒌、桑白皮等同用；治痰火内扰，胸闷痰多，心烦不寐者，常配枳实、半夏、茯苓，如温胆汤（《千金要方》）。

2.胃热呕吐，妊娠恶阻　本品能清热降逆止呕，为治热性呕逆之要药。常配黄连、黄芩、生姜等药用，如竹茹饮（《延年秘录》）；若配人参、陈皮、生姜等，可治胃虚有热之呕吐，如橘皮竹茹汤（《金匮要略》）。治胎热之恶阻呕逆，常配枇杷叶、陈皮等同用。

此外，本品还有凉血止血作用，可用于吐血、衄血、崩漏等。

【用法用量】煎服，5～10g。生用清化痰热，姜汁炙用止呕。

【现代研究】

1.化学成分　本品主要含2,5-二甲氧基-对苯醌，对羟基苯甲醛，丁香醛，松柏醛，2,5-二甲氧基-对-羟基苯甲醛，苯二甲酸2′-羟乙基甲基酯等。

2.药理作用　竹茹粉体外对白色葡萄球菌、枯草杆菌、大肠杆菌、伤寒杆菌均有较强的抑制作用；竹茹黄酮有抗氧化作用。

竹沥　Zhúlì　　　（《名医别录》）

本品来源同竹茹，系新鲜的淡竹和青杆竹等竹杆经火烤灼而流出的淡黄色澄清液汁。本品具竹香气，味微甜。以色泽透明者为佳。生用。

【药性】甘，寒。归心、肺、肝经。

【功效】清热豁痰，定惊利窍。

【应用】

1.痰热咳喘　本品性寒滑利，祛痰力强。治痰热咳喘，痰稠难咯，顽疾胶结者最宜。常配半夏、黄芩等，如竹沥达痰丸（《沈氏尊生书》）。

2.中风痰迷，惊痫癫狂　本品入心、肝经，善涤痰泄热而开窍定惊。治中风口噤，《千金要方》以本品配姜汁饮之；治小儿惊风，常配胆南星、牛黄等药用。

【用法用量】内服30～50g，冲服。本品不能久藏，但可熬膏瓶贮，称竹沥膏；近年用安瓿瓶密封装置，可以久藏。

【使用注意】本品性寒滑，对寒痰及便溏者忌用。

【现代研究】

1.化学成分　本品主要含十余种氨基酸，葡萄糖、果糖、蔗糖，以及愈创木酚、甲酚、苯酚、甲酸、乙酸、苯甲酸、水杨酸等。

2.药理研究　竹沥具有明显的镇咳、祛痰作用。但无平喘解热作用，其止咳的主要成分为氨基酸。有增加尿中氯化物的作用，还有增高血糖的作用。

前胡　Qiánhú　　　（《雷公炮炙论》）

本品为伞形科植物白花前胡*Peucedanum praeruptorum* Dunn 或紫花前胡*Peucedanum decursivum* Maxim.的干燥根。前者冬季至次春茎叶枯萎或未抽花茎时采挖，除去须根，洗净，晒干或低温干燥；后者秋、冬二季地上部分枯萎时采挖，除去须根，晒干。切薄片。本品气芳香，味微苦、辛。以切面淡黄白色、香气浓者为佳。生用或蜜炙用。

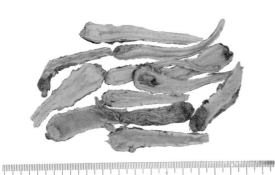

【药性】苦、辛，微寒。归肺经。

【功效】降气化痰，散风清热。

【应用】

1.痰热咳喘　本品辛散苦降，性寒清热，宜于痰热壅肺，肺失宣降之咳喘胸满，咯痰黄稠量多，常配杏仁、桑白皮、贝母等药，如前胡散（《太平圣惠方》）；因本品寒性不大，亦可用于湿痰、寒痰证，常与白前相须为用。

2.风热咳嗽　本品味辛性微寒，又能疏散风热，宣发肺气，化痰止咳。治外感风热，身热头痛，咳嗽痰多，常配桑叶、牛蒡子、桔梗等同用；配辛温发散，宣肺之品如荆芥、紫苏等同用，也可治风寒咳嗽，如杏苏散（《温病条辨》）。

【用法用量】煎服，3~10g。

【现代研究】

1.化学成分　白花前胡含挥发油及白花前胡内酯甲、乙、丙、丁；紫花前胡含挥发油、前胡苷、前胡素、伞形花内酯等。《中国药典》规定本品含白花前胡甲素（$C_{21}H_{22}O_7$）不得少于0.90%，含白花前胡乙素（$C_{24}H_{26}O_7$）不得少于0.24%。

2.药理作用　紫花前胡有较好的祛痰作用，作用时间长，其效力与桔梗相当；甲醇总提取物能抑制炎症初期血管通透性，对溃疡有明显抑制作用，还有解痉作用；能延长巴比妥钠的睡眠时间，有镇静作用。白花前胡提取粗精和正丁醇提取物能增加冠脉血流量，但不影响心率及心肌收缩力；伞形花内酯能抑制鼻咽癌KB细胞的生长。

桔梗 Jiégěng （《神农本草经》）

本品为桔梗科植物桔梗 *Platycodon grandiflorum*（Jacq.）A. DC.的根。春、秋二季采挖，除去须根，刮去外皮，放清水中浸2~3小时，切片，晒干。本品气微，味微甜后苦。以色白、味苦者为佳。生用或炒用。

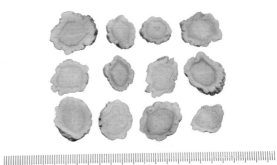

【药性】苦、辛，平。归肺经。

【功效】宣肺，祛痰，利咽，排脓。

【应用】

1.咳嗽痰多，胸闷不畅　本品辛散苦泄，宣开肺气，祛痰，无论寒热皆可应用。风寒者，配紫苏、杏仁，如杏苏散（《温病条辨》）；风热者，配桑叶、菊花、杏仁，如桑菊饮（《温病条辨》）；若治痰滞胸痞，常配枳壳用。

2.咽喉肿痛，失音　本品能宣肺泄邪以利咽开音。凡外邪犯肺，咽痛失音者，常配甘草、牛蒡子等用，如桔梗汤（《金匮要略》）及加味甘桔汤（《医学心悟》）。治咽喉肿痛，热毒盛者，可配射干、马勃、板蓝根等以清热解毒利咽。

3.**肺痈吐脓** 本品性散上行，能利肺气以排肺之脓痰。治肺痈咳嗽胸痛，咯痰腥臭者，可配伍甘草，如桔梗汤（《金匮要略》）；临床上可再配鱼腥草、冬瓜仁等以加强清肺排脓之效。

此外，本品又可宣开肺气而通二便，用治癃闭、便秘。

【用法用量】煎服，3～10g。

【使用注意】本品性升散，凡气机上逆出现呕吐、呛咳、眩晕及阴虚火旺咳血等不宜用，胃、十二指肠溃疡者慎服。用量过大易致恶心呕吐。

【现代研究】

1.**化学成分** 本品主要含三萜皂苷类成分：桔梗皂苷 A、D，远志皂苷等。还含由果糖组成的桔梗聚糖。《中国药典》规定本品含桔梗皂苷（$C_{57}H_{92}O_{28}$）不得少于0.10%。

2.**药理作用** 本品所含的桔梗皂苷对口腔、咽喉部位、胃黏膜的直接刺激，反射性地增加支气管黏膜分泌，从而使痰液稀释，易于排出；桔梗有镇咳作用，有增强抗炎和免疫作用，其抗炎强度与阿司匹林相似；水提物能增强巨噬细胞的吞噬功能，增强中性白细胞的杀菌力，提高溶菌酶活性；对应激性溃疡有预防作用。桔梗粗皂苷有镇静、镇痛、解热作用，又能降血糖、降胆固醇、松弛平滑肌。桔梗皂苷有很强的溶血作用，但口服能在消化道中分解破坏而失去溶血作用。

【附注】本品服后能刺激胃黏膜，剂量过大，可引起轻度恶心，甚至呕吐。胃及十二指肠溃疡患者慎用，剂量也不宜过大，本品有较强的溶血作用，故只宜口服，不能注射。口服后桔梗皂苷在消化道被水解而破坏，即无溶血作用。

海藻 Hǎizǎo （《神农本草经》）

本品为马尾藻科植物海蒿子 *Sargassum pallidum*（Turn.）C. Ag. 或羊栖菜 *S. fusiforme.*（Harv.）Setch. 的藻体。前者习称"大叶海藻"，后者习称"小叶海藻"。夏、秋二季采捞，除去杂质，淡水洗净，切段晒干。本品气腥，味微咸。均以色黑褐、白霜少者为佳。生用。

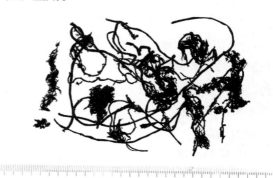

【药性】咸，寒。归肝、肾经。

【功效】消痰软坚，利水消肿。

【应用】

1.**瘿瘤，瘰疬，睾丸肿痛** 本品咸能软坚，消痰散结。治瘿瘤，常配昆布、贝母等药用，如海藻玉壶汤（《外科正宗》）；治瘰疬，常与夏枯草、玄参、连翘等同用，如内消瘰疬丸（《疡医大全》）；治睾丸肿胀疼痛，配橘核、昆布、川楝子等，如橘核丸（《济生方》）。

2.**痰饮水肿** 本品有利水消肿之功，但单用力薄，多与茯苓、猪苓、泽泻等利水渗湿药同用。

【用法用量】煎服，6～12g。

【使用注意】不宜与甘草同用。

【现代研究】

1.化学成分 羊栖菜和海蒿子均含褐藻酸、甘露醇、钾、碘等。海蒿子还含马尾藻多糖、岩藻甾醇等。羊栖菜还含羊栖菜多糖A、B、C及褐藻淀粉。《中国药典》规定本品含海藻多糖以岩藻糖（$C_6H_{12}O_5$）不得少于1.70%。

2.药理作用 海藻因含碘化物，对缺碘引起的地方性甲状腺肿大有治疗作用，并对甲状腺功能亢进，基础代谢率增高有暂时抑制作用。褐藻酸硫酸酯有抗高脂血症作用，又可降低血清胆固醇及减轻动脉粥样硬化。水浸剂有降压作用。海藻中所含褐藻酸有类似肝素样作用，表现为抗凝血、抗血栓、降血黏度及改善微循环作用。羊栖菜对枯草杆菌有抑制作用，海藻多糖对Ⅰ型单纯疱疹病毒有抑制作用。

昆布 Kūnbù （《名医别录》）

本品为海带科植物海带 *Laminaria japonica* Aresch. 或翅藻科植物昆布 *Ecklonia kurome* Okam. 的叶状体。夏、秋两季采捞，除去杂质，漂净，切宽丝，晒干。本品气腥，味咸。以色黑褐、体厚者为佳。生用。

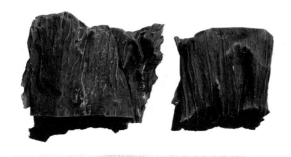

【药性】咸，寒。归肝、肾经。

【功效】消痰软坚，利水消肿。

【应用】昆布的应用与海藻相似，二者常相须为用。

【用法用量】煎服，6~12g。

【现代研究】

1.化学成分 本品主要含藻胶酸、昆布素、半乳聚糖等多糖类，海带氨酸、谷氨酸、天门冬氨酸、脯氨酸等氨基酸，维生素B_1、B_2、C、P及胡萝卜素，碘、钾、钙等无机盐。《中国药典》规定本品按干燥品计算，海带含碘（Ⅰ）不得少于0.35%，昆布含碘（Ⅰ）不得少于0.20%；含昆布多糖以岩藻糖（$C_6H_{12}O_5$）计不得少于2.0%。

2.药理作用 本品所含的碘和碘化物有防治缺碘性甲状腺肿的作用；海带氨酸及钾盐有降压作用；藻胶酸和海带氨酸有降血清胆固醇的作用；热水提取物对于体外的人体KB癌细胞有明显的细胞毒作用，对S180肿瘤有明显的抑制作用，并能提高机体的体液免疫，促进机体的细胞免疫；昆布多糖能防治高血糖。

海蛤壳 Hǎigéqiào （《神农本草经》）

本品为帘蛤科动物文蛤 *Meretrix meretrix* Linnaeus 或青蛤 *Cyclina sinensis* Gmelin 的贝壳。夏、秋二季捕捞，去肉，洗净，晒干。本品气微，味淡。以光滑、断面有层纹者为佳。碾碎或水飞，生用，或取净海蛤壳煅用。

【药性】咸，寒。归肺、胃经。

【功效】清肺化痰，软坚散结。

【应用】

1.肺热，痰热咳喘 本品能清肺热而化痰清火，用治热痰咳喘，痰稠色黄，常与瓜蒌仁、海浮石等同用；治痰火内郁，灼伤肺络之胸胁疼痛、咯吐痰血，常配青黛同用，即黛蛤散。

2.瘿瘤、痰核　本品味咸，能软坚散结，常与海藻、昆布等同用，如含化丸（《证治准绳》）。

此外，本品有利尿、制酸之功，可用于水气浮肿，小便不利及胃痛泛酸之证。研末外用，可收涩敛疮，治湿疮、烫伤。

【用法用量】煎服，10~15g；蛤粉宜包煎。

【现代研究】

1.化学成分　本品主要成分为碳酸钙（$CaCO_3$），还含多种微量元素及氨基酸等。《中国药典》规定本品含碳酸钙（$CaCO_3$）不得少于95.0%。

2.药理作用　本品有抗衰老作用，对动物过氧化脂质能明显降低，对超氧化物歧化酶活性能明显提高。另有抗炎作用，其与昆布、海藻、牡蛎的组方能抑制大鼠肉芽组织增生，对小鼠冰醋酸致急性腹膜炎有显著抑制效果。

表20-2　清化热痰药功用归纳小结表

药名	共性	个性	
		作用特点	其他功效
川贝母	清热化痰止咳，散结消肿	味甘性微寒，长于润肺止咳，尤宜于内伤久咳、燥痰、热痰之证	
浙贝母		苦寒较甚，开泄力大，清火散结力强，以治瘰疬疮痈见长。多用于外感风热或痰火郁结所致咳嗽	
瓜蒌		甘寒清润，上能清肺润燥化痰，宽胸散结，下能润肠润燥通便，主治痰热咳嗽及胸痹、结胸、肠燥便秘	
竹茹	清热化痰	善于化痰除烦，又常用治胆火夹痰，犯肺扰心之胸闷痰多、心悸失眠、惊悸	清胃止呕
竹沥		性质滑利，善于豁痰，痰热咳喘、痰稠难咯、顽痰胶结者最宜	定惊利窍
前胡	宣肺化痰	辛凉疏散风热，苦降下气除痰，适于风热及痰热咳嗽	
桔梗		性平辛散苦泄，善开宣肺气，祛痰利咽，且载药上行，引药入肺	排脓
海藻	消痰软坚，利水消肿，为治瘿瘤、瘰疬之要药		
昆布			
海蛤壳	清肺化痰，软坚散结，利尿消肿，外用收湿敛疮		

第三节　止咳平喘药

本类药物多归肺经，其味或辛或苦或甘，其性或温或寒。因辛散之性可宣肺散邪而止咳平喘；苦泄之性可泄降上逆之肺气，或因其性寒，泻肺降火，或泄肺中水气及痰饮以平喘止咳；甘润之性可润肺燥止咳嗽；个别药物味涩而收敛肺气以定喘，故本类药物可通过宣肺、降肺、泻肺、润肺、敛肺及化痰等不同作用，达到止咳平喘的目的。其中有的药物偏于止咳，有的偏于平喘，有的则兼而有之。本类药物主治咳嗽喘息。部分药物兼有润肠通便、利水消肿、清热利湿、解痉止痛之功，亦可用治肠燥便秘、水肿、胸腹积水等病症。

咳喘之证，病情复杂，有外感内伤之别，寒热虚实之异。临床应用时要注意不能见咳治咳，见喘治喘，而应当审证求因，随证选用不同的止咳平喘药，并配伍相应的药物。

苦杏仁 Kǔxìngrén　　　《神农本草经》

本品为蔷薇科植物山杏 *Prunus armeniaca* L. var. *ansu* Maxim.、西伯利亚杏 *Prunus sibirica* L.、东北杏 *Prunus mandshurica*（Maxim.）Koehne 或杏 *Prunus armeniaca* L. 的干燥成熟种子。夏季采收成熟果实，除去果肉及核壳，取出种子，晒干。本品气微，味苦。以颗粒饱满、完整、味苦者为佳。生用，或照焯法去皮用，或炒用，用时捣碎。

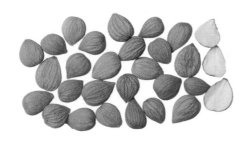

【药性】苦，微温；有小毒。归肺、大肠经。

【功效】降气止咳平喘，润肠通便。

【应用】

1.咳嗽气喘　本品主入肺经，味苦降泄，长于降泄上逆之肺气，又兼宣发壅闭之肺气，以降为主，降中兼宣，功能止咳平喘，为治咳喘之要药，随证配伍可治多种咳喘病证。如风寒咳喘，胸闷气逆，配麻黄、甘草，以散风寒宣肺平喘，如三拗汤（《伤寒论》）；若风热咳嗽，发热汗出，配桑叶、菊花，以散风热宣肺止咳，如桑菊饮（《温病条辨》）；若燥热咳嗽，痰少难咯，配桑叶、贝母、沙参，以清肺润燥止咳，如桑杏汤（《温病条辨》）、清燥救肺汤（《医门法律》）；肺热咳喘，配石膏、麻黄等以清肺泄热、宣肺平喘，如麻杏石甘汤（《伤寒论》）。

2.肠燥便秘　本品质润多脂，味苦而下气，故能润肠通便。常配柏子仁、郁李仁等同药，如五仁丸（《世医得效方》）；若气虚津少，肠燥便秘，又与火麻仁、枳实、芍药等配伍，如麻子仁丸（《伤寒论》）。

此外，取其宣发疏通肺气之功，治湿温初起及暑温夹湿之湿重于热者，常配伍白蔻仁、薏苡仁等，共奏宣上、畅中、渗下之效，如三仁汤（《温病条辨》）。

【用法用量】煎服，5～10g。生品入煎剂宜后下。

【使用注意】本品有小毒，用量不宜过大，以免中毒。大便溏泄者慎用。婴儿慎用。

【现代研究】

1.化学成分　本品主要含苦杏仁苷及脂肪油、蛋白质、各种游离氨基酸。尚含苦杏仁酶、苦杏仁苷酶、绿原酸、肌醇、苯甲醛、芳樟醇。《中国药典》规定本品含苦杏仁苷（$C_{20}H_{27}NO_{11}$）不得少于3.0%，饮片焯苦杏仁不得少于2.4%，炒苦杏仁不得少于2.1%。

2.药理作用　本品所含苦杏仁苷口服后，在下消化道分解后产生少量氢氰酸，能抑制咳嗽中枢而起镇咳平喘作用。在生成氢氰酸的同时，也产生苯甲醛，后者可抑制胃蛋白酶的活性，从而影响消化功能。苦杏仁苷及其水解生成的氢氰酸和苯甲酸体外试验均证明有微弱抗癌作用。苦杏仁油对蛔虫、钩虫及伤寒杆菌、副伤寒杆菌有抑制作用，且有润滑性通便作用。此外，苦杏仁苷有抗突变作用，所含蛋白质成分还有明显的抗炎及镇痛作用。

3.不良反应 苦杏仁的主要成分苦杏仁苷水解后的产物氢氰酸，与细胞线粒体内的细胞色素氧化酶三价铁结合，抑制酶活性，引起组织细胞呼吸抑制，导致死亡。所以误服过量杏仁可产生氢氰酸中毒，临床表现为眩晕、心悸、恶心、呕吐等中毒反应，重者出现昏迷，惊厥，瞳孔散大、对光反应消失，最后因呼吸麻痹而死亡。

附药：甜杏仁 Tiánxìngrén

本品为蔷薇科植物杏 *Prunus armeniaca* L.及其栽培变种的干燥成熟味甜的种子。性味甘，平；归肺、大肠经。功能润肺止咳，润肠通便。适用于虚劳咳嗽，肠燥便秘。煎服，5~10g。

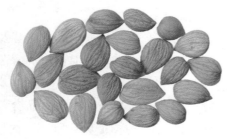

紫苏子 Zǐsūzǐ 　　　（《本草经集注》）

本品为唇形科植物紫苏 *Perilla frutescens* （L.）Britt.的干燥成熟果实。秋季果实成熟时采收，除去杂质，晒干。本品压碎有香气，味微辛。以粒饱满、色灰棕、油性足者为佳。生用或微炒，用时捣碎。

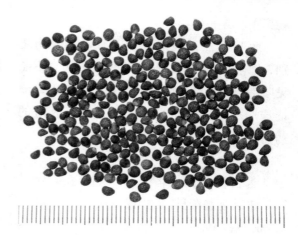

【药性】辛，温。归肺、大肠经。

【功效】降气化痰，止咳平喘，润肠通便。

【应用】

1.咳喘痰多 本品性主降，长于降肺气，化痰涎，气降痰消则咳喘自平。用治痰壅气逆，咳嗽气喘，痰多胸痞，甚则不能平卧之证，常配白芥子、莱菔子，如三子养亲汤（《韩氏医通》）；若上盛下虚之久咳痰喘，则配肉桂、当归、厚朴等温肾化痰下气之品，如《和剂局方》苏子降气汤；若风寒外束，痰热内蕴之咳喘，痰多色黄，常与麻黄、桑白皮、苦杏仁等同用，如定喘汤（《摄生众妙方》）。

2.肠燥便秘 本品富含油脂，能润燥滑肠，又能降泄肺气以助大肠传导。治肠燥便秘，常配苦杏仁、火麻仁、瓜蒌仁等，如紫苏麻仁粥（《济生方》）。

【用法用量】煎服，3~10g。

【使用注意】脾虚便溏者慎用。

【现代研究】

1.化学成分 本品主要含脂肪油（油中主要含不饱和脂肪酸及亚油酸、亚麻酸）及蛋白质、维生素 B_1、氨基酸类等。《中国药典》规定本品含迷迭香酸（$C_{18}H_{16}O_8$）不得少于0.25%，饮片不得少于0.2%。

2.**药理作用** 紫苏油有明显的降血脂作用，给易于卒中的自发性高血压大鼠喂紫苏油可延长其存活率，使生存时间延长。紫苏油还可提高实验动物的学习能力。实验证实其有抗癌作用。

百部 Bǎibù （《名医别录》）

本品为百部科植物直立百部Stemona sessilifolia（Miq.）Miq. 蔓生百部 Stemona japonica（Bl.）Miq. 或对叶百部 Stemona tuberosa Lour.的干燥块根。春、秋二季采挖，除去须根，洗净，置沸水中略烫或蒸至无白心，取出，晒干。本品气微，味甘、苦。以条粗壮、质坚实、味苦者为佳。切厚片，生用或蜜炙用。

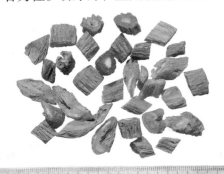

【药性】甘、苦，微温。归肺经。

【功效】润肺下气止咳，杀虫灭虱。

【应用】

1.**新久咳嗽，肺痨咳嗽，顿咳** 本品甘润苦降，微温不燥，善于润肺下气止咳，治疗咳嗽，无论新久、寒热，皆可配伍使用，尤以小儿顿咳、阴虚痨嗽为宜。治风寒咳嗽，微恶风发热，配荆芥、桔梗、紫菀等，如止嗽散（《医学心悟》）；若风热咳嗽，发热不甚，可与桑叶、菊花、紫菀、桔梗等同用，以疏风清热，理肺止咳；若肺热咳嗽，咳痰黄稠，常与石膏、贝母、紫菀等同用，如百部散（《太平圣惠方》）。治小儿顿咳，痉咳剧烈，痰涎稠黏，可与黄芩、苦杏仁、桑白皮等同用。治肺痨咳嗽，骨蒸潮热，咳嗽咯血，常配麦冬、阿胶、三七等同用，以滋阴润肺，镇咳止血，如月华丸（《医学心悟》）。

2.**蛲虫病，阴道滴虫病，头虱，疥癣** 本品有杀虫灭虱之功。治头虱、体虱及疥癣，可制成20%乙醇液，或50%水煎剂外搽。治蛲虫病，以本品浓煎，睡前保留灌肠。治阴道滴虫病，外阴瘙痒，可配蛇床子、苦参、龙胆等，煎汤坐浴外洗，以解毒杀虫、燥湿止痒。

【用法用量】煎服，3～9g；外用适量。久咳宜蜜炙用，杀虫灭虱宜生用。

【现代研究】

1.**化学成分** 本品主要含多种生物碱：百部碱、百部定碱、原百部碱、次百部碱、直立百部碱、对叶百部碱、蔓生百部碱等，还含糖、脂类、蛋白质、琥珀酸等。

2.**药理作用** 百部所含生物碱能降低呼吸中枢兴奋性，抑制咳嗽反射，而奏止咳之效。对支气管痉挛有松弛作用，强度与氨茶碱相似。体外试验对人型结核杆菌、肺炎球菌、葡萄球菌、链球菌、白喉杆菌、痢疾杆菌、绿脓杆菌、伤寒杆菌、鼠疫杆菌、炭疽杆菌、霍乱弧菌均有抑制作用，对流行性感冒病毒、一切皮肤真菌也有抑制作用。水浸液和醇浸液对体虱、阴虱皆有杀灭作用。此外，尚有一定的镇静、镇痛作用。

紫菀 Zǐwǎn （《神农本草经》）

本品为菊科植物紫菀Aster tataricus L.f.

的根及根茎。春、秋二季采挖，除去有节的根茎，编成辫状晒干，或直接晒干。本品气微香，味甜、微苦。以根长、色紫红、质柔韧者为佳。切厚片或段，生用或蜜炙用。

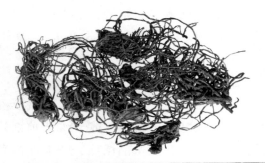

【药性】辛、苦、甘，温。归肺经。

【功效】润肺下气，化痰止咳。

【应用】痰多喘咳，新久咳嗽，劳嗽咳血　本品辛散苦降，质润而不燥，长于润肺下气，辛开肺郁，化痰浊而止咳。治咳嗽，无论外感内伤，寒热虚实，皆可用之，以肺气壅塞、咳嗽有痰者用之最宜。如风寒犯肺，咳嗽咽痒，咯痰不爽，配荆芥、桔梗、百部等，如止嗽散（《医学心悟》）；若肺热咳嗽，咯痰黄稠，常与黄芩、桑白皮、浙贝母等同用，以清肺化痰止咳；若阴虚劳嗽，痰中带血，则配阿胶、贝母等以养阴润肺，化痰止咳，如紫菀汤（《医方集解》录王海藏方）；若肺气衰弱，寒咳喘息，常与党参、黄芪、干姜等同用，以益气温肺，化痰止咳。

【用法用量】煎服，5～10g。外感暴咳宜生用，肺虚久咳宜蜜炙用。

【现代研究】

1.化学成分　本品主要含紫菀皂苷A～G、紫菀苷、紫菀酮、紫菀氯环五肽、丁基–D–核酮糖苷、槲皮素、无羁萜、表无羁萜醇、挥发油等。《中国药典》规定本品含紫菀酮（$C_{30}H_{50}O$）不得少于0.15％，饮片不得少于0.10％。

2.药理作用　本品水煎剂及苯、甲醇提取物均有显著的祛痰作用，目前，初步认为祛痰的有效成分为丁基–D–核酮糖苷；根与根茎的提取物中分离出的结晶之一有止咳作用。体外试验证明，紫菀对大肠杆菌、痢疾杆菌、伤寒杆菌、副伤寒杆菌、绿脓杆菌有一定抑制作用；所含的表无羁萜醇对小鼠艾氏腹水癌有抗癌作用；槲皮素有利尿作用。

款冬花　Kuǎndōnghuā　（《神农本草经》）

本品为菊科植物款冬 *Tussilago farfara* L. 的干燥花蕾。12月或地冻前当花尚未出土时采挖，除去花梗及泥沙，阴干。本品气香，味微苦而辛。以身干、无土、朵大、2～3朵并连、色粉紫鲜艳、花梗短者为佳。生用，或蜜炙用。

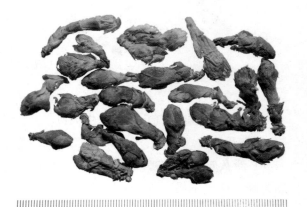

【药性】辛、微苦，温。归肺经。

【功效】润肺下气，止咳化痰。

【应用】新久咳嗽，喘咳痰多，劳嗽咳血　本品辛散而润，温而不燥，长于润肺下气止咳，略具化痰作用。治咳喘无论寒热虚实，外感内伤，皆可随证配伍应用，对肺寒咳喘尤为适宜。治外感风寒，内停痰饮，气逆喘咳，常与麻黄、细辛、半夏等同用，如射干麻黄汤（《金匮要略》）；治肺热咳喘，则配知母、浙贝母、桑白皮等同用，如款冬花汤（《圣济总录》）；若肺气虚弱，咳嗽不已，常配伍补益肺气之人参、黄芪等同用；若阴虚燥咳，常配伍沙参、麦冬、阿胶等药；若喘咳日久，痰中带血，常配伍养阴清热、润肺止咳的百合同用，如百花膏（《济生方》）；若肺痈咳吐脓痰，常配伍桔梗、薏苡仁等同用，如款花汤（《疮疡经验全书》）。

【用法用量】煎服，5～10g。外感暴咳宜生用，内伤久咳宜蜜炙用。

【现代研究】

1.化学成分 本品主要含黄酮类成分：芸香苷、金丝桃苷、槲皮素等；萜类成分：款冬酮、款冬花素、款冬二醇等；生物碱类成分：款冬花碱、千里光宁等。还含有机酸、甾体和挥发油等。《中国药典》规定本品含款冬酮（$C_{23}H_{34}O_5$）不得少于0.070%，饮片不得少于0.070%。

2.药理作用 款冬花水煎液、醇提物和水提物均有镇咳、祛痰作用，其中水煎液还有平喘作用。款冬花醇提物和水提物及款冬素还有抗炎作用。款冬花醇提物及其所含款冬酮、款冬花素具有升高血压和兴奋呼吸的作用。此外，款冬花尚有抗溃疡、抗腹泻、利胆、抗血栓、抗血小板凝聚、抗肿瘤等作用。

马兜铃 Mǎdōulíng　　　　（《药性论》）

本品为马兜铃科植物北马兜铃 Aristolochia contorta Bge.或马兜铃 Aristolochia debilis Sieb. et Zucc.的干燥成熟果实。秋季果实由绿变黄时采收，晒干。本品气特异，味微苦。以个大、完整、色黄绿、种子充实者为佳。生用、炒用或蜜炙用。

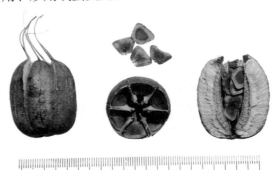

【药性】苦，微寒。归肺、大肠经。

【功效】清肺降气，止咳平喘，清肠消痔。

【应用】

1.肺热咳喘，痰中带血 本品味苦泄降，性寒清热，主入肺经，善降肺气、清肺热，兼可化痰，而有止咳平喘之功。凡一切咳嗽痰喘属于肺热、燥热者皆可用之。治痰热壅肺，咳喘胸满，痰黄质稠，常与桑白皮、葶苈子、半夏等同用，以泻肺平喘、化痰降逆，如马兜铃汤（《圣济总录》）；若肺热阴虚咳喘，痰少咽干口渴，常与麦冬、天冬、知母等同用，以清热养阴、润肺止咳，如门冬清肺饮（《景岳全书》）；若虚火内炽，痰中带血，常与阿胶、牛蒡子、苦杏仁等同用，如补肺阿胶汤（《小儿药证直诀》，原名阿胶散）。

2.肠热痔血，痔疮肿痛 本品又入大肠经，能清泄大肠实热，用治大肠壅热所致的痔疮肿痛、出血，可单用本品煎汤内服，或熏洗患处，也可配地榆、槐角等，煎汤熏洗患处，以消肿止痛，凉血止血。

【用法用量】煎服，3～9g。外用适

量，煎汤熏洗。肺虚久咳宜蜜炙用，其余生用。

【使用注意】本品含马兜铃酸，长期、大剂量服用可引起肾脏损害等不良反应；儿童及老年人慎用；孕妇、婴幼儿及肾功能不全者禁用。

【现代研究】

1. 化学成分　本品主要含马兜铃酸类成分：马兜铃酸 A ~ E、7-甲氧基-8-羟基马兜铃酸等；生物碱类成分：木兰花碱、轮环藤酚碱等；挥发油：马兜铃烯、马兜铃酮等。

2. 药理作用　本品有止咳作用，煎剂有微弱祛痰作用；可舒张支气管，缓解支气管痉挛。对多种致病真菌有抑制作用。

枇杷叶 Pípāyè　　　　　（《名医别录》）

本品为蔷薇科植物枇杷 *Eriobotrya japonica* （Thunb.）Lindl. 的干燥叶。全年均可采收，晒至七、八成干时，扎成小把，再晒干。本品气微，味微苦。以身干、叶大而厚、棕绿色、不破碎者为佳。刷去毛，切丝，生用或蜜炙用。

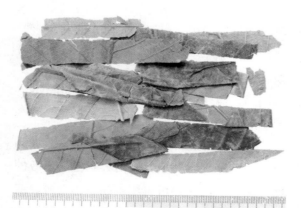

【药性】苦，微寒。归肺、胃经。

【功效】清肺止咳，降逆止呕。

【应用】

1. 肺热咳嗽，气逆喘急　本品味苦能降，性寒能清，入肺经，长于降泄肺气，清肺化痰，止咳平喘。治肺热喘咳，痰黄质稠，可单用制膏，或与黄芩、桑白皮、栀子等同用，如枇杷清肺饮（《医宗金鉴》）；治燥热伤肺，咳喘少痰，或干咳无痰，常与桑叶、麦冬、苦杏仁等同用，如清燥救肺汤（《医门法律》）；若阴伤肺燥，干咳气急，或痰中带血，可配伍阿胶、百合等养阴润肺止血药，或与梨、白蜜、莲子肉等为膏，如枇杷膏（《验方新编》）。

2. 胃热呕逆，烦热口渴　本品苦降性微寒，入胃经，能清胃热，降胃气而止呕吐、呃逆。治胃热呕吐呃逆，烦热口渴，常与黄连、竹茹、芦根等通用，以增强清胃止呕之效。若中寒气逆之呕逆，亦可配生姜、陈皮、甘草等同用，如枇杷叶汤（《圣济总录》）。

【用法用量】煎服，6 ~ 10g。止咳宜蜜炙用，止呕宜生用。

【现代研究】

1. 化学成分　本品主要含挥发油，如橙花椒醇、金合欢醇等；三萜类成分，如熊果酸、齐墩果酸等；以及有机酸类，如酒石酸、柠檬酸等；还含有苦杏仁苷、鞣质，维生素 B、C，山梨醇等。《中国药典》规定本品含齐墩果酸（$C_{30}H_{48}O_3$）和熊果酸（$C_{30}H_{48}O_3$）的总量不得少于0.70%，饮片同药材。

2. 药理作用　枇杷叶醇提物及其多种提取成分有不同程度的镇咳、祛痰、抗炎作用，其中枇杷叶三萜酸还有平喘和增强免疫作用。枇杷叶煎剂对实验动物有明显的止咳、祛痰、平喘作用。所含苦杏仁苷除镇咳平喘外，还有镇痛作用。所含绿原酸能显著增加胃肠蠕动，并有促进胃液分泌和利胆作用。此外，枇杷叶还有抗病毒、抗菌及抗肿瘤作用。

桑白皮 Sāngbáipí 《神农本草经》

本品为桑科植物桑 *Morus alba* L.的干燥根皮。秋末叶落时至次春发芽前挖根部，刮去黄棕色粗皮，纵向剖开，剥取根皮，晒干。本品气微，味微甘。以色白、皮厚、质柔韧、粉性足者为佳。切丝，生用或蜜炙用。

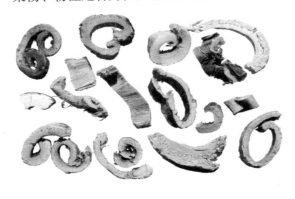

【药性】甘，寒。归肺经。

【功效】泻肺平喘，利水消肿。

【应用】

1.肺热喘咳 本品甘寒性降，主入肺经，能清泻肺火，兼泻肺中水气而平喘。治肺热壅盛之喘咳，常配地骨皮、甘草等同用，如泻白散（《小儿药证直诀》）；若肺虚有热而咳喘气短，日晡潮热，自汗盗汗，可与人参、五味子、熟地黄等补肺滋阴药同用，如补肺汤（《妇人大全良方》）；治水饮停肺，胀满喘急，可配麻黄、苦杏仁、葶苈子等同用，以宣降肺气、利水逐饮。

2.水肿胀满尿少，面目肌肤浮肿 本品能肃降肺气，通调水道而利水消肿。治肺气不宣，水气不行之全身水肿胀满，面目肌肤浮肿，胀满喘急，小便不利者，常与茯苓皮、大腹皮、生姜皮等同用，如五皮散（《中藏经》）。

此外，本品还有清肝降压、止血之功，可治肝阳肝火偏旺之高血压及衄血、咯血。

【用法用量】煎服，6～12g。泻肺利水、平肝清火宜生用，肺虚咳嗽宜蜜炙用。

【现代研究】

1.化学成分 本品主要含多种黄酮类衍生物，如桑根皮素、桑皮色烯素、桑根皮素等；香豆素累成分，如伞形花内酯、东莨菪素、东莨菪内酯等；还含有多糖、鞣质、挥发油等成分。

2.药理作用 桑白皮多种提取物和提取成分有不同程度的镇咳、祛痰、平喘作用。桑白皮平喘作用的主要有效成分是东莨菪内酯。桑白皮水煎剂、桑白皮醇提物的乙酸乙酯萃取部位均有利尿作用。桑白皮总黄酮有抗炎、镇痛作用。桑白皮水提液、水提醇沉液有降血糖作用。此外，桑表皮还有降血压、免疫调节、抗病毒、抗肿瘤、抗氧化、抗缺氧、延缓衰老等作用。

葶苈子 Tínglìzǐ 《神农本草经》

本品为十字花科植物独行菜 *Lepidium apetalum* Willd.或播娘蒿 *Descurainia sophia* （L.）Webb. ex Prantl.的干燥成熟种子。前者称"北葶苈子"，后者称"南葶苈子"。夏季果实成熟时采割植株，晒干，搓出种子，除去杂质。南葶苈子气微，味微辛、苦，略带黏性；北葶苈子味微辛辣，黏性较强。以粒充实、棕色者为佳。生用或炒用。

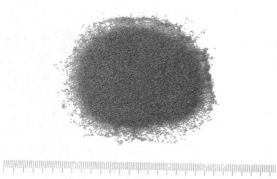

【药性】苦、辛，大寒。归肺、膀胱经。

【功效】泻肺平喘，行水消肿。

【应用】

1.痰涎壅肺，喘咳痰多，胸胁胀满，不得平卧　本品苦泄辛散，性寒清热，功专泻肺之实而下气定喘，尤善泻肺中水饮及痰火。治痰涎壅盛，喘咳痰多，胸胁胀满，不得平卧，常配伍大枣，以缓制峻，如葶苈大枣泻肺汤（《金匮要略》）；还常配紫苏子、桑白皮、苦杏仁等同用，以增强降气化痰、止咳平喘之效。若治肺痈，痰火壅肺，热毒壅盛，咳唾腥臭脓痰，常与桔梗、金银花、薏苡仁等同用，如葶苈薏苡泻肺汤（《张氏医通》）。

2.水肿，胸腹积水，小便不利　本品泻肺气之壅闭，而通调水道，利水消肿。治肺气壅闭，水饮停聚所致的水肿胀满，小便不利，可与牵牛子、茯苓皮、大腹皮等同用，以增强泻水退肿之效。治痰热结胸，饮停胸胁，常与苦杏仁、大黄、芒硝等同用，如大陷胸丸（《伤寒论》）。治湿热蕴阻之腹水肿满，常与防己、椒目、大黄等同用，如已椒苈黄丸（《金匮要略》）。

【用法用量】煎服，3~10g，包煎。

【现代研究】

1.化学成分　本品主要含黄酮类成分：槲皮素–3–O–β–D–葡萄糖–7–O–β–D–龙胆双糖苷，槲皮素等；挥发油：芥子油，异硫氰酸苄酯等；脂肪酸类成分：亚油酸、亚麻酸等。还含生物碱等。《中国药典》规定南葶苈子含槲皮素–3–O–β–D–葡萄糖–7–O–β–D–龙胆双糖苷（$C_{33}H_{40}O_{22}$）不得少于0.075%，饮片不得少于0.080%。

2.药理作用　两种葶苈子提取物，均有强心作用，能使心肌收缩力增强，心率减慢，对衰弱的心脏可增加输出量，降低静脉压。尚有利尿作用。葶苈子的苄基芥子油具有广谱抗菌作用，对酵母菌等20种真菌及数十种其他菌株均有抗菌作用。

白果 Báiguǒ　　　　　　　（《日用本草》）

本品为银杏科植物银杏 *Ginkgo biloba* L.的干燥成熟种子。秋季种子成熟时采收，除去肉质外种皮，洗净，稍蒸或略煮后，烘干。本品气微，味甘、微苦。以粒大、壳色黄白、种仁饱满、断面色淡黄者为佳。用时除去硬壳，生用或炒用，同时捣碎。

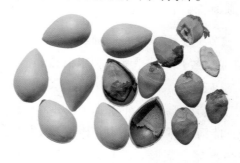

【药性】甘、苦、涩，平；有毒。归肺、肾经。

【功效】敛肺定喘，止带缩尿。

【应用】

1.喘咳痰多　本品性涩而收，能敛肺定

喘，且兼有一定化痰之功，为治喘咳痰多所常用。治寒喘由风寒之邪引发者，配麻黄辛散，敛肺而不留邪，开肺而不耗气，如鸭掌散（《摄生众妙方》）；如肺肾两虚之虚喘，配五味子、胡桃肉等以补肾纳气，敛肺平喘；若外感风寒而内有蕴热而喘者，则配麻黄、黄芩等同用，如定喘汤（《摄生众妙方》）。若治肺热燥咳，喘咳无痰者，宜配天冬、麦冬、款冬花以润肺止咳。

2.**带下白浊，遗尿尿频**　本品收涩而固下焦。治妇女带下，属脾肾亏虚，色清质稀者最宜，常配山药、莲子等健脾益肾之品而用；若属湿热带下，色黄腥臭者，也可配黄柏、车前子等，以化湿清热止带，如易黄汤（《傅青主女科》）。治小便白浊，可单用或与萆薢、益智仁等同用，遗精、尿频、遗尿，常配山茱萸、覆盆子等，以补肾固涩。

【用法用量】煎服，5～10g。

【使用注意】本品生食有毒，不可多用，小儿尤当注意。

【现代研究】

1.**化学成分**　本品主要含黄酮类成分：山柰黄素，槲皮素，芦丁，白果素，银杏素等；银杏萜内酯类成分：银杏内酯A，银杏内酯C等；酚酸类成分：银杏毒素，白果酸，氢化白果酸等。

2.**药理作用**　本品能抑制结核杆菌的生长，体外对多种细菌及皮肤真菌有不同程度的抑制作用。乙醇提取物有一定的祛痰作用，对气管平滑肌有微弱的松弛作用。白果二酚有短暂降压作用，并引起血管渗透性增加。银杏外种皮水溶性成分能清除机体超氧自由基，具有抗衰老作用，还具有免疫抑制及抗过敏作用。

3.**不良反应**　银杏毒性成分为银杏毒及白果中性素（白果酸、白果醇及白果酚等）。银杏毒有溶血作用，服用量过大，易中毒，生品毒性更大，而以绿色胚芽最毒。白果的毒性成分能溶于水，加热可被破坏，故本品熟用毒性小。若作为食品，应去种皮、胚芽，浸泡半天以上，煮熟透后才可食用。一般中毒症状为恶心呕吐，腹痛腹泻，发热，烦躁不安，惊厥，精神委顿，呼吸困难，紫绀，昏迷，瞳孔对光反应迟钝或消失；严重者可因呼吸中枢麻痹而死亡。

附药：**银杏叶** Yínxìngyè

本品为银杏树的叶，主要成分为银杏黄酮。性味苦、涩，平。功能敛肺平喘，活血止痛。用于肺虚咳喘，以及高血脂、高血压、冠心病心绞痛、脑血管痉挛等。煎服5～10g，或制成片剂、注射剂。

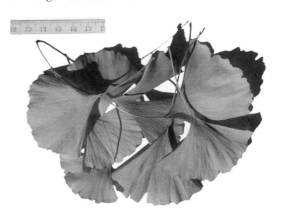

胖大海 Pàngdàhǎi　（《本草纲目拾遗》）

本品为梧桐科植物胖大海Sterculia lychnophora Hance的干燥成熟种子。4～6月果实成熟开裂时，采收种子，晒干。本品气微，味淡，嚼之有黏性。以个大、质坚、棕色、有细皱纹及光泽者为佳。生用。

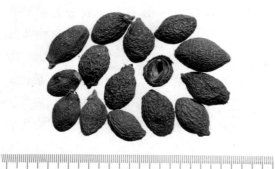

【药性】甘，寒。归肺、大肠经。

【功效】清肺润肺，利咽开音，润肠通便。

【应用】

1.肺热声哑，干咳无痰，咽喉干痛　本品甘寒质轻，主归肺经，能清宣肺气，化痰利咽开音，常单味泡服。治肺热郁闭之咽痛声哑，干咳无痰，可配桔梗、甘草等同用；兼外感风热，咳嗽声嘶，可与蝉蜕同用，如海蝉散（经验方）。若肺热较甚，咽痛较重者，可配金银花、玄参等清热解毒利咽之品同用。

2.热结便秘，头痛目赤　本品能润肠通便，清泄火热，适用于热结肠燥便秘，头痛目赤等火热炎上的病证，可单味泡服，或配清热泻下药大黄、芒硝等以增强药效。

【用法用量】2～3枚，沸水泡服或煎服。

【现代研究】

1.化学成分　本品主要含多糖类成分：由D-半乳糖、L-鼠李糖、蔗糖组成的多糖；有机酸类成分：2,4-二羟基苯甲酸等。还含胡萝卜苷等。

2.药理作用　胖大海素对血管平滑肌有收缩作用，能改善黏膜炎症，减轻痉挛性疼痛。水浸液具有促进肠蠕动，有缓泻作用，以种仁作用最强。种仁溶液（去脂干粉制成），对猫有降压作用。

罗汉果 Luóhànguǒ　　（《岭南采药录》）

本品为葫芦科植物罗汉果 *Siraitia grosvenorii* （Swingle）C. Jeffrey ex A. M. Lu et Z. Y. Zhang 的干燥果实。秋季果实由嫩绿变深绿色时采收，晾数天后，低温干燥。本品气微，味甜。以个大形圆、色泽黄褐、摇不响、壳不破、味甜而不苦者为佳。生用。

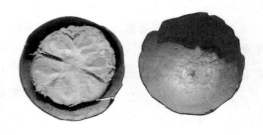

【药性】甘，凉。归肺、大肠经。

【功效】清热润肺，利咽开音，滑肠通便。

【应用】

1.肺热燥咳，咽痛失音　本品为甘凉清润之品，有清热润肺、化痰止咳、利咽开音之功。用于肺热咳喘痰黄咽干，咽痛喑哑，可单用泡茶饮，亦可配桔梗、薄荷等以增强药效。

2.肠燥便秘　本品甘润，可生津润肠通便，治肠燥便秘，可配蜂蜜泡饮。

【用法用量】煎服，9～15g；或开水泡服。

【现代研究】

1.化学成分　本品主要含三萜苷类，包括赛门苷Ⅰ、罗汉果苷ⅡE、Ⅲ、ⅢE、Ⅴ、Ⅵ、罗汉果新苷，黄酮类成分山柰酚-3，7-α-L二鼠李糖苷和罗汉果黄素D-甘露醇，还含大量葡萄糖、果糖，又含锰、铁、镍等20多种无机元素，蛋白质，维生素C、

E等。种仁含油脂成分，其中脂肪酸有亚油酸、油酸、棕榈酸等。《中国药典》规定本品含罗汉果皂苷 V（$C_{60}H_{102}O_{29}$）不得少于0.50%。

2.**药理作用**　本品水提物有较明显的镇咳、祛痰作用，有降低血清谷丙转氨酶活力的作用，能较显著提高实验动物外周血酸性 α–醋酸萘酯酶阳性淋巴细胞的百分率，提示可增强机体的细胞免疫功能，大剂量的罗汉果能提高脾特异性玫瑰花环形成细胞的比率，对外周血中性粒细胞吞噬率无明显作用。

表 20-3　止咳平喘药功用归纳小结表

药名	共性	个性	
		作用特点	其他功效
苦杏仁	降气止咳平喘，润肠通便	有小毒，肃降肺气之中兼有宣发肺气之功而止咳平喘，止咳平喘的力量强，随证配伍可治多种咳喘	
紫苏子		偏于降气化痰，止咳平喘	
百　部	三者皆温润不燥，长于润肺下气止咳。对于咳嗽，无论新久，外感内伤，寒热虚实，均可配伍使用。其中，百部、款冬花长于止咳	善治小儿顿咳	杀虫灭虱
款冬花		兼能化痰	
紫　菀		长于化痰	
马兜铃	清肺化痰，止咳平喘	清肠消痔，兼能清热平肝降压	
枇杷叶		入肺经清肺热、降肺气而化痰止咳，入胃经清微热、降胃气而止呕止噫	
桑白皮	泻肺平喘，利水消肿	重在清泻肺火，兼清肺中水气而平喘，主治肺热咳喘；其利水消肿之力较缓	兼有平肝降压、止血之功
葶苈子		专泻肺中水饮而平喘止咳，兼泻大便，主治痰涎壅盛，喘咳不得平卧、二便不利之实证；其利水消肿之力较强	
白　果	偏于敛肺化痰定喘，并能收涩止带，固精缩尿止遗		
胖大海	清热润肺，利咽开音，润肠通便	甘寒质轻，善清宣肺气，清泄火热	
罗汉果			

第二十一章

安神药

凡以安定神志为主要功效，常用以治疗心神不宁病证的药物，称安神药。

本类药主入心、肝经，能重镇安神，或滋养心肝阴血，从而达到安神，治疗心神不宁病证的目的。即《素问·至真要大论》所谓"惊者平之"，以及《素问·阴阳应象大论》所谓"虚者补之，损者益之"。

安神药主要用治心悸、怔忡、失眠、多梦、健忘之心神不宁证。

使用安神药时，应针对导致心神不宁之心肝火炽、心肝阴血亏虚等原因的不同，相应选择长于重镇安神或养心安神的药物。如实证的心神不宁，若心神不宁因火热所致者，与清泻心火、清泻肝火药配伍；因肝阳上扰者，与平肝潜阳药配伍；因痰所致者，与化痰药配伍；因血瘀所致者，与活血化瘀药配伍；兼血瘀气滞者，与活血或疏肝理气药配伍；癫狂、惊风等证，应以化痰开窍或平肝息风药为主，本类药物多作为辅药应用。虚证心神不宁，若血虚阴亏者，须与补血养阴药物配伍；心脾两虚者，与补益心脾药配伍；心肾不交者，与滋阴降火，交通心肾之品配伍。

使用矿物类安神药，如作丸、散剂服，易伤胃耗气，故脾胃虚弱者慎用。若服本类药物，须酌情配伍养胃健脾药，以免耗伤胃气。安神药多属对症治标之品，尤其矿石类安神药，只宜暂用，不可久服，应中病即止。特别是有毒之品更须慎服。此外，矿物类安神药（除朱砂外），质地重实，有效成分不易煎出，故入煎剂时，应打碎先煎，久煎。

根据安神药的药性及功效主治的差异，可分为重镇安神药及养心安神药两类。

现代药理研究证明，安神药一般具有不同程度的中枢神经抑制作用，具有镇静、催眠、抗惊厥等作用。部分药物还有祛痰止咳、抑菌防腐、强心、改善冠状动脉血循环及提高机体免疫功能等作用。

第一节　重镇安神药

本类药物多为矿石、化石、介类药物，具有质重沉降之性，重则能镇，重可镇怯，故有重镇安神、平惊定志、平肝潜阳等作用。主治心火炽盛、阳气躁动、痰火扰心、肝郁化火及惊吓所致的心悸、失眠、多梦等心神不宁实证，惊风、癫痫、癫狂、肝阳上亢等亦可选用本类药物。

朱砂 Zhūshā　　　　　　　（《神农本草经》）

本品为硫化物类矿物辰砂族辰砂，主含硫化汞（HgS）。采挖后，选取纯净者，用磁铁吸净含铁的杂质，再用水淘去杂石和泥沙。本品气微，味淡。以色鲜红、有光泽、不染手、体重质脆者为佳。生用，或水飞用。

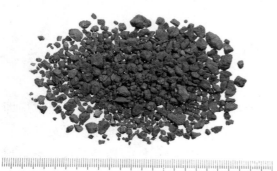

【药性】甘，微寒；有毒。归心经。

【功效】清心镇惊，安神，明目，解毒。

【应用】

1.心悸，失眠　本品甘微寒，质重，寒能降火，重可镇怯，专归心经，既能清心经实火，又能镇惊安神，为清心、镇惊安神要药，尤宜于心火亢盛，内扰神明之心神不宁、惊悸怔忡、烦躁不眠者，常与黄连、生甘草等清心火药同用，如黄连安神丸（《东垣试效方》）；治疗心火亢盛，阴血不足之失眠多梦，心中烦热，心悸怔忡，常配伍当归、生地黄等，如朱砂安神丸（《内外伤辨惑论》）。

2.惊风，癫痫　本品善清心火，又质重，重可镇怯，有镇惊止痉之功，宜于温热病热入心包或痰热内闭，高热烦躁，神昏谵语，惊厥抽搐，常配伍牛黄、麝香等，如安宫牛黄丸（《温病条辨》）。治疗癫痫，常配伍磁石、神曲，如磁朱丸（《千金要方》）。

3.视物昏花　本品微寒，可清心降火，明目，宜于心肾不交之视物昏花，耳鸣耳聋，心悸失眠，每与磁石、神曲同用，如磁朱丸（《千金要方》）。

4.口疮，喉痹，疮疡肿毒　本品性微寒，善清心火，无论内服、外用，均可清热解毒，宜用于热毒疮疡肿毒，常配伍雄黄、山慈菇、大戟等，如太乙紫金锭（《外科正宗》）。治疗咽喉肿痛，口舌生疮，配冰片、硼砂、玄明粉外用，如冰硼散（《外科正宗》）。治疗喉痹，可配牛黄、珍珠、儿茶等吹喉，如万应吹喉散（《青囊秘传》）。

【用法用量】多入丸、散服，不宜入煎剂，0.1～0.5g。外用适量。

【使用注意】本品有毒，不宜大量服用，也不宜少量久服；孕妇及肝、肾功能不全者禁用；忌火煅，宜水飞入药。

【现代研究】

1.化学成分　本品主要含硫化汞（HgS）。另含铅、钡、镁、铁、锌等多种矿质元素及雄黄、磷灰石、沥青质、氧化铁等杂质。《中国药典》规定本品含硫化汞（HgS）不得少于96.0%，饮片不得少于98.0%。

2.药理作用　朱砂能降低中枢神经的兴奋性，有镇静、催眠及抗惊厥作用。并有抗心律失常、抑制或杀灭皮肤细菌和寄生虫等作用。

3.不良反应　朱砂为无机汞化合物，汞与人体蛋白质中巯基有特别的亲和力，高浓度时，可抑制多种酶的活性，使代谢发生障碍，直接损害中枢神经系统。急性中毒的症状表现为尿少或尿闭、浮肿，甚至昏迷抽搐、血压下降或因肾功能衰竭而死亡。慢性中毒者口有金属味，流涎增多，口腔黏膜充血、溃疡，牙龈肿痛、出血，恶心、呕吐，腹痛、腹泻，手指或全身肌肉震颤，肾脏损害可表现为血尿、蛋白尿、管型尿等。朱砂中毒的主要原因：一是长期大剂量口服引起蓄积中毒；二是挂衣入煎剂时，因其不溶于水而沉附于煎器底部，经长时间受热发生化学反应，可析出汞及其他有毒物质，增加毒性。

磁石 Císhí　　　　　（《神农本草经》）

本品为氧化物类矿物尖晶石族磁铁矿，主含四氧化三铁（Fe_3O_4）。采挖后，除去杂石，砸碎。本品有土腥气，味淡。以黑色、有光泽、吸铁能力强者为佳。生用，或煅用。

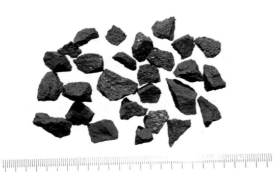

【药性】咸，寒。归心、肝、肾经。

【功效】镇惊安神，平肝潜阳，聪耳明目，纳气平喘。

【应用】

1. 心悸，失眠　本品质重沉降，入心经，能镇惊安神；味咸入肾，又兼有益肾之功；性寒清热，清泻心、肝之火，故能顾护真阴，镇摄浮阳，安定神志。宜用于肾虚肝旺，肝火上炎，扰动心神或惊恐气乱，神不守舍所致的心神不宁、惊悸、失眠及癫痫者，每与朱砂、神曲配用，如磁朱丸（《千金要方》）。

2. 肝阳上亢证　本品入肝、肾经，既能平肝阳，又能益肾阴，可用治肝阳上亢之头晕目眩，急躁易怒等症，常配伍石决明、珍珠、牡蛎等平肝潜阳药。治疗阴虚甚之肝阳上亢证者，常配伍熟地黄、白芍、龟甲等滋阴潜阳药；若热甚者又可与钩藤、菊花、夏枯草等清热平肝药同用。

3. 视物昏花，耳鸣耳聋　本品入肝、肾经，能益肾阴，有聪耳明目之效，宜于肾虚耳鸣、耳聋，常配伍熟地黄、山茱萸、五味子等，如耳聋左慈丸（《重订广温热论》）。治疗肝肾不足，视物昏花，宜与枸杞子、菊花、女贞子等补肝肾明目药配伍。

4. 肾虚气喘　本品入肾经，质重沉降，纳气归肾，有益肾纳气平喘之功，宜用于肾气不足，摄纳无权之虚喘，常配伍五味子、胡桃肉、蛤蚧等纳气平喘药。

【用法用量】煎服，9～30g，宜先煎。镇惊安神、平肝潜阳宜生用，聪耳明目、纳气平喘宜醋淬后用。

【使用注意】本品为矿物类药物，服后不易消化，如入丸、散，不可多服，脾胃虚弱者慎用。

【现代研究】

1. 化学成分　本品主要含四氧化三铁（Fe_3O_4），其中含铁不得少于50%。另含锰、镉、铬、钴、铜、锌、铅、钛等。火煅醋淬后，含铁不得少于45%。《中国药典》规定本品含铁（Fe）不得少于50.0%，煅磁石含铁（Fe）不得少于45.0%。

2. 药理作用　磁石具有抑制中枢神经，有镇静、催眠及抗惊厥作用，且炮制后作用显著增强。此外，磁石有抗炎、镇痛、促凝血等作用。

龙骨 Lónggǔ　　　　　（《神农本草经》）

本品为古代大型哺乳类动物象类、三趾马类、犀类、鹿类、牛类等骨骼的化石或象类门齿的化石。全年可采，挖出后，除去泥土及杂质，贮于干燥处。本品无臭，无味。以吸湿力强、呈淡黄白色、夹有蓝灰色及红棕色花纹、质脆、分层的"五花龙骨"为佳。生用或煅用。

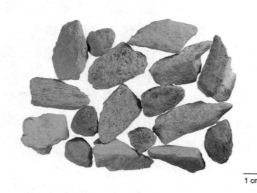

1 cm

【药性】甘、涩，平。归心、肝、肾经。

【功效】镇惊安神，平肝潜阳，收敛固涩。

【应用】

1.心神不宁，心悸失眠，惊痫癫狂　本品质重，入心、肝经，能镇静安神，为重镇安神的常用药，宜用于心神不宁，心悸失眠，健忘多梦等症，常与石菖蒲、远志等药同用，如孔圣枕中丹（《千金要方》）；也常与酸枣仁、柏子仁、朱砂、琥珀等安神药同用。治疗痰热内盛，惊痫抽搐，癫狂发作者，常配伍牛黄、胆南星、羚羊角等化痰、息风止痉药。

2.肝阳上亢证　本品入肝经，质重沉降，有较强的平肝潜阳作用，宜用于肝阴不足、肝阳上亢之头晕目眩，烦躁易怒等，常与代赭石、生牡蛎、生白芍等平肝潜阳药同用，如镇肝熄风汤（《医学衷中参西录》）。

3.正虚滑脱诸证　本品味涩能敛，有收敛固涩功效，宜于遗精、滑精、尿频、遗尿、崩漏、带下、自汗、盗汗等多种正虚滑脱之证。治疗肾虚遗精、滑精，常与芡实、沙苑子、牡蛎等固精止遗药配伍，如金锁固精丸（《医方集解》）；治疗心肾两虚，小便频数、遗尿者，常配伍桑螵蛸、龟甲、茯神等，如桑螵蛸散（《本草衍义》）；治疗气虚不摄，冲任不固之崩漏，常配伍黄芪、海螵蛸、五倍子等，如固冲汤（《医学衷中参西录》）；治疗表虚自汗，阴虚盗汗者，常配伍牡蛎、浮小麦、五味子等；若大汗不止，脉微欲绝的亡阳证，可与牡蛎、人参、附子同用，以回阳救逆固脱。

4.湿疮痒疹，疮疡久溃不敛　本品性收涩，煅后外用有收湿、敛疮、生肌之效，宜用于湿疮流水，痒疹，常与牡蛎同用，研粉外敷；若疮疡溃久不敛，常与枯矾等份，共研细末，掺敷患处。

【用法用量】煎服，15～30g；宜先煎。外用适量。镇惊安神、平肝潜阳多生用，收敛固涩宜煅用。

【使用注意】湿热积滞者不宜使用。

【现代研究】

1.化学成分　本品主要含碳酸钙、磷酸钙、氧化镁。另含铁、钾、钠、氯、铜、锰、等多种无机元素、氨基酸等。

2.药理作用　龙骨水煎剂有中枢抑制和骨骼肌松弛作用，能调节机体免疫功能，有利于消除溃疡和促进伤口的恢复，并有镇静、催眠、抗惊厥、促进血液凝固、降低血管通透性等作用。

附药：龙齿　Lóngchǐ

本品为古代哺乳动物如三趾马类、犀类、鹿类、牛类、象类等的牙齿化石。性味甘、涩，凉；归心、肝经。功能镇惊安神，主治惊痫癫狂、心悸怔忡、失眠多梦。煎服，15~30g，先煎。

表 21-1　重镇安神药功用归纳小结表

药名	共性	个性	
		作用特点	其他功效
朱砂	镇惊安神	性微寒，有毒，既能镇心安神，又能清心安神，为重镇安神之要药，尤宜于心火亢盛，内扰神明之心神不宁，惊悸怔忡，烦躁不眠者	清热解毒
磁石		平肝潜阳	聪耳明目，纳气平喘
龙骨			又善于收敛固涩，外用有收湿、敛疮、生肌之效

第二节　养心安神药

养心安神药多为植物种子、种仁类药物，具有甘润滋养之性，性味多甘平，故以养心安神为主要作用。主治阴血不足，心脾两虚，心失所养之心悸怔忡，虚烦不眠，健忘多梦等心神不宁虚证。

酸枣仁 Suānzǎorén　　　　（《神农本草经》）

本品为鼠李科植物酸枣 *Ziziphus jujuba* Mill. var. *spinosa*（Bunge）Hu ex H. F. Chou 的干燥成熟种子。秋末冬初采收成熟果实，除去果肉和核壳，收集种子，晒干。本品气微弱，味淡。以粒大饱满、外皮紫红色者为佳。生用或炒用，用时捣碎。

【药性】甘、酸，平。归肝、胆、心经。

【功效】养心补肝，宁心安神，敛汗，生津。

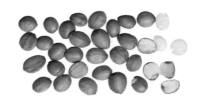

【应用】

1. 心悸，失眠　本品味甘，入心、肝经，能养心阴，益肝血而有安神之效，为养心安神要药，尤宜于心肝阴血亏虚，心失所养之虚烦不眠，惊悸多梦，每与知母、茯苓、川芎等同用，如酸枣仁汤（《金匮要略》）；治疗心脾气血亏虚，惊悸不安，体倦失眠者，每与黄芪、当归、党参等补养气血药配伍，如归脾汤（《校注妇人良方》）；治疗阴虚血少，心悸失眠，虚烦神疲，梦遗健忘，手足心热，口舌生疮，舌红少苔，脉细而数者，每与地黄、五味子、丹参等药配伍，如天王补心丹（《摄生秘剖》）。

2. 体虚多汗　本品味酸能敛，有收敛止汗之效，宜用于体虚自汗、盗汗，每与五味子、山茱萸、黄芪等益气固表止汗药同用。

3. 津伤口渴　本品味甘酸，故有敛阴生津止渴之功，还可用治津伤口渴者，每与地黄、麦冬、天花粉等养阴生津药同用。

【用法用量】煎服，9~15g。

【现代研究】

1. 化学成分　本品主要含三萜皂苷类成分：酸枣仁皂苷 A、B 等；生物碱类成分：荷叶碱，欧鼠李叶碱，原荷叶碱，去甲异紫堇定碱，右旋衡州乌药碱等；黄酮类成分：斯皮诺素，当药素等；还含挥发油、糖类、蛋白质及有机酸等。《中国药典》规定本品含酸枣仁皂苷 A($C_{58}H_{94}O_{26}$) 不得少于 0.030%，含斯皮诺素（ $C_{28}H_{38}O_{15}$ ）不得少于 0.080%；饮片同药材。

2.药理作用　酸枣仁总皂苷、总黄酮、总生物碱、不饱和脂肪酸部分有催眠、镇静作用；酸枣仁煎剂有镇痛、降体温作用。此外，酸枣仁还有改善心肌缺血、提高耐缺氧能力、降血压、降血脂、增强免疫功能、抗血小板聚集、抗肿瘤等作用。

柏子仁 Bǎizǐrén 　　（《神农本草经》）

本品为柏科植物侧柏 *Platycladus orientalis* （L.）Franco 的干燥成熟种仁。秋、冬二季采收成熟种子，晒干，除去种皮，收集种仁。本品气微香，味淡。以粒饱满、黄白色、油性大而不泛油者为佳。生用，亦可制成柏子仁霜。

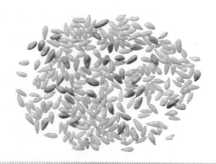

【药性】甘，平。归心、肾、大肠经。
【功效】养心安神，润肠通便，止汗。
【应用】

1.心悸，失眠　本品味甘质润，药性平和，主入心经，具有养心安神之功效，多用于心之阴血不足，心神失养之心悸怔忡、虚烦不眠、头晕健忘等，常与人参、五味子、白术等同用，如柏子仁丸（《普济本事方》）；也可与酸枣仁、当归、茯神等同用，如养

心汤（《校注妇人良方》）。治疗心肾不交之心悸不宁、心烦少寐、梦遗健忘，多与麦冬、熟地黄、石菖蒲等配伍，如柏子养心丸（《体仁汇编》）。

2.肠燥便秘　本品质润，富含油脂，有润肠通便之功，宜用于阴虚血亏，老年、产后等肠燥便秘，常与郁李仁、松子仁、杏仁等同用，如五仁丸（《世医得效方》）。

3.阴虚盗汗　本品甘润，兼能补阴以止汗，还可用治阴虚盗汗，宜与酸枣仁、牡蛎、麻黄根等药同用。

【用法用量】煎服，3～10g。

【使用注意】本品质润，便溏及多痰者慎用。

【现代研究】

1.化学成分　本品主要含柏木醇、谷甾醇和双萜类成分；还含脂肪油、挥发油、皂苷、维生素 A 和蛋白质等。

2.药理作用　柏子仁醇法提取物有延长慢波睡眠期作用；柏子仁石油醚提取物对鸡胚背根神经节突起的生长有轻度促生长作用；柏子仁乙醇提取物对前脑基底核破坏的小鼠被动回避学习有改善作用。

首乌藤 Shǒuwūténg 　　（《何首乌传》）

本品为蓼科植物何首乌 *Polygonum multiflorum* Thunb. 的干燥藤茎。秋、冬二季采割，除去

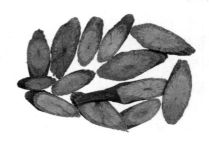

残叶，捆成把或趁鲜切断，干燥。本品气微，味微苦涩。以枝条粗壮、均匀，外皮棕红色，无叶者为佳。生用。

【药性】甘，平。归心、肝经。

【功效】养血安神，祛风通络。

【应用】

1.失眠多梦　本品味甘，入心、肝二经，能补养阴血，养心安神，宜用于阴虚血少之失眠多梦，心神不宁，常与合欢皮、酸枣仁、柏子仁等养心安神药同用。治疗失眠，阴虚阳亢者，常与珍珠母、龙骨、牡蛎等药配用。

2.血虚身痛，风湿痹痛　本品能养血祛风，通经活络，治疗血虚身痛，常配伍鸡血藤、当归、川芎等。治疗风湿痹痛，常配伍羌活、独活、桑寄生等祛风湿、止痹痛药。

3.皮肤瘙痒　本品有养血祛风止痒之功，可用治风疹、疥癣之皮肤瘙痒，常配伍蝉蜕、浮萍、地肤子等药。

【用法用量】煎服，9～15g。外用适量，煎水洗患处。

【现代研究】

1.化学成分　本品主要含蒽醌类成分：大黄素，大黄酚，大黄素甲醚等；黄酮类成分：木犀草素木糖苷等；二苯乙烯苷类成分：2,3,5,4′-四羟基二苯乙烯-2-O-β-D-葡萄糖苷等。《中国药典》规定本品含2,3,5,4′-四羟基二苯乙烯-2-O-β-D-葡萄糖苷（（$C_{20}H_{22}O_9$）不得少于0.20%，饮片同药材。

2.药理作用　首乌藤黄酮粗提物及其不同极性的黄酮组分、首乌藤多糖具有抗氧化作用。首乌藤有抗慢性炎症及抗菌作用，有镇静催眠作用，能促进免疫功能。

合欢皮　Héhuānpí　（《神农本草经》）

本品为豆科植物合欢 *Albizia julibrissin* Durazz.的干燥树皮。夏、秋二季剥取，晒干。本品气微香，味淡、微涩、稍刺舌，而后喉头有不适感。以皮薄条匀、无栓皮、内面黄白色为佳。生用。

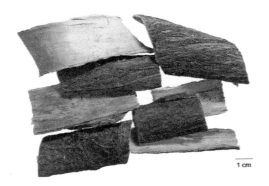

1 cm

【药性】甘，平。归心、肝、肺经。

【功效】解郁安神，活血消肿。

【应用】

1.心神不宁，忧郁失眠　本品性味甘平，入心、肝经，善解肝郁，欢悦心志，以收安神解郁之效，为悦心安神之要药，宜用于情志不遂，忿怒忧郁，烦躁失眠，心神不宁，可单用或与酸枣仁、首乌藤、郁金等安神解郁药同用。

2.肺痈，疮肿　本品有活血消肿之功，能消散内外痈肿，用治肺痈，胸痛，咳吐脓血，单用有效，如黄昏汤（《千金要方》）；亦可与鱼腥草、冬瓜仁、芦根等清热消痈排脓药同用。治疗疮痈肿毒，常配伍蒲公英、紫花地丁、连翘等清热解毒药。

3.跌仆伤痛　本品入心、肝血分，能活血祛瘀，可用于跌仆伤痛，常与乳香、没药、骨碎补等活血疗伤，续筋接骨药配伍。

【用法用量】煎服，6～12g。外用适

量，研末调敷。

【使用注意】孕妇慎用。

【现代研究】

1.化学成分　本品主要含木脂素类成分：（－）-丁香树脂酚-4-*O*-β-D-呋喃芹糖基-（1→2）-β-D-吡喃葡萄糖苷，（－）-丁香树脂酚-4-*O*-β-D-呋喃芹糖基-（1→2）-β-D-吡喃葡萄糖基-4′-*O*-β-D-吡喃葡萄糖苷。还含萜类、皂苷类、鞣质。《中国药典》规定本品含（－）-丁香树脂酚-4-*O*-β-D）-呋喃芹糖基-（1→2）-β-D-吡喃葡萄糖苷（$C_{33}H_{44}O_{17}$）不得少于0.030%。

2.药理作用　合欢皮水煎剂、醇提取物及合欢皮总皂苷有镇静安神作用。合欢皮皂苷有抗生育作用。合欢皮甲醇提取物、合欢皮多糖、合欢皮乙醇提取物有抗肿瘤作用。合欢皮乙醇提取物、合欢皮水提液有免疫增强作用。

附药：合欢花　Héhuānhuā

本品为豆科植物合欢 *Albizia julibrissin* Durazz. 的干燥花序或花蕾。性味甘，平；归心、肝经。功能解郁安神。适用于心神不安，忧郁失眠。煎服，5～10g。

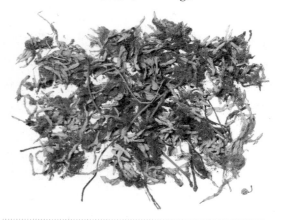

远志　Yuǎnzhì　　　　（《神农本草经》）

本品为远志科植物远志 *Polygala tenuifolia* Willd. 或卵叶远志 *Polygala sibirica* L.的干燥根。春、秋二季采挖，除去须根和泥沙，晒干。本品气微，味苦、微辛，嚼之有刺喉感。以色灰黄、肉厚、去净木心者为佳。生用或炙用。

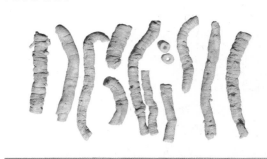

【药性】苦、辛，温。归心、肾、肺经。

【功效】安神益智，交通心肾，祛痰，消肿。

【应用】

1.失眠，心悸　本品苦辛性温，性善宣泄通达，既能开心气而宁心安神，又能通肾气而强志不忘，为交通心肾、安定神志、益智强识之佳品，宜用于心肾不交之心神不宁，失眠多梦，健忘惊悸，神志恍惚，每与茯神、龙齿、朱砂等镇静安神药同用，如远志丸（《三因极一病证方论》）。治疗健忘证，常配伍人参、茯苓、石菖蒲，如开心散（《千金要方》），若方中再加茯神，即不忘散（《证治准绳》）。

2.咳嗽痰多　本品苦温性燥，入肺经，能祛痰止咳，故可用治痰多黏稠、咳吐不爽，每与苦杏仁、川贝母、桔梗等化痰止咳平喘药同用。

3.疮疡肿毒，乳房肿痛　本品辛行苦泄温通，可疏通气血之壅滞而消散痈肿，用于疮疡肿毒，乳房肿痛，内服、外用均有疗效。内服可单用为末，黄酒送服；外用可隔水蒸软，加少量黄酒捣烂敷患处。

【用法用量】煎服，3～10g。

【使用注意】胃溃疡及胃炎患者慎用。

【现代研究】

1.化学成分　本品主要含皂苷类化合物、酮类（又名苯骈色原酮）化合物、寡糖酯类化合物。另含生物碱类、3，4，5-三甲氧基桂皮酸、远志醇、细叶远志定碱、脂肪油、树脂、四氢非洲防己胺等成分。《中国药典》规定本品含细叶远志皂苷（$C_{36}H_{56}O_{12}$）不得少于2.0%，饮片不得少于2.0%；含远志𫪒酮Ⅲ（$C_{25}H_{28}O_{15}$）不得少于0.15%，饮片不得少于0.10%；含3，6′-二芥子酰基蔗糖（$C_{36}H_{46}O_{17}$）不得少于0.50%，饮片不得少于0.30%。

2.药理作用　全远志有镇静、催眠及抗惊厥作用。远志皂苷有祛痰、镇咳、降压作用。远志醇有止痛作用。远志水煎剂有抗氧化、抗衰老作用。远志水浸膏对脑有保护作用。远志根水提物具有预防各种炎性脑病作用。远志皂苷有增强免疫、降低心肌收缩力、减慢心率、抗菌、抗病毒、溶血作用。远志的甲醇提取物有降血糖、降血脂作用。远志粗提物有利胆、利尿、消肿作用。远志𫪒酮类成分能抑制血小板的聚集。远志水溶性提取物具有抗突变抗癌等作用。

表 21-2　养心安神药功用归纳小结表

药名	共性	个性	
		作用特点	其他功效
酸枣仁	养心安神	养心阴、益肝血而安神，养心安神之力较强，尤宜于心肝阴血亏虚，心失所养之虚烦不眠、惊悸多梦	敛汗，生津
柏子仁			润肠通便，止汗
首乌藤			祛风通络
合欢皮	善于解郁安神，为悦心安神要药，宜用于情志不遂、忿怒忧郁所致的烦躁失眠、心神不宁。并能活血消肿		
远志	善于交通心肾、安定神志、益智强识，宜用于心肾不交之心神不宁。并能祛痰开窍，消散痈肿		

第二十二章

平肝息风药

凡以平肝潜阳或息风止痉为主要功效，常用以治疗肝阳上亢或肝风内动病证的药物，称平肝息风药。

《素问·至真要大论》云："诸风掉眩，皆属于肝。"本类药物皆入肝经，多为介类、昆虫等动物药物及矿石类药物，以平肝潜阳、息风止痉为主要功效。故素有"介类潜阳，虫类搜风"之说。

平肝息风药主要用于治疗肝阳上亢证及肝风内动证。肝阳上亢多由于肝肾阴虚，阴不制阳，肝阳亢扰于上所致，症见眩晕耳鸣、头目胀痛、面红目赤、急躁易怒、腰膝酸软、头重脚轻、脉弦等；肝风内动多由肝阳化风、热极生风、阴虚动风或血虚生风等所致，症见眩晕欲仆、痉挛抽搐、项强肢颤等。

使用平肝息风药时，应根据引起肝阳上亢、肝风内动的病因、病机及兼证的不同，配伍相应的药物。如属阴虚阳亢者，宜配伍滋养肝肾之补阴药，益阴以制阳；肝火上炎者，宜配伍清泻肝火药；兼心神不安者，当配伍安神药；肝阳化风者，应将息风止痉药与平肝潜阳药物联用；热极生风者，当配伍清热泻火解毒之品；阴血亏虚之肝风内动，当配伍补养阴血药物；脾虚慢惊风，当配伍补气健脾药物；兼窍闭神昏者，宜与开窍药配伍；兼痰浊者，应与祛痰化浊药配伍。

本类药物有性偏寒凉或性偏温燥之不同，故当注意使用。若脾虚慢惊者，不宜用寒凉之品；阴虚血亏者，当忌温燥之品。对于贝壳、矿物类药材，入煎剂宜打碎先煎；某些药物有毒性，用量不宜过大，孕妇慎用或忌用。

根据平肝息风药的功效及主治的差异，可分为平抑肝阳药和息风止痉药二类。

现代药理研究证明，平肝息风药具有降压、镇静、抗惊厥作用。部分药物还有解热、镇痛、抗炎、抗血栓、抗肿瘤等作用。

第一节 平抑肝阳药

本类药物多为介类或矿石类药物，质重沉降，性偏寒凉，以平抑肝阳或平肝潜阳为主要作用。主治肝阳上亢证，症见眩晕耳鸣，头晕头痛，面红目赤，急躁易怒，失眠多梦，腰膝酸软，舌质红，苔黄或少苔，脉弦数等。部分平抑肝阳药兼有清肝热，安神等作用，亦可用治肝热所致的目赤肿痛、心神不安、心悸失眠等。

石决明 Shíjuémíng 《名医别录》

本品为鲍科动物杂色鲍 *Haliotis diversicolor* Reeve、皱纹盘鲍（毛底石决明）*Haliotis discus hannai* Ino、羊鲍 *Haliotis ovina* Gmelin、澳洲鲍 *Haliotis ruber*（Leach）、耳鲍 *Haliotis asinina* Linnaeus 或白鲍 *Haliotis laevigata*（Donovan）的贝壳。夏、秋两季捕捉，去肉，洗净，干燥。本品气微，味微咸。以内面具有珍珠样光彩者为佳。生用或煅用，用时打碎。

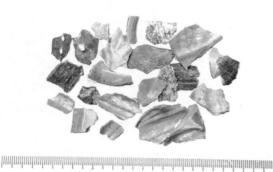

【药性】咸，寒。归肝经。

【功效】平肝潜阳，清肝明目。

【应用】

1. 肝阳上亢，头痛眩晕　本品咸寒质重，专入肝经，而有镇潜肝阳、清泄肝热之效，为凉肝、镇肝之要药，又兼滋养肝阴之功，故对肝肾阴虚、肝阳上亢之头痛眩晕，尤为适宜。用治邪热灼阴，筋脉拘急，手足蠕动，头目眩晕之症，常与白芍、生地黄、牡蛎等养阴平肝药配伍，如阿胶鸡子黄汤（《通俗伤寒论》）；若肝阳上亢而有热象，症见头晕头痛、烦躁易怒者，可与夏枯草、黄芩、菊花等清热平肝药同用。

2. 目赤翳障，视物昏花　本品功能清肝明目退翳，治疗肝火上炎，目赤肿痛，可与龙胆草、夏枯草、菊花等清肝明目之品同用。治疗风热目赤，翳膜遮睛，常与蝉蜕、菊花、谷精草等配伍；若肝虚血少，目涩昏暗，雀盲眼花者，每与熟地黄、枸杞子、菟

丝子等养肝明目药配伍。

此外，煅石决明还有收敛、制酸、止痛、止血等作用。可用治胃痛泛酸、疮疡不敛及外伤出血等。

【用法用量】煎服，6～20g；打碎先煎。平肝、清肝宜生用，外用点眼宜煅用、水飞。

【使用注意】本品咸寒易伤脾胃，故脾胃虚寒、食少便溏者慎用。

【现代研究】

1. 化学成分　本品主要含无机盐：以碳酸钙为主要成分；矿质元素如钙、镁、铁、锌、铜、铅等；贝壳内层具有珍珠样光泽的角质蛋白，经盐酸水解得16种氨基酸。《中国药典》规定本品含碳酸钙（$CaCO_3$）不得少于93.0%；煅石决明不得少于95.0%。

2. 药理作用　石决明有降压作用。其提取液有抑菌作用。其贝壳内层水解液经小鼠抗四氯化碳急性中毒实验表明，有保肝作用。其酸性提取液对家兔体内外的凝血实验表明，有显著的抗凝作用。石决明粉有中和胃酸作用。

珍珠母 Zhēnzhūmǔ　　　（《本草图经》）

本品为蚌科动物三角帆蚌 *Hyriopsis cumingii*（Lea）、褶纹冠蚌 *Cristaria plicata*（Leach）或珍珠贝科动物马氏珍珠贝 *Pteria martensii*（Dunker）的贝壳。全年可采，去肉，洗净，干燥。本品气微腥，味淡。以片大、色白、酥松不碎者为佳。生用或煅用。用时打碎。

【药性】咸，寒。归肝、心经。

【功效】平肝潜阳，清肝明目，镇心安神。

【应用】

1. 肝阳上亢，头痛眩晕　本品咸寒入

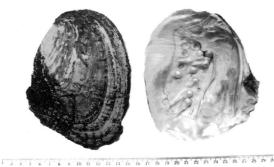

肝，功似石决明，有平肝潜阳、清泻肝火作用，治阴虚阳亢所致头痛眩晕、耳鸣、心悸失眠等症，常与白芍、生地黄、龙齿等滋阴潜阳药同用；治肝阳上亢眩晕、头痛者，常与石决明、牡蛎、磁石等平肝药同用；若治肝阳上亢并有肝火，烦躁易怒甚者，又常与夏枯草、菊花等清肝火药配伍。

2. 目赤翳障，视物昏花　本品性寒清热，有清肝明目之效，治肝热目赤，羞明怕光，翳障，常与石决明、菊花、车前子等清肝明目退翳药配伍；治肝虚目暗，视物昏花，则与枸杞子、女贞子、熟地黄等养肝明目药配伍。现用珍珠层粉制成眼膏外用，治疗白内障、角膜炎及结膜炎等，有一定疗效。

3. 惊悸失眠　本品质重入心经，有镇惊安神之功。治疗心悸失眠，心神不宁，可与朱砂、龙骨、酸枣仁等安神药配伍，如珍珠母丸（《普济本事方》）。

此外，本品研细末外用，能收湿敛疮，用治湿疮瘙痒、溃疡久不收口、口疮等症。用珍珠层粉内服，治疗胃、十二指肠球部溃疡，有一定疗效。

【用法用量】煎服，10～25g。宜打碎先煎，或入丸、散剂。外用适量。

【使用注意】本品性寒质重，易伤脾胃，脾胃虚寒者慎用。

【现代研究】

1. 化学成分　本品主要含无机盐：以碳酸钙为主要成分。尚含有机质及少量镁、铁、硅酸盐、硫酸盐等。并含有多种氨基酸及磷脂酰乙醇胺、半乳糖神经酰胺、羟基脂肪酸等氧化物。

2. 药理作用　本品有镇静、抗惊厥、抗肝损伤、延缓衰老、抗氧化、抗肿瘤、抗过敏、抗溃疡、提高免疫功能等作用。

牡蛎 Mǔlì　　　　　　（《神农本草经》）

本品为牡蛎科动物长牡蛎 *Ostrea gigas* Thunberg、大连湾牡蛎 *Ostrea talienwhanensis* Crosse 或近江牡蛎 *Ostrea rivularis* Gould 的贝壳。全年均可采收。去肉，洗净，晒干。本品气微，味微咸。以个大、整齐、内面光洁、色白者为佳。生用或煅用，用时打碎。

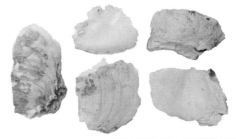

【药性】咸、涩，微寒。归肝、胆、肾经。

【功效】潜阳益阴，重镇安神，软坚散结，收敛固涩，制酸止痛。

【应用】

1. 肝阳上亢，头痛晕眩　本品咸寒质重，入肝经，长于平肝潜阳，兼益阴清热之功。用治水不涵木，阴虚阳亢，头痛眩晕，烦躁不安，耳鸣者，常与龙骨、龟甲、白芍等同用，如镇肝熄风汤（《医学衷中参西录》）；若治热病日久，灼烁真阴，虚风内动，四肢抽搐之症，常与生地黄、龟甲、鳖甲等养阴、息风止痉药配伍，如大定风珠（《温病条辨》）。

2.心神不安，惊悸失眠　本品有重镇安神之功，可用于心神不安，惊悸失眠，失眠多梦等症，常与龙骨相须为用，如桂枝甘草龙骨牡蛎汤（《伤寒论》）。亦可配伍琥珀、酸枣仁等安神之品。

3.瘰疬痰核，癥瘕积聚　本品味咸，软坚散结。善治痰火郁结之瘰疬痰核、瘿瘤等，常与浙贝母、玄参等配伍，如消瘰丸（《医学心悟》）；用治气滞血瘀的癥瘕积聚，常与鳖甲、丹参、莪术等活血消癥散结药同用。

4.滑脱诸证　本品煅后收敛固涩，常与煅龙骨相须为用，配合补虚药治疗多种正虚不固，滑脱之证：治自汗，盗汗，常与麻黄根、浮小麦等同用，如牡蛎散（《和剂局方》），亦可用牡蛎粉扑撒汗处，有止汗作用；治肾虚遗精、滑精，常与沙苑子、龙骨、芡实等配伍，如金锁固精丸（《医方集解》）；治尿频、遗尿，可与桑螵蛸、金樱子、龙骨等同用；治疗崩漏，带下证，可与海螵蛸、山茱萸、龙骨等配伍。

5.胃痛泛酸　煅牡蛎有制酸止痛作用，治胃痛泛酸，常与乌贼骨、浙贝母共为细末，内服取效。

【用法用量】煎服，9～30g。宜打碎先煎。收敛固涩、制酸止痛宜煅用，余皆生用。

【使用注意】本品性寒质重，易伤脾胃，脾胃虚寒者慎用。

【现代研究】

1.化学成分　本品主要含碳酸钙、磷酸钙及硫酸钙，并含铜、铁、锌、锰、锶、铬等微量元素及多种氨基酸。《中国药典》规定本品含碳酸钙（$CaCO_3$）不得少于94.0%。

2.药理作用　牡蛎粉末动物实验有镇静、抗惊厥作用，并有明显的镇痛作用；煅牡蛎1号可明显提高抗实验性胃溃疡活性；牡蛎多糖具有降血脂、抗凝血、抗血栓等作用。

代赭石 Dàizhěshí　　　　（《神农本草经》）

本品为氧化物类矿物刚玉族赤铁矿，主含三氧化二铁（Fe_2O_3）。采挖后，除去杂石泥土，打碎。本品气微，味淡。以色棕红、断面显层叠状、有钉头者为佳。生用或醋淬研粉用。

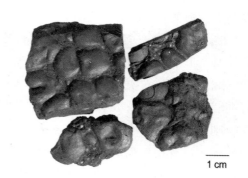

1 cm

【药性】苦，寒。归肝、心、肺、胃经。
【功效】平肝潜阳，重镇降逆，凉血止血。
【应用】

1.肝阳上亢，头痛眩晕　本品质重沉降，味苦性寒，长于镇潜肝阳，兼清肝火。用于肝阳上亢所致的头目眩晕、目胀耳鸣等症，常与怀牛膝、生牡蛎、生白芍等滋阴潜阳药同用，如镇肝熄风汤、建瓴汤（《医学衷中参西录》）；若治肝阳上亢，肝火盛者，每与石决明、夏枯草、牛膝等平肝清肝药同用。

2.呕吐，呃逆，噫气　本品质重性降，

为重镇降逆之要药。尤善降上逆之胃气而具止呕、止呃、止噫之效。用治胃气上逆之呕吐、呃逆、噫气不止等症，可与旋覆花、半夏、生姜等降逆止呕药配伍，如旋覆代赭汤（《伤寒论》）；若治噫膈不能食，大便燥结，配伍党参、当归、肉苁蓉等，如参赭培气汤（《医学衷中参西录》）。

3.气逆喘息 本品入肺经，亦能降上逆之肺气而平喘。用治哮喘有声，卧睡不得者，《普济方》单用本品研末，米醋调服取效；用治肺肾不足、阴阳两虚之虚喘，每与补肺肾纳气之党参、山茱萸、胡桃肉等同用，如参赭镇气汤（《医学衷中参西录》）。

4.血热吐衄，崩漏 本品入心、肝血分，有凉血止血之效。又善降气、降火，尤宜于气火上逆，迫血妄行之出血证。用治胃热气逆所致吐血、衄血、胸中烦热者，可与白芍、竹茹、清半夏等配伍，如寒降汤（《医学衷中参西录》）；用治血热崩漏下血，可配伍禹余粮、赤石脂、五灵脂等，如震灵丹（《和剂局方》）。

【用法用量】煎服，10～30g。宜打碎先煎。入丸、散，每次1～3g。平肝潜阳、重镇降逆宜生用；止血宜煅用。

【使用注意】本品苦寒沉降，脾胃虚寒、食少便溏者及孕妇慎用。

【现代研究】

1.化学成分 本品主要含三氧化二铁（Fe_2O_3）。正品钉头赭石含铁60%以上，并含镉、钴、铬、铜、锰、镁等多种矿质元素。《中国药典》规定本品含铁（Fe）不得少于45.0%。

2.药理作用 本品有镇静、抗惊厥、止血作用。对肠管有兴奋作用，可使肠蠕动亢

进。所含铁质能促进红细胞及血红蛋白的新生。此外，有保护胃肠黏膜、抗炎、增强免疫等作用。

刺蒺藜 Cìjílí　　　　（《神农本草经》）

本品为蒺藜科植物蒺藜 *Tribulus terrestris* L.的干燥成熟果实。秋季果实成熟时采收，晒干。本品无臭，味苦辛。以颗粒均匀、饱满坚实、色黄绿者为佳。生用或炒用。

【药性】苦、辛，微温；有小毒。归肝经。

【功效】平肝解郁，活血祛风，明目，止痒。

【应用】

1.肝阳上亢，头痛眩晕 本品苦以降泄，功能平抑肝阳，惟力缓，治肝阳上亢所致头痛眩晕等症，每与平肝潜阳之钩藤、菊花、珍珠母等同用。

2.胸胁胀痛，乳闭胀痛 本品苦泄辛散，功能疏肝解郁，通行气血。用治肝郁气滞，胸胁胀痛，可与柴胡、香附、青皮等疏肝理气药同用。若治妇人产后肝郁乳汁不通，乳房作痛，可单用本品研末服，或与穿山甲、王不留行等通经下乳药同用。

3.风热上攻，目赤翳障 本品味辛入肝，有祛风明目之功。用治风热目赤肿痛，多泪多眵或翳膜遮睛等症，多与清肝明目之菊花、蔓荆子、决明子等同用，如白蒺藜散（《张氏医通》）。

4.风疹瘙痒，白癜风 本品辛散，有祛风止痒之功。治疗风疹瘙痒，常与防风、荆芥、地肤子等祛风止痒药配伍；若治血虚风盛，瘙痒难忍者，可与当归、何首乌、防风等养血祛风药同用。治白癜风，《千金要方》单用本品研末冲服。

【用法用量】煎服，6～10g。

【使用注意】孕妇慎用。

【现代研究】

1.化学成分　本品主要含皂苷类、黄酮类、生物碱、多糖类等化合物。尚含甾醇类、脂肪酸、氨基酸类、萜类、无机盐等。

2.药理作用　蒺藜水浸液及乙醇浸出液对麻醉动物有降压作用；其水溶性部分有利尿作用；蒺藜总皂苷有显著的强心作用，有提高机体免疫功能、强壮、抗衰老等作用；

蒺藜水煎液有降低血糖作用；水提取物有抗过敏作用。此外尚有保护视网膜神经细胞、降血脂、抗动脉粥样硬化、促进精子产生、增强性机能、抗肿瘤、抗菌、抗炎、镇痛等作用。

3.不良反应　刺蒺藜中毒后可见乏力、嗜睡、头昏、恶心呕吐、心悸、唇甲及皮肤黏膜呈青紫色、猩红热样药疹，严重者出现肺水肿、呼吸衰竭，并可引起高铁血红蛋白而发生窒息。

表 22-1　平抑肝阳药功用归纳小结表

药名	共性	个性	
		作用特点	其他功效
石决明	均为咸寒质重沉降之品，功能平肝潜阳，清肝明目，可用于肝阳上亢证及肝火上炎证	为凉肝镇肝之要药	煅用收敛、制酸、止痛、止血
珍珠母		兼入心经，镇心安神，可治惊悸失眠、心神不宁之证	外用收湿敛疮
牡蛎	均为性寒质重沉降之品，功能平肝潜阳，可用治肝阳上亢，头痛眩晕	味咸，善于软坚散结，常用治痰核、瘰疬、癥瘕积聚等证	煅用可制酸止痛
代赭石		为重镇降逆之要药：降胃气而止呕、止呃、止噫，降肺气而平喘，用治气逆不降之呕吐、呃逆、噫气及喘息等	凉血止血
刺蒺藜	既能平抑肝阳，又可疏肝解郁，还能疏散肝经之风热，为眼科常用之品。此外，尚可祛风止痒		

第二节　息风止痉药

本类药物主入肝经，以息肝风、止痉抽为主要作用。主治温热病热极动风、肝阳化风、阴虚风动及血虚生风等所致之眩晕欲仆、项强肢颤、痉挛抽搐等症，以及风阳夹痰、痰热上扰之癫痫、惊风抽搐，或风毒侵袭引动内风之破伤风痉挛抽搐、角弓反张等症。

部分药兼有平抑肝阳、清泻肝火、清热解毒、祛风通络等作用，亦可用治肝阳上亢之头晕目眩，肝火上攻之头痛、目赤等热毒证，以及风邪中经络之口眼喎斜、肢麻痉挛、头痛、痹证等。

羚羊角 Língyángjiǎo　（《神农本草经》）

本品为牛科动物赛加羚羊 Saiga tatarica Linnaeus 的角。全年均可捕捉，以秋季猎取最佳。猎取后锯取其角，晒干。本品气微，味淡。以质嫩、光润者为佳。镑片用，或砸碎，粉碎成细粉用。

【药性】咸，寒。归肝、心经。

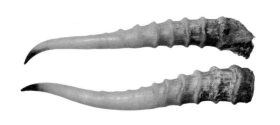

【功效】息风止痉，平肝潜阳，清肝明目，清热解毒。

【应用】

1. 肝风内动，惊痫抽搐 本品咸寒质重，主入肝经，善能息风止痉。为治肝风内动，惊痫抽搐之要药，因其性寒，故尤宜于热极生风者。用治温热病热邪炽盛之高热、神昏、惊厥抽搐者，常与钩藤、白芍、菊花等凉肝息风止痉药同用，如羚角钩藤汤（《通俗伤寒论》）；若治痰热癫痫、惊悸等，常与钩藤、天竺黄、牛黄等化痰息风、定惊开窍药同用。

2. 肝阳上亢，头痛眩晕 本品质重沉降，主入肝经，有平肝潜阳之功。治肝阳上亢所致之头晕目眩、烦躁失眠、头痛如劈等症，常与石决明、生地黄、菊花等滋阴潜阳药同用，如羚羊角汤（《医醇賸义》）。

3. 肝火上炎，目赤头痛 本品寒凉入肝，善清泻肝火而明目。用治肝火上炎之头痛、目赤肿痛等症，常与决明子、龙胆草、车前子等清肝明目药同用，如羚羊角散（《和剂局方》）。

4. 温热病壮热神昏，热毒发斑 本品入心、肝二经，性寒清热，能气血两清，散血解毒，用于温热病壮热神昏、谵语躁狂，甚或抽搐、热毒斑疹等症，常与石膏、玄参、麝香等泻火解毒开窍药配伍，如紫雪丹

（《千金翼方》）。

此外，本品有清肺止咳之效，可用于肺热咳喘。

【用法用量】煎服，1～3g，宜另煎2小时以上；磨汁或研粉服，每次0.3～0.6g。

【使用注意】本品咸寒，脾虚慢惊者忌用。

【现代研究】

1. 化学成分 本品主要含蛋白质：蛋白质中角蛋白含量较多，占96%。羚羊角经酸水解后测定含天冬氨酸、谷氨酸、亮氨酸及苯丙氨酸等16种氨基酸。尚含脂酰甘油类、磷脂类和类固醇类及无机元素Zn、Na、K、Mg、A1、Mn、Ca等。

2. 药理作用 羚羊角水煎剂、醇提液、水解液、注射液对人工发热家兔均有不同程度的解热作用；其水煎液可显著减少小鼠自主活动，延长水合氯醛引起睡眠时间，对抗苯丙胺兴奋作用。醇提液、外皮浸出液也表现出相似的镇静、催眠作用。羚羊角水解后镇静作用明显增强。对咖啡因、士的宁所致惊厥有不同程度对抗作用。水煎液对动物离体肠管、子宫有兴奋作用，水解液则抑制肠管、兴奋子宫。煎剂或醇提液小剂量可使离体蛙心收缩加强，中等剂量可使传导阻滞，大剂量引起心率减慢、振幅减少或停跳。此外，羚羊角还具有抗炎、镇痛、降压及抗病毒和免疫增强作用。

牛黄 Niúhuáng （《神农本草经》）

本品为牛科动物牛 *Bos taurus domesticus* Gmelin 的干燥胆结石。牛黄分为胆黄和管黄二种，以胆黄质量为佳。宰牛时，如发现胆囊、胆管或肝管中有牛黄，即滤去胆汁，将牛黄取出，除去外部薄膜，阴干。本品气清

香，味苦而后甘。以完整、色棕黄、质松脆、断面层纹清晰而细腻、有清凉感、嚼之易碎、不黏牙者为佳。研极细粉末。

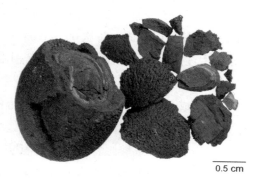

0.5 cm

【药性】苦，凉。归心、肝经。

【功效】凉肝息风，清心豁痰，开窍醒神，清热解毒。

【应用】

1. 热极生风，惊痫抽搐　本品味苦性凉，入心、肝二经，有息风止痉、清心、凉肝之功。用治温热病热毒炽盛及小儿急惊风之壮热、神昏、惊厥抽搐等症，每与朱砂、全蝎、钩藤等清热息风止痉药同用，如牛黄散（《证治准绳》）；若治痰蒙清窍之癫痫抽搐者，可与珍珠、远志、胆南星等豁痰、开窍醒神、止痉药配伍。

2. 热闭神昏　本品味苦性凉，其气芳香，入心经，能清心化痰，开窍醒神。用治温热病热入心包及中风、惊风、癫痫等痰热阻闭心窍所致神昏谵语、高热烦躁、口噤、舌謇、痰涎壅塞等症，常与开窍醒神、清热解毒之品，如麝香、冰片、朱砂、黄连、栀子等配伍，如安宫牛黄丸（《温病条辨》）、至宝丹（《和剂局方》）。

3. 口舌生疮，咽喉肿痛，牙痛，痈疽疔毒　本品味苦性凉，为清热解毒之良药，用治火毒郁结之口舌生疮，咽喉肿痛，牙痛，

常与黄芩、雄黄、大黄等同用，如牛黄解毒丸（《中国中药成药处方集》）；若咽喉肿痛，溃烂，可与珍珠为末吹喉；治痈疽，疔疖等，可与解毒消肿、活血散结之麝香、乳香、没药等配伍，如犀黄丸（《外科证治全生集》）。

【用法用量】入丸、散剂，每次 0.15～0.35g。外用适量，研末敷患处。

【使用注意】本品性凉，非实热证不宜用，孕妇慎用。

【现代研究】

1. 化学成分　本品主要含胆红素；胆甾酸类成分：胆酸、去氧胆酸、牛磺胆酸等。还含有脂肪酸、卵磷脂、维生素 D 等。《中国药典》规定本品含胆酸（$C_{24}H_{40}O_5$）不得少于 4.0%，含胆红素（$C_{33}H_{36}N_4O_6$）不得少于 25.0%。

2. 药理作用　本品主要有镇静、抗惊厥、解热和镇痛作用。还可增强离体蛙心心肌收缩力；牛黄主要成分胆红素有降压及抑制心跳作用；牛黄水溶液成分 SMC 具有胆囊收缩作用，所含胆酸，尤其是脱氧胆酸，均能松弛胆道口括约肌，促进胆汁分泌而有利胆作用；牛黄酸对四氯化碳引起的急性及慢性大鼠肝损害有显著的保护作用；家兔静脉点滴牛黄，可使红细胞显著增加；此外，尚有抗炎、祛痰、止血、降血脂、抗肿瘤等作用。

钩藤 Gōuténg　　　　　　（《名医别录》）

本品为茜草科植物钩藤 *Uncaria rhyunchophylla*（Miq.）Miq. ex Havil.、大叶钩藤 *Uncaria macrophylla* Wall.、毛钩藤 *Uncaria hirsuta* Havil.、华钩藤 *Uncaria sinensis*（Oliv.）Havil. 或无柄果钩藤 *Uncaria sessilifructus* Roxb. 的干燥带钩茎枝。

秋、冬两季采收带钩的嫩枝，去叶，切段，晒干。本品气微，味淡。以茎细、双钩、光滑、色紫红者为佳。生用。

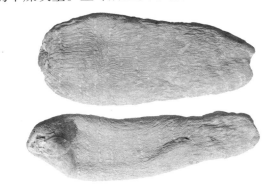

【药性】甘，凉。归肝、心包经。

【功效】息风定惊，清热平肝。

【应用】

1.肝风内动，惊痫抽搐　本品性凉，入肝、心包经，既有息风止痉作用，又能清泄肝及心包之热，故尤宜于热极生风，四肢抽搐及小儿高热惊风症。用治温热病热极生风，痉挛抽搐，多与羚羊角、白芍、菊花等同用，如羚角钩藤汤（《通俗伤寒论》）；治小儿急惊风，壮热神昏、牙关紧闭、手足抽搐者，可与天麻、全蝎、僵蚕等同用，如钩藤饮子（《小儿药证直诀》）；治癫痫抽搐，可与天竺黄、蝉蜕、黄连等同用。用治小儿夜啼，与蝉蜕、薄荷同用，有凉肝止惊之效。

2.头痛，眩晕　本品性凉，主入肝经，既能清肝热，又能平肝阳，可用治肝火上攻或肝阳上亢之头胀头痛、眩晕等症：属肝火上攻者，常与夏枯草、龙胆草、栀子等药配伍；属肝阳上亢者，常与天麻、石决明、怀牛膝等同用，如天麻钩藤饮（《杂病证治新义》）。

此外，本品具有轻清透散之性，能清热透邪，又可用于外感风热，头痛、目赤等症。

【用法用量】煎服，3～12g；入煎剂宜后下。

【现代研究】

1.化学成分　本品主要含多种吲哚类生物碱，主要有钩藤碱、异钩藤碱、柯诺辛因碱、异柯诺辛因碱、柯楠因碱、二氢柯楠因碱等，尚含黄酮类如山柰酚、槲皮素、槲皮苷、异槲皮苷等及三萜类化合物。

2.药理作用　钩藤、钩藤总碱及钩藤碱，对各种动物的正常血压和高血压都具有降压作用；水煎剂对小鼠有明显的镇静作用；钩藤乙醇浸液能制止豚鼠实验性癫痫的发作，并有一定的抗戊四氮惊厥作用；麻醉大鼠静脉注射钩藤可对抗乌头碱、氯化钡、氯化钙诱导的心律失常；钩藤总碱可抑制组织胺引起的哮喘；台湾产钩藤对膀胱结石有溶解作用。钩藤有明显的镇痛和抗炎作用及对神经细胞及脑的保护作用。此外，钩藤还有抑制血小板聚集及抗血栓、降血脂及抗癌等作用。

天麻 Tiānmá　　　　（《神农本草经》）

本品为兰科植物天麻 *Gastrodia elata* Bl. 的干燥块茎。立冬后至次年清明前采挖，立即洗净，蒸透，敞开低温干燥。用时润透，切片。本品气微，味甘。以色黄白、角质样、切面半透明者为佳。生用。

【药性】甘，平。归肝经。

【功效】息风止痉，平抑肝阳，祛风通络。

【应用】

1.肝风内动，惊痫抽搐　本品主入肝经，功能息风止痉，且味甘质润，药性平和。故治肝风内动，惊痫抽搐，不论寒热虚实，皆可配伍应用。治小儿急惊风，常与羚羊角、钩藤、全蝎等同用，如钩藤饮（《医宗金鉴》）；治小儿脾虚慢惊，则与人参、白术、僵蚕等配伍，如醒脾丸（《普济本事方》）；治癫痫抽搐，可与胆南星、僵蚕、石菖蒲等同用，如定痫丸（《医学心悟》）；若治破伤风痉挛抽搐、角弓反张，则与天南星、白附子、防风等祛风止痉药配伍，如玉真散（《外科正宗》）。

2.眩晕，头痛　本品既息肝风，又平肝阳，为治眩晕、头痛之要药。治肝阳上亢之眩晕、头痛，常与钩藤、石决明、牛膝等平肝阳药同用，如天麻钩藤饮（《杂病证治新义》）；治风痰上扰之眩晕、头痛、痰多胸闷者，常与半夏、茯苓、白术等健脾燥湿化痰药同用，如半夏白术天麻汤（《医学心悟》）；若头风攻注，偏正头痛，头晕欲倒者，可配等量川芎为丸，如天麻丸（《普济方》）。

3.中风手足不遂，风湿痹痛　本品又能祛外风，通经络，止痛。用治风中经络，手足不遂，肢体麻木等，可与川芎、全蝎等同用，如天麻丸（《圣济总录》）；若治风湿痹痛，关节屈伸不利者，多与秦艽、羌活、桑枝等同用，如秦艽天麻汤（《医学心悟》）。

【用法用量】煎服，3～10g。研末冲服，每次1～1.5g。

【现代研究】

1.化学成分　本品主要含酚类化合物及其苷类：酚类有天麻苷（天麻素）、天麻苷元、对羟基苯甲醇、对羟基苯甲醛，其中从天麻中分离的天麻素（即天麻苷）是天麻的重要有效成分；有机酸类如柠檬酸、琥珀酸、棕榈酸等；尚含天麻多糖，维生素A，多种氨基酸，微量生物碱如铬、锰、铁、钴、镍、铜、锌等。《中国药典》规定本品含天麻素（$C_{13}H_{18}O_7$）和对羟基苯甲醇（$C_7H_8O_2$）的总量不得少于0.25%。

2.药理作用　天麻有抗惊厥作用，多次用药比单次用药效佳；天麻乙醇浸出物、天麻煎剂及香荚兰醇均能有效制止实验性癫痫发作，控制脑电图癫痫样放电；天麻水、醇提取物及不同制剂，均能使小鼠自发性活动明显减少，且能延长巴比妥钠、环己烯巴比妥钠引起的小鼠睡眠时间；天麻有较强的镇痛作用；天麻多糖有免疫活性，能增强机体耐缺氧能力，对动物非特异性免疫及细胞免疫、体液免疫有增强作用。此外，尚有降低外周血管、脑血管和冠状血管阻力，并有降压、减慢心率及抗炎作用，抗氧化及延缓衰老、抗眩晕、保护脑神经细胞等作用。

地龙 Dìlóng　　（《神农本草经》）

本品为钜蚓科动物参环毛蚓 *Pheretima aspergillum*（E.Perrier）、通俗环毛蚓 *Pheretima vulgaris* Chen、威廉环毛蚓 *Pheretima guillelmi*（Michaelsen）或栉盲环毛蚓 *Pheretima pectinifera* Michaelsen 的干燥体。前一种习称"广地龙"，后三种习称"沪地龙"。广地龙春季至秋季捕捉，沪地龙夏季捕捉，及时剖开腹

部，除去内脏及泥沙，洗净，晒干或低温干燥。本品气腥，味微咸。以条大、肥壮、不碎、无泥者为佳。生用或鲜用。

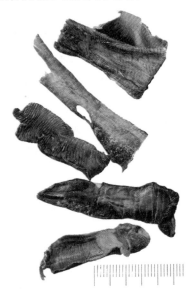

【药性】咸，寒。归肝、脾、膀胱经。

【功效】清热定惊，通络，平喘，利水。

【应用】

1.高热惊痫，癫狂 本品咸走血分，性寒清热，主入肝经，既能息风止痉，又善于清热定惊，治温病热极生风所致神昏谵语、痉挛抽搐之症，可与钩藤、牛黄、白僵蚕等同用。治高热狂躁及癫痫，可以鲜品同盐化为水，饮服。

2.中风口眼㖞斜，半身不遂 本品性善走窜，长于通行经络，治疗中风后气虚血滞、经络不通之半身不遂、口眼㖞斜等症，常与黄芪、当归、川芎等配伍，如补阳还五汤（《医林改错》）。

3.风湿痹证 本品长于通络止痛，且性寒清热，尤宜于关节红肿疼痛、屈伸不利之热痹，常与防己、秦艽、忍冬藤等配伍；若治风寒湿痹，肢体关节麻木、疼痛尤甚、屈伸不利等症，则应与川乌、草乌、乳香等配伍，如小活络丹（《和剂局方》）。

4.肺热哮喘 本品性寒降泄，主入肺经，长于清肺平喘。用治邪热壅肺、肺失肃降之喘息不止、喉中哮鸣有声者，单用研末内服即效；亦可用鲜地龙水煎，加白糖收膏用。或与黄芩、葶苈子、杏仁等同用。

5.小便不利，尿闭不通 本品咸寒，入膀胱经，能清热利水。用于热结膀胱，小便不通，可单用，或配伍车前子、木通、滑石等同用。

【用法用量】煎服，5~10g。

【现代研究】

1.化学成分 本品主要含各种蛋白质如脂类蛋白、抗微生物蛋白、收缩血管蛋白、溶血和凝血兼具的蛋白等；氨基酸类如亮氨酸、谷氨酸等18种氨基酸；酶类如纤溶酶、胆碱酯酶等；酯类如饱和脂肪酸、不饱和脂肪酸和甾醇类；核苷酸类如黄嘌呤、次黄嘌呤等。尚含微量元素及蚯蚓解热碱、蚯蚓素、蚯蚓毒素等。

2.药理作用 蚯蚓水煎液及蚯蚓解热碱有良好的解热作用；热浸液、醇提取物对小鼠和家兔均有镇静、抗惊厥作用；广地龙次黄嘌呤具有显著的舒张支气管作用；并能拮抗组织胺及毛果芸香碱对支气管的收缩作用；广地龙酊剂、干粉混悬液、热浸液、煎剂等，均有缓慢而持久的降压作用；地龙提取物具有纤溶和抗凝作用；地龙液具有平喘作用，可对抗组织胺所致哮喘，有对抗组织胺和毛果芸香碱所致支气管收缩。此外，地龙具有抗肿瘤、抗组织纤维化和细胞增殖、保护脑细胞神经细胞、降血脂、抗心律失常、消炎镇痛、抑菌抗病毒、抗溃疡、利尿、杀精、兴奋子宫、促进伤口愈合抑制瘢痕形成及促进皮肤新陈代谢等作用。

全蝎 Quánxiē 　　　　　　《蜀本草》

本品为钳蝎科动物东亚钳蝎Buthus martensii Karsch的干燥体。春末至秋初捕捉，除去泥沙，置沸水或沸盐水中，煮至全身僵硬，捞出，通风，阴干。本品气微腥，味咸。以完整、色青褐或黄褐、干净身挺、腹硬、脊背抽沟、无盐霜为佳。生用。

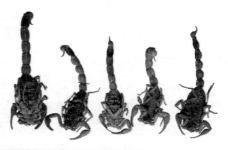

【药性】辛，平；有毒。归肝经。

【功效】息风镇痉，通络止痛，攻毒散结。

【应用】

1. 痉挛抽搐　本品主入肝经，息风止痉力强，为治痉挛抽搐之要药。可治多种原因之惊风、痉挛抽搐，常与蜈蚣相须为用，研细末服，如止痉散（经验方）。若治小儿急惊风高热、神昏抽搐，常与羚羊角、钩藤等同用；治小儿慢惊风抽搐，常与人参、白术、天麻等同用；治癫痫抽搐，可与郁金、胆南星、白矾等同用；治破伤风痉挛抽搐、角弓反张，可与蜈蚣、天南星、蝉蜕等同用。其祛风止痉、搜风通络之功，亦治风中经络，口眼㖞斜，可与僵蚕、白附子等药同用，如牵正散（《杨氏家藏方》）。

2. 风湿顽痹，偏正头痛　本品善于通络止痛，对风寒湿痹久治不愈，筋脉拘挛，甚则关节变形之顽痹，可配麝香少许，共为细末，温酒送服，对减轻疼痛有效，如全蝎末方（《仁斋直指方》）；或与川乌、白花蛇、没药等同用。治顽固性偏正头痛，可单用，或与蜈蚣、僵蚕、川芎等同用。

3. 疮疡肿毒，瘰疬结核　本品味辛行散，有攻毒散结、消肿止痛之功，内服、外敷均可。治诸疮肿毒，可用全蝎、栀子各7个，麻油煎黑去渣，入黄蜡为膏，外敷；消颌下肿硬，以本品10枚，焙焦，分2次，黄酒下。治瘰疬、瘿瘤等证，以本品配散结消肿之马钱子、半夏、五灵脂等；近代用本品配伍蜈蚣、地龙等，研末或水泛为丸服，以治淋巴结核、骨与关节结核等。

【用法用量】煎服，3～6g。外用适量。

【使用注意】本品有毒，不可过量使用。因属窜散之品，故血虚生风者慎用；孕妇禁用。

【现代研究】

1. 化学成分　本品主要含蝎毒，为较复杂的毒性蛋白和非毒性蛋白，类似蛇毒神经毒蛋白。并含甜菜碱、三甲胺、牛磺酸、棕榈酸、硬脂酸、胆甾醇、卵磷脂及铵盐、氨基酸等。此外尚含钙、镁及铁、铜、锌、锰、铅等多种矿质元素。

2. 药理作用　本品具有抗癫痫、抗惊厥、镇痛、抗凝血、抗血栓和抗肿瘤等作用。此外，还有降压、抑菌等作用。

3. 不良反应　全蝎用量过大可致头痛、头昏、血压升高、心慌、心悸、烦躁不安；严重者会出现血压突然下降、呼吸困难、发绀、昏迷，最后多因呼吸麻痹而死亡。若过敏者可出现全身性红色皮疹及风团，伴发热等；此外，还可引起蛋白尿、神经中毒，表现为面部咬肌强直性痉挛，以及全身剥脱性皮炎等。全蝎中毒的主要原因为用量过大及过敏反应。故临床应严格控制用量，过敏体质者应忌用。

蜈蚣 Wúgōng　　（《神农本草经》）

本品为蜈蚣科动物少棘巨蜈蚣 *Scolopendra subspinipes mutilans* L. Koch 的干燥体。春、夏两季捕捉，用竹片插入头尾，绷直，干燥。本品气微腥，有特殊刺鼻的臭气，味辛、微咸。以身干、条长、头红、足红棕色、身墨绿、头足完整、腹干瘪者为佳。多生用或烘炙研末用。

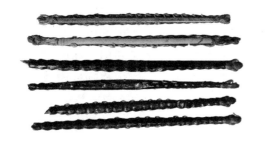

【药性】辛，温；有毒。归肝经。

【功效】息风镇痉，通络止痛，攻毒散结。

【应用】

1.痉挛抽搐　本品功似全蝎，亦为息风止痉要药，而温燥毒烈之性较全蝎为强，两药常相须为用，治多种原因引起的痉挛抽搐，如止痉散（经验方）。若治小儿口撮，手足抽搐，可与全蝎、钩藤、僵蚕等同用，如撮风散（《证治准绳》）；治破伤风，角弓反张，可与南星、防风等同用，如蜈蚣星风散（《医宗金鉴》）。经适当配伍，亦可用于脾虚慢惊风、风中经络口眼㖞斜等证。

2.风湿顽痹，偏正头痛　本品通络止痛功似全蝎而力猛，治风湿痹痛、游走不定、痛势剧烈者，常与防风、独活、威灵仙等同用。治久治不愈之顽固性头痛或剧烈偏正头痛，可与天麻、川芎、白芷等同用。

3.疮疡肿毒，瘰疬痰核　本品以毒攻毒，味辛行散，有攻毒散结、消肿止痛之功，治恶疮肿毒，以本品同雄黄、猪胆汁配伍制膏，外敷效佳，如不二散（《济生拔萃方》）；敷治瘰疬溃烂，本品与茶叶共为细末；治骨结核，可与全蝎、土鳖虫共研细末内服。若以本品焙黄，研细末，开水送服，或与黄连、大黄、生甘草等同用，又可治毒蛇咬伤。

【用法用量】煎服，3～5g。外用适量。

【使用注意】本品有毒，用量不宜过大。如血虚生风者慎用；孕妇禁用。

【现代研究】

1.化学成分　本品主要含有多种脂肪酸：油酸、亚油酸、亚麻酸、棕榈酸、十六碳烯酸等；氨基酸有精氨酸、谷氨酸、丙氨酸、牛磺酸等；矿质元素有钾、铝、钙、镁、锌、铁、锰等。蜈蚣毒液含有蛋白质、组胺、氨基酸、多种酶类、还原糖和微量元素等。

2.药理作用　本品具有抗惊厥、抗炎、镇痛、抗肿瘤、抗心肌缺血、抑菌、改善微循环、延长凝血时间、降低血黏度等作用。并有溶血和组织胺样作用。

3.不良反应　蜈蚣用量过大可引起中毒，中毒表现为：恶心、呕吐、腹痛、腹泻、不省人事、心跳缓慢、呼吸困难、体温下降、血压下降等。出现溶血反应时，尿呈酱油色、排黑便，并出现溶血性贫血症状。

出现过敏者，全身起过敏性皮疹，严重者出现过敏性休克。另有服用蜈蚣粉致肝功能损害及急性肾功能衰竭者。蜈蚣中毒原因为用量过大和过敏反应。故应严格控制用量，注意体质差异，过敏体质者勿用。

僵蚕 Jiāngcán　　　（《神农本草经》）

本品为蚕蛾科昆虫家蚕 *Bombyx mori* Linnaeus 4～5龄的幼虫感染（或人工接种）白僵菌 *Beauveria bassiana*（Bals.）Vuillant 而致死的干燥体。于春、秋季生产，将感染的白僵蚕病死的蚕干燥。本品气微腥，味微咸。以条直、肥壮、质坚、色白、断面光者为佳。生用或炒用。

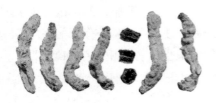

【药性】咸、辛，平。归肝、肺、胃经。

【功效】息风止痉，祛风止痛，化痰散结。

【应用】

1.惊痫抽搐　本品功能息风止痉，且药性平和，凡肝风内动，惊痫抽搐，不论寒热虚实均可应用。又能化痰定惊，故对惊风、癫痫而夹痰热者尤为适宜，可与全蝎、牛黄、胆南星等配伍，如千金散（《寿世保元》）。若治高热抽搐者，可与蝉衣、钩藤、菊花等同用；治小儿脾虚久泻，慢惊抽搐，可与党参、白术、天麻、全蝎等配伍，如醒脾散（《古今医统》）；治破伤风角弓反张者，则与全蝎、蜈蚣、钩藤等同用，如撮风散（《证治准绳》）。

2.风中经络，口眼㖞斜　本品味辛行散，功能祛风、化痰、通络，治风中经络，口眼㖞斜，常与全蝎、白附子等同用，如牵正散（《杨氏家藏方》）。

3.风热头痛，目赤咽痛，风疹瘙痒　本品辛散，入肝、肺二经，有祛风散热、止痛、止痒之功。治肝经风热上攻之头痛、目赤肿痛、迎风流泪等症，常与桑叶、木贼、荆芥等配伍，如白僵蚕散（《证治准绳》）；治风热上攻，咽喉肿痛、声音嘶哑者，可与桔梗、薄荷、荆芥等同用，如六味汤（《咽喉秘集》）；治风疹瘙痒，可单用研末服，或与蝉蜕、薄荷等同用。

4.瘰疬，痰核　本品咸以软坚，兼可化痰，用治瘰疬、痰核，可单用为末，或与浙贝母、夏枯草、连翘等同用。亦可用治乳腺炎、流行性腮腺炎、疔疮痈肿等病症，可与金银花、连翘、板蓝根等同用。

【用法用量】煎服，5～10g。散风热宜生用，余多制用。

【现代研究】

1.化学成分　本品主要含蛋白质和脂肪，脂肪中主要有棕榈酸、油酸、亚油酸、少量硬脂酸等。还含有多种氨基酸以及铁、锌、铜、锰、铬等多种微量元素。僵蚕体表的白粉中含草酸铵。

2.药理作用　僵蚕所含草酸铵是其主要药理成分，具有抗惊厥和抗凝血作用。其水提醇沉提取物进行小鼠皮下及腹腔注射、灌服或兔静脉注射，均有明显的镇静催眠作用。白僵蚕粉能降低正常及四氧嘧啶诱导的糖尿病小鼠的血糖含量。僵蚕所含槲皮素具有较好的祛痰、止咳作用，并有一定的平喘作用。僵蚕还具有抗生育作用，能显著降低正常生理性雌性小鼠卵巢、子宫重量，增加雄性小鼠睾丸、贮精囊的重量。此外还有降低血压、增强毛细血管抵抗力、减少毛细血管脆性、降血脂、扩张冠状动脉、增加冠脉血流量及抑制肿瘤等作用。

附药：僵蛹　Jiāngyǒng

本品为蚕蛾科昆虫家蚕蛾 *Bombyx mori* Linnaeus 的蚕蛹经白僵菌 *Beauveria bassiana* (Bals.) Vaillant 发酵的制成品。性味咸、辛，平；归肝、肺、胃经。功能清热镇惊，化痰止咳，消肿散结。适用于高热惊风，痉挛抽搐，癫痫，急性咽炎，流行性腮腺炎，急、慢性支气管炎，荨麻疹，高脂血症等。研末内服，1.5~6g；或制成片剂用。本品的效用与僵蚕相近而药力较缓，可作僵蚕的代用品。

表 22-2　息风止痉药功用归纳小结表

药名	共性	个性	
		作用特点	其他功效
羚羊角	息风止痉，清热解毒	息肝风、清肝热作用强，为治疗肝风内动，痉挛抽搐之要药。善治热极生风、高热抽搐者	平肝潜阳，清肝明目，兼能清肺止咳
牛黄		善于清心化痰，开窍醒神。尤宜于痰热蒙蔽心窍之神昏、中风、惊风、癫痫等症	又善于清热解毒
钩藤	既善息风止痉，又能平抑肝阳，每相须为用以治多种原因的肝风内动证及肝阳上亢证	微寒，又能清肝热、凉肝止惊，用治肝火上攻之头痛、头晕及肝热小儿夜啼	
天麻		甘润不烈，作用平和，凡肝风内动证，无论寒热虚实，皆可用之。且为止眩晕之良药	祛风通络
全蝎	息风镇痉，攻毒散结，通络止痛	性平，息风镇痉、攻毒散结之力不及蜈蚣	
蜈蚣		性温力猛，善走窜通达，息风止痉、解毒散结之功优于全蝎	
地龙	息风止痉，通络	性寒，长于清热定惊，尤宜于热极生风，高热惊痫、癫狂。又性善走窜，通络止痛力佳，常用治中风不遂及痹证	平喘，利尿
僵蚕		性平，兼能化痰，尤宜于惊风、癫痫夹有痰热者；且辛散疏风，治风不分内、外	

第二十三章

开窍药

凡以开窍醒神为主要功效，常用以治疗闭证神昏的药物，称开窍药。

本类药物辛香走窜，作用趋向偏于升浮，性味多偏辛温。"心主神明"，心窍闭则见神志昏迷，开窍药主治闭证神昏，以归心经为主。

开窍药均具有通关开窍、醒脑回苏功效，主要适用于温热病、中风、惊风、癫痫及中暑等所致的神志昏迷属闭证者。闭证，是指热邪、痰浊等各种实邪阻闭心窍所致神志昏迷的一类病证。开窍就是用药物开通闭塞之心窍，使闭证神昏病人苏醒，亦称为开窍醒神、醒脑回苏等。此外，本类药物又多兼止痛之功，还常用于胸痹心痛、腹痛、跌仆伤痛等病证。

闭证有寒闭与热闭之分。若闭证神昏兼见面青、身凉、苔白、脉迟等寒象者，称为"寒闭"，可配伍温里祛寒之品，体现"温开"的治疗方法；若闭证神昏兼见面赤、身热、苔黄、脉数等热象者，称为"热闭"，可配伍清热泻火解毒之品，体现"凉开"的治疗方法；若闭证神昏兼见惊厥抽搐者，则可配伍息风止痉的药物。

开窍药为救急治标之品，且易耗伤正气，只宜暂服，不可久服。所含的芳香成分容易挥发，受热容易失效，或有效成分不易溶于水，内服一般不宜入煎剂，多入丸、散

剂或其他新剂型。神志昏迷有虚、实之别，虚证即脱证，实证即闭证。脱证治当补虚固脱，非本类药物所宜。

现代药理研究证明，开窍药能调节中枢兴奋与抑制的平衡，使中枢神经系统的功能恢复正常，有利于昏迷病人的苏醒；能保护脑组织，减轻昏迷对脑细胞的损害程度；有的还能部分消除昏迷病因，改善昏迷症状。此外，尚有强心、抗菌、抗炎等作用。

麝香 Shèxiāng 　　　　（《神农本草经》）

本品为鹿科动物林麝 *Moschus berezovskii* Flerov、马麝 *M. sifanicus* Przewalski 或原麝 *M. moschiferus* Linnaeus 成熟雄体香囊中的干燥分泌物。过去多猎取野麝，割取香囊，阴干，习称"毛壳麝香"；剖开香囊，除去囊壳，习称"麝香仁"。现多采用人工饲养者活体取香。选择3岁以上壮年雄麝，于每年冬、春季从香囊中取出麝香仁，其中呈块状颗粒者习称"当门子"。阴干或用干燥器密

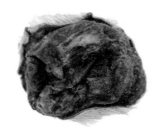

闭干燥，密闭、避光保存。本品香气特异，味微辣、微苦带咸。以质软、油润、颗粒疏松、当门子多、香气浓烈者为佳。研细用。

【药性】辛，温。归心、脾经。

【功效】开窍醒神，活血通经，消肿止痛。

【应用】

1. 闭证神昏　本品辛温，芳香走窜之性甚烈，有极强的开窍通闭作用，为醒神回苏之要药。可用于窍闭神昏，无论寒闭、热闭，用之皆效。配伍苏合香、檀香、安息香等温性药物，可治疗寒闭，如苏合香丸（《和剂局方》）；配伍牛黄、冰片等寒性药物，可治疗热闭，如安宫牛黄丸（《温病条辨》）。

2. 血瘀证　本品辛香走窜，又可行血中之瘀滞，开经络之壅遏，而具有活血通经止痛之效，适用于多种瘀血阻滞病证。配伍桃仁、红花、川芎等活血祛瘀药，可治血滞经闭，如通窍活血汤（《医林改错》）；配伍水蛭、虻虫等破血消癥药，可治癥瘕痞块；配伍桃仁、木香等活血、行气止痛药，可治胸痹疼痛不止，如麝香汤（《圣济总录》）；配伍乳香、没药、红花等活血消肿止痛药，可治跌打损伤，瘀血肿痛，如七厘散（《良方集腋》）；配伍独活、威灵仙、红花等祛风湿及活血通经药，可治痹证疼痛，顽固不愈者。

3. 疮疡肿毒，咽喉肿痛　本品有活血散结，消肿止痛作用，内服外用，均有良效。配伍乳香、没药等消肿止痛药，可治疮疡肿毒，如醒消丸（《外科全生集》）；配伍牛黄、蟾酥、冰片等清热解毒散结药，可治咽喉肿痛，如六神丸（《中药制剂手册》）。

【用法用量】入丸、散，每次0.03~0.1g；外用适量。不入煎剂。

【使用注意】本品内服与外用均能堕胎，故孕妇禁用。

【现代研究】

1. 化学成分　本品主要含大环化合物如麝香酮等，甾族化合物如睾酮、雌二醇、胆甾醇，多种氨基酸如天门冬氨酸、丝氨酸，以及无机盐和其他成分如尿囊素、蛋白激酶激活剂等。其中麝香酮为重要的有效成分，其含量占天然麝香仁中的1.58%~1.84%，占天然毛壳麝香中的0.90%~3.08%。麝香酮现已可人工合成。《中国药典》规定本品含麝香酮（$C_{16}H_{30}O$）不得少于2.0%。

2. 药理作用　麝香对中枢神经系统有双向性的作用，小剂量兴奋，大剂量则抑制；能增强中枢的耐缺氧能力，改善脑循环；具有明显的强心作用，能兴奋心脏，增加心脏收缩振幅，增强心肌功能；对血栓引起的缺血性心脏障碍有预防和治疗作用；对子宫有明显兴奋、增强宫缩作用，对在体妊娠子宫更为敏感，对非妊娠子宫的兴奋发生较慢，但作用持久。麝香酮能明显增加子宫收缩频率和强度，并有抗着床和抗早孕作用，且随孕期延长，抗孕作用更趋显著。此外，麝香还有抗肿瘤、抗炎、抗溃疡等作用。

冰片　Bīngpiàn　　　　（《新修本草》）

本品为龙脑香科植物龙脑香 *Dryobalanops aromatica* Gaertn. f. 树脂的加工品，或龙脑香树的树干、树枝切碎，经蒸馏冷却而得的结晶，称"梅片（右旋龙脑）"或"龙脑冰片"；或菊科植物艾纳香 *Blumea balsamifera* DC. 的叶，经提取加工制成的结晶，称"艾片（左旋龙脑）"；现多用松节油、樟脑等，经化学方法合成，称"冰片（合成龙脑）"

或"机制冰片";由樟科植物樟 *Cinnamomum camphora*（L.）Presl 的新鲜枝、叶经提取加工制成，称天然冰片（右旋龙脑）。梅片气清香特异，味清凉；艾片气味较淡；机制冰片与天然冰片气清香，味辛凉。各种冰片均以片大而薄、色洁白、质松、气清香纯正者为佳。研粉用。

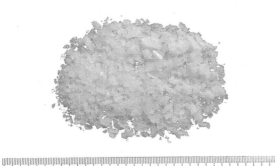

【药性】辛、苦，微寒。归心、脾、肺经。

【功效】开窍醒神，清热止痛。

【应用】

1.闭证神昏　本品开窍醒神，功似麝香，但力量较其逊。二者常配伍使用，可用于闭证神昏，如治疗热闭之安宫牛黄丸（《温病条辨》）和治疗寒闭之苏合香丸（《和剂局方》）。

2.目赤肿痛，咽痛口疮，疮疡肿痛，溃后不敛，水火烫伤　本品苦寒，外用有清热、止痛、消肿之功，为五官科及外科常用药物。单用研极细末点眼，或配伍炉甘石、熊胆粉等解毒、明目药外用，可治目赤肿痛；与其他清热解毒药同用，可治咽喉肿痛、口舌生疮，如冰硼散（《外科正宗》），以之与硼砂、朱砂、玄明粉共研细末，吹敷患处；配伍血竭、乳香等消肿生肌药，可治疮疡溃后日久不敛；配伍清热泻火解毒药制成药膏外用，可治水火烫伤；含有本品的中

成药苏冰滴丸、冠心苏合丸、复方丹参片等，可用治冠心病心绞痛。

【用法用量】入丸、散，每次0.03～0.1g。不宜入煎剂。外用适量。

【使用注意】孕妇慎用。

【现代研究】

1.化学成分　龙脑冰片含右旋龙脑，艾片含左旋龙脑，机制冰片含消旋龙脑和异龙脑。《中国药典》规定冰片（合成龙脑）含龙脑（$C_{10}H_{18}O$）不得少于55.0%；艾片（左旋龙脑）含左旋龙脑以龙脑（$C_{10}H_{18}O$）计不得少于85.0%。

2.药理作用　冰片有明显的镇痛和镇静作用，局部应用对感觉神经有轻微刺激及止痛和防腐作用，对金黄色葡萄球菌、链球菌、肺炎双球菌和大肠杆菌等有抑制作用。此外，还有抗炎、抗生育等作用。

苏合香 Sūhéxiāng　　《名医别录》

本品为金缕梅科植物苏合香树 *Liquidambar orientalis* Mill. 的树干渗出的香树脂经加工精制而成。初夏时将树皮击伤或割破，深达木部，使分泌香脂渗入树皮内，至秋季剥下树皮，榨取香脂，残渣加水煮后再榨，除去杂质，再溶解于乙醇中，滤过，蒸去乙醇，即得。本品气芳香。以棕黄色或暗棕色、半透

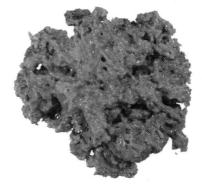

1 cm

明、香气浓者为佳。生用。

【药性】辛，温。归心、脾经。

【功效】开窍醒神，辟秽止痛。

【应用】

1. 闭证神昏 本品开窍醒神，温性较强，能温里散寒，化湿浊，配伍麝香、安息香、檀香等开窍醒神，温里散寒药，用于治疗中风、痫证等属于寒邪、痰浊内闭所致的寒闭神昏，如苏合香丸（《和剂局方》）。

2. 胸腹冷痛 本品温通走窜，能温里散寒而止痛，配伍温里散寒、行气止痛药可用于寒凝气滞之胸脘痞满、冷痛等症，如苏冰滴丸。

【用法用量】入丸剂，0.3～1g，外用适量，不入煎剂。

【现代研究】

1. 化学成分 本品主要含树脂及油状液体。树脂中含苏合香树脂醇、齐墩果酮酸等，一部分游离，一部分与肉桂酸相结合。《中国药典》规定本品含肉桂酸（$C_9H_8O_2$）不得少于5.0%。

2. 药理作用 苏合香能够显著抑制血栓形成，有增强耐缺氧能力的作用，对狗实验性心肌梗死有减慢心率、改善冠脉流量和降低心肌耗氧的作用；还有温和的刺激作用，可缓解局部炎症，并能促进溃疡与创伤的愈合。

石菖蒲 Shíchāngpú　（《神农本草经》）

本品为天南星科植物石菖蒲 Acorus tatarinowii Schott. 的干燥根茎。秋、冬二季采挖。本品气芳香，味苦，微辛。以条粗、断面色类白、香气浓者为佳。鲜用或生用。

【药性】辛、苦，温。归心、脾、胃经。

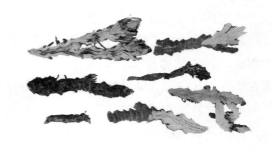

【功效】开窍醒神，化湿和胃，宁心安神。

【应用】

1. 窍闭神昏 本品开窍醒神之力虽然较弱，但有化湿、豁痰之功，以治痰湿蒙蔽清窍所致之神昏为宜。配伍郁金、栀子、竹沥等清热、化痰药，可治痰热蒙蔽之高热、神昏谵语，如菖蒲郁金汤（《温病全书》）。

2. 湿阻中焦 本品气味芳香，善于化湿醒脾开胃。配伍砂仁、苍术、厚朴等化湿药，可治湿浊中阻，脘腹胀满、痞塞闷痛之症。

3. 失眠健忘，耳鸣耳聋 本品有宁心安神之效，配伍茯苓、远志等宁心安神药，可治疗心神不宁之失眠、健忘等症。治心肾两虚所致耳鸣耳聋、头昏、心悸，常与菟丝子、女贞子、旱莲草等配伍，如安神补心丸（《中药制剂手册》）；若湿浊蒙蔽所致头晕、嗜睡、健忘、耳鸣、耳聋等症，又常与茯苓、远志、龙骨等配伍，如安神定志丸（《医学心悟》）。

【用法用量】煎服，5～10g。鲜品加倍。

【现代研究】

1. 化学成分 本品主要含挥发油和有机酸。《中国药典》规定本品含挥发油不得少于1.0%（mL/g），饮片含挥发油不得少于

0.7%（mL/g）。

2.药理作用　石菖蒲具有镇静、抗惊厥、解痉平喘、促进学习记忆、抑菌、抗心律失常等作用。

【附注】古代文献称菖蒲以"一寸九节者良"，称为九节菖蒲。但现代所用之九节菖蒲为毛茛科植物阿尔泰银莲花 *Anemone altaica* Fisch.的根茎，应注意区分。

表 23　开窍药功用归纳小结表

药名	共性	个性	
		作用特点	其他功效
麝香	开窍醒神	辛散温通，芳香走窜之性甚烈，有极强的开窍通闭作用，为醒神回苏之要药，对于神昏窍闭证，无论寒闭、热闭皆宜	活血通经，消肿止痛，催生下胎
冰片		辛苦微寒，开窍醒神之功似麝香，但力量较其逊	外用有清热、止痛、消肿之功，为五官科及外科常用药物
苏合香		性温，能温里散寒，化湿浊，用于治疗中风、痫证等属于寒邪、痰浊内闭所致的寒闭神昏	辟秽止痛
石菖蒲		开窍醒神之力虽然较弱，但有化湿、豁痰之功，以治痰湿蒙蔽清窍所致之神昏为宜	化湿和胃，宁心安神

第二十四章

补虚药

凡以补虚扶弱，纠正人体气血阴阳的不足为主要功效，常用以治疗虚证的药物，称为补虚药。也称补益药或补养药。

本类药物能够扶助正气，补益精微，根据"甘能补"的理论，故一般具有甘味。各类补虚药的药性和归经等性能，互有差异，其具体内容将分别在各节概述中介绍。

补虚药具有补虚扶弱功效，可以主治人体正气虚弱、精微物质亏耗引起的精神萎靡、体倦乏力、面色淡白或萎黄、心悸气短、脉象虚弱等症。具体地讲，补虚药的补虚作用又有补气、补阳、补血、补阴的不同，分别主治气虚证、阳虚证、血虚证、阴虚证。此外，有的药物还分别兼有祛寒、润燥、生津、清热及收涩等作用，故又有其相应的主治病证。

使用补虚药，首先应因证选药，根据气虚、阳虚、血虚、阴虚的证候不同，选择相应的对证药物。一般来说，气虚证主要选用补气药，阳虚证主要选用补阳药，血虚证主要选用补血药，阴虚证主要选用补阴药。其次，应考虑到人体气血阴阳之间，在生理上相互联系、相互依存，在病理上也常常相互影响。因此，临床上常需将两类或两类以上的补虚药配伍使用。如气虚可发展为阳虚；阳虚者其气必虚，故补气药常与补阳药同用。有形之血生于无形之气，气虚生化无

力，可致血虚；血为气之宅，血虚则气无所依，血虚亦可导致气虚，故补气药常与补血药同用。气能生津，津能载气。气虚可影响津液的生成，而致津液不足；津液大量亏耗，亦可导致气随津脱。热病不仅容易伤阴，而且壮火亦会食气，以致气阴两虚，故补气药亦常与补阴药同用。津血同源，津液是血液的重要组成部分，血亦属于阴的范畴；失血血虚可导致阴虚，阴津大量耗损又可导致津枯血燥，血虚与阴亏并呈之证颇为常见，故补血药常与补阴药同用。阴阳互根互用，无阴则阳无由生，无阳则阴无由长，故阴或阳虚损到一定程度，可出现阴损及阳或阳损及阴的情况，以致最后形成阴阳两虚的证候，需要滋阴药与补阳药同用。

补虚药在临床上除用于虚证以补虚扶弱外，还常常与其他药物配伍以扶正祛邪，或与容易损伤正气的药物配伍应用以保护正气，预护其虚。

使用补虚药应注意：一要防止不当补而误补。若邪实而正不虚者，误用补虚药有"误补益疾"之弊。补虚药是以补虚扶弱为主要作用，其作用主要在于以其偏性纠正人体气血阴阳虚衰的病理偏向。如不恰当地依赖补虚药强身健体、延年益寿，则可能会破坏机体阴阳之间的相对平衡，导致新的病

理变化。二要避免当补而补之不当。如不分气血，不别阴阳，不辨脏腑，不明寒热，盲目使用补虚药，不仅不能收到预期的疗效，而且还可能导致不良后果。如阴虚有热者误用温热的补阳药，会助热伤阴；阳虚有寒者误用寒凉的补阴药，会助寒伤阳。三是补虚药用于扶正祛邪，不仅要分清主次，处理好祛邪与扶正的关系，而且应避免使用可能妨碍祛邪的补虚药，使祛邪不伤正，补虚而不留邪。四应注意补而兼行，使补而不滞。部分补虚药药性滋腻，不易消化，过用或用于脾运不健者可能妨碍脾胃运化功能，应掌握好用药分寸，或适当配伍健脾消食药顾护脾胃。补虚药如作汤剂，一般宜适当久煎，使药效尽出。虚弱证一般病程较长，补虚药宜采用蜜丸、煎膏（膏滋）、口服液等便于保存、服用，并可增效的剂型。

根据补虚药在性能、功效及主治方面的不同，本章一般分为补气药、补阳药、补血药及补阴药四类。

现代药理研究表明，补虚药可增强机体的非特异性免疫功能和细胞免疫、体液免疫功能，产生扶正祛邪的作用。在物质代谢方面，补虚药能促进核酸代谢和蛋白质合成，或改善脂质代谢、降低血脂，或降血糖。对神经系统的作用，主要是提高学习记忆能力。对内分泌系统的作用，表现在可增强下丘脑-垂体-肾上腺皮质轴和下丘脑-垂体-性腺轴的功能，调节下丘脑-垂体-甲状腺轴的功能，改善虚证患者的内分泌功能减退。本类药还有延缓衰老、抗氧化、强心、升压、抗休克、抗心肌缺血、抗心律失常、促进和改善造血功能、改善消化功能、抗应激及抗肿瘤等多方面作用。

第一节　补气药

本类药物性味多属甘温或甘平，主归脾、肺经，部分药物又归心、肾经，以补气为主要功效，能补益脏气以纠正脏气的虚衰。补气又包括补脾气、补肺气、补心气、补肾气、补元气等具体功效。因此，补气药的主治有：脾气虚证，症见食欲不振，脘腹胀满，食后胀甚，大便溏稀，肢体倦怠，神疲乏力，面色萎黄，形体消瘦或一身虚浮，甚或脏器下垂，血失统摄，舌淡，脉缓或弱等；肺气虚证，症见咳嗽无力，气短而喘，动则尤甚，声低懒言，咳痰清稀，或有自汗、畏风，易于感冒，神疲体倦，舌淡，脉弱等；心气虚证，症见心悸怔忡，胸闷气短，活动后加剧，脉虚等；肾气虚证，症见腰膝酸软，尿频或尿后余沥不尽，或遗尿，或夜尿频多，或小便失禁，或男子遗精早泄，或女子月经淋漓不尽、带下清稀量多，甚或短气虚喘，呼多吸少，动则喘甚汗出等。元气藏于肾，赖三焦而通达全身。周身脏腑器官组织得到元气的激发和推动，才能发挥各自的功能。脏腑之气的产生有赖元气的资助，故元气虚之轻者，常表现为某些脏气虚；元气虚极欲脱者，可见气息微弱，汗出不止，目开口合，全身瘫软，神识朦胧，二便失禁，脉微欲绝等。此外，某些药物分别兼有养阴、生津、养血等不同功效，还可用治阴虚津亏证或血虚证，尤宜于气阴（津）两伤或气血俱虚之证。

使用本类药物治疗各种气虚证时，除应结合其兼有功效综合考虑外，补益脾气之品用于脾虚食滞证，还常与消食药同用，以消除消化功能减弱而停滞的宿食；用于脾虚湿滞证，多配伍化湿、燥湿或利水渗湿的药物，以消除脾虚不运而停滞的水湿；用于脾虚中气下陷证，多配伍能升阳的药物，以升举下陷的清阳之气；用于脾虚久泻证，还常与涩肠止泻药同用；用于脾虚不统血证，则常与止血药同用；补肺气之品用于肺虚喘咳有痰之证，多配伍化痰、止咳、平喘的药物，以利痰咳痰喘的消除；用于脾肺气虚自汗证，多配伍能固表止汗的药物；用于心气不足，心神不安证，多配伍宁心安神的药物；若气虚兼见阳虚里寒、血虚或阴虚证者，又需分别与补阳药、温里药、补血药或补阴药同用。补气药用于扶正祛邪时，还需分别与解表药、清热药或泻下药同用。

部分补气药味甘壅中，碍气助湿，对湿盛中满者应慎用，必要时应辅以理气除湿之品。

人参 Rénshēn　　　（《神农本草经》）

本品为五加科植物人参*Panax ginseng C. A. Mey.*的干燥根和根茎。野生者名"山参"；栽培者俗称"园参"。播种在山林野生状态下自然生长的称"林下山参"，习称"籽海"。多于秋季采挖，洗净经晒干或烘干。润透，切薄片，干燥，或用时粉碎、捣碎。

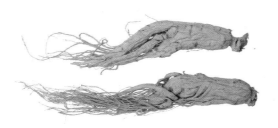

本品有特异香气，味微苦而甘。以切面色淡黄白、点状树脂道多者为佳。生用。

【药性】甘、微苦，微温。归脾、肺、心、肾经。

【功效】大补元气，补脾益肺，生津止渴，安神益智。

【应用】

1. **体虚欲脱，脉微欲绝**　本品甘温补虚，能大补元气，复脉固脱，为拯危救脱之要药。凡大汗、大吐、大泻、大失血或大病、久病所致元气虚极欲脱，气息微弱，汗出不止，脉微欲绝的重危证候，单用一味人参浓煎即有效，如独参汤（《景岳全书》）。若气虚欲脱兼见汗出，四肢逆冷等亡阳征象者，应与回阳救逆的附子同用，以补气固脱，回阳救逆，如参附汤（《正体类要》）。若气虚欲脱兼见汗出身暖，渴喜冷饮，舌红干燥等亡阴征象者，本品兼能生津，常与麦冬、五味子配伍，以补气养阴，敛汗固脱，如生脉散（《内外伤辨惑论》）。

2. **脾虚食少，肺虚喘咳，阳痿宫冷**　本品归脾经，为补脾气之要药。凡脾气虚弱，倦怠乏力，食少便溏者，常与白术、茯苓、甘草配伍，如四君子汤（《和剂局方》）。若脾气虚弱，不能统血导致失血者，本品又能补气以摄血，常与黄芪、白术等益气健脾药同用，如归脾汤（《济生方》）。若脾气虚衰，气虚不能生血，以致气血两虚者，本品还能补气以生血，可与当归、熟地黄等补血药配伍，如八珍汤（《正体类要》）。

本品归肺经，亦长于补肺气。凡肺气虚弱，咳嗽无力，气短喘促，声低懒言，咳痰清稀，自汗脉弱者，常与黄芪、五味子、紫菀等药同用，如补肺汤（《千金要方》）。

本品亦归肾经，又有益肾气、助肾阳之功。若肾不纳气的短气虚喘或喘促日久，肺肾两虚者，常配伍蛤蚧、胡桃仁等药，如人参蛤蚧散（《卫生宝鉴》）、人参胡桃汤（《济生方》）。若治肾阳虚衰，肾精亏虚的阳痿，多与鹿茸、肉苁蓉等补肾阳、益肾精之品同用。

3. 气虚津伤口渴及消渴证 本品既能补气，又能生津，适用于气津两伤，口干口渴者。若用治热病气津两伤，身热烦渴，口舌干燥，汗多，脉大无力者，常与知母、石膏同用，如白虎加人参汤（《伤寒论》）。至于消渴一病，多与肺、脾（胃）、肾有关，其病理变化主要是阴虚与燥热，往往气阴两伤，人参既能补益肺脾肾之气，又能生津止渴，故治消渴的方剂中亦较常用。

4. 气血亏虚，久病虚羸 本品味甘，能补气以生血、养血，脾气虚衰，气虚不能养血，以致气血两虚，久病虚羸者，可与白术、当归、熟地黄等药配伍，如八珍汤（《瑞竹堂经验方》）。

5. 心气不足，惊悸失眠 本品归心经，能补益心气，安神益智。适宜于心气虚弱，心悸怔忡，胸闷气短，失眠多梦，健忘等，常与黄芪、茯苓、酸枣仁等药配伍。若心脾两虚，气血不足，心悸失眠，体倦食少者，常配伍黄芪、当归、龙眼肉等补气养血安神药，如归脾汤（《济生方》）。若心肾不交，阴亏血少，虚烦不眠，心悸健忘者，则配伍生地黄、当归、酸枣仁等滋阴养血安神之品，如天王补心丹（《摄生秘剖》）。

此外，本品还常与解表药、攻下药等祛邪药配伍，用于气虚外感或里实热结而邪实正虚之证，有扶正祛邪之效，如人参败毒散（《和剂局方》）、新加黄龙汤（《温病条辨》）。

【用法用量】 煎服，3～9g；挽救虚脱可用15～30g。宜文火另煎分次兑服。研末吞服，每次2g，一日2次。

【使用注意】 不宜与藜芦、五灵脂同用。

【现代研究】

1. **化学成分** 本品主要含多种人参皂苷、多糖、挥发油、氨基酸、有机酸、黄酮类、维生素类以及微量元素等多种成分。《中国药典》规定本品含人参皂苷 Rg_1（ $C_{42}H_{72}O_{14}$ ）和人参皂苷 Re（ $C_{48}H_{82}O_{18}$ ）的总量不得少于0.30%，饮片不得少于0.27%；人参皂苷 Rb_1（ $C_{54}H_{92}O_{23}$ ）不得少于0.20%，饮片不得少于0.18%。

2. **药理作用** 人参皂苷及注射液具有抗休克作用。人参皂苷能增强消化、吸收功能，提高胃蛋白酶活性，保护胃肠细胞，改善脾虚症状；能促进组织对糖的利用，加速糖的氧化分解以供给能量；能促进大脑对能量物质的利用，增强学习记忆力；能促进造血功能；还能抗疲劳、抗衰老、抗心肌缺血、抗脑缺血、抗心律失常。人参浸膏、人参皂苷 Rb 可使正常或贫血动物红细胞、白细胞和血红蛋白含量增加。人参多糖和注射液具有提升白细胞作用。人参皂苷 Rg2 具有强心作用。此外，人参有调节中枢神经兴奋与抑制过程的平衡、增强免疫功能、抗肿瘤、抗辐射、抗应激、降血脂、降血糖和抗利尿等作用。

附药：红参 Hóngshēn

本品为五加科植物人参 *Panax ginseng* C.A.Mey. 的栽培品经蒸制后的干燥根及根茎。性味甘、微苦，微温；归脾、肺、心、肾经。功能大补元气，复脉固脱，益气摄血，适用于体虚欲脱，肢冷脉微，气不摄血，崩漏下血。煎服，3～9g，另煎兑服。不宜与藜芦、五灵脂同用。

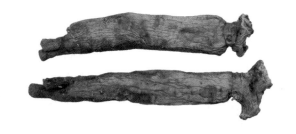

西洋参 Xīyángshēn　（《增订本草备要》）

本品为五加科植物西洋参*Panax quinquefolium* L.的干燥根。秋季采挖生长3～6年的根，洗净，晒干或低温干燥，切薄片。本品气清香而味浓，味微苦而甘。以表面横纹紧密、气清香、味浓者为佳。生用。

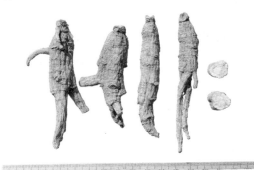

【药性】甘、微苦，凉。归肺、心、肾、脾经。

【功效】补气养阴，清热生津。

【应用】

1.气阴两脱证　本品具有和人参相类似的益气救脱功效，而药力稍逊，因其药性偏凉，兼能清热养阴生津，故适用于热病或大汗、大泻、大失血，耗伤元气及阴津所致的神疲乏力、气短息促、自汗热黏、心烦口渴、尿短赤涩、大便干结、舌燥、脉细数无力等的气阴两脱证。常与麦冬、五味子等药同用。

2.气虚阴亏，虚热烦倦，喘咳痰血　本品长于补肺气，兼能养肺阴，清肺热，适用于火热耗伤肺之气阴所致的短气喘促，咳嗽痰少，或痰中带血之证，可与玉竹、麦冬、川贝母等药同用。

本品亦能补心气，兼养心阴，可用于心之气阴两虚的心悸心痛，失眠多梦，宜配伍甘草、麦冬、生地黄等药。

本品还略能益脾气，兼养脾阴，又可用于脾之气阴两虚的纳呆食滞，口渴思饮，可配伍太子参、山药、神曲等药。

3.气虚津伤，口燥咽干，内热消渴　本品既能补气，又能生津，还能清热，适用于热伤气津所致的身热汗多，口渴心烦，体倦少气，脉虚数之证。常与西瓜翠衣、竹叶、麦冬等药同用，如清暑益气汤（《温热经纬》）。若用治消渴病气阴两伤之证，可配伍黄芪、山药、天花粉等益气养阴生津之品。

【用法用量】另煎兑服，3～6g；入丸、散剂，每次0.5～1g。

【使用注意】不宜与藜芦同用。

【现代研究】

1.化学成分　本品主要含西洋参皂苷（多种人参皂苷）、多糖、黄酮类、挥发油、蛋白质、氨基酸、核酸、肽类、甾醇类、淀粉、维生素、脂肪酸、有机酸、矿物质以及微量元素等多种成分。《中国药典》规定本品药材和饮片含人参皂苷 Rg_1（$C_{42}H_{72}O_{14}$）、人参皂苷 Re（$C_{48}H_{82}O_{18}$）和人参皂苷 Rb_1（$C_{54}H_{92}O_{23}$）的总量均不得少于2.0%。

2.药理作用 西洋参含片、胶囊、水煎液及皂苷均具有抗缺氧、抗疲劳、改善和增强记忆的作用。西洋参多糖能升高白细胞、提高免疫力、抗肿瘤。西洋参皂苷具有中枢抑制、抗心律失常、抗应激、降血脂、降血糖和镇静等作用。

党参 Dǎngshēn （《增订本草备要》）

本品为桔梗科植物党参 *Codonopsis pilosula*（Franch.）Nannf.、素花党参 *Codonopsis pilosula* Nannf. var. *modesta*（Nannf.）L.T.Shen 或川党参 *Codonopsis tangshen* Oliv.的干燥根。秋季采挖，洗净，晒干，切厚片。本品有特殊香气，气味浓，味微甜。以质柔润、味甜者为佳。生用或米炒用。

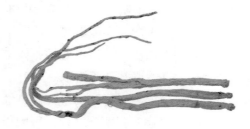

【药性】甘，平。归脾、肺经。

【功效】健脾益肺，养血生津。

【应用】

1.脾肺气虚，食少倦怠，咳嗽虚喘 本品味甘性平，主归脾、肺二经，具有和人参相类似的补益脾肺之功而药力较弱。治脾气虚弱，倦怠乏力，食少便溏等症，常与补气健脾除湿的白术、茯苓等同用。治肺气亏虚，咳嗽气短，声低懒言等症，可与黄芪、蛤蚧等品同用。现代临床治疗脾肺气虚的轻症，常用以代替古方中的人参。

2.气血不足，面色萎黄，心悸气短 本品有气血双补之功，故适用于气虚不能生血，或血虚无以化气，而见面色苍白或萎黄、乏力、头晕、心悸等症的气血两虚证，常配伍黄芪、当归、熟地黄等药，以增强其补益气血之功。

3.气津两伤，气短口渴，内热消渴 本品有补气生津作用，适用于气津两伤，气短口渴的轻症，可与麦冬、五味子等养阴生津之品同用。

【用法用量】煎服，9～30g。

【使用注意】不宜与藜芦同用。

【现代研究】

1.化学成分 本品主要含党参多糖、党参苷、植物甾醇、党参内酯、黄酮类、酚酸类、生物碱、香豆素类、无机元素、氨基酸、微量元素等。

2.药理作用 党参水煎醇沉液能调节胃肠运动、抗溃疡。党参水煎液能刺激胃泌素释放。党参多糖能促进双歧杆菌的生长，调节肠道菌群比例失调；能升高外周血血红蛋白，促进脾脏代偿造血功能；还能增强免疫功能。党参皂苷能兴奋呼吸中枢。党参水、醇提液和党参多糖均能改善学习记忆能力，具有益智抗痴呆作用。此外，党参有延缓衰老、抗缺氧、抗辐射、降低血糖、调节血脂和抗心肌缺血等作用。

太子参 Tàizǐshēn （《中国药用植物志》）

本品为石竹科植物孩儿参 *Pseudostellaria heterophylla*（Miq.）Pax ex Pax et Hoffm.的干燥块根。夏季茎叶大部分枯萎时采挖，洗净，除去须根，置沸水中略烫后晒干或直接晒干。本品气微，味微甘。以肥厚、黄白色、无须根者为佳。生用。

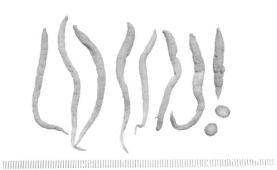

【药性】甘、微苦,平。归脾、肺经。

【功效】益气健脾,生津润肺。

【应用】

1.脾虚体倦,食欲不振 本品既能补脾气,又能养胃阴,治脾气虚弱、胃阴不足的食少倦怠,口干舌燥者,可与山药、石斛等益脾气,养胃阴之品同用。

2.病后体虚,气阴不足,自汗口渴 本品补气之力较为薄弱,然兼能养阴生津,且其性略偏寒凉,属补气药中的清补之品,临床适用于小儿及热病之后,气阴两亏,倦怠自汗,口干口渴,而不宜温补者。因其作用平和,多入复方,做病后调补之药,常配伍黄芪、五味子、麦冬等益气固表、养阴生津药。

3.肺燥干咳 本品能补肺气,润肺燥,治肺脏气阴不足,燥咳痰少,舌红少苔者,可配伍南沙参、麦冬、知母等补肺气、养肺阴药。

【用法用量】煎服,9~30g。

【现代研究】

1.化学成分 本品主要含氨基酸、多糖、皂苷、黄酮、鞣质、香豆素、甾醇、三萜及多种微量元素等多种成分。

2.药理作用 太子参水煎液、多糖、醇提物、皂苷能够增强免疫功能。太子参水提物、75%醇提物、多糖及皂苷具有抗应激、抗疲劳的作用。太子参多糖具有改善记忆、延长寿命作用。太子参水提物、醇提物能提高小肠吸收功能,并对脾虚模型有治疗作用。此外,太子参有降血糖、降血脂、止咳、祛痰、抗菌、抗病毒、抗炎等作用。

黄芪 Huángqí　　　　　　　(《神农本草经》)

本品为豆科植物蒙古黄芪*Astragalus membranaceus*(Fisch.) Bge. var. *mongholicus*(Bge.) Hsiao或膜荚黄芪*Astragalus membranaceus*(Fisch.) Bge.的干燥根。春、秋二季采挖,除去须根和根头,晒干,切片。本品气微而味微甜。以切面色淡黄、粉性足、味甜者为佳。生用或蜜炙用。

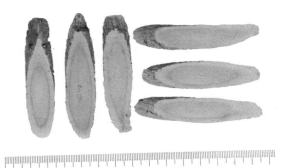

【药性】甘,微温。归脾、肺经。

【功效】补气升阳,益卫固表,利水消肿,生津养血,行滞通痹,托毒生肌。

【应用】

1.气虚乏力,食少便溏,水肿尿少,中气下陷,久泻脱肛,便血崩漏 本品甘温,入脾经,为补益脾气之要药。治脾气虚弱,倦怠乏力,食少便溏者,可单用熬膏服,或与人参、白术等补气健脾药同用。因其善能升阳举陷,故尤长于治疗脾虚中气下陷的久泻脱肛，内脏下垂，常配伍人参、升麻、柴胡等补中益气，升阳举陷药，如补中益气汤（《脾胃论》）。本品既能补脾益气治本，又能利尿消肿治标，故亦为气虚水肿之要药。治脾虚水湿失运，浮肿尿少者，常与白术、茯苓等健脾利水药同用。本品还可补气以摄血，治脾虚不能统血所致的失血证，常与人参、白术等补气摄血药同用，如归脾汤（《济生方》）。

2.肺气虚弱，咳喘气短 本品入肺经，又能补益肺气，治肺气虚弱，咳嗽无力，气短喘促，咳痰清稀，声低懒言者，常配伍人参、紫菀、五味子等药，如补肺汤（《永类钤方》）。

3.气虚自汗 本品能补肺脾之气，益卫固表以止汗，治脾肺气虚所致卫气不固，表虚自汗者，常与牡蛎、麻黄根等药配伍，如牡蛎散（《和剂局方》）。若因卫气不固，表虚自汗而易感风邪者，又当配伍白术、防风等药，如玉屏风散（《丹溪心法》）。

4.内热消渴 本品具有健脾益气、生津止渴之功，治气虚津亏的消渴，常与天花粉、葛根等药同用，如玉液汤（《医学衷中参西录》）。

5.血虚萎黄，气血两虚 本品具有养血之功，而且通过补气又有助于生血，故也常用治血虚证以及气血两虚证，常配伍当归同用，如当归补血汤（《兰室秘藏》）。

6.气虚血滞，半身不遂，痹痛麻木 本品能补气以行血，补气以通痹。对于痹证、中风后遗症，因气虚血滞，肌肤、筋脉失养，症见肌肤麻木或半身不遂者，常用本品治疗。若治中风后遗症，常配伍当归、川芎、地龙等药，如补阳还五汤（《医林改错》）。若治风寒湿痹，宜与川乌、独活、川芎等配伍。此外，现代临床治疗气虚血滞的胸痹心痛，常用本品配伍红花、丹参、三七等药，亦有较好的疗效。

7.气血亏虚，痈疽难溃，久溃不敛 本品以其补气养血之功，使正气旺盛，可收托毒排脓，生肌敛疮之效。治疮疡中期，正虚毒盛不能托毒外达，疮形平塌，根盘散漫，难溃难腐者，常配伍人参、当归、升麻、白芷等药，如托里透脓散（《医宗金鉴》）。治溃疡后期，因气血亏虚，脓水清稀，疮口难敛者，常与人参、当归、肉桂等药配伍，如十全大补汤（《和剂局方》）。

【用法用量】煎服，9～30g。益气补中宜蜜炙用，其他方面多生用。

【使用注意】凡表实邪盛，内有积滞，阴虚阳亢，疮疡阳证实证，均不宜用。

【现代研究】

1.化学成分 本品主要含三萜皂苷类成分：黄芪皂苷Ⅰ、Ⅱ、Ⅲ、Ⅳ（黄芪甲苷），荚膜黄芪苷Ⅰ、Ⅱ等；黄酮类成分：芒柄花素，毛蕊异黄酮葡萄糖苷等；还含多糖、氨基酸等。《中国药典》规定本品含毛蕊异黄酮葡萄糖苷（$C_{22}H_{22}O_{10}$）不得少于0.020%，饮片不得少于0.020%；黄芪甲苷（$C_{41}H_{68}O_{14}$）不得少于0.040%，饮片不得少于0.040%。炙黄芪含黄芪甲苷（$C_{41}H_{68}O_{14}$）不得少于0.030%，毛蕊异黄酮葡萄糖苷（$C_{22}H_{22}O_{10}$）不得少于0.020%。

2.药理作用 黄芪多糖能促进RNA和蛋白质合成，使细胞生长旺盛，寿命延长，并能抗疲劳、耐低温、抗流感病毒。黄芪水煎液、多糖、皂苷对造血功能有保护和促进作用。黄芪总皂苷具有正性肌力作用，黄芪总黄酮和总皂苷能保护缺血缺氧心肌。黄芪水煎液有保护肾脏、消除尿蛋白和利尿作用，并对血压有双向调节作用。此外，黄芪有抗衰老、抗辐射、抗炎、降血脂、降血糖、增强免疫、抗肿瘤和保肝等作用。

白术 Báizhú　　　　　　（《神农本草经》）

本品为菊科植物白术Atractylodes macrocephala Koidz.的干燥根茎。冬季下部叶枯黄、上部叶变脆时采挖，除去泥沙，烘干或晒干，再除去须根，切厚片。本品气清香，香气浓，味甜微辛。以切面黄白色、香味浓者为佳。生用或麸炒用。

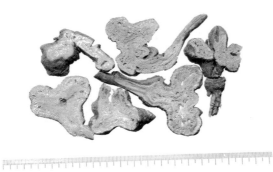

【药性】甘、苦，温。归脾、胃经。

【功效】健脾益气，燥湿利水，止汗，安胎。

【应用】

1.脾虚食少，腹胀泄泻，痰饮眩悸，水肿，带下　本品甘温补虚，苦温燥湿，主归脾、胃经，既能补气以健脾，又能燥湿、利尿。临床可广泛用于脾气虚弱，运化失职，水湿内生的食少、便溏或泄泻、痰饮、水肿、带下诸证，对于脾虚湿滞证有标本兼顾之效，被前人誉为"脾脏补气健脾第一要药"。治脾虚有湿，食少便溏或泄泻者，常配伍人参、茯苓等药，如四君子汤（《和剂局方》）。治脾虚中阳不振，痰饮内停者，常与桂枝、茯苓等药配伍，如苓桂术甘汤（《金匮要略》）。治脾虚水肿者，可与黄芪、茯苓、猪苓等药同用。治脾虚湿浊下注，带下清稀者，又当配伍山药、苍术等药，如完带汤（《傅青主女科》）。此外，利用其健脾益气之功，通过配伍还常用于脾虚中气下陷、脾不统血及气血两虚等证。

2.气虚自汗　本品能益气健脾，固表止汗，其作用与黄芪相似而力稍弱。《千金要方》单用本品治汗出不止。若脾肺气虚，卫气不固，表虚自汗，易感风邪者，常与黄芪、防风等药配伍，如玉屏风散（《丹溪心法》）。

3.脾虚胎动不安　本品能益气健脾，脾健气旺，胎儿得养而自安，故有安胎之功。适用于妇女妊娠，脾虚气弱，生化无源，胎动不安之证。如气虚兼内热者，可配伍黄芩以清热安胎；兼有气滞胸腹胀满者，可配伍紫苏梗、砂仁等理气安胎；若气血亏虚，胎动不安，甚或堕胎、滑胎者，宜配伍人参、黄芪、当归等益气养血安胎，如泰山磐石散（《景岳全书》）；若肾虚胎元不固，可与杜仲、川续断、阿胶等同用以补肝肾安胎。

【用法用量】煎服，6～12g。炒用可增强补气健脾止泻作用。

【现代研究】

1.化学成分　本品主要含苍术酮、苍术醇、苍术醚、杜松脑、苍术内酯等挥发油，白术内酯I～IV、双白术内酯等内酯类化合物，并含有果糖、菊糖、白术多糖、多种氨基酸、白术三醇及维生素A等多种成分。

2.药理作用　白术水煎液能促进小鼠胃排空及小肠推进功能，并能防治实验性胃溃瘀。白术内酯Ⅰ具有增强唾液淀粉酶活性、促进营养物质吸收、调节胃肠道功能的作用。白术水煎液和流浸膏均有明显而持久的利尿作用。白术多糖、白术挥发油能增强细胞免疫功能。白术水煎液具有抗衰老作用。白术醇提物与石油醚提取物能抑制实验动物子宫平滑肌收缩。此外，白术有保肝、利胆、降血糖、抗菌、抗肿瘤、镇静、镇咳、祛痰等作用。

山药 Shānyào　　　　（《神农本草经》）

本品为薯蓣科植物薯蓣 *Dioscorea opposita* Thunb. 的干燥根茎。霜降后采挖，刮去粗皮，晒干或烘干，为"毛山药"；或再加工为"光山药"。润透，切厚片。本品味淡、微酸。以粉性足、色白者为佳。生用或麸炒用。

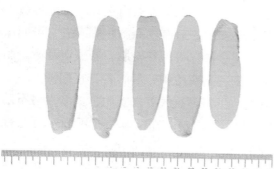

【药性】甘，平。归脾、肺、肾经。

【功效】益气养阴，补脾肺肾，涩精止带。

【应用】

1.脾虚食少，久泻不止，白带过多　本品甘平，能补脾气，益脾阴，又兼涩性，能止泻、止带。适用于脾气虚弱或气阴两虚，消瘦乏力，食少便溏或泄泻，及妇女带下等。唯其"气轻性缓，非堪专任"，对气虚重症，常嫌力量不足，多入复方使用，用作

人参、白术的辅助药。如治脾虚食少便溏的参苓白术散（《和剂局方》）和治带下的完带汤（《傅青主女科》）。因其富含营养成分，又容易消化，可做成食品长期服用，对慢性久病或病后，虚弱羸瘦，需营养调补而脾运不健者，本品不失为一味调补佳品。

2.肺虚喘咳　本品又能补肺气，兼能滋肺阴。其补肺之力虽较和缓，但对肺脾气阴俱虚者，补土亦有助于生金。治肺虚久咳或虚喘，可与太子参、南沙参等同用。

3.肾虚遗精，带下，尿频　本品还能补肾气，兼能滋肾阴，并有固涩作用。适用于肾气虚的腰膝酸软，夜尿频多或遗尿，滑精早泄，女子带下清稀及肾阴虚的形体消瘦，腰膝酸软，遗精等症，如肾气丸（《金匮要略》）和六味地黄丸（《小儿药证直诀》）中，都配有本品。

4.虚热消渴　本品既补脾肺肾之气，又补脾肺肾之阴。治疗消渴病气阴两虚者，常配伍黄芪、天花粉、知母等药，如玉液汤（《医学衷中参西录》）。

【用法用量】煎服，10～30g。麸炒山药功擅补脾健胃，用于脾虚食少，泄泻便溏，白带过多。

【使用注意】本品养阴能助湿，故湿盛中满或有积滞者不宜使用。

【现代研究】

1.化学成分　本品主要含皂苷、黏液质、糖蛋白、甘露聚糖、尿囊素、山药素、胆碱、多巴胺、粗纤维、果胶、淀粉酶及微量元素等多种成分。

2.药理作用　山药水煎液对脾虚动物模型有预防和治疗作用，能抑制胃排空运动及肠管推进运动，拮抗离体回肠的强直性收

缩，增强小肠吸收功能，帮助消化，保护胃黏膜损伤。山药水煎液、山药多糖能降血糖。山药多糖能提高非特异性免疫功能、特异性细胞免疫和体液免疫功能。山药多糖、总黄酮和山药稀醇提取物具有抗氧化、抗衰老作用。山药中的尿囊素具有抗刺激、麻醉镇痛和消炎抑菌等作用。此外，山药有降血脂、抗肿瘤等作用。

白扁豆 Báibiǎndòu　　　《名医别录》

本品为豆科植物扁豆 *Dolichos lablab* L. 的干燥成熟种子。秋季果实成熟时采取，晒干。本品气微，味淡，嚼之有豆腥气。以粒大、饱满、色白者为佳。生用或炒用。

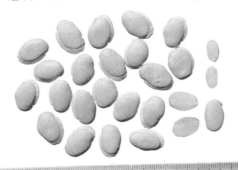

【药性】甘，微温。归脾、胃经。

【功效】健脾化湿，和中消暑。

【应用】

1.脾胃虚弱，食欲不振，大便溏泄，白带过多　本品甘温而气香，归脾、胃经，甘温补脾而不滋腻，芳香化湿而不燥烈，有健脾养胃，化湿和中之功，适用于脾虚湿滞，食少、便溏或泄泻，以及脾虚湿浊下注的白带过多，唯其"味轻气薄，单用无功，必须同补气之药共用为佳"，故多配伍人参、白术、茯苓等药，如参苓白术散（《和剂局方》）。

2.暑湿吐泻，胸闷腹胀　本品能健脾化湿和中，故有"消暑"之效。治暑湿吐泻，本品健脾化湿而无温燥助热伤津之弊，《千金要方》单用本品水煎服；亦可与荷叶、滑石等药配伍。若属暑月乘凉饮冷，外感于寒，内伤于湿之阴寒闭暑证，则宜与香薷、厚朴等药配伍，如香薷散（《和剂局方》）。

【用法用量】煎服，9～15g。健脾化湿、止泻止带宜炒用，和中消暑宜生用。

【现代研究】

1.化学成分　本品主要含碳水化合物、蛋白质、脂肪、维生素、微量元素、泛酸、酪氨酸酶、膜蛋白酶抑制物、淀粉酶抑制物、血球凝集素 A、血球凝集素 B 等多种成分。

2.药理作用　白扁豆水煎液具有抑制痢疾杆菌和抗病毒作用，对食物中毒引起的呕吐、急性胃炎等有解毒作用，尚有解酒、河豚及其他食物中毒的作用。其血球凝集素 A 不溶于水，可抑制实验动物生长，甚至引起肝区域性坏死，加热可使其毒性大减。血球凝集素 B 可溶于水，有抗胰蛋白酶的活性。白扁豆多糖具有抗氧化、增强免疫的作用。

附药：扁豆花 Biǎndòuhuā

本品为白扁豆的花。性味甘、淡，平。归脾、胃经。功能消暑化湿。多用于暑湿泄泻及湿热带下。煎服，5～10g。

甘草 Gāncǎo　　　《神农本草经》

本品为豆科植物甘草 *Glycyrrhiza uralensis* Fisch.、胀果甘草 *Glycyrrhiza inflate* Bat. 或光果甘草 *Glycyrrhiza glabra* L. 的干燥根和根茎。春、秋二季采挖，除去须根，晒干，切

厚片。本品气微，味甜而特殊。以皮细而紧、外皮色红棕、粉性足、味甜者为佳。生用或蜜炙用。

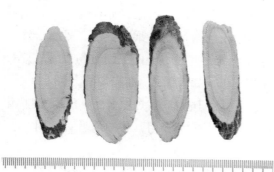

【药性】甘，平。归心、肺、脾、胃经。

【功效】补脾益气，清热解毒，祛痰止咳，缓急止痛，调和诸药。

【应用】

1.脾胃虚弱，倦怠乏力　本品甘能补虚，归脾、胃经，能补脾胃不足而益中气。因其作用和缓，故多作辅助药用，能"助参芪成气虚之功"。治脾胃虚弱，中气不足，体倦乏力，食少便溏等症，常与人参、白术、茯苓同用，如四君子汤（《和剂局方》）。

2.心气不足，心悸气短，脉结代　本品归心经，能补益心气，益气复脉。适用于心气不足所致的脉结代，心动悸，如《伤寒类要》单用本品治伤寒心悸，脉结代者。若属气血两虚所致者，常与人参、阿胶、生地黄等药配伍，如炙甘草汤（《伤寒论》）。

3.痈肿疮疡，咽喉肿痛　本品还长于解毒，临床应用十分广泛。生品药性微寒，能清解热毒，可用于多种热毒证。治热毒疮疡，可单用煎汤浸渍，或熬膏内服；临床更多与黄连、连翘等药配伍。治热毒咽喉肿痛，对红肿不甚者，可单用；红肿较甚者，宜与连翘、黄芩、牛蒡子等药配伍。本品对

附子等多种药物所致中毒，或多种食物所致中毒，有一定解毒作用。单用，或与相应解毒药同用。

4.咳嗽痰多　本品甘润平和，归肺经，能补益肺气，润肺止咳，兼能祛痰，还略具平喘作用。单用即有效。可随证配伍用于寒热虚实多种咳喘，有痰无痰均宜。

5.脘腹、四肢挛急疼痛　本品味甘能缓，又善于缓急、止痛，对脾虚肝旺的脘腹挛急作痛或阴血不足的四肢挛急作痛，均常与白芍相须为用，如芍药甘草汤（《伤寒论》）。临床常以芍药甘草汤为基础，随证配伍用于血虚、血瘀、寒凝等多种原因所致的脘腹、四肢挛急作痛。

6.缓解药物毒性、烈性　本品甘平，药性和缓，与寒热补泻各类药物同用，能缓和烈性或减轻毒副作用，有调和百药之功。如白虎汤（《伤寒论》）中与石膏、知母同用，以防寒凉伤胃；四逆汤（《伤寒论》）中与附子、干姜同用，以防温燥伤阴，并可降低附子的毒性；调胃承气汤（《伤寒论》）中与大黄、芒硝同用，以缓其峻下之势，使泻不伤正，并缓解大黄刺激胃肠引起的腹痛；十全大补汤（《和剂局方》）中与人参、黄芪、生地黄等同用，以调和脾胃，使补虚药效缓慢持久。半夏泻心汤（《伤寒论》）中与黄芩、黄连、干姜、半夏等同用，又能调其寒热、升降之偏，以得其平。本品最善调和药性，故有"国老"之称。

【用法用量】煎服，2～10g。清热解毒宜生用，补中缓急、益气复脉宜蜜炙用。

【使用注意】本品有助湿壅气之弊，湿盛胀满、水肿者不宜用。不宜与海藻、京大戟、红大戟、甘遂、芫花同用。大剂量久服

可导致水钠潴留，引起浮肿。

【现代研究】

1.化学成分 本品主要含甘草甜素、甘草酸、甘草次酸等三萜类，甘草黄酮、异甘草黄酮、甘草素、异甘草素等黄酮类，尚含生物碱、多糖、香豆素、氨基酸及少量的挥发性成分等。《中国药典》规定本品含甘草苷（$C_{21}H_{22}O_9$）不得少于0.50%，炙甘草不得少于0.50%；含甘草酸（$C_{42}H_{62}O_{16}$）不得少于2.0%，炙甘草不得少于1.0%。

2.药理作用 甘草次酸和黄酮类成分具有抗心律失常作用，能减少室颤率。甘草酸类和黄酮类物质是甘草抗溃疡的两大主要活性成分。甘草水提物、甘草次酸、甘草的黄酮部位具有抗幽门螺杆菌作用。甘草水煎液、甘草浸膏、甘草素、异甘草素、甘草总黄酮等均可降低肠管紧张度，减少收缩幅度，具有解痉作用。甘草酸、甘草次酸及甘草的黄酮类化合物具有镇咳、祛痰、平喘作用。此外，甘草有抗利尿、降血脂、保肝和类似肾上腺皮质激素样作用。

大枣 Dàzǎo 　　　　（《神农本草经》）

本品为鼠李科植物枣 *Ziziphus jujuba* Mall. 的干燥成熟果实。秋季果实成熟时采收，晒

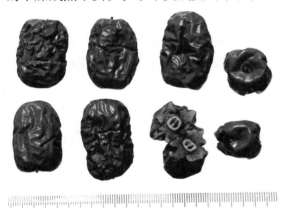

干。本品气微香，味甜。以个大、色红、肉厚、味甜者为佳。生用。

【药性】甘，温。归脾、胃、心经。

【功效】补中益气，养血安神。

【应用】

1.脾虚食少，乏力便溏 本品甘温，归脾、胃经，为具有营养作用的补脾益气药，适用于脾气虚弱，营养不良的形体消瘦、倦怠乏力、食少便溏等症，单用有效。若气虚乏力较甚者，每与人参、白术等药配伍。

2.妇人脏躁，失眠 本品能养心血，安心神。治妇女脏躁，精神恍惚，无故悲伤欲哭，心中烦乱，不能自主，睡眠不安者，常与小麦、甘草等同用，如甘麦大枣汤（《金匮要略》）。治血虚面色萎黄，心悸失眠者，多与熟地黄、当归等药配伍。

此外，本品与部分药性峻烈或有毒的药物同用，有保护胃气，缓和其毒烈药性之效，如十枣汤（《伤寒论》），即用以缓和甘遂、大戟、芫花的烈性与毒性。

【用法用量】煎服，6～15g。

【现代研究】

1.化学成分 本品主要含三萜酸类成分：白桦脂酮酸，齐墩果酸，熊果酸，山楂酸等；皂苷类成分：大枣皂苷Ⅰ、Ⅱ、Ⅲ；生物碱类成分：光千金藤碱，N–去甲基荷叶碱等；黄酮类成分：6,8–二葡萄糖基–2（*S*）和2（*R*）–柚皮素。还含多糖、氨基酸、微量元素等。

2.药理作用 大枣水煎液、大枣多糖能增强肌力、增加体重、增强耐力、抗疲劳；能促进骨髓造血，增强免疫，改善气血双虚模型大鼠的能量代谢，促进钙吸收，有效地减少肠道蠕动时间，改善肠道环境，减少肠

道黏膜接触有毒物质和其他有害物质。黄酮类化合物有镇静、催眠作用。此外，大枣有增加白细胞内的cAMP含量、延缓衰老、抗氧化、保肝、抗突变、抗肿瘤、降血压、抗过敏、抗炎和降血脂等作用。

饴糖 Yítáng 　　（《名医别录》）

本品为米、麦、粟或与蜀黍等粮食，经发酵糖化制成。中国各地均产。有软、硬两种，软者称胶饴，硬者称白饴糖，均可入药，但以胶饴为主。本品味甘。以浅黄、质黏稠、味甘无杂味者为佳。

【药性】甘，温。归脾、胃、肺经。

【功效】补益中气，缓急止痛，润肺止咳。

【应用】

1.脾胃虚寒，脘腹疼痛　本品甘温，归脾、胃经，既能补益中气，又能缓急止痛。适宜于脾胃虚寒，脘腹疼痛，喜温喜按，空腹时痛甚，食后稍安者，单用有效。若脾胃虚寒，肝木乘土，里急腹痛者，常与桂枝、白芍、甘草等同用，如小建中汤（《伤寒论》）。若气虚甚者，宜配伍黄芪、大枣、甘草等药，如黄芪建中汤（《金匮要略》）。若中虚寒盛而脘腹痛甚者，则配伍干姜、川椒等药，如大建中汤（《金匮要略》）。

2.肺虚燥咳　本品甘温质润，入肺经，能补虚润肺止咳。治咽喉干燥，喉痒咳嗽者，单用本品噙咽，即可收润燥止咳之效。治肺虚久咳，干咳痰少，少气乏力者，可配伍人参、阿胶、苦杏仁等药。

【用法用量】入汤剂须烊化冲服，每次15～20g。

【现代研究】化学成分　本品主要含麦芽糖，另含蛋白质、脂肪、维生素B_2、维生素C等。

蜂蜜 Fēngmì 　　（《神农本草经》）

本品为蜜蜂科昆虫中华蜜蜂 *Apis cerana* Fabricius 或意大利蜜蜂 *Apis mellifera* Linnaeus 所酿成的蜜。春至秋季采收，滤过。本品气芳香，味极甜。以稠如凝脂、味甜纯正者为佳。

【药性】甘，平。归肺、脾、大肠经。

【功效】补中，润燥，止痛，解毒；外用生肌敛疮。

【应用】

1.脾气虚弱，脘腹挛急疼痛　本品性味甘平，归脾经，为富含营养成分的补脾益气药，适用于脾气虚弱，营养不良者，可作食品服用。尤多作为滋补的丸剂、膏剂的赋型剂，或作为炮炙某些补益药的辅料。不仅取其矫味和黏性，还主要取其补养和缓和药性的作用。对于中虚脘腹疼痛，腹痛喜按，空腹痛甚，食后稍安者，本品既能补中，又能缓急止痛，可标本兼顾。单用，或与白芍、甘草等药配伍。

2.肺虚干咳　本品入肺经，能润肺止咳，且有补益肺气之功。治虚劳咳嗽日久，气阴耗伤，气短乏力，咽燥痰少者，单用有效。亦可配伍人参、生地黄等药，如琼玉膏《洪氏集验方》。若燥邪伤肺，干咳无痰或痰少而黏者，宜与阿胶、桑叶、川贝母等药配伍。本品用于润肺止咳，尤多作为炮炙止咳药的辅料，或作为润肺止咳的丸剂或膏剂的赋型剂。

3.肠燥便秘　本品质润滑利，入大肠经，有润肠通便之效，并能补益。适用于肠燥便秘者，可单用冲服，或随证配伍生地黄、当归、火麻仁等药。亦可制成栓剂使用，如蜜煎导《伤寒论》。

4.**解乌头类药毒** 本品与乌头类药物同煎，可降低其毒性。服乌头类药物中毒者，大剂量服用本品，有一定解毒作用。

5.**疮疡不敛，水火烫伤** 本品外用有生肌敛疮之效。用治疮疡不敛，烧烫伤，外敷患处。

【用法用量】入煎剂，15～30g，冲服。外用适量。

【使用注意】本品有助湿满中之弊，又能滑肠，故湿阻中满，湿热痰滞，便溏或泄泻者慎用。

【现代研究】

1.**化学成分** 本品主要含葡萄糖和果糖，占65%～80%；蔗糖极少，不超过5%。还含糊精及挥发油、有机酸、蜡质、酶类等。《中国药典》规定本品含果糖（$C_6H_{12}O_6$）和葡萄糖（$C_6H_{12}O_6$）的总量不得少于60.0%，果糖与葡萄糖含量比值不得小于1.0。

2.**药理作用** 蜂蜜有促进实验动物小肠推进运动的作用，能显著缩短排便时间；能增强体液免疫功能；对多种细菌有抑杀作用（温度过高，或中性条件下加热，则使其抗菌力大大减弱或消失）；有解毒作用，以多种形式使用均可减弱乌头毒性，以加水同煎解毒效果最佳；能减轻化疗药物的毒副作用；有加速肉芽组织生长，促进创伤组织愈合作用；还有保肝、降血糖、降血脂、降血压等作用。

表 24-1　补气药功用归纳小结表

药名	共性	个性	
		作用特点	其他功效
人参	四者皆能补益脾肺之气，生津；其中人参、党参、黄芪还有养血之功	补益力量强，善于大补元气、复脉固脱，为补虚扶正的要药，治疗虚劳内伤第一品药，凡气血津液不足之证均可使用。	补益心肾之气，安神益智
党参		补益肺脾之气，养血生津之功与人参相似而药力较缓，为补中益气之良药，在一般的补益肺脾之气的方剂中多用党参代替人参	
黄芪		长于升阳举陷，为治气虚下陷之要药	益卫固表，利水消肿，行滞通痹，托毒排脓，敛疮生肌
太子参		补益脾肺之气的作用较为薄弱。其性平偏凉，为补气药中的清补之品	养阴润肺
西洋参	药性偏寒凉，补气之力不及人参，长于养阴清热生津，尤宜于气阴虚而有火热的病证，为补气药中的清补之品		
白术	补气健脾以止泻，止带	专归脾、胃经，既能补气健脾，又能燥湿、利尿，对脾虚湿滞证有标本兼顾之效	止汗，安胎
山药		既补益脾肺之气，又滋养脾肺之阴，脾、肺、肾气阴两虚者皆宜，为平补脾、肺、肾三脏之良药	涩精止带
白扁豆		补脾之力较弱，兼能化湿，为健脾化湿之良药，且甘温补脾而不滋腻，芳香化湿而不燥烈	和中消暑
甘草	补脾益气，缓急止痛，润肺止咳	有调和百药之功	补益心气，祛痰，清热解毒
蜂蜜		为富含营养成分的补脾益气药	解毒；外用生肌敛疮
大枣	补中益气	养血安神，缓和药性	
饴糖		缓急止痛，润肺止咳	

第二节　补阳药

本类药多为甘温之品，主归肾经，以温补肾阳为主要功效，主治肾阳虚衰诸症：形寒肢冷、腰膝酸软冷痛；阳痿早泄、遗精、滑精，精冷不育；宫寒不孕，崩漏不止，带下清稀；遗尿、尿频，脘腹冷痛、五更泄泻；水肿、小便不利；短气喘咳；头晕眼花、耳鸣耳聋、须发早白、筋骨痿软、小儿行迟、齿迟、囟门迟合等。部分药物还有祛风湿、润肠通便、养肝明目、安胎、平喘、固精、缩尿、止带等功效，可用于治疗肾阳虚而兼有筋骨萎软、肠燥便秘、目暗不明、胎动不安、虚喘、遗精、遗尿、带下不止等病症，可起到标本兼顾的作用。

鹿茸 Lùróng　　　　　　　（《神农本草经》）

本品为鹿科动物梅花鹿 *Cervus nippon* Temminck 或马鹿 *Cervus. elaphus* Linnaeus 的雄鹿头上未骨化密生茸毛的幼角。前者习称"花鹿茸"，后者习称"马鹿茸"。夏、秋二季锯取鹿茸，经加工后，阴干或烘干。花鹿茸气微腥，味微咸；马鹿茸气腥臭，味咸。以质嫩、油润者为佳。切薄片或研成细粉用。

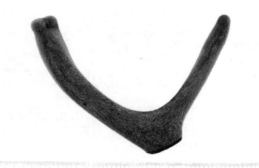

【药性】甘、咸，温。归肾、肝经。

【功效】补肾壮阳，益精血，强筋骨，调冲任，托疮毒。

【应用】

1.肾阳不足，精血亏虚　本品甘温，为血肉有情之品，具纯阳之性和生发之气，既峻补肾阳，又补益精血，为治疗肾阳虚及精血亏虚之要药。常用于肾阳不足，精血亏虚所致的畏寒肢冷、腰膝酸软、头晕耳鸣、遗尿、尿频、阳痿早泄、宫寒不孕等，可单用研末服；或同山药浸酒服，如鹿茸酒。治成人早衰，须发早白，耳鸣耳聋等，常与附子、山茱萸、熟地黄等配伍，如十补丸（《济生方》）。治诸虚百损，五劳七伤，元气不足，畏寒肢冷、阳痿早泄、宫冷不孕、小便频数等，常与人参、黄芪、当归等配伍，如参茸固本丸（《中国医学大辞典》）。

2.肝肾亏虚，筋骨不健　本品善补肝肾，强筋骨，益精血。对于肝肾虚损，筋骨痿软或小儿发育迟缓，齿迟、行迟、囟门闭合迟等，常与人参、黄芪、当归同用，如加味地黄丸（《医宗金鉴》）。治骨折后期，愈合不良，可与骨碎补、续断、自然铜等同用。

3.冲任虚寒，崩漏带下　本品补肾阳，益精血，调冲任，而固崩止带。治冲任虚寒，崩漏不止，虚损赢瘦，可与川续断、乌贼骨、龙骨同用，如鹿茸散（《证治准绳》）。治白带量多清稀者，可与桑螵蛸、菟丝子、沙苑子等合同用，如内补丸（《妇科切要》）。

4.疮疡塌陷不起或溃久不敛　本品既补肾阳，又益精血而有托毒生肌之效。治疮疡溃久不敛，脓水清稀，或阴疽疮肿，内陷不起，与当归、肉桂等配伍，如阳和汤（《外科全生集》）。

【用法用量】1~2 g，研末冲服。

【使用注意】宜从小剂量开始服用，逐渐增加，不可骤用大量，以免阳升风动，头晕目赤，或伤阴动血。凡热证、阴虚阳亢者均应忌用。

【现代研究】

1.化学成分 本品主要含雌二醇、胆固醇、雌酮、卵磷脂、脑磷脂、神经磷脂、磷脂酰胆碱、核糖核酸、脱氧核糖核酸、硫酸软骨素A、前列腺素等。还含蛋白质、多糖、氨基酸、脂肪酸及多种无机元素。

2.药理作用 鹿茸粉剂具性激素样作用，能促进幼龄动物体重增长和子宫发育，能显著增加未成年雄性动物（大、小鼠）的睾丸、前列腺、贮精囊等性腺重量。鹿茸精能减轻心肌细胞损伤，扩张冠脉血管，并促进心肌功能恢复。鹿茸的正丁醇和乙醚提取物具有抑制单胺氧化酶活性作用。鹿茸多糖可激活免疫机制杀伤肿瘤细胞，促进抗肿瘤免疫应答，提高防御能力和抗肿瘤能力。鹿茸醇提物可增强由环磷酰胺诱导的免疫功能低下的小白鼠红细胞的免疫功能，而对于环磷酰胺对机体的副作用具有一定的对抗作用。鹿茸多肽通过促进骨、软骨细胞增殖及促进骨痂内骨胶原的积累和钙盐沉积而加速实验性骨折愈合。

附药：鹿角胶 Lùjiǎojiāo
鹿角霜 Lùjiǎoshuāng

1.鹿角胶 本品为梅花鹿Cervus nippon Temminck或马鹿C. elaphus Linnaeus的雄鹿未骨化密生茸毛的幼角煎熬浓缩而成的胶状物。性味甘、咸，温；归肝、肾经。功能补肝肾，益精血，止血。适用于肾阳不足，精血亏虚，虚劳羸瘦，吐衄便血、崩漏之偏于虚寒者，以及阴疽内陷等。烊化兑服，3~6g。阴虚火旺者忌服。

2.鹿角霜 本品为梅花鹿Cervus nippon Temminck或马鹿C. elaphus Linnaeus的雄鹿未骨化密生茸毛的幼角熬膏所存残渣。性味咸，温；归肝、肾经。功能补肾助阳，收敛止血，敛疮。适用于肾阳不足、脾胃虚寒的崩漏带下、食少吐泻、小便频数，外用治创伤出血及疮疡久溃不敛。煎服，9~15g，先煎。外用适量。阴虚火旺者忌服。

淫羊藿 Yínyánghuò （《神农本草经》）

本品为小檗科植物淫羊藿Epimedium brevicornu Maxim.、箭叶淫羊藿E. sagittatum（Sieb. et Zucc.）Maxim.、柔毛淫羊藿E. pubescens Maxim.或朝鲜淫羊藿E. koreanum Nakai等的全草。夏秋茎叶茂盛时割取地上部分，晒干，切碎。本品气微，味微苦。以叶多、色黄绿者为佳。生用或羊脂油炙用。

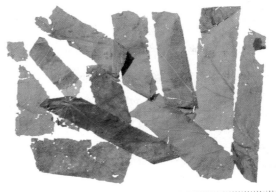

【药性】辛、甘，温。归肾、肝经。

【功效】补肾壮阳，强筋骨，祛风湿。

【应用】

1.肾阳虚衰，阳痿遗精，筋骨痿软　本品辛甘性温燥烈，入肾经，善于补肾壮阳。治疗肾阳虚之男子阳痿不育，女子宫寒不孕及尿频遗尿等证，可单用浸酒服，如淫羊藿酒（《食医心镜》）。治肾阳虚兼肾精亏损者，常与熟地黄、枸杞子等配伍，使阳得阴助，生化无穷。治女子宫寒不孕，可与鹿茸、当归、仙茅等配伍。治肾阳虚之尿频遗尿，常配伍巴戟天、桑螵蛸、山茱萸等。

2.风寒湿痹　本品辛温散寒，既能祛风湿，又能补肾阳，强筋骨，尤宜于风湿痹痛日久及肾，或肾阳不足者，风寒湿邪入侵致筋骨不利、肢体麻木，常与威灵仙、苍耳子、川芎、肉桂同用，如仙灵脾散（《太平圣惠方》）。

此外，本品有降血压作用，可用于肾阳虚之喘咳或高血压。

【用法用量】煎服，6~10g。

【使用注意】阴虚火旺者不宜服。

【现代研究】

1.化学成分　本品主要含黄酮类成分：淫羊藿苷，宝藿苷Ⅰ、宝藿苷Ⅱ，淫羊藿次苷Ⅰ、淫羊藿次苷Ⅱ，大花淫羊藿苷A，鼠李糖基淫羊藿次苷Ⅱ、箭藿苷A、箭藿苷B、箭藿苷C，金丝桃苷等；还含多糖等。《中国药典》规定本品含总黄酮以淫羊藿苷计不得少于5.0%，按干燥品计算含淫羊藿苷不得少于0.50%，饮片含淫羊藿苷不得少于0.40%，炙淫羊藿含淫羊藿苷和宝藿苷Ⅰ的总量不得少于0.60%。

2.药理作用　淫羊藿能增强下丘脑-垂体-性腺轴及肾上腺皮质轴、胸腺轴等内分泌系统的分泌功能。淫羊藿提取液能影响"阳痿"模型小鼠DNA合成，并促进蛋白质的合成，调节细胞代谢，明显增强动物体重及耐冻时间；淫羊藿煎剂具有性激素样作用，可以使雌性小鼠血清E2含量升高、子宫增重、雄性小鼠血清T含量升高；对机体免疫功能有双向调节作用，特别是对肾虚病人免疫功能低下有改善作用。淫羊藿醇浸出液能显著增强离体兔心冠脉流量。

巴戟天 Bājǐtiān 　　（《神农本草经》）

本品为茜草科植物巴戟天 *Morinda officinalis* How 的干燥根。全年均可采挖，洗净，除去须根，晒至六七成干，轻轻捶扁，晒干。本品气微，味甘而微涩。以条大、肥壮、连珠状、肉厚、色紫者为佳。生用，或除去木心，分别加工炮制成巴戟肉、盐巴戟天、制巴戟天用。

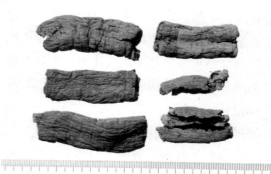

【药性】辛、甘，微温。归肾、肝经。

【功效】补肾阳，强筋骨，祛风湿。

【应用】

1.肾阳不足，阳痿遗精，宫冷不孕，月经不调，少腹冷痛　本品甘温不燥，补肾助阳。常用于治疗肾阳虚诸证，阳痿、宫寒不孕、小便频数等。治肾阳虚弱，命门火衰，阳痿不育，可配淫羊藿、仙茅、枸杞子，如赞育丸（《景岳全书》）。治下元虚冷，宫冷不孕，月经不调少腹冷痛，配肉桂、吴茱萸、高良姜，如巴戟丸（《和剂局方》）。治疗小便不禁，常与桑螵蛸、益智仁、菟丝子等同用。

2.肝肾不足、筋骨痿软，风湿痹证　本品既补肾阳，又可强筋骨，常用于肝肾不足，筋骨痿软。治肾虚骨痿，腰膝酸软，常与肉苁蓉、杜仲、菟丝子等同用，如金刚丸（《张氏医通》）。本品味辛散而能祛风湿，且能补肾阳，强筋骨，尤宜于风湿痹证日久损及肝肾，或素体肾阳不足，筋骨不健兼有风湿痹痛者，多与羌活、杜仲、五加皮等药同用，如巴戟丸（《太平圣惠方》）。

【用法用量】煎服，3~10g。

【使用注意】阴虚火旺及有热者不宜服。

【现代研究】

1.化学成分　本品主要含蒽醌类成分：甲基异茜草素，甲基异茜草素–1–甲醚，大黄素甲醚等；环烯醚萜类成分：水晶兰苷，四乙酰车叶草苷；低聚糖类成分：耐斯糖，1F–果呋喃糖基耐斯糖等。《中国药典》规定本品含耐斯糖（$C_{24}H_{42}O_{21}$）不得少于2.0%。

2.药理作用　巴戟天乙醇提取物及水煎剂有明显的促肾上腺皮质激素样作用；水提物对活性氧所致人精子过氧化损伤具有明显干预作用，对精子运动功能具有保护作用；有抑制幼年小鼠胸腺萎缩作用；能明显增加小鼠体重，延长持续游泳时间，升高白细胞数；有抗炎、降压、抗肿瘤等作用。

杜仲 Dùzhòng　　　　（《神农本草经》）

本品为杜仲科植物杜仲 *Eucommia ulmoides* Oliv.的树皮。4~6月采收，去粗皮，堆置"发汗"至内皮呈紫褐色，晒干。本品气

微，味稍苦。以皮厚、块大、去净粗皮、断面丝多、内表面暗紫色者为佳。生用或盐水炒用。

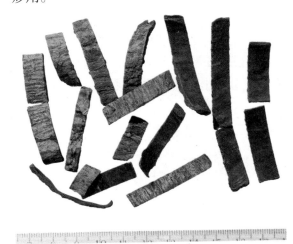

【药性】甘，温。归肝、肾经。

【功效】补肝肾，强筋骨，安胎。

【应用】

1.肝肾不足，筋骨不健　本品能补益肝肾，强壮筋骨，长于治疗各种腰痛，尤宜于治肾虚腰痛。可单用，亦常与胡桃肉、补骨脂等伍用，如青娥丸（《和剂局方》）；治疗外伤腰痛，与川芎、桂心、丹参等同用，如杜仲散（《太平圣惠方》）；治疗妇女经期腰痛，与当归、川芎、芍药等同用。其补肝肾，强筋骨，常用于治疗肾虚腰膝酸软，筋骨无力。治痹证日久，肝肾两虚，症见腰膝冷痛，下肢痿软者，可与桑寄生、牛膝、独活等同用，如独活寄生汤（《千金要方》）。其能补肾阳，亦可用于肾阳虚之阳痿遗精、宫寒不孕、遗尿尿频。

2.肝肾不足，胎漏下血，胎动不安　本品能补肝肾而固冲任安胎，常用于肝肾不足，胎漏下血，胎动不安。如杜仲丸（《圣济总录》），单用本品为末，枣肉为丸，治胎

动不安。治习惯性堕胎，以之与川续断、山药同用（《简便单方》）。

此外，本品能降血压，近年来单用或配入复方治高血压病。

【用法用量】煎服，6～15 g。

【使用注意】炒制可破坏胶质，有利于有效成分煎出，故炒用效果好。阴虚火旺者慎用。

【现代研究】

1. 化学成分　本品主要含木脂素类成分：松脂醇二葡萄糖苷，杜仲树脂醇双吡喃葡萄糖苷，杜仲树脂醇双吡喃葡萄糖苷甲醚，橄榄树脂素等；环烯醚萜类成分：京尼平，京尼平苷，京尼平苷酸，桃叶珊瑚苷，筋骨草苷等。《中国药典》规定本品含松脂醇二葡萄糖苷（$C_{32}H_{42}O_{16}$）不得少于0.10%。

2. 药理作用　杜仲煎剂可显著减少小鼠活动次数，能延长戊巴比妥钠的睡眠时间，有降压作用。有调节细胞免疫平衡的功能，且能增强荷瘤小鼠肝糖原含量增加的作用，能增强机体的免疫功能，对细胞免疫显示双相调整作用；能使血糖增高；能使离体子宫自主收缩减弱，并拮抗子宫收缩剂而达解痉的作用，使收缩状态的子宫恢复正常。

续断 Xùduàn 　　（《神农本草经》）

本品为川续断科植物川续断 *Dipsacus asper* Wall. ex Herny 的干燥根。秋季采挖，除去根头及须根，用微火烘至半干，堆置"发汗"后再烘干，切片。本品气微香，味苦、微甜而后涩。以条粗、质软、内呈黑绿色者为佳。切厚片，生用或酒炙、盐炙用。

【药性】苦、辛，微温。归肝、肾经。

【功效】补益肝肾，强筋健骨，止血安

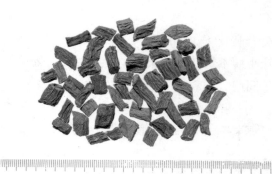

胎，疗伤续折。

【应用】

1. 肝肾亏虚，筋骨不健，风湿痹证　本品既能补益肝肾，又强筋健骨，通利血脉。常用于治疗肝肾亏虚，筋骨萎软不健，腰膝酸痛等，常与杜仲、萆薢、牛膝等同用，如续断丹（《证治准绳》）；也可治疗风湿久痹兼有肝肾亏虚者，常与防风、川乌等配伍，如续断丸（《和剂局方》）。

2. 肝肾不足，崩漏经多，胎漏下血，胎动不安　本品温补肝肾，而固本冲任，且能止血安胎，常用于治疗肝肾不足，冲任不固而致的崩漏经多，胎漏下血，胎动不安。常用于治疗肝肾亏虚，胎动不安，滑胎，与桑寄生、阿胶等配伍，如寿胎丸（《医学衷中参西录》）。本品又可活血，对于外伤所致的胎动不安，也可配伍当归、川芎等活血行气之品。

3. 跌打损伤，筋伤骨折　本品辛散温通，善于活血疗伤，续筋接骨；且甘温补益，又能补益肝肾，强筋健骨，常用于治疗跌打损伤，瘀血肿痛，筋伤骨折。治疗跌打损伤，瘀肿疼痛证，常与乳香、没药、桃仁等活血止痛之品配伍；治肾气虚、骨折不愈、习惯性脱位等，与杜仲、五加皮、山茱萸、熟地黄等同用，如补肾壮筋汤（《伤科补要》)。

【用法用量】　煎服，9～15g。崩漏下血宜炒用。

【现代研究】

1.化学成分　本品主要含三萜皂苷类成分：常春藤苷，川续断皂苷Ⅵ等；生物碱类成分：喜树次碱，川续断碱等；萜类成分：熊果酸，番木鳖苷等；还含黄酮类、甾醇等。《中国药典》规定本品含川续断皂苷Ⅵ（$C_{47}H_{78}O_{18}$）不得少于2.0%，饮片含川续断皂苷Ⅵ（$C_{47}H_{78}O_{18}$）不得少于1.5%。

2.药理作用　川续断能促进去卵巢小鼠子宫的生长发育；对未孕或妊娠小鼠子宫皆有显著的抑制收缩作用；有明显的促进骨损伤愈合的作用；能提高小鼠耐缺氧能力，延长小鼠负重游泳持续时间，促进小鼠巨噬细胞吞噬功能；有抗维生素E缺乏症的作用；对疮疡有镇痛、止血、促进组织再生的作用。

肉苁蓉　Ròucōngróng　　（《神农本草经》）

本品为列当科植物肉苁蓉 Cistanche desertico-La Y. C. Ma 或管花肉苁蓉 Cistanche tubulosa（Schenk）Wight 的干燥带鳞叶的肉质茎。春季苗刚出土时或秋季冻土之前采挖，除去茎尖。切段，晒干。本品气微，味甜、微苦。以条粗壮、密被鳞片、色棕褐、质柔润者为

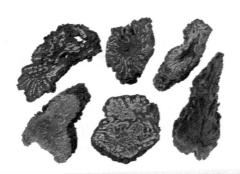

佳。切厚片，生用或酒炖（或酒蒸）用。

【药性】　甘、咸，温。归肾、大肠经。

【功效】　补肾阳，益精血，润肠通便。

【应用】

1.肾阳不足，精血亏　本品乃平补之剂，补而不峻，温而不热，既补肾阳，又益精血，常用于肾阳虚，精血不足之阳痿早泄、宫冷不孕、腰膝酸痛、痿软无力。治男子五劳七伤，阳痿不起，小便余沥，常配伍菟丝子、川续断、杜仲，如肉苁蓉丸（《医心方》）；治女子宫寒不孕，可与补肾阳、益精血之鹿角胶、熟地黄等同用；治肾虚骨痿，不能起动，亦可与杜仲、巴戟肉等同用，如金刚丸（《张氏医通》）；治肾虚腰膝酸痛、筋骨痿软、四肢乏力等，常与杜仲、菟丝子、萆薢同用，如金刚丸（《素问病机气宜保命集》）。

2.肠燥津枯便秘　本品甘咸质润，入大肠可润肠通便，且能补肾阳，益精血，常用于治疗肾阳亏虚、精血不足、肠道失润之大便秘结。单用有效。治高年血枯大便秘结，单用肉苁蓉；治肾气虚弱，大便不通，小便清长，腰酸背冷，与当归、牛膝、泽泻等同用，如济川煎（《景岳全书》）。

【用法用量】　煎服，6～10g。

【使用注意】　阴虚火旺及大便溏泄者不宜服。肠胃实热、大便秘结亦不宜服。

【现代研究】

1.化学成分　本品主要含松果菊苷等苯乙醇苷类、表马钱子酸等环烯醚萜类、松脂醇等木质素类成分，以及生物碱、糖类、糖醇、固醇、多种微量元素等。《中国药典》规定肉苁蓉含松果菊苷（$C_{35}H_{46}O_{20}$）和毛蕊花糖苷（$C_{29}H_{36}O_{15}$）的总量不得少于0.30%；

管花肉苁蓉含松果菊苷（$C_{35}H_{46}O_{20}$）和毛蕊花糖苷（$C_{29}H_{36}O_{15}$）的总量不得少于1.5%。

2.**药理作用** 肉苁蓉水提液能显著增加脾脏和胸腺重量，增强腹腔巨噬细胞吞噬能力，提高淋巴细胞转化率和迟发性超敏反应指数。本品有激活肾上腺、释放皮质激素的作用，可增强下丘脑-垂体-卵巢的促黄体功能。本品乙醇提取物在体外能显著抑制大鼠脑、肝、心、肾、睾丸组织匀浆过氧化脂质的生成，并呈良好的量效关系。

补骨脂 Bǔgǔzhī   （《药性论》）

本品为豆科植物补骨脂*Psoralea corylifolia* L.的成熟果实。秋季果实成熟时采收果序，晒干，搓出果实，除去杂质。晒干。本品气香，味辛、微苦。以粒大、色黑、饱满、坚实、无杂质者为佳。生用，或盐水炙用。

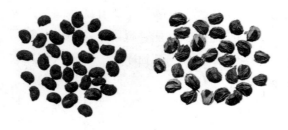

【**药性**】苦、辛，温。归肾、脾经。

【**功效**】温肾助阳，纳气平喘，温脾止泻；外用消风祛斑。

【**应用**】

1.**肾虚阳痿，腰膝冷痛** 本品苦辛温燥，入肾，可温肾起痿，常用于治疗肾虚阳痿、腰膝冷痛，常与菟丝子、胡桃肉、沉香等同用，如补骨脂丸（《和剂局方》）；治肾虚阳衰，风冷侵袭之腰膝冷痛等，与杜仲、胡桃肉同用，如青娥丸（《和剂局方》）。

2.**肾虚不固之遗精、滑精、遗尿、尿频** 本品善补肾助阳，且兼有涩性，能固精缩尿，常用于肾虚不固之遗精、滑精、遗尿、尿频，发挥标本兼顾之功。既可单用，亦可随证配伍。治滑精，与补骨脂、青盐等分同炒为末服；治小儿遗尿，单用本品炒为末服，如破故纸散（《补要袖珍小儿方论》）；治肾气虚冷，小便无度，与小茴香等分为丸，如破故纸丸（《魏氏家藏方》）。

3.**肾不纳气之虚喘** 本品既补肾助阳，又可纳气平喘，对于肾不纳气之虚喘亦可发挥标本兼顾之功。可治虚寒性喘咳，配伍胡桃肉、蜂蜜等，如治喘方（《医方论》）；或配附子、肉桂、沉香等，如黑锡丹（《和剂局方》）。

4.**脾肾阳虚之五更泄泻** 本品能既温补肾脾之阳，又兼有收涩以止泻之功，对于五更泄泻起到标本兼顾之功。常与吴茱萸、五味子、肉豆蔻配伍，治五更泄，如四神丸（《内科摘要》）。

5.**白癜风，斑秃** 本品外用能消风祛斑，用治白癜风，斑秃，将本品研末用酒浸制成酊剂，外涂患处。

【**用法用量**】煎服，6~10g。外用20%~30%酊剂涂患处。

【**使用注意**】本品性质温燥，故阴虚火旺及大便秘结者忌服。

【**现代研究**】

1.**化学成分** 本品主要含补骨脂素和异补骨脂素等香豆素类；黄芪苷等黄酮类；补骨脂酚等单萜酚类成分。还含有豆固醇、谷固醇、葡萄糖苷、棉籽糖等。《中国药典》规定本品含补骨脂素（$C_{11}H_6O_3$）和异补骨脂素（$C_{11}H_6O_3$）的总量不得少于0.70%。

2.药理作用　补骨脂对由组胺引起的气管收缩有明显扩张作用，补骨脂酚有雌激素样作用，能增强阴道角化，增强子宫重量，补骨脂可促进骨髓造血，增强免疫和内分泌功能，有抗衰老作用。有扩张冠状动脉、兴奋心脏、提高心脏功率、升白细胞作用；有致光敏作用，可使皮肤对紫外线照射敏感，易出现色素沉着；补骨脂素有抗肿瘤作用。

益智仁 Yìzhìrén　（《本草拾遗》）

本品为姜科植物益智 *Alpinia oxyphylla* Miq. 的成熟果实。夏、秋季间果实由绿转红时采收，晒干。本品有特异香气，味辛、微苦。以粒大、饱满、气浓为佳。砂炒后去壳取仁，生用或盐水炙用。用时捣碎。

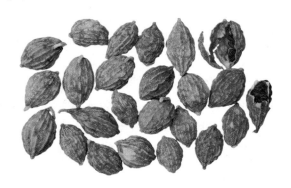

【药性】辛，温。归肾、脾经。

【功效】暖肾固精缩尿，温脾开胃摄唾。

【应用】

1.肾虚不固，遗精、滑精、遗尿、尿频　本品补收兼备，既可暖肾，又收敛固精缩尿，尤其长于缩尿。治疗梦遗，常与乌药、山药等同用，如三仙丸（《世医得效方》）；治肾虚不固，小便频数，与益智仁、乌药等分为末，山药糊丸，如缩泉丸（《校

注妇人大全良方》）。

2.脾寒泄泻，腹中冷痛，口多唾涎　本品可温补脾肾，且具涩性，对于脾肾阳虚，统摄无权，水液不化而见口多唾涎，单用即可，也可配附子、肉桂等同用。若中气虚寒，食少，多涎唾，可以与理中丸、六君子汤等同用。治脾肾阳虚，脘腹冷痛，呕吐泄利，可与川乌、干姜、青皮等同用，如益智散（《和剂局方》）

【用法用量】煎服，3～10g。

【现代研究】

1.化学成分　本品主要含挥发油：桉油精5、姜烯、姜醇等。还含庚烷衍生物类成分、微量元素、维生素、氨基酸、脂肪酸等。《中国药典》规定本品种子含挥发油不得少于1.0%（mL/g）。

2.药理作用　益智仁有强心、健胃、抗利尿、减少唾液分泌、抑制回肠收缩、抗肿瘤、抑制前列腺素合成酶的活性、抑制胃溃疡、升高小白鼠外周血液白细胞等作用。

菟丝子 Tùsīzǐ　（《神农本草经》）

本品为旋花科植物南方菟丝子 *Cuscuta australis* R. Br. 或菟丝子 *Cuscuta chinensis* Lam. 的干燥成熟种子。秋季果实成熟时采收植株，晒干，打下种子，除去杂质，洗净，干燥。本品气微，味淡。以色灰黄、颗粒饱满

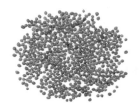

者为佳。生用或盐水炙用。

【药性】辛、甘，平。归肾、肝、脾经。

【功效】补益肝肾，固精缩尿，明目，安胎，止泻；外用消风祛斑。

【应用】

1.肝肾亏虚，腰膝酸软，阳痿遗精，遗尿尿频　本品性平，辛以润燥，甘以补虚，为平补阴阳之品，功能补肾阳，益肾精，固精缩尿。治肝肾不足，精亏血虚所致早衰，须发早白、腰膝酸软、牙齿动摇等，与补肝肾、益精补血之枸杞子、何首乌等品配伍，如七宝美髯丹（《积善堂方》）。治腰痛，与菟丝子、炒杜仲等配伍。且兼具固涩之功，尤适用于肾虚不固之遗精、遗尿、尿频及崩漏、带下等证，有标本兼顾之效。治阳痿遗精，与枸杞子、覆盆子、车前子同用，如五子衍宗丸（《丹溪心法》）；治小便过多或失禁，与桑螵蛸、肉苁蓉、鹿茸等同用，如菟丝子丸（《世医得效方》）；治遗精、白浊、尿有余沥，与茯苓、石莲子同用，如茯苓丸（《和剂局方》）。治妇人肝肾虚损，冲任不固之崩中漏下，可与杜仲、艾叶、乌贼骨等同用；治肾虚带下，与鹿茸、沙苑子等药同用，如内补丸（《女科切要》）。

2.肝肾不足，目暗不明　本品滋补肝肾，益精养血，又能明目，常用于治疗肝肾亏虚，目失所养之目暗不明，常与熟地黄、车前子同用，如驻景丸（《和剂局方》）。

3.肾虚胎漏，胎动不安　本品能补肝肾，安胎，常用于肾虚冲任不固，胎失所养引起的胎动不安、滑胎，与续断、桑寄生、阿胶同用，如寿胎丸（《医学衷中参西录》）。

4.脾肾亏虚，便溏泄泻　本品能补肾益脾而有止泻之功，用治脾肾虚寒，腹泻便溏，腰酸肢冷。如治脾虚便溏，与人参、白术、补骨脂为丸服（《方脉正宗》）；治脾肾虚泄泻，与枸杞子、山药、茯苓、莲子同用，如菟丝子丸（《沈氏尊生书》）。

5.白癜风　本品外用能消风祛斑，用治白癜风，可酒浸外涂。

此外，取本品补肾益精之功，亦可治肾虚消渴，如《全生指迷方》单用本品研末蜜丸服，治消渴。

【用法用量】煎服，6~12g。外用适量。

【使用注意】阴虚火旺，大便燥结、小便短赤者不宜服。

【现代研究】

1.化学成分　本品主要含黄酮类成分：金丝桃苷，菟丝子苷等；有机酸类成分：绿原酸等；还含钙、钾、磷等矿质元素及氨基酸等。《中国药典》规定本品含金丝桃苷（$C_{21}H_{20}O_{12}$）不得少于0.10%。

2.药理作用　菟丝子对小鼠"阳虚"模型有治疗作用；菟丝子黄酮能够促进下丘脑－垂体－性腺轴功能，提高垂体对促性腺激素释放激素的反应性，促进卵泡发育，提高应激大鼠雌二醇、黄体酮的水平；能增强机体免疫功能；能延缓大鼠半乳糖性白内障的发展；对心肌缺血具有明显的预防和治疗作用，并有增加冠脉流量、扩冠、降压及强心作用；还具有抗衰老、抗肿瘤、抗病毒、抗炎、保肝等作用。

沙苑子 Shāyuànzǐ　　　　（《本草衍义》）

本品为豆科植物扁茎黄芪Astragalus complanatus R. Br.的成熟种子。秋末冬初果实成熟尚未开裂时采割植株，晒干，打下种子，除去杂质，晒干。本品气微，味淡，嚼之有豆腥味。以颗粒饱满、色绿褐者为佳。生用或盐水炙炒用。

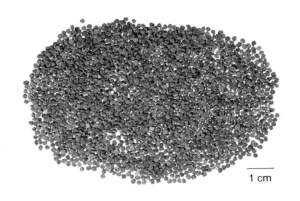

1 cm

【药性】甘，温。归肝、肾经。

【功效】补肾助阳，固精缩尿，养肝明目。

【应用】

1. 肾虚不固，阳痿遗精，遗尿尿频，白带过多　本品甘温补肾助阳，兼具涩性能固精缩尿，具有补而兼涩的特性，对于肾虚不固之遗精、遗尿、带下量多有标本兼顾之效。治肾虚遗精、遗尿、带下，可与莲子、莲须、芡实等同用，如金锁固精丸（《医方集解》）；治肾虚遗尿，常与桑螵蛸、山茱萸等配伍；治肾虚带下，常与芡实、菟丝子等同用。对于肾虚精亏之阳痿腰痛，本品可与鹿角胶、枸杞子等补肾阳、益精血药同用。

2. 肝肾不足，目暗不明　本品有养肝明目之功，常用于肝肾不足，目失涵养之目暗不明、视力减退，可与补肝肾明目之枸杞子、菟丝子、菊花等同用。

【用法用量】煎服，9~15g。

【使用注意】本品性温收涩，阴虚火旺及小便不利者忌服。

【现代研究】

1. 化学成分　本品主要含脂肪酸、氨基酸、黄酮苷类、三萜类、有机酸类、微量元素等成分。《中国药典》规定本品含沙苑子苷（$C_{28}H_{32}O_{16}$）不得少于0.060%，饮片含沙苑子苷（$C_{28}H_{32}O_{16}$）不得少于0.050%。

2. 药理作用　沙苑子总黄酮有降压作用和明显降低血清胆固醇、甘油三酯及增加脑血流量的作用，并能改善血液流变学指标；能增强机体的免疫能力，提高机体的非特异性和特异性免疫功能；有抗疲劳作用。

蛤蚧 Géjiè　　　　　　　（《雷公炮炙论》）

本品为壁虎科动物蛤蚧 *Gekko gecko* Linnaeus 的干燥体。全年均可捕捉，除去内脏，拭净，用竹片撑开，使全体扁平顺直，低温干燥。本品气腥，味微咸。以体大、肥壮、尾全、不破碎者为佳。除去鳞片及头、足，切成小块，生用或酒制用。

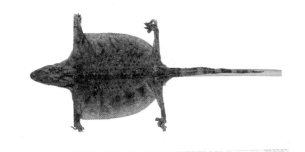

【药性】咸，平。归肺、肾经。

【功效】补肺益肾，纳气平喘，助阳益精。

【应用】

1. 肺肾不足，虚喘气促，痨嗽咳血　本品咸平，入肺、肾二经，长于补益肺肾、定喘咳、益精血，为治多种虚痨喘咳之佳品。治虚痨咳嗽，常与贝母、紫菀、杏仁等同用，如蛤蚧丸（《太平圣惠方》）；治肺肾虚喘，或与人参、贝母、杏仁等同用，如人参蛤蚧散（《卫生宝鉴》）。

2. 肾虚阳痿　本品为血肉有情之品，补肾助阳，兼能补益精血。对肾阳不足，肾精亏虚所致的阳痿、早泄等，有壮阳起痿添精、固本培元之效，可单用浸酒服；或与益智仁、巴戟天、补骨脂等同用，如养真丹（《御院药方》）。

【用法用量】煎服，3～6g；多入丸、散或酒剂。

【使用注意】咳喘实证不宜使用。

【现代研究】

1. 化学成分　本品主要含磷脂类成分：溶血磷脂酰胆碱，神经鞘磷脂，磷脂酰胆碱，磷脂酰乙醇胺；脂肪酸类成分：月桂酸，豆蔻酸，花生酸，亚油酸，硬脂酸，油酸，花生四烯酸，棕榈酸，棕榈油酸，亚麻酸。还含蛋白质、氨基酸、微量元素等。

2. 药理作用　蛤蚧的水溶性部分能使雄性小鼠睾丸增重，表现出雄性激素样作用，可使动物阴道开放时间提前，认为具有双向性激素作用。能明显增强脾重，对抗泼尼松和环磷酰胺的免疫抑制作用，对小鼠遭受低温、高温、缺氧等应激刺激有明显保护作用，认为有"适应原"样作用。还有解痉平喘、抗炎、降低血糖等作用。

冬虫夏草　Dōngchóngxiàcǎo

（《本草从新》）

本品为麦角菌科真菌冬虫夏草菌 *Cordyceps sinensis*（BerK.）Sacc. 寄生在蝙蝠蛾科昆虫幼虫上的子座和幼虫尸体的干燥复合体。夏初子座出土、孢子未发散时挖取，晒至六七成干，除去似纤维状的附着物及杂质，晒干或低温干燥。本品气微腥，味微苦。以完整、虫体丰满肥大、外色黄亮、内色白、子座短者为佳。生用。

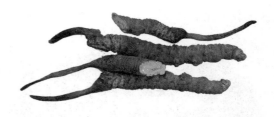

【药性】甘，平。归肾、肺经。

【功效】补肾益肺，止血化痰。

【应用】

1. 肾虚精亏，阳痿遗精、腰膝酸痛　本品补肾益精，有兴阳起痿之功。治疗肾阳不足，精血亏虚之阳痿遗精、腰膝酸痛可单用浸酒服，或与鹿茸、淫羊藿、巴戟天等药同用。

2. 久咳虚喘，劳嗽痰血　本品甘平，为平补肺肾之佳品，既能补肾益肺，又可止血化痰，尤宜于劳嗽痰血。可单用，或与人参、川贝母、杏仁等同用，如人参蛤蚧散（《卫生宝鉴》）。若肺肾两虚，摄纳无权，气虚作喘者，可与人参、黄芪、胡桃肉等同用。

此外，还可用于病后体虚易于外感者，可与鸡、鸭、猪肉等炖服，或为散剂常服，有补虚扶弱之效。

【用法用量】煎服或炖服，3～9 g。

【使用注意】有表邪者不宜使用。

【现代研究】

1. 化学成分　本品主要含核苷类成分：腺苷，腺嘌呤核苷，次黄嘌呤核苷，次黄嘌呤，腺嘌呤，鸟嘌呤，尿嘧啶等；甾醇类成分：麦角甾醇等。还含蛋白质、脂肪酸、氨基酸、多糖等。《中国药典》规定本品含腺苷（$C_{10}H_{13}N_5O_4$）不得少于0.010%。

2.药理作用 冬虫夏草对性功能紊乱有调节恢复作用，有一定的拟雄性激素样作用和抗雌激素样作用；可明显改善肾衰患者的肾功能状态；可提高机体免疫功能；有平喘作用；有降低心肌耗氧量、抗心肌缺血、抑制血栓形成、降低胆固醇及甘油三酯的作用；尚有抗菌、抗病毒、抗炎、抗应激、抗衰老、抗癌等作用。

表24-2 补阳药功用归纳小结表

药名	共性	个性		
		作用特点		其他功效
鹿茸		善于补肾壮阳、益精血，为补阳之要药		强筋骨，调冲任，托疮毒
淫羊藿	补肾阳，强筋骨，祛风湿	补肾壮阳的力量强，长于壮阳起痿		
巴戟天		补肾助阳之力较逊而兼能益精血		
杜仲	补肝肾，强筋骨，安胎	补益、安胎之力较强，为治肾虚腰痛的要药，兼暖下元		降血压
续断		补益、安胎之力虽不及杜仲，但补而不滞，又善于行血脉，续折伤，为中医骨伤科之常用药		止崩漏
肉苁蓉	补肾助阳，益精血，润肠通便。药力从容平和，为补肾阳、益精血之良药			
补骨脂	补肾助阳，固精缩尿，温脾止泻	助阳的力量较强，作用偏于肾，长于补肾壮阳		纳气平喘。外用消风祛斑
益智仁		助阳之力较补骨脂为弱，作用偏于脾，长于温脾开胃摄唾		
菟丝子	补肾助阳，固精缩尿，养肝明目	性平不燥，既能补肾阳，又能益肾精，为平补阴阳之品		安胎，止泻。外用消风祛斑
沙苑子		补益肝肾之力不如菟丝子，而以收涩见长，故固精缩尿止带多用		
蛤蚧	补肺肾而定喘嗽	补肺益肾、纳气定喘之力较强，尤为治虚证喘咳之要药。又能益精血		
冬虫夏草		既补肾阳、益肺阴，又止血化痰，为平补肺肾之佳品		

第三节 补血药

凡以补血为主要功效，常用以治疗血虚证的药物，称为补血药。补血药性味大多甘温或甘平，质地滋润，有滋生血液之功。补血药主要适用于心肝血虚所致的面色萎黄，唇爪苍白，眩晕耳鸣，心悸怔忡，失眠健忘，或月经量少色淡，甚至经闭，脉细弱等。

补血药常配伍补气药，达致气旺血生；血虚兼阴虚者，可伍以补阴药。

本类药物滋腻黏滞，易妨碍运化，故湿滞脾胃，脘腹胀满，食少便溏者慎用。必要时，可配伍化湿行气消食药以助运化。

当归 Dāngguī 　　　　（《神农本草经》）

本品为伞形科植物当归Angelica sinensis (Oliv.) Diels的干燥根。秋末采挖。有浓郁香气，味甘、辛、微苦。以外皮黄棕色、肉质饱满、断面白色者为佳。生用或酒炒用。

【药性】甘、辛，温。归心、肝、脾经。

【功效】补血，活血，调经，止痛，润肠。

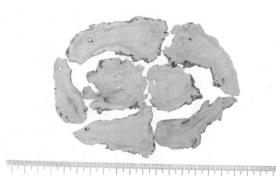

【应用】

1. 血虚证　本品甘温质润，为补血要药。常作为主药，配伍熟地黄、川芎、白芍等补血活血药，治疗因血虚引起的面色萎黄、眩晕、心悸等症，如四物汤（《和剂局方》）。与补气药黄芪同用，可治疗血虚兼见气虚者，如当归补血汤（《内外伤辨惑论》）。

2. 月经不调，经闭，痛经　本品补血活血，又能止痛，善于调经，为妇科要药，为胎前产后诸疾良药，可用治胎前产后诸证。其补中有动，行中有补，无论血虚或血瘀所致的月经不调、痛经、经闭，皆为常用。用治妇女月经不调、经闭、痛经，证属血虚者，常与熟地黄、白芍、川芎等药配伍，如四物汤（《和剂局方》）；若兼血瘀者，可增加桃仁、红花等药，如桃红四物汤（《医宗金鉴》）。若月经不调、经闭、痛经，证属冲任虚寒、瘀血阻滞者，可配伍白芍、桂枝、吴茱萸等，如温经汤（《金匮要略》）；证属肝郁气滞者，可配伍柴胡、白芍、白术等，如逍遥散（《和剂局方》）；证属肝郁化火、热迫血行者，可配伍牡丹皮、栀子、柴胡等，如丹栀逍遥散（《校注妇人良方》）；证属气血两虚者，可配伍人参、白术、熟地黄等，如八珍汤（《正体类要》）。

3. 血虚、血瘀兼寒凝所致诸痛证　本品长于活血止痛，温散寒凝，且能补血。随证配伍，可治疗因血虚、血瘀兼寒凝所致的各种疼痛。与温中散寒药生姜、羊肉配伍，可治血虚有寒之腹痛，如当归生姜羊肉汤（《金匮要略》）；与通络药桂枝、芍药、木通等配伍，可治寒凝血脉不利之痹痛，如当归四逆汤（《伤寒论》）；与活血止痛药乳香、苏木、土鳖虫等配伍，可治跌打损伤的瘀肿疼痛，如活血止痛汤（《伤科大成》）。

4. 疮疡痈疽　本品既能活血消肿止痛，又能补血生肌，亦为外科所常用。因其性温而偏补血扶正，故用治疮疡，以血虚气弱之疮疡脓成不溃或久溃不敛等症为宜。与补气托毒、活血透脓药黄芪、川芎、皂角刺配伍，可治疮疡脓成不溃，如透脓散（《外科正宗》）；与补益气血药人参、熟地黄、肉桂等配伍，可治疮疡久溃不敛，如十全大补汤（《和剂局方》）。

5. 肠燥便秘　本品补血以润肠通便，与生何首乌、火麻仁等配伍，可治血虚津亏之肠燥便秘。

【用法用量】煎服，6~12g。一般生用；酒炒当归长于活血。一般认为，当归尾偏于活血，当归身偏于补血，全当归有补血活血作用。

【现代研究】

1. 化学成分　本品主要含挥发油，油中主要成分为香荆芥酚、藁本内酯等。还含有机酸类成分，如阿魏酸、棕榈酸等。《中国药典》规定本品含挥发油不得少于0.40%（mL/g），含阿魏酸（$C_{10}H_{10}O_4$）不得少于0.05%。

2. 药理作用　当归能显著促进血红蛋白及红细胞的生成。当归挥发油及阿魏酸能抑制子宫平滑肌的收缩，水溶性或醇溶性非挥发性物质，能兴奋子宫平滑肌。当归对实验动物有显著扩张冠脉，增加冠脉流量作用，并能抗心肌缺血、抗心律失常、扩张血管。阿魏酸能改善外周循环，降低血压；有抗氧化和清除自由基、抑制肝合成胆固醇作用。当归多糖能促进骨髓造血功能，并具有免疫增强作用。当归还有降低血小板聚集、抗血栓、降血脂、保肝、镇痛、镇静、抗肿瘤、抗菌等作用。

熟地黄 Shúdìhuáng　　　（《本草图经》）

本品为玄参科植物地黄 *Rehmannia glutinosa* Libosch. 的干燥块根，经炮制加工制成。其制法为取生地黄，照酒炖法炖至酒吸尽，取出，晾晒至外皮黏液稍干时，切厚片或块，干燥，即得；或照酒蒸法蒸至黑润，取出，晒至约八成干，切厚片或块，干燥，即得。本品气微，味甜。以块肥大、断面乌黑色、味甜者为佳。

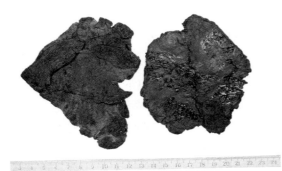

【药性】甘，微温。归肝、肾经。

【功效】补血滋阴，益精填髓。

【应用】

1. 血虚证　本品甘而微温，味厚柔润，为补血要药。常配伍其他补血活血药，用于治疗血虚所致面色萎黄、眩晕、心悸、月经不调等症，如四物汤（《和剂局方》）。配伍补气药人参，可用于气血两虚，精神怠倦，面色无华，如两仪膏（《景岳全书》）。

2. 肝肾阴虚证　本品质润而善滋肝肾之阴，尤以滋肾见长。常与山茱萸、山药、泽泻等药配伍，用于肝肾阴虚之腰膝酸软、耳聋耳鸣、舌红少苔或虚火内动之骨蒸潮热、手足心热等症，如六味地黄丸（《小儿药证直诀》）。

3. 肝肾不足，精血亏虚证　本品又能益精血。配伍制何首乌、菟丝子等药，可用于精血亏虚所致腰膝酸软、须发早白、小儿发育迟缓。

【用法用量】煎服，10～30g。

【使用注意】本品性质滋腻，易妨碍消化，故脾胃虚弱、中满便溏、气滞痰多者慎用。

【现代研究】

1. 化学成分　本品主要含苯乙烯苷类成分：毛蕊花糖苷等；还含有单糖、氨基酸、维生素 A 类物质等。《中国药典》规定本品含毛蕊花糖苷（$C_{29}H_{36}O_{15}$）不得少于 0.02%。

2. 药理作用　熟地黄水煎液能促进失血性贫血小鼠红细胞、血红蛋白的恢复。乙醇提取物能凝血，增强免疫功能。流浸膏能作用于实验动物心肌而具有强心作用，并能降低血糖。

白芍 Báisháo　　　（《神农本草经》）

本品为毛茛科植物芍药 *Paeonia lactiflora* Pall. 的干燥根。夏、秋二季采挖，刮去外皮，水煮，晒干。气微，味微苦而酸。以根粗长匀直、皮色光洁、质坚实、粉性大者为佳。生用或炒用。

【药性】苦、酸，甘，微寒。归肝、脾经。

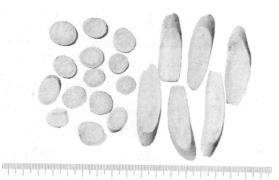

【功效】养血调经，敛阴止汗，柔肝止痛，平抑肝阳。

【应用】

1. 血虚证，月经不调，崩漏　本品味酸入肝，补血敛阴，性凉能清血中虚热。配伍其他补血活血药，用于治疗血虚证，如四物汤（《和剂局方》）。本品又为妇女调经常用，治月经不调、崩漏等证，以血虚有热或兼肝郁为宜。与当归、熟地黄等补血药和清热药黄芩、黄连配伍，可治月经不调属血虚兼热者，如芩连四物汤（《医宗金鉴》）；与柴胡、当归等疏肝、养血药配伍，可治月经不调兼见肝气郁结，乳房胀痛者，如逍遥散（《和剂局方》）；与龟甲、黄芩、黄柏等滋阴清热药配伍，可治阴虚有热，崩漏不止，血色深红，心胸烦热，如固经丸（《医学入门》）。

2. 盗汗、自汗　本品微寒酸敛，能敛阴止汗。与生地黄、牡蛎等养阴止汗药配伍，可治阴虚盗汗；与发表散寒药桂枝配伍，可用于营卫不和，表虚自汗者，如桂枝汤（《伤寒论》）。

3. 胁肋、脘腹疼痛，四肢拘挛作痛　本品既善养血敛阴，又长于柔肝止痛，为肝气不舒、肝血亏虚、筋脉失养所致诸痛证之常用药。配伍柴胡、枳壳、香附等疏肝理气药，可治肝郁气结，胁肋疼痛，如柴胡疏肝散（《景岳全书》）；配伍理气、健脾药白术、陈皮、防风，可用于肝脾失和，腹痛泄泻，泻后痛不止者，如痛泻要方（《景岳全书》引刘草窗方）；配伍缓急止痛药甘草，可用于脘腹挛急作痛或四肢拘挛疼痛，如芍药甘草汤（《伤寒论》）。

4. 肝阳上亢，头晕目眩　本品入肝经，能平抑肝阳，性微寒又兼清肝热。与代赭石、生牡蛎、生地黄等平肝潜阳、清热滋阴药配伍，可治肝阳上亢，头晕目眩、面红目赤、急躁易怒，如建瓴汤（《医学衷中参西录》）。

【用法用量】煎服，10～15g；大剂量15～30g。本品生用平肝、敛阴；炒或酒炒养血调经。

【使用注意】不宜与藜芦同用。

【现代研究】

1. 化学成分　本品主要含芍药苷、苯甲酰芍药苷、没食子酰芍药苷、羟基芍药苷、氧化芍药苷等单萜苷类成分。还含三萜类成分，可水解鞣质，以及挥发油类成分。《中国药典》规定本品含芍药苷（$C_{23}H_{28}O_{11}$）不得少于1.6%，饮片含芍药苷（$C_{23}H_{28}O_{11}$）不得少于1.2%。

2. 药理作用　芍药水煎剂或芍药总苷具有明显镇痛作用；能调节机体的细胞免疫、体液免疫及巨噬细胞吞噬功能。芍药苷能解除实验动物肠管痉挛、调节子宫平滑肌，还能扩张冠状动脉、降血压。白芍提取物能抑制血栓形成、抗血小板聚集。此外，白芍还有抗胃溃疡、抗炎、保肝、解毒、抗肿瘤、抗菌等作用。

阿胶 ējiāo　　　　　　　（《神农本草经》）

本品为马科动物驴 *Equus asinus* L. 的干

燥皮或鲜皮经煎煮、浓缩制成的固体胶。本品气微，味微甘。以胶色棕褐或黑褐而表面光泽、质硬而脆、断面光亮、无腥气者为佳。捣成碎块用，或取阿胶，烘软，切成1cm左右的丁，照烫法用蛤粉或蒲黄烫至成阿胶珠用。

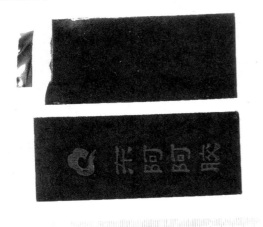

【药性】甘，平。归肺、肝、肾经。

【功效】补血，止血，滋阴润燥。

【应用】

1. 血虚证　本品味甘性平，血肉有情，历来均为补血佳品。单用或配伍当归、白芍、熟地黄等补血药，可治血虚诸证，如阿胶四物汤（《杂病源流犀烛》）。

2. 出血证　本品又为止血良药，尤适用于出血兼见阴血亏虚者。配伍人参、五味子、天冬、白及等补气润肺止血药，可治肺虚嗽血者，如阿胶散（《仁斋直指方》）；配伍补血活血药当归、赤芍，可治便血不止，如阿胶芍药汤（《圣济总录》）；配伍当归、地黄、艾叶、川芎等补血调经、止血安胎药，可治月经过多、崩漏及妊娠或产后下血，如胶艾汤（《金匮要略》）。

3. 阴虚证　本品长于滋阴。配伍清心安神药黄连、黄芩、鸡子黄，可治阴虚火旺，心烦不眠，如黄连阿胶汤（《伤寒论》）；配伍龟甲、牡蛎、白芍、麦冬等滋阴息风药，可治阴血亏虚，虚风内动，手足瘛疭，如大定风珠（《温病条辨》）。本品尤善滋肺阴，润肺燥。配伍马兜铃、牛蒡子、杏仁等清肺止咳药，可治肺虚火盛，干咳少痰，或痰中带血，如阿胶散（《小儿药证直诀》）；配伍天冬、麦冬、川贝母、百部等滋阴润肺镇咳药，可治肺肾阴虚，劳嗽咳血，如月华丸（《医学心悟》）；配伍桑叶、石膏、麦冬等清肺润燥药，可治燥邪伤肺，干咳少痰、咽干鼻燥，如清燥救肺汤（《医门法律》）。

【用法用量】煎服，3~9g，烊化兑服。润肺宜蛤粉炒，止血宜蒲黄炒。

【使用注意】本品滋腻碍胃，脾胃虚弱，食欲不振，或脾虚便溏，纳食不化者慎用。

【现代研究】

1. 化学成分　本品主要含胶原及其水解产生的多种氨基酸，如甘氨酸、赖氨酸、天门冬氨酸、谷氨酸、精氨酸、脯氨酸等，并含钙、铁、锌等多种元素。《中国药典》规定本品含L-羟脯氨酸不得少于8.0%，甘氨酸不得少于18.0%，丙氨酸不得少于7.0%，L-脯氨酸不得少于10.0%。

2. 药理作用　阿胶能提高红细胞数和血红蛋白，促进造血功能。具有显著的缩短凝血时间作用。本品服用后能增加体内钙的摄入量，并改善钙的平衡。此外，还有抗辐射、抗休克、抗疲劳、提高免疫、利尿等作用。

何首乌 Héshǒuwū 　　　　《开宝本草》

本品为蓼科植物何首乌 *Polygonum*

multiforum Thunb. 的干燥块根。秋、冬二季叶枯萎时采挖，削去两端，洗净，个大的切成块，干燥，切厚片或块，称生何首乌。取生何首乌片或块，照炖法用黑豆汁拌匀，置非铁质的适宜容器内，炖至汁液吸尽；或照蒸法清蒸或用黑豆汁拌匀后蒸，蒸至内外均呈棕褐色，或晒至半干，切片，干燥，称制何首乌。生何首乌气微，味微苦而甘涩，以切面有云锦状花纹、粉性足者为佳；制何首乌气微，味微甘而苦涩，以质坚硬、断面角质样、棕褐色或黑色者为佳。

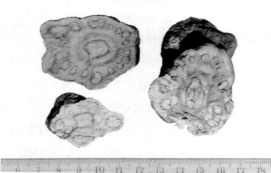

【药性】苦、甘、涩，微温。归肝、心、肾经。

【功效】制何首乌：补肝肾，益精血，乌须发，强筋骨，化浊降脂。生何首乌：解毒，消痈，截疟，润肠通便。

【应用】

1. 血虚萎黄，眩晕耳鸣，须发早白，腰膝酸软，肢体麻木，崩漏带下　制何首乌功善补肝肾、益精血、乌须发、强筋骨，兼能收敛，不寒、不燥、不腻，为滋补良药。用治血虚萎黄，失眠健忘，常与熟地黄、当归、酸枣仁等同用；用治精血亏虚，腰膝酸软，肢木麻木，头晕眼花，须发早白及肾虚无子，常与当归、枸杞子、菟丝子等同用，如七宝美髯丹（《积善堂方》）；用治肝肾亏虚，腰膝酸软，头晕目花，眩晕耳鸣，常配桑椹子、杜仲、黑芝麻等；用治妇女肝肾亏虚之月经不调及崩漏等，可与当归、白芍、熟地黄等药同用。

2. 高脂血症　制何首乌能化浊降脂，用治高脂血症，可单用或与女贞子、旱莲草、地黄等药同用。

3. 疮痈，瘰疬，风疹瘙痒　生何首乌有解毒消痈散结之功。治疗瘰疬结核，可单用内服或外敷，或与夏枯草、土贝母等同用；治遍身疮肿痒痛，可与防风、苦参、薄荷等同用，煎汤外洗；用治湿热疮毒，黄水淋漓，可与苦参、白鲜皮等同用。

4. 久疟体虚　生何首乌有截疟之功。治疗疟疾日久，气血虚弱，可与人参、当归等补气养血药同用，如何人饮（《景岳全书》）。

5. 肠燥便秘　生何首乌有润肠通便之效。若年老体弱之人精血亏虚、肠燥便秘者，可单用或与肉苁蓉、当归、火麻仁等润肠通便药同用。

【用法用量】煎服，制何首乌 6～12g，生何首乌 3～6g。

【使用注意】本品制用偏于补益，且兼收敛之性，湿痰壅盛者忌用；生用滑肠通便，大便溏泄者忌用。何首乌可能有引起肝损伤的风险，故不宜长期、大量服用。

【现代研究】

1. 化学成分　本品主要含有蒽醌类、二苯乙烯苷类、酰胺化合物、色原酮类化合物等成分，其中大黄素-8-O-β-D-葡萄糖苷为何首乌中促智的活性成分，2，3，5，4′-四羟基二苯乙烯-2-O-β-D-葡萄糖苷为延缓衰老、降血脂的活性成分。《中国药典》规定何首乌含结合蒽醌以大黄素（$C_{15}H_{10}O_5$）

和大黄素甲醚（$C_{16}H_{12}O_5$）的总量计，不得少于0.1%，含2,3,5,4'-四羟基二苯乙烯-2-O-β-D-葡萄糖苷（$C_{20}H_{22}O_9$）不得少于1.0%；饮片含结合蒽醌以大黄素（$C_{15}H_{10}O_5$）和大黄素甲醚（$C_{16}H_{12}O_5$）的总量计，不得少于0.05%；制何首乌含游离蒽醌以大黄素（$C_{15}H_{10}O_5$）和大黄素甲醚（$C_{16}H_{12}O_5$）的总量计，不得少于0.10%，含2,3,5,4'-四羟基二苯乙烯-2-O-β-D-葡萄糖苷（$C_{20}H_{22}O_9$）不得少于0.70%。

2.药理作用　何首乌具有延缓衰老、增强免疫功能、促进肾上腺皮质功能、促进造血功能、降血脂、抗动脉粥样硬化等作用。此外，何首乌还有促进肠管蠕动而呈泻下等作用。

龙眼肉 Lóngyǎnròu　　　　《神农本草经》

本品为无患子科植物龙眼 *Dimocarpus longan* Lour.的假种皮。于夏秋果实成熟时采摘，烘干或晒干，剥开果皮，取肉去核，晒至干爽不黏。以片大、肉厚、质细软、色棕黄、半透明、味浓甜者为佳。生用。

【药性】甘，温。归心、脾经。

【功效】补益心脾，养血安神。

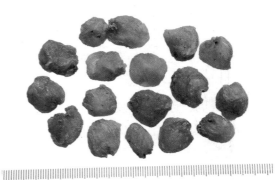

【应用】气血不足，心悸怔忡，健忘失眠，血虚萎黄　本品是性质平和的滋补良药，能补益心脾，养血安神。单用或者配伍黄芪、人参、当归、酸枣仁等药，可用于治疗心脾两虚、气血双亏之心悸、失眠、健忘，如归脾汤（《济生方》）。本品加入白糖蒸熟服用，能补益气血，可用于年老体衰，产后，以及久病气血不足证。

【用法用量】煎服，9~15g。

【现代研究】

1.化学成分　本品主要含大豆脑苷、龙眼脑苷、苦瓜脑苷等脑苷脂类成分。还含挥发性成分，以及腺嘌呤、腺苷等成分。

2.药理作用　龙眼肉具有增强免疫、延缓衰老、抗氧化、抗焦虑等作用。

表24-3　补血药功用归纳小结表

药名	共性	个性	其他功效
		作用特点	
当归	补血，调经，止痛	甘温质润，为补血要药，善于调经，为妇科要药，其补血活血，补中有动，行中有补。长于活血止痛，温散寒凝。能活血消肿止痛，又能补血生肌，亦为外科所常用	润肠通便
白芍		味酸性凉，补血敛阴，清血中虚热，为妇科调经常用，以血虚有热或兼肝郁为宜。长于柔肝止痛	敛阴止汗，平抑肝阳
熟地黄	补肝肾，益精血	性质滋腻，甘而微温，味厚柔润，为补血要药。善滋肝肾之阴，尤以滋肾见长	
何首乌		制首乌补肝肾，益精血且兼收敛之性。并能乌须发，强筋骨，化浊降脂	生首乌能解毒消痈，截疟，润肠通便
阿胶	补血	味甘性平，血肉有情，历来均为补血佳品，又为止血良药，尤适用于出血兼见阴血亏虚者	滋阴润燥
龙眼肉		补益心脾，为滋补良药	安神

第四节　补阴药

本类药物性味多甘寒或甘凉，主入肺、心、胃、肝、肾经。以养阴生津为主要功效，兼能清虚热。主要用于肺、心、胃、肝、肾等各脏腑阴虚，失于滋润，而出现的各种干燥症状及虚热证。如肺阴虚证之干咳无痰，或痰中带血，咽干，两颧潮红、潮热盗汗等；心阴虚之心悸怔忡，心烦失眠多梦等；胃阴虚之胃脘嘈杂，饥不欲食，或痞胀不舒，隐隐灼痛，或干呕呃逆，大便干结等；肝肾阴虚之眩晕耳鸣，腰膝酸软，发脱齿摇，两目干涩，男子遗精，女子不孕，潮热盗汗，五心烦热等。

本类药大多有一定滋腻性，故脾胃虚弱，痰湿内阻，腹满便溏者慎用。

北沙参　Běishāshēn　　（《本草汇言》）

本品为伞形科植物珊瑚菜 *Glehnia littoralis* Fr. Schmidt ex Miq. 的根。夏、秋二季采收。除去须根，洗净，稍晾，置沸水中烫后，除去外皮，干燥。或洗净直接干燥。本品气特异，味微甘。以根条粗细均匀、质地坚实、去净栓皮、色黄白者为佳。生用。

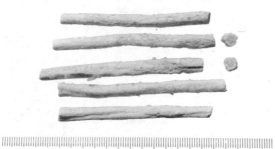

【药性】甘、微苦，微寒。归肺、胃经。

【功效】养阴清肺，益胃生津。

【应用】

1.肺热燥咳，阴虚劳嗽痰血　本品味甘能补，性微寒，专补肺阴，善清肺火。适用于肺热燥咳，劳嗽痰血，咽干音哑等。治疗肺阴虚干咳无痰，可与麦冬、南沙参、杏仁等同用。治疗燥邪伤肺，干咳少痰，鼻干咽干等，常与南沙参、知母同用，如润燥养阴汤（《医方新解》）。

2.胃阴不足，热病津伤，咽干口渴　本品能养胃阴，生津液，兼清胃热，且甘寒不伤脾胃。常用于治疗胃阴不足或热病伤阴津之口渴咽干，饥不欲食，或胃脘隐痛、嘈杂等，常与石斛、玉竹、麦冬等同用。

【用法用量】煎服，5～12g。

【使用注意】不宜与藜芦同用。

【现代研究】

1.化学成分　本品主要含多种香豆精类化合物：补骨脂素、香柑内酯、花椒毒素、异欧前胡内酯、欧前胡内酯等，也含有糖苷、聚炔类、多糖、磷脂、挥发油、氨基酸、微量元素等成分。

2.药理作用　北沙参有镇咳、祛痰作用，有解热、镇痛、免疫调节、抗肿瘤、抗菌、抗氧化、抑制酪氨酸酶等作用。其水浸液在低浓度时，能加强离体蟾蜍心脏收缩，高浓度，则呈抑制状态；其所含多糖对植物血凝素（PHA）诱导的正常人血淋巴细胞的增生有抑制作用；北沙参的水提取物能提高人体肺癌细胞增殖指数抑制率。

南沙参　Nánshāshēn　　（《神农本草经》）

本品为桔梗科植物轮叶沙参 *Adenophora tetraphylla*（Thunb.）Fisch. 或沙参 *Adenophora stricta* Miq. 的根。春、秋二季采收。除去须根，洗后趁鲜刮去粗皮，洗净，干燥。本品气微，味微甘。以根粗、色黄白者为佳。生用。

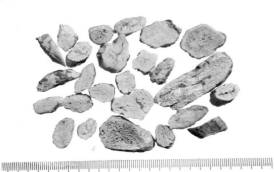

【药性】甘，微寒。归肺、胃经。

【功效】养阴清肺，益胃生津，益气，化痰。

【应用】

1.肺热燥咳，阴虚劳嗽，干咳痰黏　本品味甘微寒，入肺经，能补肺阴、润肺燥、清肺热，兼能祛痰。治疗阴虚肺燥有热之干咳少痰，常与天冬、川贝母、阿胶等同用，如月华丸（《医学心悟》）。治疗燥邪伤肺，干咳少痰，身热，恶风，常与桑叶、浙贝母、杏仁同用，如桑杏汤（《温病条辨》）。

2.胃阴不足，食少呕吐，气阴不足，烦热口干　本品甘寒养阴，能养胃阴、清胃热，用于胃阴虚有热之口燥咽干、大便秘结、食少呕吐、舌红少津等症。本品兼能补益脾气，对于胃阴脾气俱虚之证，有气阴双补之功，故尤宜于热病后期，气阴两虚而余热未清不受温补者，常与玉竹、麦冬、生地黄等药配伍，如益胃汤（《温病条辨》）。用于气阴不足，烦热口干者，常配伍人参、北沙参、麦冬等药。

【用法用量】煎服，9～15g。

【使用注意】不宜与藜芦同用。

【现代研究】

1.化学成分　本品主要含三萜类、香豆素、糖苷、多糖、磷脂、氨基酸、微量元素等成分。

2.药理作用　南沙参有镇咳、祛痰、抗氧化、抗辐射、延缓衰老、清除自由基、加强学习记忆、强心、抗真菌等作用。

百合 Bǎihé　　　　（《神农本草经》）

本品为百合科植物卷丹 *Lilium. lancifolium* Thunb.、百合 *Lilium brownii* F. E. Brown var. *viridulum* Baker 或细叶百合 *Lilium pumilum* DC. 的肉质鳞叶。秋季采挖，洗净，剥取鳞叶，置沸水中略烫，干燥。本品气微，味微苦。以鳞片均匀、肉厚、质坚、色白者为佳。生用或蜜炙用。

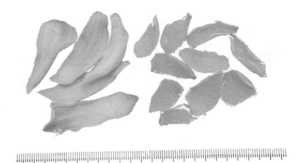

【药性】甘，微寒。归肺、心经。

【功效】养阴润肺，清心安神。

【应用】

1.阴虚燥咳，劳嗽咳血　本品甘寒质润，入肺经，能养肺阴，润肺燥，清肺热，常用于治疗阴虚燥热之干咳少痰，劳嗽久咳，痰中带血等，与生地黄、桔梗、贝母等同用，如百合固金汤（《慎斋遗书》）。

2.心神不安　本品甘寒入心经，能清心

热，养心阴，而宁心安神，常用于治疗热病余热未清，虚烦惊悸，失眠多梦，精神恍惚，与生地黄同用，如百合地黄汤（《金匮要略》）。

【用法用量】煎服，6～12g。清心安神宜生用，润肺止咳宜蜜炙用。

【现代研究】

1. 化学成分　本品主要含皂苷、生物碱、多糖、磷脂、氨基酸和微量元素等成分。

2. 药理作用　百合水提液有止咳、祛痰、平喘作用；百合水煎醇沉液有耐缺氧作用；可防止环磷酰胺所致白细胞减少症；能抑制癌细胞的有丝分裂，尤其是抑制乳癌。百合多糖有修复胰岛细胞，降血糖作用。

麦冬 Màidōng　　（《神农本草经》）

本品为百合科植物麦冬Ophiopogon japonicus（L.f）Ker-Gawl.的块根。夏季采挖，洗净，反复暴晒、堆置，至七八成干，除去须根，干燥。本品气微香，味甘、微苦。以表面淡黄、肥大、质柔者为佳。生用。

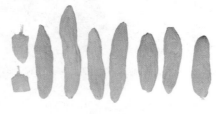

【药性】甘、微苦，微寒。归肺、胃、心经。

【功效】养阴润肺，益胃生津，清心除烦。

【应用】

1. 阴虚劳嗽　本品甘苦而寒，专入肺经，以其柔润多汁，能养阴润肺，常用于治疗肺燥干咳，阴虚痨咳，与桑叶、阿胶、杏仁等同用，如清燥救肺汤（《医门法律》）。若虚热上扰，咽干疼痛，常与玄参、甘草、桔梗同用，如玄麦甘桔汤（《中药成药制剂手册》）。

2. 胃阴亏虚　本品甘寒质润，入胃经，长于生津止渴，兼清胃热，常用于治疗胃阴虚有热之食欲不振，口干咽燥，胃脘疼痛，常与沙参、玉竹、生地黄等同用，如益胃汤（《温病条辨》）。治津伤口渴，或内热消渴，常与天花粉、乌梅等同用。治热病伤津肠燥之便秘，常与生地黄、玄参同用，如增液汤（《温病条辨》）。

3. 心烦失眠　本品甘寒养阴，入心经。既能养心阴，又能清心安眠，用于治疗阴虚内热的心烦不眠，常与生地黄、酸枣仁、柏子仁等同用，如天王补心丹（《摄生秘剖》）。也可治疗热扰心营，身热烦躁，舌绛而干，每与黄连、生地黄、玄参等合用，如清营汤（《温病条辨》）。

【用法用量】煎服，6～12g。

【使用注意】脾胃虚寒、食少便溏，以及外感风寒、痰湿咳嗽者忌服。

【现代研究】

1. 化学成分　本品主要含皂苷类、黄酮类、多糖、挥发油和微量元素等成分。《中国药典》规定本品含麦冬总皂苷以鲁斯可皂苷元（$C_{27}H_{42}O_4$）计，不得少于0.12%。

2. 药理作用　麦冬有提高免疫功能、升高白细胞、降血糖、抗心肌缺血、抗休克、耐缺氧、增加冠脉流量、镇静、抗菌等作用。

天冬 Tiāndōng　　（《神农本草经》）

本品为百合科植物天冬Asparagus cochinchinensis

（Lour.）Merr.的块根。秋、冬采挖，洗净，除去茎基和须根，置沸水中煮或蒸至透心，趁热除去外皮，洗净，干燥。本品气微，味甜、微苦。以肥大、致密、色黄白、半透明者为佳。生用。

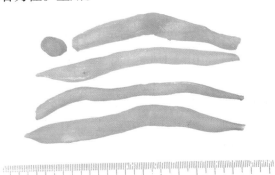

【药性】甘、苦、寒。归肺、肾经。

【功效】养阴润燥，清肺生津。

【应用】

1.肺燥干咳，顿咳痰黏，劳嗽咯血　本品甘润苦寒之性较强，有较强的滋阴润肺，清肺降火之功，适用于燥热伤肺、肺热咳嗽、肺肾阴虚之肺燥干咳，顿咳痰黏。治燥热咳嗽，单用熬膏服即可，如天门冬膏（《饮膳正要》）；或与麦冬、沙参、川贝母等药同用。治劳嗽咯血，或干咳痰黏，痰中带血，常配伍麦冬，如二冬膏（《张氏医通》）。

2.肾阴亏虚，腰膝酸痛，骨蒸潮热　本品能滋肾阴，兼能降虚火，适宜于肾阴亏虚之腰膝酸痛、骨蒸潮热、内热消渴等症。治肾阴亏虚，眩晕耳鸣，腰膝酸痛者，常与熟地黄、枸杞子、牛膝等药同用。治阴虚火旺，骨蒸潮热者，宜与麦冬、知母、黄柏等滋阴降火之药配伍；治肺肾阴虚之咳嗽咯血，可与生地黄、阿胶、川贝母等药同用。

3.内热消渴，热病伤津，咽干口渴，肠燥便秘　本品还有清热生津作用，可用于内热消渴，热病伤津，咽干口渴，肠燥便秘。治内热消渴，或热病伤津口渴，宜与生地黄、人参等药配伍，如三才汤（《温病条辨》）；治津亏肠燥便秘者，宜与生地黄、当归、生首乌等药配伍。

【用法用量】煎服，6～12g。

【使用注意】本品滋腻之性较强，脾胃虚寒、食少便溏，以及外感风寒、痰湿咳嗽者忌服。

【现代研究】

1.化学成分　本品主要含甲基原薯蓣皂苷、伪原薯蓣皂苷等甾体皂苷，天冬多糖等各种糖类和多种氨基酸等成分。

2.药理作用　天冬有平喘镇咳祛痰作用；能升高外周白细胞，增强网状内皮系统吞噬能力及体液免疫功能；可促进抗体生成，延长抗体生存时间；煎剂体外试验对甲型及乙型溶血性链球菌、肺炎双球菌、金黄色葡萄球菌等有抑制作用；有抑制肿瘤细胞增殖作用。

石斛 Shíhú　　　　　（《神农本草经》）

本品为兰科植物金钗石斛 Dendrobium nobile Lindl.、鼓槌石斛 Dendrobium chrysotoxum Lindl. 或流苏石斛 Dendrobium fimbriatum Hook.的栽培品及其同属植物近似种的新鲜或干燥茎。全年均可采收，鲜用者除去根和泥沙；干用者采收后，除去杂质，用开水略烫或烘软，再边搓边烘晒，至叶鞘搓净，干燥。本品气微，味微苦而回甜，嚼之有黏性。干石斛以色金黄、有光泽、质柔韧为佳。切断，生用。

【药性】甘，微寒。归胃、肾经。

【功效】益胃生津，滋阴清热。

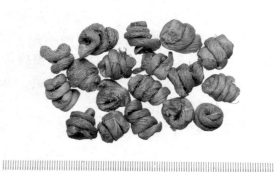

【应用】

1.胃阴虚，热病伤津　本品甘寒，入胃经，能养胃生津，清胃热而止烦渴，常用于治疗胃阴虚有热之口干烦渴，食少干呕，或热病伤津，虚热不退，烦渴，舌红少苔，常与麦冬、沙参等配伍。

2.肾阴亏虚　本品入肾经，善滋肾阴，清虚热，常用于治疗肾阴虚之骨蒸潮热、目暗不明、筋骨痿软等症。治肾阴虚，目暗不明，常与枸杞子、熟地黄、菟丝子等同用，如石斛夜光丸（《原机启微》）；治肾阴虚，筋骨痿软，常与牛膝、山茱萸、续断等同用，如石斛丸（《太平圣惠方》）；治肾虚火旺，骨蒸潮热，常与青蒿、地骨皮、鳖甲等品同用，如石斛汤（《滇南本草》）。

【用法用量】煎服，6～12g；鲜品15～30g。

【使用注意】本品能敛邪，故温热病不宜早用；又能助湿，若湿温热尚未化燥伤津者忌服。

【现代研究】

1.化学成分　本品主要含石斛碱、石斛胺、石斛次碱等生物碱，多糖、挥发油等成分。《中国药典》规定金钗石斛含石斛碱（$C_{16}H_{25}NO_2$）不得少于0.40%，鼓槌石斛含毛兰素（$C_{18}H_{22}O_5$）不得少于0.030%。

2.药理作用　石斛有促进胃液分泌，增加胃液量、胃酸排出量与胃蛋白酶排出量，延缓衰老，抗肿瘤，抗突变，抗骨质疏松，镇痛，解热等作用。

玉竹 Yùzhú 　　　　（《神农本草经》）

本品为百合科植物玉竹 *Polygonatum odoratum*（Mill.）Druce 的根茎。秋季或春季采挖，除去须根，洗净，晒至柔软后，反复揉搓、晾晒至无硬心，晒干；或蒸透后，揉至半透明，晒干。本品气微，味甘，嚼之发黏。以条长、肉肥、色黄白、光泽柔润者为佳。切片，生用。

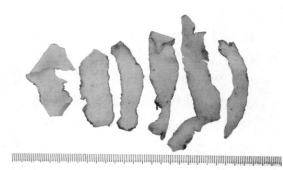

【药性】甘，微寒。归肺、胃经。

【功效】养阴润肺，生津止渴。

【应用】

1.阴虚燥咳　本品甘润入肺，能养肺阴，润肺燥，且微寒能清肺热。适用于燥邪犯肺有热之干咳无痰、口燥咽干等症，常与沙参、麦冬、桑叶等同用，如沙参麦冬汤（《温病条辨》）。

2.胃阴虚　本品甘寒益胃阴，生津止渴，兼清胃热。适用于胃阴虚有热及热病伤津之口干舌燥、饥不欲食、消渴及肠燥便秘等症。常与沙参、麦冬等配伍，如玉竹麦冬汤（《温病条辨》）。

此外，本品养阴而不滋腻碍邪，可用于阴虚之人外感风热，常与薄荷、桔梗、淡豆豉等同用，如加减葳蕤汤（《重订通俗伤寒论》）。

【用法用量】煎服，6~12g。

【现代研究】

1. 化学成分　本品主要含玉竹黏多糖、玉竹果聚糖等多糖类成分，甾体皂苷、黄酮类、微量元素、氨基酸、黏液质等成分。《中国药典》规定本品含玉竹多糖以葡萄糖（$C_5H_{12}O_6$）计，不得少于6.0%。

2. 药理作用　玉竹有降血糖、降血脂、抗肿瘤、抗突变、缓解动脉粥样斑块形成、扩张外周血管和冠脉、延长耐缺氧时间、强心、抗氧化、抗衰老等作用。有抑制结核杆菌生长以及类似肾上腺皮质激素样作用。

黄精 Huángjīng （《名医别录》）

本品为百合科植物滇黄精 *Polygonatum Kingianum* Coll. et Hemsl.、黄精 *Polygonatum sibiricum* Red.或多花黄精 *Polygonatum cyrtonema* Hua.的根茎。春、秋二季采挖，除去须根，洗净，置沸水中略烫或蒸至透心，干燥。本品气微，微甜，嚼之有黏性。以块大、肥润、色黄、断面透明为佳。切片，生用或酒制用。

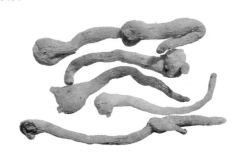

【药性】甘，平。归脾、肺、肾经。

【功效】补气养阴，润肺，健脾，益肾。

【应用】

1. 肺虚久咳，肺燥干咳　本品甘平，既养肺阴，又补肺气，为肺气阴双补之品，故可用于肺气虚之久咳，或阴虚燥咳，可单用本品煎汤或熬膏久服。也可与沙参、贝母等同用。

2. 脾气阴两虚　本品入脾经，益脾阴，补脾气，常用于治疗脾阴不足，食后腹胀，口干、便难等，可与山药、玉竹、沙参等同用；治脾气阴两虚之倦怠乏力、纳呆、口干不欲饮、大便干燥等症，可与党参、茯苓、山药等同用。

3. 肾精亏虚　本品能填精生髓，为补肾填精、延年益寿之品。常用于肾精亏虚之腰膝酸软，头晕耳鸣，须发早白等症。单用本品熬膏服用，如黄精膏（《千金要方》）。亦可与枸杞子同用，如二精丸（《奇效良方》）。

【用法用量】煎服，9~15g。

【使用注意】本品黏腻，易助湿滞气，故凡脾虚湿阻，痰湿壅滞者宜慎用。

【现代研究】

1. 化学成分　本品主要含黄精多糖A、B、C等糖类，及皂苷、黄酮类、生物碱、醌类、木脂素、氨基酸等成分。《中国药典》规定本品含黄精多糖以无水葡萄糖（$C_6H_{12}O_6$）计，不得少于7.0%；酒黄精含黄精多糖以无水葡萄糖（$C_6H_{12}O_6$）计，不得少于4.0%。

2. 药理作用　黄精有提高机体免疫功能，促进DNA、RNA及蛋白质的合成，促进淋巴细胞转化作用；改善动物学习记忆功能、增加冠脉流量、降压、降血脂、降血糖、抗氧化、延缓衰老、抗病原微生物等作用。

枸杞子 Gǒuqǐzǐ 　　《神农本草经》

本品为茄科植物宁夏枸杞 *Lycium barbarum* L. 的成熟果实。夏、秋采收。热风烘干，除去果梗，或晾至皮皱后，晒干，除去果梗。本品气微，味甜。以粒大色红、肉厚质润、籽少甘甜为佳。生用。

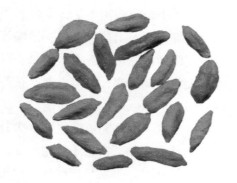

【药性】甘，平。归肝、肾经。

【功效】滋补肝肾，益精明目。

【应用】

1. 肝肾阴虚，精血不足　本品甘平，归肝、肾经，补肝阴，又益肾精，常用于治疗肝肾阴虚，精血不足所致的腰膝酸软、耳鸣耳聋、牙齿松动、须发早白、健忘等症。可单用枸杞泡酒，如枸杞酒（《饮膳正要》）；或与黄精同用，如二精丸（《奇效良方》）。治肝肾阴虚之腰膝酸软，可与天冬、地黄等配伍，如枸杞丸（《古今录验方》）。

2. 肝肾亏虚，目暗不明　本品既能补肝肾，益精血，且能明目，故多用于肝肾亏虚之视物昏花，常与熟地黄、山茱萸、山药等同用，如杞菊地黄丸（《医级》）。

【用法用量】煎服，6～12g。

【现代研究】

1. 化学成分　本品主要含甜菜碱、多糖、多种维生素、多种微量元素、多种氨基酸等成分。《中国药典》规定本品含枸杞多糖以葡萄糖（$C_6H_{12}O_6$）计，不得少于 1.8%；含甜菜碱（$C_5H_{11}NO_2$）不得少于 0.30%。

2. 药理作用　枸杞多糖能调节免疫，增强巨噬细胞吞噬能力，具有延缓衰老、抗肿瘤、降血脂、保肝、抗脂肪肝、降血糖、降压、抑菌、促进造血功能。

墨旱莲 Mòhànlián 　　《新修本草》

本品为菊科植物鳢肠 *Eclipta prostrate* L. 的地上部分。花开时采割，晒干。本品气微，味微咸。以色墨绿、叶多者为佳。切段，生用。

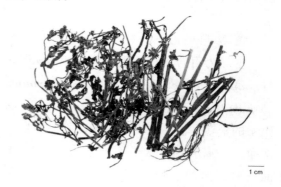

1 cm

【药性】甘、酸、寒。归肝、肾经。

【功效】滋补肝肾，凉血止血。

【应用】

1. 肝肾阴虚　本品甘酸，入肝、肾经，善于滋养肝肾之阴，常用于治疗肝肾阴虚所致腰膝酸软、遗精、耳鸣耳聋、须发早白、头晕目眩等症。可单用本品熬膏服，如旱莲膏（《医灯续焰》）；也可与女贞子配伍，如二至丸（《医方集解》）。

2. 阴虚血热的出血证　本品甘酸，既滋

阴又酸收，凉血止血，常用于治疗阴虚血热所致多种出血病证，可与生地黄、阿胶等同用。其鲜品捣烂外敷，用于外伤出血。

【用法用量】煎服，6～12g。外用适量。

【使用注意】本品寒凉，故脾胃虚寒、大便泄泻者慎用。

【现代研究】

1.化学成分　本品主要含芹菜素、木樨草素等黄酮类，甾醇类、三萜类、蟛蜞菊内酯类、维生素等成分。《中国药典》规定本品含蟛蜞菊内酯（$C_{16}H_{12}O_7$）不得少于0.040%。

2.药理作用　墨旱莲有提高机体非特异性免疫功能、消除氧自由基、保肝、促进肝细胞的再生、增加冠状动脉流量、延缓衰老、促进毛发生长、止血、抗菌、抗阿米巴原虫、抗癌等作用。

女贞子 Nǚzhēnzǐ　（《神农本草经》）

本品为木犀科常绿乔木女贞 *Ligustrum lucidum* Ait.的成熟果实。冬季采收。冬季果实成熟时采收，除去枝叶，稍蒸或置沸水中略烫后，干燥；或直接干燥。本品气微，味微酸涩。以粒大、饱满、色紫黑者为佳。生用或黄酒制用。

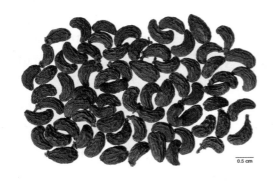

【药性】甘、苦、凉。归肝、肾经。

【功效】滋补肝肾，明目乌发。

【应用】

1.肝肾阴虚，眩晕耳鸣，腰膝酸软，须发早白　本品入肝、肾，善补肝肾之阴，又乌发，常用于治疗肝肾阴虚所致的腰膝酸软、眩晕耳鸣、失眠多梦、须发早白、目暗不明、遗精、消渴等症。常与墨旱莲相须为用，如二至丸（《医方集解》）。

2.阴虚内热，骨蒸潮热　本品性凉有退虚热之功。常用于治疗阴虚内热、骨蒸潮热，配伍生地黄、地骨皮、青蒿等。

3.肝肾阴虚，目暗不明　本品既补肝肾之阴，又能明目，常治疗肝肾阴虚之视力减退、目暗不明，常与熟地黄、枸杞子等药同用，如加味砍离丸（《审视瑶函》）。

【用法用量】煎服，6～12g。

【现代研究】

1.化学成分　本品主要含齐墩果酸、苷类、挥发油、多糖类、磷脂类、微量元素等成分。《中国药典》规定本品含特女贞苷（$C_{31}H_{42}O_{17}$）不得少于0.70%。

2.药理作用　女贞子有增强非特异性免疫功能、对异常的免疫功能具有双向调节作用，具有升高白细胞、降低胆固醇、预防和消减动脉粥样硬化斑块、保肝、抗衰老、强心、利尿、降血糖、缓泻、抗菌、抗肿瘤等作用。

桑椹 Sāngshèn　（《新修本草》）

本品为桑科植物桑 *Morus alba* L.的果穗。4～6月采收。果实变红时采收，晒干，或略蒸后晒干。本品气微，味微酸而甜。以粒大、肉厚、紫红色、糖性大者为佳。生用。

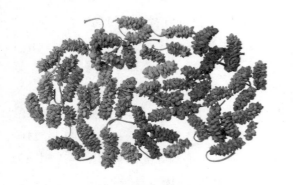

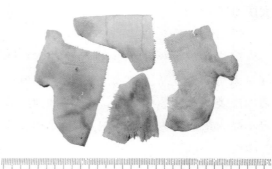

（Gray）的背甲及腹甲。全年均可捕捉。捕捉后杀死，或用沸水烫死，剥取背甲和腹甲，除去残肉，晒干。本品气微腥，味微咸。以个大、甲厚、无腐肉者为佳。生用或醋淬用。

【药性】甘、酸，寒。归心、肝、肾经。

【功效】滋阴补血，生津润燥。

【应用】

1.肝肾精血亏虚　本品味甘，入肝、肾经，能补肝肾之阴，补益精血，常用于治疗肝肾阴虚，精血不足之目暗昏花、心悸失眠、头晕耳鸣、须发早白等症。可单用桑椹泡酒，如桑椹酒（《中国医学大辞典》）。

2.津伤口渴、内热消渴　本品甘寒，生津止渴，又退虚热，常用以治津伤口渴，内热消渴，可鲜品食用，也可配伍麦冬、天冬等药。

3.肠燥便秘　本品味甘能生津润燥，又润肠通便，常用于肠燥津伤便秘等证，与火麻仁、郁李仁等药配伍。

【用法用量】煎服，9~15g。

【现代研究】

1.化学成分　本品主要含维生素 B_1、维生素 B_2、维生素 C 等维生素，亚油酸、油酸、软脂酸等脂肪酸，以及磷脂等成分。

2.药理作用　本品有增强免疫、促进造血、降低红细胞膜 NA^+–K^+–ATP 酶的活性等作用。

龟甲 Guījiǎ　　　　（《神农本草经》）

本品为龟科动物乌龟 *Chinemysreevesii*

【药性】甘、咸，寒。归肝、肾、心经。

【功效】滋阴潜阳，益肾健骨，固经止血，养血补心。

【应用】

1.阴虚潮热、骨蒸盗汗，阴虚阳亢、头晕目眩，虚风内动　本品甘咸性寒，入肝、肾经，补肝肾之阴力强，又能潜阳，常用于治疗肝肾阴虚所致阳亢、肝风内动，阴虚内热诸证。治阴虚阳亢，头晕目眩、面红目赤、烦躁易怒，常与天冬、龙骨、代赭石等配伍，如镇肝熄风汤（《医学衷中参西录》）；若热病伤阴，阴虚风动，手足蠕动、舌干红绛，常与生地黄、牡蛎、鳖甲等配伍，如三甲复脉汤（《温病条辨》）；若阴虚内热，骨蒸潮热、盗汗，常与熟地黄、知母、黄柏等配伍，如大补阴丸（《丹溪心法》）。

2.肾虚筋骨痿弱，囟门不合　本品既能滋肾，又可健骨强筋，适用于肝肾亏虚之腰膝酸软、筋骨不健，及小儿囟门不合、齿迟、行迟等，常与熟地黄、锁阳、牛膝等药同用。

3. **崩漏，月经过多** 本品能滋肾阴，固冲止血，常用于治疗肾阴虚内热，冲脉不固的崩漏，月经过多，常与白芍、黄芩、椿皮等配伍，如固经丸（《医学入门》）。

4. **惊悸，失眠，健忘** 本品既滋肾阴，又能养血补心，安神定志，常用于心肾阴血不足，失养所致惊悸、失眠、健忘，常与石菖蒲、远志、龙骨等同用，如孔圣枕中丹（《千金要方》）。

【用法用量】煎服，9~24g。先煎。本品经砂烫醋淬后，更容易煎出有效成分，并除去腥气，便于服用。

【使用注意】脾胃虚寒者忌服，孕妇慎用。

【现代研究】

1. **化学成分** 本品主要含动物胶、角蛋白、脂肪、氨基酸、微量元素、甾体类、维生素等。

2. **药理作用** 龟甲有增强免疫功能、具有双向调节 DNA 合成率的效应；龟甲提取液对去势造成的骨质疏松有一定治疗作用；龟甲有兴奋离体和在体子宫、解热、补血、镇静等作用；龟甲胶有升高白细胞的作用。

鳖甲 Biējiǎ　　　　（《神农本草经》）

本品为鳖科动物鳖 *Trionyx sinensis* Wiegmann 的背甲。全年可捕捉，捕捉后杀死，置沸水

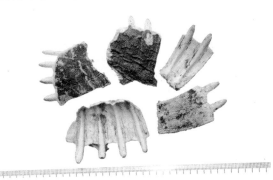

中烫至背甲上的硬皮能剥落时，取出，剥取背甲，除去残肉，晒干。本品气微腥，味淡。以个大、甲厚、无腐肉者为佳。生用或醋淬用。

【药性】甘、咸，寒。归肝、肾经。

【功效】滋阴潜阳，退热除蒸，软坚散结。

【应用】

1. **阴虚发热、骨蒸劳热，阴虚阳亢、头晕目眩，虚风内动、手足瘛疭** 本品入肝、肾经，为血肉有情之品，既滋阴潜阳，又可退虚热除蒸，常用于治疗肝肾阴虚所致阴虚内热、阴虚阳亢、阴虚风动诸证。治阴虚内热证，骨蒸盗汗、午后低热，常与秦艽、知母、胡黄连等配伍，如清骨散（《证治准绳》）；治热病伤阴，夜热早凉、热退无汗者，多与青蒿、生地黄、牡丹皮等配伍，如青蒿鳖甲汤（《温病条辨》）；治阴虚阳亢，头晕目眩，常与生地黄、牡蛎、石决明等配伍；治热病伤阴，阴虚风动，手指蠕动，常与阿胶、生地黄、麦冬等配伍，如大定风珠（《温病条辨》）。

2. **经闭，癥瘕，久疟疟母** 本品味咸，能软坚散结，常用于治疗经闭，癥瘕，久疟疟母等。治久疟不愈，常与土鳖虫、大黄、桃仁等，如鳖甲煎丸（《金匮要略》）。治癥瘕积聚，可与桃仁、干漆、大黄等品同用，如鳖甲丸（《太平圣惠方》）。

【用法用量】煎服，9~24g。本品经砂烫醋淬后，更容易煎出有效成分，并除去腥气，便于服用。

【使用注意】脾胃虚寒者忌服。古籍有"堕胎"记载，故孕妇不宜应用。

【现代研究】

1. **化学成分** 本品主要含骨胶原、碳酸

钙、磷酸钙，以及天门冬氨酸、谷氨酸、苏氨酸等多种氨基酸，多种微量元素，角蛋白等。

2.药理作用　鳖甲有增强免疫功能、促进造血功能、提高血红蛋白含量、抗肝纤维化、防止细胞突变、抑制结缔组织增生、镇静等作用。

表 24-4　补阴药功用归纳小结表

药名	共性		个性	
			作用特点	其他功效
北沙参	养阴清肺，益胃生津		清养肺胃作用（滋阴作用）稍强，肺胃阴虚有热之证尤为多用	
南沙参			兼有益气、化痰作用，能气阴双补，故较宜于肺脾或脾胃气阴两伤以及肺燥痰黏，咯痰不利者	
百合	三者均能养阴润肺。其中玉竹、黄精皆能益胃阴		养阴润肺清肺之力较弱，兼有一定的祛痰止咳作用	清心安神
玉竹			功长养阴润燥、生津止渴，且养阴而不滋腻敛邪，阴虚外感者常选用	养心阴、清心热
黄精			既能养阴润肺，又能补气健脾，益肾，能气阴双补，为平补肺、脾、肾三经之良药	
麦冬	养阴润燥，清肺生津。并能增液润肠以通便		滋阴润燥、清热生津作用较天冬为弱，滋腻性也较小。并能益胃生津	清心除烦
天冬			滋阴润燥、清火生津之力较强，滋腻性也大。并能滋肾阴、降虚火	
石斛			长于滋养胃阴，生津止渴，兼清胃热	滋肾阴，明目，强腰膝，降虚火
枸杞子	滋补肝肾，乌须发	明目	又能益精血，为平补肾精肝血之品，明目作用较好	
女贞子			兼能清虚热	
墨旱莲			凉血止血	
龟甲	滋阴潜阳息风，退虚热		滋阴之力较强	益肾健骨，养血补心，固经止崩
鳖甲			清虚热的力量较强，为治阴虚发热之要药	软坚散结
桑椹	滋阴补血，生津润燥			

第二十五章

收涩药

凡以收敛固涩为主要功效，常用以治疗各种滑脱病证的药物，称收涩药，又叫固涩药。

本类药物味多酸涩，性温或平，主入肺、脾、肾、大肠经。具有收敛固涩之功，以敛耗散、固滑脱，即陈藏器所谓"涩可固脱"，李时珍所谓"脱则故而不收，故用酸涩药，以敛其耗散"之意。本类药物分别具有固表止汗、敛肺止咳、涩肠止泻、固精缩尿、收敛止血、收涩止带等作用。

收涩药主要用于久病体虚、正气不固、脏腑功能衰退所致的自汗、盗汗、久咳虚喘、久泻久痢、遗精滑精、遗尿尿频、崩带不止、带下不止等滑脱不禁的病证。

滑脱病证的根本原因是正气虚弱，故应用收涩药治疗乃属于治病之标，因此临床应用本类药时，须与相应的补益药配伍同用，以标本兼顾。如治气虚自汗、阴虚盗汗者，则分别配伍补气药、补阴药；脾肾阳虚之久泻不止者，应配伍温补脾肾药；肾虚遗精滑精、遗尿尿频者，当配伍补肾药；冲任不固，崩漏不止者，当配伍补肝肾、固冲任药；肺肾虚损，久咳虚喘者，宜配伍补肺益肾、纳气平喘药等。总之，应根据具体证候，寻求根本，适当配伍，标本兼治，才能收到较好的疗效。

收涩药性涩敛邪，故凡表邪未解，湿热所致之泻痢、带下，血热出血，以及郁热未清者，均不宜用，误用有"闭门留寇"之弊。但某些收涩药除收涩作用之外，兼有清湿热、解毒等功效，则又当分别对待。

收涩药根据其药性及临床应用的不同，可分为固表止汗药、敛肺涩肠药、固精缩尿止带药三类。但某些药物具有多种功用，临床应用应全面考虑。

现代药理研究表明，本类药物多含大量鞣质。鞣质味涩，是收敛作用的主要成分，有止泻、止血，使分泌细胞干燥、减少分泌作用。此外，尚有抑菌、消炎、防腐、吸收肠内有毒物质等作用。

第一节　固表止汗药

本类药物性味多为甘平，性收敛。肺主皮毛，司汗孔开合；汗为心之液，故其多入肺、心二经。能行肌表，调节卫分，顾护腠理而有固表汗止汗之功。临床常用于气虚肌表不固，腠理疏松，津液外泄而自汗；阴虚不能制阳，阳热迫津外泄而盗汗。本类药物治疗自汗，当配补气固表药同用；治疗盗汗，宜配滋阴除蒸药同用，以治病求本。

凡实邪所致汗出，应以祛邪为主，非本类药物所宜。

麻黄根 Máhuánggēn　　《本草经集注》

本品为麻黄科植物草麻黄 *Ephedra sinica* Stapf 或中麻黄 *Ephedra intermedia* Schrenk et C. A. Mey. 的干燥根和根茎。秋末采挖，除去残茎、须根和泥沙，干燥。本品气微，味微苦。以质硬、外皮色红棕、切面色黄白者为佳。切厚片，生用。

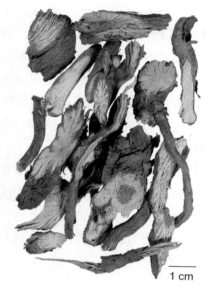

1 cm

【药性】甘、涩，平。归心、肺经。

【功效】固表止汗。

【应用】自汗，盗汗　本品甘涩平，入肺经而能行肌表、实卫气、固腠理、闭毛窍，为敛肺固表止汗之要药。治气虚自汗，常与黄芪、牡蛎同用，如牡蛎散（《和剂局方》）。治阴虚盗汗，常与生地黄、熟地黄、当归等同用。治产后虚汗不止，常与当归、黄芪等配伍，如麻黄根散（《太平圣惠方》）。

【用法用量】煎服，3～9g。外用适量，研粉撒扑。

【使用注意】有表邪者忌用。

【现代研究】

1. 化学成分　本品主要含生物碱类成分：麻黄根碱A、B、C、D，麻根素（即1-酪氨酸甜菜碱）及阿魏酰组胺等。尚含有黄酮类成分：麻黄宁A、B、C、D，麻黄酚等。

2. 药理作用　麻黄根所含生物碱能抑制低热和烟碱所致的发汗；可使蛙心收缩减弱，对末梢血管有扩张作用，对肠管、子宫等平滑肌呈收缩作用。麻黄根甲醇提取物能降低血压，但麻黄碱有升压作用。

浮小麦 Fúxiǎomài　　《本草蒙筌》

本品为禾本科植物小麦 *Triticum aestivum* L. 的干燥轻浮瘪瘦的颖果。全国各地均产。收获时，扬起其轻浮干瘪者，或以水淘之，浮起者为佳，晒干。本品气无，味淡。以粒均匀、轻浮者为佳。生用，或炒用。

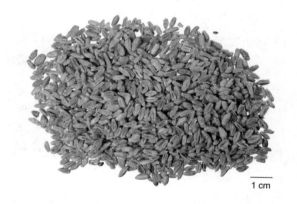

1 cm

【药性】甘，凉。归心经。

【功效】固表止汗，益气，除热。

【应用】

1. 自汗，盗汗　本品甘凉入心经，能益心气、敛心液；轻浮走表，能实腠理、固皮毛，为养心敛液、固表止汗之佳品。凡自汗，盗汗者，均可配伍应用。治气虚自汗者，可与黄芪、煅牡蛎、麻黄根等同用，如牡蛎散（《和剂局方》）；治阴虚盗汗者，可与五味子、麦冬、地骨皮等药同用。

2.骨蒸劳热 本品甘凉并济，能益气阴，除虚热。治阴虚发热，骨蒸劳热等证，常与玄参、麦冬、生地黄等药同用。

【用法用量】煎服，6~12g。

【使用注意】表邪未尽而汗出者忌用。

【现代研究】化学成分 本品主要含淀粉、蛋白质、糖类、粗纤维等。尚含谷甾醇、卵磷脂、尿囊素、精氨酸、淀粉酶、蛋白分解酶及微量维生素B、E等。

附药：小麦 Xiǎomài

本品为禾本科植物小麦Triticum aestivum L.的干燥成熟果实。性味甘，微寒；归心经。功能养心除烦。主治心神不宁，烦躁失眠及妇人脏躁证。煎服，30~60g。

表25-1 固表止汗药功用归纳小结表

药名	共性	个性	
		作用特点	其他功效
麻黄根	固表止汗	作用单纯而药力较强，内服、外扑均能止汗	
浮小麦			益气，除热

第二节 敛肺涩肠药

本类药物酸涩收敛，主入肺经或大肠经。分别具有敛肺止咳喘、涩肠止泻痢作用。前者主要用于肺虚喘咳，久治不愈或肺肾两虚，摄纳无权的虚喘证；后者用于大肠虚寒不能固摄或脾肾虚寒所致的久泻、久痢。部分药物还分别兼有涩精、止汗、止带、止血等不同功效，可分别用于治疗其他滑脱不禁证。

本类药酸涩收敛，属敛肺止咳之品，对痰多壅肺所致的咳喘不宜用；属涩肠止泻之品，对泻痢初起，邪气方盛，或伤食腹泻者不宜用。

五味子 Wǔwèizǐ （《神农本草经》）

本品为木兰科植物五味子Schisandra chinensis (Turcz.) Baill或华中五味子Schisandra sphenanthera Rehd. et Wils.的干燥成熟果实。前者习称"北五味子"，后者习称"南五味子"。秋季果实成熟时采摘，晒干或蒸后晒干，除去果梗和杂质。本品果肉气微，味酸；种子破碎后有香气，味辛、微苦。以粒大、色红、肉厚、有光泽、显油润者为佳。生用，或照醋蒸法蒸至黑色、干燥后用，用时捣碎。

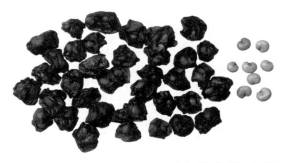

【药性】酸、甘，温。归肺、心、肾经。

【功效】收敛固涩，益气生津，补肾宁心。

【应用】

1.久咳虚喘 本品味酸收敛，甘温而润，能上敛肺气，下滋肾阴，为治疗久咳虚喘之要药。治肺虚久咳，可与罂粟壳同用，如五味子丸（《卫生家宝方》）；治肺肾两虚之喘咳，常与山茱萸、熟地黄、山药等药同用，如都气丸（《症因脉治》）；本品长于敛肺止咳，配伍麻黄、细辛、干姜等，可用于寒饮咳喘证，如小青龙汤（《伤寒论》）。

2.**梦遗滑精，遗尿尿频** 本品甘温而涩，入肾经能补肾涩精止遗，为治肾虚精关不固之遗精、滑精及遗尿、尿频之常用药。治滑精者，可与桑螵蛸、附子、龙骨等同用，如桑螵蛸丸（《世医得效方》）；治梦遗者，常与麦冬、山茱萸、熟地黄等同用，如麦味地黄丸（《医宗金鉴》）。

3.**久泻不止** 本品味酸涩性收敛，能涩肠止泻。治脾肾虚寒，久泻不止，可与吴茱萸同炒香研末，米汤送服，如五味子散（《本事方》）；或与补骨脂、肉豆蔻、吴茱萸同用，如四神丸（《内科摘要》）。

4.**自汗，盗汗** 本品五味俱全，以酸为主，善能敛肺止汗。治自汗、盗汗者，可与麻黄根、牡蛎等同用。

5.**津伤口渴，内热消渴** 本品甘以益气，酸能生津，具有益气生津止渴之功。治热伤气阴，汗多口渴者，常与人参、麦冬同用，如生脉散（《内外伤辨惑论》）；治阴虚内热，口渴多饮之消渴证，多与山药、知母、天花粉等同用，如玉液汤（《医学衷中参西录》）。

6.**心悸失眠** 本品既能补益心肾，又能宁心安神。治阴血亏损，心神失养，或心肾不交之虚烦心悸、失眠多梦，常与麦冬、丹参、酸枣仁等同用，如天王补心丹（《摄生秘剖》）。

【用法用量】煎服，2~6g。

【使用注意】凡表邪未解，内有实热，咳嗽初起，麻疹初期，均不宜用。

【现代研究】

1.**化学成分** 本品主要含木脂素类成分：五味子甲素、乙素，五味子醇甲、醇乙，五味子酯甲、酯乙等；挥发油：倍半萜烯、α-花柏烯、花柏醇等。尚含有多糖、氨基酸等。《中国药典》规定北五味子含五味子醇甲（$C_{24}H_{32}O_7$）不得少于0.40%，南五味子含五味子酯甲（$C_{30}H_{32}O_9$）不得少于0.20%。

2.**药理作用** 本品对神经系统各级中枢均有兴奋作用，对大脑皮层的兴奋和抑制过程均有影响，使之趋于平衡。对呼吸系统有兴奋作用，有镇咳和祛痰作用。有与人参相似的适应原样作用，能增强机体对非特异性刺激的防御能力。能增加细胞免疫功能，使脑、肝、脾脏SOD活性明显增强，故具有提高免疫、抗氧化、延缓衰老作用。此外，五味子还能利胆保肝、抑菌、保护心肌、抗抑郁、抗骨质疏松等作用。

乌梅 Wūméi （《神农本草经》）

本品为蔷薇科植物梅 *Prunus mume*（Sieb.）Sieb. et Zucc. 的干燥近成熟果实。夏季果实近成熟时采收，低温烘干后闷至色变黑。本品气微，味极酸。以个大、肉厚、色黑、柔润、味极酸者为佳。生用，去核用，或炒炭用。

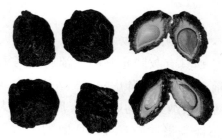

【药性】酸、涩，平。归肝、脾、肺、大肠经。

【功效】敛肺，涩肠，生津，安蛔。

【应用】

1.肺虚久咳 本品味酸而涩，其性收敛，入肺经能敛肺气，止咳嗽。适用于肺虚久咳少痰或干咳无痰之证。可与罂粟壳、苦杏仁等同用，如一服散（《世医得效方》）。

2.久泻，久痢 本品酸涩，入大肠经，有涩肠止泻痢作用，为治疗久泻、久痢之常用药，可与罂粟壳、诃子等同用，如固肠丸（《证治准绳》）。取其涩肠止痢之功，配伍清热燥湿、解毒止痢之黄连，亦可用于湿热泻痢，便脓血者，如乌梅丸（《太平圣惠方》）。

3.虚热消渴 本品味酸性平，善能生津液，止烦渴。治虚热消渴，可单用煎服，或与天花粉、麦冬、人参等同用，如玉泉散（《沈氏尊生》）。

4.蛔厥呕吐腹痛 "蛔得酸则静"，本品极酸，具有安蛔止痛，和胃止呕的功效，为安蛔之良药。适用于蛔虫所致腹痛、呕吐、四肢厥冷的蛔厥病证，常与细辛、川椒、黄连等同用，如乌梅丸（《伤寒论》）。

【用法用量】煎服，6～12g，大剂量可用至30g。外用适量，捣烂或炒炭研末外敷。止泻止血宜炒炭用。

【使用注意】外有表邪或内有实热积滞者均不宜服。

【现代研究】

1.化学成分 主要含有机酸类成分：枸橼酸，苹果酸，琥珀酸，酒石酸，草酸，延胡索酸，绿原酸，新绿原酸等。尚含萜类成分：熊果酸等；黄酮类成分：芦丁等；甾醇类成分：菜油甾醇，豆甾醇等。《中国药典》规定本品含枸橼酸（$C_6H_8O_7$）不得少于12.0%，饮片不得少于6.0%。

2.药理作用 乌梅镇咳有效入药部位是核壳和种仁，其水煎液可减少浓氨水引咳小鼠的咳嗽次数，显示出镇咳作用。乌梅果肉水煎液可对抗新斯的明所致的小鼠小肠运动亢进，并可对抗番泻叶所致小鼠腹泻，降低稀便率。水煎剂能抑制离体兔肠管的运动；有轻度收缩胆囊作用能促进胆汁分泌；在体外对蛔虫的活动有抑制作用。此外，乌梅还具有抑菌、止血、抗休克、增强免疫、抗肿瘤等作用。

五倍子 Wǔbèizǐ （《本草拾遗》）

本品为漆树科植物盐肤木 *Rhus chinensis* Mill.、青麸杨 *Rhus potaninii* Maxim. 或红麸杨 *Rhus punjabensis* Stew. var. *sinica*（Diels）Rehd. et Wils. 叶上的虫瘿，主要由五倍子蚜 *Melaphis chinensis*（Bell）Baker 寄生而形成。秋季采摘，置沸水中略煮或蒸至表面呈灰色，杀死蚜虫，取出，干燥。按外形不同，分为"肚倍"和"角倍"。本品气特异，味涩。以个大、完整、壁厚、色灰褐色者为佳。生用。

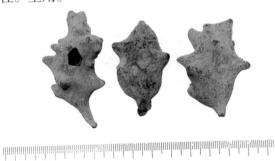

【药性】酸、涩，寒。归肺、大肠、肾经。

【功效】敛肺降火，涩肠止泻，敛汗，固精止遗，止血，收湿敛疮。

【应用】

1.**肺虚久咳，肺热痰嗽**　本品酸涩收敛，性寒清降，入肺经，既能敛肺止咳，又能清肺降火，适用于肺虚久咳，肺热痰嗽。因本品又能止血，故尤宜用于咳嗽咯血者。治肺虚久咳，常与五味子、罂粟壳等药同用；治肺热痰嗽，可与瓜蒌、黄芩、浙贝母等药同用；治热灼肺络、咳嗽咯血，常与藕节、白及等药同用。

2.**久泻久痢**　本品酸涩，入大肠经，有涩肠止泻之功。用治久泻久痢，可与诃子、五味子等同用，以增强涩肠止泻痢之功。

3.**自汗，盗汗**　本品功能敛肺止汗，治自汗、盗汗，可单用研末，与荞面等分作饼，煨熟食之；或研末水调敷肚脐处。也可与其他收敛止汗药配伍。

4.**遗精，滑精**　本品入肾经，能涩精止遗。治肾虚精关不固之遗精、滑精者，常与龙骨、茯苓等同用，如玉锁丹（《和剂局方》）。

5.**崩漏，便血痔血，外伤出血**　本品有收敛止血作用。治崩漏，可单用，或与棕榈炭、血余炭等同用；治便血、痔血，可与槐花、地榆等同用，煎汤内服或熏洗患处。

6.**痈肿疮毒，皮肤湿烂**　本品外用能收湿敛疮，且有解毒消肿之功。治湿疮流水、溃疡不敛、疮疖肿毒、肛脱不收、子宫下垂等，可单味或配合枯矾研末外敷或煎汤熏洗。

此外，本品也可用治消渴。

【用法用量】煎服，3～6g。外用适量。研末外敷或煎汤熏洗。

【使用注意】湿热泻痢者忌用。

【现代研究】

1.**化学成分**　本品主要含鞣质：1，2，3，4，6-五-O-没食子酰基-β-D-葡萄糖，3-O-二没食子酰基-1，2，4，6-四-O-没食子酰基-β-D-葡萄糖等。还含有没食子酸、脂肪酸等。《中国药典》规定本品含鞣质不得少于50.0%，含鞣质以没食子酸（$C_7H_6O_5$）计不得少于50.0%。

2.**药理作用**　没食子酸对蛋白质有沉淀作用，与皮肤、黏膜的溃疡面接触后，其组织蛋白质即被凝固，造成一层被膜而呈收敛作用；腺细胞的蛋白质被凝固引起分泌抑制，产生黏膜干燥；神经末梢蛋白质的沉淀，可呈微弱的局部麻醉现象。与若干金属、生物碱苷类形成不溶解化合物，因而用作解毒剂。对小肠有收敛作用，可减轻肠道炎症，制止腹泻。此外，尚有抑菌、抗突变作用。

诃子 Hēzǐ　　　　　　　　　　　（《药性论》）

本品为使君子科植物诃子 *Terminalia chebula* Retz. 或绒毛诃子 *Terminalia chebula* Retz. var. *tomentella* Kurt. 的干燥成熟果实。秋、冬二季果实成熟时采收，除去杂质，晒干。本品气微，味酸涩后甜。以表面黄棕色、微皱、有光泽、肉厚者为佳。生用或煨用。若用果肉，则去核。

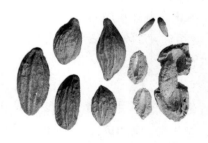

【药性】苦、酸、涩，平。归肺、大肠经。

【功效】涩肠止泻，敛肺止咳，降火利咽。

【应用】

1.久泻久痢，便血脱肛 本品味酸涩性收敛，入大肠经，善能涩肠止泻，为治疗久泻、久痢之常用药物。可单用，如诃黎勒散（《金匮要略》）。若久泻、久痢属虚寒者，常与干姜、罂粟壳、陈皮配伍，如诃子皮饮（《兰室秘藏》）。本品酸涩之性，又能涩肠固脱，涩肠止血，配伍人参、黄芪、升麻等药，可用于泻痢日久，中气下陷之脱肛；若配伍防风、秦艽、白芷等药，可治肠风下血，如治肠风泻血丸（《本草汇言》）。

2.肺虚喘咳，久嗽不止，咽痛音哑 本品酸涩而苦，既能敛肺下气止咳，又能清肺利咽开音，为治失音之要药。治肺虚久咳、失音者，可与人参、五味子等同用；治痰热郁肺，久咳失音者，常与桔梗、甘草同用，如诃子汤（《宣明论方》）。治久咳失音，咽喉肿痛者，常与硼酸、青黛、冰片等蜜丸噙化，如清音丸（《医学统旨》）。

【用法用量】煎服，3～10g。涩肠止泻宜煨用，敛肺清热、利咽开音宜生用。

【使用注意】凡外有表邪、内有湿热积滞者忌用。

【现代研究】

1.化学成分 本品主要含鞣质：诃子酸，诃黎勒酸，鞣料云实精，诃子鞣质，葡萄糖没食子鞣苷，没食子酸乙酯。尚含三萜类成分：榄仁萜酸，阿江榄仁酸等；有机酸类成分：莽草酸，奎宁酸等；脂肪酸类成分：棕榈酸等。

2.药理作用 诃子所含鞣质有收敛、止泻作用。诃子在体外对幽门螺杆菌、淋球菌等有抑制或杀灭作用，诃子甲醇提取物和水提物均具有抑制HIV-1逆转录作用。炙诃子对乙酰胆碱诱发的家兔离体气管平滑肌收缩有抑制作用。此外，诃子还具有强心、降血糖、抗氧化、抗肿瘤、改善血液流变性等作用。

肉豆蔻 Ròudòukòu （《药性论》）

本品为肉豆蔻科植物肉豆蔻 *Myristica fragrans* Houtt.的干燥种仁。冬、春二季果实成熟时采收，除去皮壳后，干燥。本品气香浓烈，味辛。以个大、体重、坚实、破开后香气强烈者为佳。生用，或麸皮煨制去油用，用时捣碎。

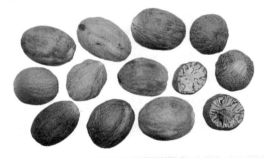

【药性】辛，温。归脾、胃、大肠经。

【功效】温中行气，涩肠止泻。

【应用】

1.脾胃虚寒，久泻不止 本品辛温而涩，入中焦，能暖脾胃，固大肠，止泻痢，为治疗虚寒性泻痢之要药。治脾胃虚寒之久泻、久痢者，常与干姜、人参、白术等药同用；若配补骨脂、五味子、吴茱萸，可治脾肾阳虚，五更泄泻者，如四神丸（《证治准绳》）。

2.胃寒气滞，脘腹胀痛，食少呕吐 本品辛香温燥，能温中理脾、行气止痛。治胃寒气滞、脘腹胀痛、食少呕吐者，可与木香、干姜、半夏等药同用。

【用法用量】煎服，3～10g。内服须煨制去油用。

【使用注意】湿热泻痢者忌用。

【现代研究】

1.化学成分　本品主要含挥发油：去氢二异丁香酚，香桧烯，α-蒎烯，β-蒎烯，松油-4-烯醇，γ-松油烯，肉豆蔻醚等。《中国药典》规定本品含挥发油不得少于6.0%（mL/g），含去氢二异丁香酚（$C_{20}H_{22}O_4$）不得少于0.10%；饮片含挥发油不得少于4.0%（mL/g），含去氢二异丁香酚（$C_{20}H_{22}O_4$）不得少于0.080%。

2.药理作用　肉豆蔻所含挥发油，少量能促进胃液的分泌及胃肠蠕动，而有开胃和促进食欲，消胀止痛的功效；但大量服用则有抑制作用，且有较显著的麻醉作用；挥发油中的萜类成分对细菌和霉菌均有抑制作用。肉豆蔻醚对正常人有致幻、抗炎作用；肉豆蔻及肉豆蔻醚能增强色胺的作用，体内、外试验均对单胺氧化酶有中度的抑制作用。

赤石脂 Chìshízhī 　（《神农本草经》）

本品为硅酸盐类矿物多水高岭石族多水高岭石，主含四水硅酸铝〔$Al_4(Si_4O_{10})(OH)_8 \cdot 4H_2O$〕。采挖后，除去杂石，打碎或研细

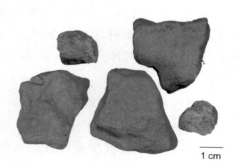

1 cm

粉。本品具黏土气，味淡。以色红、光滑、细腻、吸水性强者为佳。生用或加醋煅用。

【药性】甘、酸、涩，温。归大肠、胃经。

【功效】涩肠止泻，收敛止血，生肌敛疮。

【应用】

1.久泻久痢　本品甘温调中，味涩质重，入胃肠，长于涩肠止泻，并能止血，为治久泻久痢、下痢脓血之常用药。治泻痢日久，滑脱不禁，脱肛，常与禹余粮相须为用，如赤石脂禹余粮汤（《伤寒论》）；若虚寒下痢，大便脓血不止者，常与干姜、粳米同用，如桃花汤（《伤寒论》）。

2.大便出血，崩漏带下　本品味涩，能收敛止血，质重入于下焦，以崩漏、便血者为多用。治崩漏，可与海螵蛸、侧柏叶等药同用，如滋血汤（《和剂局方》）；治便血、痔疮出血，常与禹余粮、龙骨、地榆等药同用。本品温涩，既可固冲，又可止带，配伍鹿角霜、芡实等药，可用于妇女肾虚、带脉失约日久而带下不止者。

3.疮疡久溃不敛，湿疮脓水浸淫　本品外用有收湿敛疮生肌的功效。治疮疡久溃不敛，可与煅龙骨、乳香、血竭等同用，研细末，掺于疮口。若湿疮脓水浸淫，可与五倍子、枯矾等研末外敷。

【用法用量】煎服，9～12g，先煎。外用适量，研末敷患处。

【使用注意】不宜与肉桂同用。湿热积滞泻痢者忌服。

【现代研究】

1.化学成分　本品主要含四水硅酸铝，尚含钛、镍、锶、钡等微量元素。

2.药理作用　有吸附作用，能吸附消化

道内的有毒物质、细菌毒素及代谢产物，减少对肠道黏膜的刺激，而呈止泻作用。对胃肠黏膜有保护作用，能制止胃肠道出血，显著缩短家兔血浆再钙化时间。

表 25-2 固表止汗药功用归纳小结表

药名	共性	个性	
		作用特点	其他功效
五味子	四者均酸涩收敛，能敛肺止咳，涩肠止泻。其中五味子、五倍子均能固精、敛汗，五味子、乌梅均能生津	又能滋肾，多用于肺、肾二虚之虚喘及肾虚精关不固之遗精、滑精等	益气，补肾宁心
乌梅			安蛔止痛，生津止渴
五倍子		敛肺之中又能清肺降火及收敛止血，又可用于肺热痰嗽及咳嗽咯血	收敛止血，外用收湿敛疮
诃子		敛肺之中又能清肺利咽开音，为治失音之要药	
肉豆蔻	涩肠止泻，主治久泻久痢	长于暖脾胃，固大肠，止泻痢，为治疗虚寒性泻痢之要药	温中行气
赤石脂		长于涩肠止泻，并能收敛止血，止带	外用生肌敛疮

第三节　固精缩尿止带药

本类药物酸涩收敛，主入肾、膀胱经，具有固精、缩尿、止带作用。适用于肾虚不固所致的遗精滑精、遗尿尿频以及带下清稀等证。某些药物甘温还兼有补脾肾之功，治疗上述滑脱不禁病证，有标本兼顾之功。

本类药酸涩收敛，对外邪内侵，湿热下注所致的遗精、尿频等不宜用。

山茱萸 Shānzhūyú　　　　（《神农本草经》）

本品为山茱萸科植物山茱萸 *Cornus officinalis* Sieb. et Zucc.的干燥成熟果肉。秋末冬初果皮变红时采收果实，用文火烘焙或置沸水中略烫，及时挤出果核，干燥。本品气微，味酸、涩、微苦。以肉肥厚、色紫红、油润柔软者为佳。山萸肉生用，或取净山萸肉照酒炖法、酒蒸法制用。

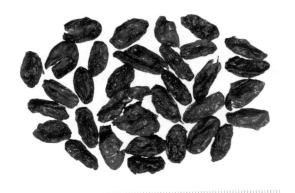

【药性】酸、涩，微温。归肝、肾经。

【功效】补益肝肾，收敛固脱。

【应用】

1.肝肾亏虚，眩晕耳鸣，腰膝酸痛，阳痿　本品酸涩微温质润，其性温而不燥，补而不峻，功善补益肝肾，既能益精，又可助阳，为平补阴阳之要药。治肝肾阴虚、头晕目眩、腰酸耳鸣者，常与熟地黄、山药等配伍，如六味地黄丸（《小儿药证直诀》）；治命门火衰，腰膝冷痛、小便不利者，常与肉桂、附子等同用，如肾气丸（《金匮要略》）；治肾阳虚阳痿者，多与鹿茸、补骨脂、淫羊藿等配伍，以补肾助阳。

2.**遗精滑精，遗尿尿频** 本品既能补肾益精，又能固精缩尿。于补益之中又具封藏之功，为固精止遗之要药。治肾虚精关不固之遗精、滑精者，常与熟地黄、山药等同用，如六味地黄丸（《小儿药证直诀》）、肾气丸（《金匮要略》）；治肾虚膀胱失约之遗尿、尿频者，常与沙苑子、覆盆子、桑螵蛸等药同用。

3.**月经过多，崩漏带下** 本品入于下焦，能补肝肾、固冲任以止血。治妇女肝肾亏损，冲任不固之崩漏、月经过多者，常与熟地黄、白芍、当归等同用，如加味四物汤（《傅青主女科》）；若脾气虚弱，冲任不固而漏下不止者，常与龙骨、黄芪、白术等同用，如固冲汤（《医学衷中参西录》）；若带下不止，可与莲子、芡实、煅龙骨等药配伍。

4.**大汗虚脱** 本品酸涩性温，能敛汗固脱，为防止元气虚脱之要药。治大汗不止，体虚欲脱或久病虚脱者，常与人参、附子、龙骨等同用，如来复汤（《医学衷中参西录》）。

5.**内热消渴** 本品能补益肝肾，治疗肝肾阴虚，内热消渴，常配伍黄精、枸杞子、天花粉等滋补肝肾、清热生津药。

【用法用量】煎服，6~12g，急救固脱可用至20~30g。

【使用注意】素有湿热而致小便淋涩者不宜应用。

【现代研究】

1.**化学成分** 本品主要含环烯醚萜苷类成分：莫诺苷，马钱苷，山茱萸裂苷，当药苷，山茱萸苷等；三萜类成分：熊果酸等；植物凝集素：7-脱氢马钱素；鞣质：山茱萸鞣质1、2、3等。还含有挥发油。《中国药典》规定本品含莫诺苷（$C_{17}H_{26}O_{11}$）和马钱苷（$C_{17}H_{26}O_{10}$）的总量不得少于1.2%，饮片不得少于0.70%。

2.**药理作用** 山茱萸对非特异性免疫功能有增强作用，体外试验能抑制腹水癌细胞；有抗实验性肝损害作用；对于因化疗法及放射疗法引起的白细胞下降，有使其升高的作用；且有抗氧化作用；有较弱的兴奋副交感神经作用。所含鞣质有收敛作用。山茱萸注射液能强心、升压；并能抑制血小板聚集，抗血栓形成。此外，山茱萸能抑菌、抗流感病毒、降血糖、利尿等作用。

覆盆子 Fùpénzǐ （《名医别录》）

本品为蔷薇科植物华东覆盆子*Rubus chingii* Hu的干燥果实。夏初果实由绿变绿黄时采收，除去梗、叶，置沸水中略烫或略蒸，取出，干燥。本品气微，味微酸涩。以个大、饱满、色黄绿者为佳。生用。

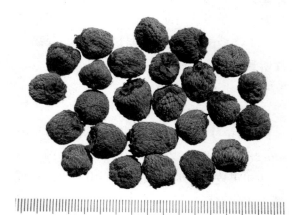

【药性】甘、酸，温。归肝、肾、膀胱经。
【功效】益肾固精缩尿，养肝明目。

【应用】

1.遗精滑精，遗尿尿频，阳痿早泄　本品甘酸温，主入肝、肾，既能收涩固精缩尿，又能补益肝肾。治肾虚遗精、滑精、阳痿、不孕者，常与枸杞子、菟丝子、五味子等药同用，如五子衍宗丸（《丹溪心法》）；治肾虚遗尿、尿频者，常与桑螵蛸、补骨脂、益智仁等药同用。

2.肝肾不足，目暗昏花　本品能益肝肾明目。治疗肝肾不足，目暗不明者，可单用，或与枸杞子、桑椹子、菟丝子等药同用。

【用法用量】煎服，6~12g。

【现代研究】

1.化学成分　本品主要含有机酸类成分：鞣花酸，覆盆子酸等；还含黄酮类、萜类、多糖等。《中国药典》规定本品含鞣花酸（$C_{14}H_6O_8$）不得少于0.20%，含山奈酚-3-O-芸香糖苷（$C_{27}H_{30}O_{15}$）不得少于0.03%。

2.药理作用　覆盆子具有调节下丘脑-垂体-性腺轴功能、改善学习记忆力能力、延缓衰老等作用。此外，覆盆子还有抑菌、抗诱变、促进淋巴细胞增殖等作用。

桑螵蛸 Sāngpiāoxiāo　（《神农本草经》）

本品为螳螂科昆虫大刀螂 Tenodera sinensis Saussure、小刀螂 Statilia maculata（Thunberg）或巨斧螳螂 Hierodula patellifera（Serville）的干燥卵鞘。分别习称"团螵蛸""长螵蛸"及"黑螵蛸"。深秋至次春采集，除去杂质，蒸至虫卵死后，干燥。本品气微腥，味淡或微咸。以完整、色黄褐、卵未孵化者为佳。用时剪碎。

【药性】甘、咸，平。归肝、肾经。

【功效】固精缩尿，补肾助阳。

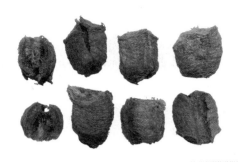

【应用】

1.遗精滑精，遗尿尿频，小便白浊　本品甘能补益，咸以入肾，性收敛。能补肾气，固精关，缩小便。为治疗肾虚不固之遗精滑精、遗尿尿频、白浊之良药。治肾虚遗精、滑精，常与龙骨、五味子、制附子等同用，如桑螵蛸丸（《世医得效方》）；治小儿遗尿，可单用为末，米汤送服；治心神恍惚，遗尿，小便白浊，可与远志、龙骨、石菖蒲等药配伍，如桑螵蛸散（《本草衍义》）。

2.肾虚阳痿　本品有补肾助阳之功。可治肾虚阳痿，常与鹿茸、肉苁蓉、菟丝子等药同用。

【用法用量】煎服，5~10g。

【使用注意】本品助阳固涩，故阴虚火旺、膀胱蕴热而小便频数者忌用。

【现代研究】

1.化学成分　本品主要含蛋白质、脂肪、氨基酸、维生素、微量元素等。

2.药理作用　桑螵蛸醇提物可降低乙醇麻醉并致多尿状态大鼠的尿量，显示一定抗利尿作用；可延长小鼠常压耐缺氧时间，并延长小鼠游泳时间，表明其具有抗缺氧、抗疲劳作用；可明显降低肝组织中丙二醛含量，显示抗氧化作用。此外，桑螵蛸还具有促进消化液分泌，降低血糖、血脂及抗癌作用。

金樱子 Jīnyīngzǐ 　（《雷公炮炙论》）

本品为蔷薇科植物金樱子 *Rosa laevigata* Michx. 的干燥成熟果实。10～11月果实成熟变红时采收，干燥，除去毛、刺、核用。本品气微，味甘、微涩。以个大、色红黄、去净毛刺者为佳。生用。

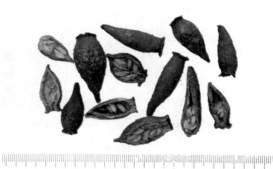

【药性】酸、甘、涩，平。归肾、膀胱、大肠经。

【功效】固精缩尿，固崩止带，涩肠止泻。

【应用】

1. 遗精滑精，遗尿尿频，崩漏带下　本品味酸而涩，功专固敛，具有固精缩尿，固崩止带作用。适用于肾虚精关不固之遗精滑精，膀胱失约之遗尿尿频，冲任不固之崩漏下血，带脉不束之带下过多。可单用本品熬膏服，如金樱子膏（《明医指掌》）；治疗遗精滑精、遗尿尿频，常与芡实相须而用，如水陆二仙丹（《洪氏集验方》）；或配伍菟丝子、补骨脂、海螵蛸等补肾固涩之品同用。若崩漏下血，可与山茱萸、黄芪、阿胶等药配伍；治疗带下不止者，可与椿皮、海螵蛸、莲子等同用。

2. 久泻，久痢　本品入大肠，能涩肠止泻。治脾虚久泻、久痢，可单用浓煎服，或配伍人参、白术、芡实等同用，如秘元煎

（《景岳全书》）。

【用法用量】煎服，6～12g。

【现代研究】

1. 化学成分　本品主要含多糖、黄酮类、三萜类及鞣质等。尚含有机酸、皂苷及少量淀粉等。《中国药典》规定本品（金樱子肉）含金樱子多糖以无水葡萄糖（$C_6H_{12}O_6$）计，不得少于25.0%。

2. 药理作用　金樱子所含鞣质具有收敛、止泻作用。多糖具有增强小鼠非特异性免疫、体液免疫和细胞免疫作用；还能清除超氧阴离子自由基，具有抗氧化作用。金樱子煎剂具有抗动脉粥样硬化作用。此外，金樱子还具有抑菌、抗炎、降脂等作用。

海螵蛸 Hǎipiāoxiāo 　（《神农本草经》）

本品为乌贼科动物无针乌贼 *Sepiella maindroni* de Rochebrune 或金乌贼 *Sepia esculenta* Hoyle 的干燥内壳。收集乌贼鱼的骨状内壳，洗净，干燥。本品气微腥，味微咸。以色白者为佳。砸成小块，生用。

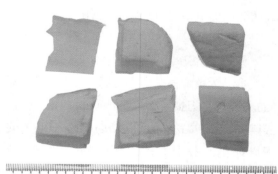

【药性】咸、涩，温。归脾、肾经。

【功效】收敛止血，涩精止带，制酸止痛，收湿敛疮。

【应用】

1. 吐血衄血，崩漏便血，外伤出血　本

品能收敛止血。治吐血、便血者，常与白及等分为末服；治崩漏，常与茜草、棕榈炭、五倍子等同用，如固冲汤（《医学衷中参西录》）；治外伤出血，可单用研末外敷。

2.遗精滑精，赤白带下　本品温涩收敛，有固精止带之功。治肾失固藏之遗精、滑精，常与山茱萸、菟丝子、沙苑子等药同用；治肾虚带脉不固之带下清稀者，常与山药、芡实等药同用；如为赤白带下，可与白芷、血余炭等同用，如白芷散（《妇人良方》）。

3.胃痛吐酸　本品味咸而涩，能制酸止痛，为治疗胃酸过多、胃痛吞酸之佳品。常与延胡索、白及、瓦楞子等药同用。

4.湿疮湿疹，溃疡不敛　本品外用能收湿敛疮。治湿疮、湿疹，配黄柏、青黛、煅石膏等药研末外敷；治溃疡多脓，久不愈合者，可单用研末外敷，或配煅石膏、枯矾、冰片等药共研细末，撒敷患处。

【用法用量】煎服，5～10g。外用适量，研末敷患处。

【现代研究】

1.化学成分　本品主要含碳酸钙87.3%～91.75%，壳角质，黏液质。尚含多种矿质元素，其中含大量的钙，少量钠、锶、镁、铁以及微量硅、铝、钛、锰、钡、铜。《中国药典》规定本品含碳酸钙（$CaCO_3$）不得少于86.0%。

2.药理作用　海螵蛸中所含的碳酸钙能中和胃酸，改变胃内容物pH值，降低胃蛋白酶活性，促进溃疡面愈合。另外，其所含腔质与胃中有机质和胃液作用后，可在溃疡面上形成保护膜，使出血趋于凝固。此外，海螵蛸有抗肿瘤、抗放射及接骨作用。

莲子 Liánzǐ　　　　　（《神农本草经》）

本品为睡莲科植物莲 Nelumbo nucifera Gaertn. 的干燥成熟种子。秋季果实成熟时采割莲房，取出果实，除去果皮，干燥。本品气微，味甘、微涩。以个大、饱满者为佳。去心生用。

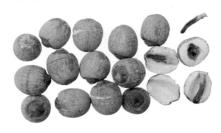

【药性】甘、涩，平。归脾、肾、心经。

【功效】补脾止泻，止带，益肾涩精，养心安神。

【应用】

1.脾虚泄泻　本品甘可补脾，涩能止泻，既可补益脾气，又能涩肠止泻。治脾虚久泻，食欲不振者，常与人参、茯苓、白术等同用，如参苓白术散（《和剂局方》）。

2.带下　本品既补脾益肾，又固涩止带，其补涩兼施，为治疗脾虚、肾虚带下之常用之品。治脾虚带下者，常与茯苓、白术、山药等同用；治脾肾两虚，带下清稀，腰膝酸软者，可与山茱萸、山药、芡实等药同用。

3.遗精滑精　本品味甘而涩，入肾经而能益肾固精。治肾虚精关不固之遗精、滑精，常与芡实、龙骨等同用，如金锁固精丸（《医方集解》）。

4.心悸失眠　本品甘平，入心、肾经，能养心益肾，交通心肾而宁心安神。治心肾不交之虚烦、心悸、失眠者，常与酸枣仁、茯神、远志等药同用。

【用法用量】煎服，6～15g。

【现代研究】

1.化学成分　本品主要含黄酮类化合物：槲皮素、金丝桃苷、芦丁等。尚含有淀粉、蛋白质、脂肪、多聚糖等。

2.药理作用　莲子多酚能较好地清除氧自由基，莲子多糖增强环磷酰胺致免疫抑制小鼠机体免疫功能，莲子还具延缓衰老等作用。

附药：莲须 Liánxū、莲房 Liánfáng、莲子心 Liánzǐxīn、荷叶 Héyè

1.莲须　本品为睡莲科植物莲 *Nelumbo nucifera* Gaertn.的干燥雄蕊。性味甘、涩，平；归心、肾经。功能固肾涩精。适用于遗精，带下，尿频。煎服，3～5g。

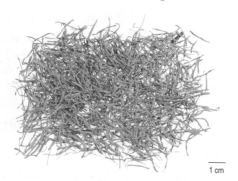

1 cm

2.莲房　本品为睡莲科植物莲 *Nelumbo*

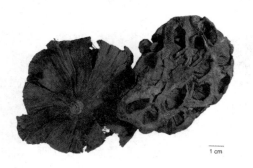

1 cm

nucifera Gaertn.的干燥花托。性味苦、涩，温；归肝经。功能化瘀止血。适用于崩漏，尿血，痔疮出血，产后瘀阻，恶露不尽。煎服，5～10g。炒炭用。

3.莲子心　本品为睡莲科植物莲 *Nelumbo nucifera* Gaertn.的成熟种子中的干燥幼叶及胚根。性味苦，寒；归心、肾经。功能清心安神，交通心肾，涩精止血。适用于热入心包，神昏谵语，心肾不交，失眠遗精，血热吐血。煎服，2～5g。

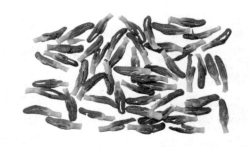

4.荷叶　本品为睡莲科植物莲 *Nelumbo nucifera* Gaertn.的干燥叶。性味苦，平；归肝、脾、胃经。功能清暑化湿，升发清阳，凉血止血。适用于暑热烦渴，暑湿泄泻，脾虚泄泻，血热吐衄，便血崩漏。煎服，3～10g。荷叶炭收湿化瘀止血，适用于出血证和产后血晕。煎服，3～6g。

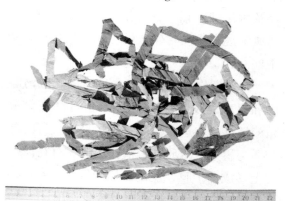

芡实 Qiànshí　　　　　　　　（《神农本草经》）

本品为睡莲科植物芡 *Euryale ferox* Salisb. 的干燥成熟种仁。秋末冬初采收成熟果实，除去果皮，取出种子，洗净，再除去硬壳（外种皮），晒干。本品气微，味淡。以颗粒饱满、断面色白、粉性足者为佳。生用或麸炒用。

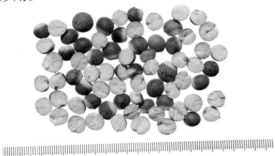

【药性】甘、涩，平。归脾、肾经。

【功效】益肾固精，补脾止泻，除湿止带。

【应用】

1. 遗精滑精，遗尿尿频　本品甘涩收敛，善能益肾固精。治肾虚不固之腰膝酸软，遗精滑精，遗尿尿频者，常与金樱子相须而用，如水陆二仙丹（《洪氏集验方》）；亦可与莲子、莲须、牡蛎等配伍，如金锁固精丸（《医方集解》）。

2. 脾虚久泻　本品既能健脾除湿，又能收敛止泻。可用治脾虚湿盛，久泻不止者，常与白术、茯苓、扁豆等药同用。

3. 白浊、带下　本品能益肾健脾、收敛固涩、除湿止带，为治疗带下证之佳品。治脾肾两虚之白浊带下，常与党参、白术、山药等药同用。若治湿热带下，则宜与清热利湿之黄柏、车前子等同用，如易黄汤（《傅青主女科》）。

【用法用量】煎服，9～15g。

【现代研究】

1. 化学成分　主要含淀粉、蛋白质、脂肪及多种维生素。

2. 药理作用　芡实水、乙醇提取物均具有较强的抗氧化功能和清除氧自由基能力；芡实水提取物还可减少心脏缺血再灌注损伤。

表 25-3　固精缩尿止带药功用归纳小结表

药名	共性	个性	
		作用特点	其他功效
山茱萸	功善补益肝肾，又能收敛固涩，补而不峻，温而不燥，为平补阴阳、固精止遗之要药		
覆盆子	固精缩尿，补肾助阳	固涩兼补，作用平和	养肝明目
桑螵蛸		涩中兼补，以缩尿见长，尤宜于遗尿尿频	
金樱子	固精止带	功专固敛，长于固精、涩肠止泻，兼有缩尿之功	
海螵蛸		温涩收敛，以收敛止血、止带见长	制酸止痛，收湿敛疮
莲子	益肾固精，补脾止泻，止带	作用偏于补脾，而补力较芡实为强，又能养心安神，交通心肾	养心安神
芡实		作用偏于肾，补力虽不及莲子，但能除湿；虽收涩，但不燥、不腻、不敛湿邪，脾虚湿盛之久泻不止、白带过多尤为多用	

第二十六章

涌吐药

凡以促使呕吐，治疗毒物、宿食、痰涎等停滞在胃脘或胸膈以上所致病证为主的药物，称为涌吐药，又称催吐药。

本类药物味多苦辛或酸，归胃经，均具寒性。作用趋向为向上，均具升浮之性。具有涌吐毒物、宿食、痰涎的作用。适用于误食毒物，停留胃中，未被吸收；或宿食停滞不化，尚未入肠，胃脘胀痛；或痰涎壅盛，阻于胸膈或咽喉，呼吸急促；或痰浊上涌，蒙蔽清窍，癫痫发狂等证。涌吐药物的运用，属于"八法"中的吐法，旨在因势利导，驱邪外出，以达到治疗疾病的目的。

涌吐药作用强烈，均有毒性，易伤胃损正，故仅适用于形证俱实者。为了确保临床用药的安全、有效，宜采用"小量渐增"的使用方法，切忌骤用大量；同时要注意中病即止，只可暂投，不可连服或久服，谨防中毒或涌吐太过，导致不良反应。若用药后不吐或未达到必要的呕吐程度，可饮热开水以助药力，或用翎毛探喉以助涌吐。若药后呕吐不止，应立即停药，并积极采取措施，及时抢救。

涌吐后应适当休息，不宜马上进食。待胃肠功能恢复后，再进流质或易消化的食物，以养胃气，忌食油腻辛辣及不易消化之物。凡年老体弱、小儿、妇女胎前产后，以及素体失血、头晕、心悸、劳嗽喘咳等，均当忌用。

因本类药物作用峻猛，药后患者反应强烈而痛苦不堪，故现代临床已少用。

药理研究表明，本类药物具有催吐的作用，主要是刺激胃黏膜的感受器，反射性地引起呕吐中枢兴奋所致。

常山 Chángshān　　（《神农本草经》）

本品为虎耳草科植物常山 *Dichroa febrifuga* Lour. 的根。秋季采收，除去须根，洗净，晒干。本品气微，味苦。以切面黄白色、味苦者为佳。生用或炒用。

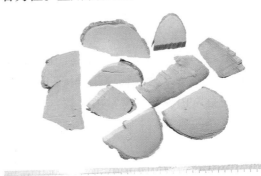

【性能】苦、辛，寒；有毒。归肺、心、肝经。

【功效】涌吐痰涎，截疟。

【应用】

1. 痰饮停聚，胸膈痞塞　本品辛开苦泄，善开泄痰结，其性上行，能引吐胸中痰饮，适用于痰饮停聚，胸膈壅塞，不欲饮食，欲吐而不能吐者。常以本品配甘草，水煎和蜜温服。然此法今已少用。

2.疟疾　本品善祛痰而截疟，为治疟之要药。适用于各种疟疾，尤以治间日疟、三日疟为佳。古方常单用本品浸酒或煎服治疟，每获良效；临证亦可配伍运用。若治一切疟疾，寒热往来，发作有时者，可以常山酒浸蒸焙，与槟榔共研末，糊丸服之，如胜金丸（《和剂局方》）；治疟疾寒热，或二三日一发者，可与厚朴、草豆蔻、肉豆蔻、槟榔等同用，如常山饮（《圣济总录》）；若虚人久疟不止者，可与黄芪、人参、乌梅等同用，如截疟饮（《医宗必读》）；疟久不愈，而成疟母者，则与鳖甲、三棱、莪术等同用，如截疟常山饮（《丹溪心法》）。

【用法用量】煎服，5～9g；入丸、散酌减。涌吐可生用，截疟宜酒制用。治疟宜在病发作前半天或2小时服用。

【使用注意】本品有毒，且能催吐，故用量不宜过大，体虚及孕妇不宜用。

【现代研究】

1.化学成分　本品主要含常山碱甲、乙、丙，三者为互变异构体，是抗疟的有效成分，总称常山碱。另含常山次碱、4-喹唑酮及伞形花内酯等。

2.药理作用　常山的水煎剂及醇提液对疟疾有显著的疗效，其中常山碱甲的疗效相当于奎宁，常山碱丙抗疟作用最强，约为奎宁的100倍，常山碱乙次之；常山碱甲、乙、丙还能通过刺激胃肠的迷走与交感神经末梢而反射性地引起呕吐；此外，本品尚能降压、兴奋子宫、抗肿瘤、抗流感病毒、抗阿米巴原虫等。

3.不良反应　常山具有强烈的致吐作用，并可致肝、肾的病理损害。中毒主要表现为恶心呕吐、腹痛腹泻、便血；严重时能破坏毛细血管而导致胃肠黏膜充血或出血；并能引起心悸、心律不齐、紫绀及血压下降，最终可因循环衰竭而死亡。常山中毒的主要原因是口服用量过大。

瓜蒂 Guādì　　　　　（《神农本草经》）

本品为葫芦科植物甜瓜 *Cucumis melo* L. 的果蒂。夏季甜瓜盛产期，剪取青绿色瓜蒂阴干。本品气微，味苦。以干燥、色黄、稍带果柄者为佳。生用。

【药性】苦，寒；有毒。归胃经。

【功效】涌吐痰食，祛湿退黄。

【应用】

1.风痰、宿食停滞，食物中毒　本品味苦涌泄，能催吐其壅塞之痰，或未化之食，或误食之毒物。凡宿食停滞胃脘，胸脘痞硬，气逆上冲者，或误食毒物不久，尚停留于胃者，皆可单用本品取吐，或与赤小豆为散，用香豉煎汁和服，共奏酸苦涌吐之效，如瓜蒂散（《伤寒论》）；若风痰内扰，上蒙清窍，发为癫痫，发狂欲走者，或痰涎涌喉，喉痹鼻塞者，亦可单用本品为末取吐。

2.湿热黄疸　本品能祛湿退黄，用于湿热黄疸，多单用本品研末吹鼻，令鼻中黄水出而达祛湿退黄之效。如《千金翼方》以本品为细末，纳鼻中，治疗黄疸目黄不除；本品也可内服，如《金匮要略》以一味瓜蒂锉末，水煎去渣顿服，治疗诸黄。

【用法用量】煎服，2.5～5g；入丸、散服，每次0.3～1g。外用适量；研末吹鼻，待鼻中流出黄水即可停药。

【使用注意】孕妇、体虚、吐血、咯

血、胃弱及上部无实邪者忌用。

【现代研究】

1. 化学成分　本品主要含葫芦素 B、葫芦素 E（即甜瓜素或甜瓜毒素）、葫芦素 D、异葫芦素 B 及葫芦素 B 苷，尚含喷瓜素。其中以葫芦素 B 的含量最高（1.4%），其次为葫芦素 B 苷。

2. 药理作用　主要是对胃肠道的影响。甜瓜素能刺激胃感觉神经，反射性地兴奋呕吐中枢而致吐；能明显降低血清谷丙转氨酶，对肝脏的病理损害有一定的保护作用，能增强细胞免疫功能；尚能抗肿瘤、降压、抑制心肌收缩力、减慢心率等。

3. 不良反应　中毒主要表现为头晕眼花，脘腹不适，呕吐，腹泻，严重者可因脱水造成电解质紊乱，终致循环衰竭及呼吸中枢麻痹而死亡。瓜蒂中毒的主要原因是用量过大或药不对证。

表 26　涌吐药功用归纳小结表

药名	共性	个性	
		作用特点	其他功效
常山	有毒，涌吐毒物、宿食或痰涎	善于涌吐痰涎	截疟
瓜蒂		善于涌吐风痰、宿食、毒物	外用祛湿退黄

附 篇

附录一

临床常见百种病证用药简介

本教材是按药物功效不同分章论述，本附篇则是以常见病证为纲，打破章节界限，介绍临床用药，这样正文部分按药物功效主治纵向归纳，附篇则以病证用药横向综合，纵横交错，融会贯通，以期使学生打下辨证用药的坚实药性基本功，同时为学习方剂学、临床课，搞好辨证论治和遣药组方创造条件。

1. 感冒常用药

（1）风寒表证：麻黄　桂枝　紫苏叶　紫苏梗　荆芥　防风　羌活　白芷　细辛　藁本　香薷　辛夷　苍耳子　生姜　淡豆豉

（2）风热表证：薄荷　牛蒡子　蝉蜕　桑叶　菊花　金银花　连翘　蔓荆子　葛根　升麻　柴胡　淡豆豉

（3）暑湿表证：广藿香　佩兰　香薷　滑石

（4）暑热表证：青蒿　滑石　连翘　绿豆　荷叶　白扁豆　竹叶　香薷　黄芩

2. 气分实热证常用药　石膏　知母　芦根　天花粉　栀子　黄芩　竹叶　淡竹叶

3. 营分血分实热证常用药（包括热入心包证）：水牛角　生地黄　玄参　牡丹皮　赤芍　紫草　丹参　金银花　连翘　大青叶　板蓝根　青黛　贯众　黄连　莲子心

4. 温毒发斑证常用药　水牛角　玄参　生地黄　赤芍　牡丹皮　大青叶　板蓝根　青黛　羚羊角　番红花　升麻　紫草

5. 湿温暑温证常用药　黄芩　广藿香　佩兰　豆蔻　薏苡仁　青蒿　滑石　香薷　茵陈　厚朴　黄连　荷叶

6. 温邪发热、骨蒸劳热证常用药　青蒿　白薇　地骨皮　银柴胡　胡黄连　秦艽　龟甲　鳖甲　女贞子　玄参　泽泻　牡丹皮　熟地黄　生地黄　知母　黄柏

7. 咳嗽常用药

（1）寒痰阻肺证：半夏　天南星　芥子　皂荚　旋覆花　白前　紫苏子　莱菔子　生姜　陈皮　佛手

（2）湿痰阻肺证：半夏　天南星　白前　旋覆花　陈皮　茯苓　苍术　厚朴　白术　佛手　桔梗

（3）热痰阻肺证：瓜蒌　川贝母　浙贝母　知母　青黛　海蛤壳　胆南星　竹茹　竹沥　瓦楞子　车前子　石韦　冬瓜子　芦根　天花粉　前胡　射干

（4）燥痰阻肺证：知母　川贝母　浙贝母　桑叶　南沙参　苦杏仁　天花粉　阿胶　百合　麦冬　天冬　玉竹　百部　紫菀　款冬花

8. 肺痨常用药　百合　生地黄　天冬　麦冬　阿胶　西洋参　知母　五味子　川贝母　百部　沙参　紫菀　款冬花　冬虫夏草　枸杞子　黄柏　龟甲　鳖甲　仙鹤草　白及

三七　牡丹皮

9. 喘证常用药

（1）肺热壅遏证：石膏　知母　芦根　天花粉　黄芩　鱼腥草　地骨皮　牛蒡子　桑白皮　葶苈子　地龙　枇杷叶　瓜蒌　马兜铃　桔梗

（2）寒饮涉肺证：麻黄　干姜　细辛　桂枝　半夏　天南星　芥子　旋覆花　紫苏子　厚朴

（3）痰浊阻肺证：陈皮　半夏　茯苓　紫苏子　芥子　莱菔子　旋覆花　皂荚　白前

（4）肺肾虚喘证：人参　蛤蚧　冬虫夏草　核桃仁　五味子　补骨脂　沉香　磁石

10. 痞证常用药

（1）脾胃气滞证：陈皮　枳实　枳壳　木香　紫苏梗　乌药　砂仁　豆蔻　厚朴　檀香　柿蒂　大腹皮　槟榔　薤白

（2）湿滞伤中证：广藿香　佩兰　苍术　厚朴　豆蔻　砂仁　白扁豆　陈皮　大腹皮

11. 胃脘痛常用药

（1）寒邪客胃证：高良姜　干姜　吴茱萸　附子　肉桂　生姜　小茴香　乌药　丁香　砂仁　豆蔻

（2）脾胃虚寒证：黄芪　党参　茯苓　白术　山药　白扁豆　干姜　桂枝　蜂蜜　大枣　饴糖　砂仁　附子　肉桂

（3）肝胃气滞证：香附　吴茱萸　佛手　木香　乌药　荔枝核　川楝子　玫瑰花　麦芽

12. 呕吐常用药

（1）胃寒呕吐证：半夏　生姜　紫苏　吴茱萸　砂仁　豆蔻　丁香　陈皮　柿蒂　高良姜　小茴香　旋覆花　广藿香　沉香

草果

（2）胃热呕吐证：黄连　竹茹　芦根　枇杷叶　代赭石　白茅根

13. 呃逆常用药　丁香　柿蒂　吴茱萸　沉香　陈皮　旋覆花　枇杷叶　代赭石

14. 腹痛常用药

（1）寒邪内阻证：高良姜　吴茱萸　肉桂　干姜　木香　乌药　小茴香　花椒　胡椒　檀香

（2）中虚脏寒证：黄芪　桂枝　生姜　饴糖　干姜　肉桂　蜂蜜　甘草

15. 便秘常用药

（1）热结肠燥证：大黄　芒硝　番泻叶　芦荟　牵牛子　虎杖

（2）津枯肠燥证：火麻仁　郁李仁　蜂蜜　苦杏仁　桃仁　柏子仁　瓜蒌仁　决明子　紫苏子　知母　天冬　麦冬　玄参

（3）血虚肠燥证：当归　桑椹　黑芝麻　生何首乌　核桃仁

（4）气滞肠燥证：槟榔　枳实　木香　厚朴　郁李仁

（5）阳虚寒凝证：巴豆　肉苁蓉　锁阳　核桃仁

16. 泄泻常用药

（1）湿滞肠胃证：葛根　黄芩　黄连　车前子　广藿香　白扁豆　薏苡仁　穿心莲

（2）食滞肠胃证：山楂　莱菔子　枳实　青皮　槟榔

（3）脾胃虚弱证：茯苓　白术　白扁豆　山药　莲子　芡实　薏苡仁　砂仁

（4）脾肾阳虚证：补骨脂　五味子　肉豆蔻　吴茱萸　菟丝子　益智仁　肉桂

17. 痢疾常用药

（1）湿热壅滞证：黄连　黄芩　黄柏

苦参　胡黄连　马齿苋　椿皮　穿心莲

（2）疫毒蕴结证：白头翁　秦皮　黄连　黄柏　地榆　马齿苋　鸦胆子　金银花炭　山楂炭

18. 久泻久痢常用药　罂粟壳　乌梅　五倍子　诃子肉　赤石脂　肉豆蔻　菟丝子　金樱子　五味子　椿皮　芡实　莲子　诃子

19. 蛔虫、蛲虫病常用药　使君子　苦楝皮　槟榔　花椒　乌梅　牵牛子　萹蓄　百部

20. 绦虫病常用药　槟榔　南瓜子　雷丸　鹤草芽　贯众

21. 钩虫病常用药　槟榔　百部　贯众

22. 胁痛常用药

（1）肝郁气滞证：柴胡　白芍　郁金　川芎　香附　乌药　青皮　刺蒺藜　延胡索　佛手　川楝子　荔枝核　玫瑰花　橘叶　橘核　薄荷　吴茱萸

（2）肝胃气滞证：佛手　枳壳　玫瑰花　乌药　香附　青皮

（3）瘀血阻滞证：延胡索　川芎　郁金　姜黄　三棱　莪术　丹参红花

23. 黄疸常用药

（1）湿热蕴蒸证（阳黄）：茵陈　栀子　黄柏　黄连　大黄　虎杖　金钱草　秦艽　苦参　白鲜皮　龙胆　蒲公英　柴胡　黄芩　郁金

（2）寒湿阻遏证（阴黄）：茵陈　茯苓　苍术　附子　干姜　金钱草

24. 癥瘕积聚常用药　丹参　红花　桃仁　郁金　乳香　没药　三棱　莪术　鳖甲　生牡蛎　昆布　海藻　鸡内金　大黄　土鳖虫　水蛭　虻虫　麝香　千金子　虎杖　青皮　枳实　瓦楞子

25. 梅核气常用药　紫苏　半夏　厚朴　茯苓　柴胡　郁金　旋覆花　瓜蒌　浙贝母

26. 眩晕常用药

（1）肝阳上亢证：羚羊角　钩藤　天麻　石决明　珍珠母　磁石　代赭石　刺蒺藜　生龙骨　生牡蛎　菊花　白芍　牛膝

（2）肝肾阴虚证：龟甲　鳖甲　女贞子　枸杞子　沙苑子　菟丝子　熟地黄　山茱萸　磁石　牡蛎　白芍

（3）痰浊中阻证：半夏　白术　天麻　陈皮　茯苓　生姜　枳实　竹茹

27. 痉证常用药

（1）肝风实证：羚羊角　牛黄　钩藤　天麻　地龙　僵蚕　全蝎　蜈蚣　紫石英　菊花　青黛　重楼　水牛角　龙胆

（2）肝风虚证：龟甲　鳖甲　阿胶　牡蛎　白芍　生地黄　天麻

28. 破伤风证常用药　蕲蛇　乌梢蛇　禹白附　天麻　天南星　防风　蝉衣　僵蚕　全蝎　蜈蚣

29. 中风中经络常用药

（1）脉络空虚，风痰阻络证：羌活　秦艽　防风　川芎　当归　地龙　黄芪　全蝎　蜈蚣　禹白附　半夏　天南星　皂荚　远志　石菖蒲　生姜汁

（2）肝阳化风，痰瘀阻络证：龙骨　牡蛎　龟甲　代赭石　天麻　钩藤　菊花　白芍　牛膝　石决明　羚羊角　牛黄　天竺黄　竹沥　竹茹　胆南星　沉香　大黄　石菖蒲　郁金

30. 中风中脏腑闭证常用药

（1）寒闭证：麝香　苏合香　安息香　皂荚　细辛　石菖蒲　生姜汁　远志

（2）热闭证：麝香　冰片　牛黄　羚羊

角　竹沥　礞石　郁金

31. 中风中脏腑脱证常用药

（1）亡阳证：附子　干姜　肉桂　人参　葱白　山茱萸　龙骨　牡蛎

（2）亡阴证：人参　麦冬　五味子　西洋参

32. 郁证常用药

（1）肝气郁滞证：柴胡　香附　川芎　白芍　青皮　郁金　合欢皮　合欢花　佛手　玫瑰花　橘叶　远志

（2）气郁化火证：牡丹皮　栀子　赤芍　柴胡　龙胆　川楝子　郁金　石菖蒲

（3）心肝血虚证：酸枣仁　柏子仁　合欢皮　合欢花　龙眼肉　茯神郁金　石菖蒲　远志　小麦　大枣

33. 痫证常用药

（1）风痰闭阻证：禹白附　半夏　天南星　皂荚　远志　石菖蒲　生姜汁　天麻　钩藤　全蝎　蜈蚣　僵蚕

（2）痰火阻窍证：牛黄　天竺黄　竹沥　竹茹　枳实　胆南星　浙贝母　沉香　大黄　黄芩　石菖蒲　郁金　天麻　钩藤　羚羊角　僵蚕　地龙

34. 癫证常用药　半夏　陈皮　天南星　禹白附　芥子　皂荚　茯苓　厚朴　远志　石菖蒲　郁金　香附　檀香　沉香　苏合香　麝香

35. 狂证常用药　牛黄　竹沥　天竺黄　浙贝母　胆南星　郁金　茯神　远志　石菖蒲　竹茹　丹参　朱砂　黄芩　黄连　冰片　麝香

36. 自汗常用药

（1）肺气不足证：黄芪　白术　浮小麦　人参　牡蛎　麻黄根　五味子　山茱萸　五倍子

（2）营卫不和证：桂枝　白芍　生姜　大枣　龙骨　牡蛎

37. 盗汗常用药　知母　黄柏　生地黄　五味子　五倍子　山茱萸　白芍　龟甲　鳖甲　天冬　酸枣仁　柏子仁　牡丹皮　地骨皮　牡蛎　龙骨　浮小麦　麻黄根

38. 鼻衄常用药

（1）邪热犯肺证：桑叶　菊花　薄荷　连翘　苦杏仁　白茅根　牡丹皮　侧柏叶　生地黄　大蓟　小蓟　石韦　青黛

（2）胃火炽盛证：石膏　知母　黄连　栀子　黄芩　牡丹皮　牛膝　白茅根　侧柏叶　槐花　大蓟　小蓟　茜草　大黄

（3）肝火上炎证：龙胆　柴胡　栀子　桑白皮　黄芩　郁金　牡丹皮　赤芍　白茅根　侧柏叶　大蓟　荷叶　茜草　蒲黄　槐花　青黛

39. 齿衄常用药

（1）胃火炽盛证：黄连　大黄　黄芩　白茅根　大蓟　侧柏叶　牡丹皮　赤芍　槐花　地榆　茜草　蒲黄　仙鹤草

（2）阴虚火旺证：生地黄　麦冬　玄参　知母　黄柏　牛膝　牡丹皮　赤芍　大蓟　小蓟　侧柏叶　槐花　地榆　茜草　蒲黄　仙鹤草　阿胶

40. 咳血常用药

（1）燥热伤肺证：桑叶　南沙参　玉竹　麦冬　川贝母　栀子　牡丹皮　黄芩　桑白皮　鱼腥草　白茅根　大蓟　侧柏叶　茜草　仙鹤草　生地黄　阿胶　白及

（2）肝火犯肺证：青黛　海蛤壳　栀子　海浮石　桑白皮　地骨皮　黄芩　白茅根　大蓟　小蓟　侧柏叶　槐花　茜草　蒲黄

仙鹤草　生地黄　阿胶　鳖甲　白薇

41. 吐血常用药

（1）胃热壅盛证：黄芩　黄连　大黄　代赭石　竹茹　白茅根　侧柏叶　大蓟　小蓟　槐花　地榆　荷叶　三七　茜草　蒲黄　白及　仙鹤草　棕榈炭

（2）肝火犯胃证：龙胆　栀子　柴胡　黄芩　郁金　川楝子　牡丹皮　赤芍　白茅根　侧柏叶　大蓟　槐花　地榆　三七　茜草　蒲黄　白及　仙鹤草

（3）气不摄血，阳虚失血证：人参　白术　黄芪　附子　灶心土　炮姜　鹿角胶　艾叶　阿胶　仙鹤草　棕榈炭

42. 便血常用药

（1）大肠湿热证：地榆　槐花　槐角　黄芩　赤石脂　禹余粮　三七　花蕊石　茜草　降香

（2）脾胃虚寒证：灶心土　白术　附子　炮姜　鹿角胶　艾叶　阿胶　白及　乌贼骨　棕榈炭　仙鹤草　三七　花蕊石

43. 紫斑常用药

（1）血热妄行证：生地黄　水牛角　赤芍　牡丹皮　紫草　白茅根　侧柏叶　大青叶　大蓟　小蓟　槐花　地榆　大黄　茜草

（2）阴虚火旺证：生地黄　玄参　女贞子　墨旱莲　棕榈炭　蒲黄　茜草

（3）气不摄血证：人参　白术　黄芪　仙鹤草　棕榈炭　茜草

44. 胸痹常用药

（1）瘀血痹阻证：丹参　川芎　延胡索　郁金　桃仁　红花　苏木　降香　蒲黄　山楂　益母草　三七　郁金　麝香

（2）气滞血瘀证：川芎　延胡索　郁金　姜黄　降香　檀香　丹参　红花　莪术　三棱

（3）痰浊痹阻证：瓜蒌　薤白　半夏　枳实　桂枝　青皮　生姜

（4）阴寒凝滞证：附子　川乌　干姜　桂枝　高良姜　檀香　延胡索　苏合香　麝香　冰片

（5）气阴两虚证：人参　黄芪　西洋参　党参　麦冬　五味子

45. 心悸常用药

（1）心胆气虚证：人参　茯苓　远志　石菖蒲　磁石　朱砂　珍珠母　龙齿　龙骨　牡蛎

（2）心脾两虚证：人参　黄芪　白术　茯苓　炙甘草　当归　龙眼肉　酸枣仁　柏子仁　红景天　五味子

（3）阴虚火旺证：生地黄　玄参　麦冬　天冬　五味子　知母　黄柏　当归　酸枣仁　柏子仁　丹参　远志　朱砂　龙骨　牡蛎　珍珠母

（4）心阳不振证：桂枝　甘草　人参　附子　龙骨　牡蛎　珍珠母

（5）水气凌心证：茯苓　桂枝　白术　泽泻　甘草　附子　干姜　白芍　生姜　黄芪　葶苈子

（6）心血瘀阻证：桃仁　红花　赤芍　川芎　延胡索　郁金　当归　桂枝　丹参

46. 不寐常用药

（1）肝郁化火证：龙胆　柴胡　黄芩　栀子　郁金　赤芍　泽泻　车前子　朱砂　磁石　龙骨　牡蛎　珍珠母　合欢皮　合欢花　首乌藤

（2）痰热内扰证：黄芩　黄连　栀子　郁金　胆南星　浙贝母　茯苓　陈皮　竹茹　半夏　莪术　珍珠母　龙骨　牡蛎　朱砂　磁石

（3）阴虚火旺证：生地黄　玄参　麦冬　五味子　阿胶　当归　郁金　黄连　丹参　朱砂　牡蛎　龟甲　磁石　柏子仁　酸枣仁　合欢花　首乌藤

（4）心脾两虚证：人参　黄芪　党参　甘草　当归　熟地黄　白芍　川芎　阿胶　五味子　柏子仁　酸枣仁　龙眼肉　合欢花　首乌藤　龙骨　牡蛎

（5）心胆气虚证：人参　茯苓　茯神　石菖蒲　远志　酸枣仁　龙骨　牡蛎

47.健忘常用药

（1）心脾两虚证：人参　黄芪　茯苓　甘草　当归　龙眼肉　酸枣仁　柏子仁　远志　石菖蒲　龟甲

（2）肾精亏耗证：熟地黄　山茱萸　山药　枸杞子　黄精　益智仁　阿胶　菟丝子　鹿角胶　酸枣仁　五味子　远志　石菖蒲　龟甲

48.水肿常用药

（1）肺失宣降证：麻黄　苦杏仁　桑白皮　葶苈子　槟榔　生姜皮　桂枝　防己

（2）脾虚湿盛证：茯苓　黄芪　白术　薏苡仁　赤小豆　猪苓　泽泻　大腹皮　苍术　厚朴

（3）脾肾阳虚证：附子　肉桂　干姜　桂枝　茯苓　黄芪　白术　泽泻　车前子

（4）湿热壅遏证：车前子　滑石　泽泻　猪苓　木通　通草　防己　萆薢　冬瓜皮　葶苈子　桑白皮　椒目　大黄　白茅根　栀子　淡竹叶　益母草　赤小豆

（5）阳实水肿证：甘遂　京大戟　芫花　葶苈子　番泻叶　牵牛子　巴豆

49.脚气常用药

（1）湿热下注证：黄柏　苍术　川牛膝　防己　萆薢　滑石　薏苡仁　木瓜　槟榔　木通

（2）寒湿下注证：薏苡仁　木瓜　赤小豆　吴茱萸　生姜　槟榔　郁李仁　香薷

50.淋证常用药

（1）热淋证：车前子　木通　萹蓄　萆薢　连翘　淡竹叶　竹叶　黄柏　栀子　土茯苓　地肤子　龙胆　苦参　瞿麦　石韦　大蓟　小蓟　白薇　白茅根　蒲公英　滑石　海金沙　冬葵子　鸡内金　金钱草　苎麻根　穿心莲　白花蛇舌草

（2）血淋证：小蓟　蒲黄　石韦　瞿麦　木通　白茅根　牛膝　白薇

（3）石淋证：滑石　海金沙　金钱草　鸡内金

51.尿浊常用药　萆薢　芡实　莲子　白果　石菖蒲　益智仁　桑螵蛸　菟丝子　土茯苓

52.遗精常用药　鹿茸　巴戟天　淫羊藿　锁阳　肉苁蓉　韭菜子　金樱子　菟丝子　山茱萸　沙苑子　五味子　龙骨　牡蛎　芡实　莲子肉　莲须　桑螵蛸　海螵蛸　覆盆子　山药　补骨脂　五倍子

53.遗尿常用药　益智仁　补骨脂　菟丝子　鹿茸　巴戟天　淫羊藿　仙茅　山药　乌药　桑螵蛸　金樱子　覆盆子　山茱萸　龙骨　牡蛎　鸡内金　白果

54.阳痿常用药　鹿茸　淫羊藿　仙茅　巴戟天　肉苁蓉　锁阳　续断　补骨脂　益智仁　沙苑子　枸杞子　菟丝子　蛤蚧　冬虫夏草　蛇床子　附子　肉桂　人参　丁香

55.痹证常用药

（1）风湿寒痹证：羌活　独活　防风　桂枝　麻黄　桑枝　细辛　藁本　海风藤

川芎　当归　乳香　没药　姜黄　川乌　附子　肉桂　秦艽　木瓜　苍术　威灵仙　蕲蛇　金钱白花蛇　乌梢蛇

（2）风湿热痹证：忍冬藤　络石藤　穿山龙　苍术　黄柏　川牛膝　秦艽　防己　白鲜皮　桑枝　地龙　木瓜　薏苡仁　萆薢　赤小豆　木通

（3）风湿顽痹证：蕲蛇　乌梢蛇　全蝎　蜈蚣　地龙　川乌　草乌　威灵仙　乳香　没药　马钱子　雷公藤

（4）肝肾不足证：桑寄生　五加皮　千年健　牛膝　杜仲　续断　狗脊　淫羊藿　仙茅　巴戟天　鹿茸　锁阳　肉苁蓉　附子　肉桂

56. 痿证常用药

（1）湿热浸淫证：黄柏　苍术　萆薢　防己　木通　薏苡仁　木瓜　知母　穿山龙　牛膝　白鲜皮

（2）肝肾亏损证：牛膝　锁阳　当归　白芍　熟地黄　龟甲　枸杞子　鹿角胶　补骨脂　鸡血藤　巴戟天　淫羊藿　骨碎补　五加皮　桑寄生　续断

57. 腰痛常用药

（1）肾虚腰痛证：五加皮　桑寄生　狗脊　杜仲　续断　怀牛膝　菟丝子　锁阳　肉苁蓉　淫羊藿　补骨脂　鹿茸　巴戟天　仙茅　沙苑子　韭菜子　阳起石　核桃仁　冬虫夏草　黄精　枸杞子　墨旱莲　女贞子

（2）瘀血腰痛证：川牛膝　桃仁　红花　川芎　当归　延胡索　姜黄　乳香　没药　鸡血藤　土鳖虫　自然铜　莪术　骨碎补　血竭

（3）寒湿腰痛证：桂枝　独活　苍术　细辛　川乌　附子　肉桂　川芎　威灵仙

（4）湿热腰痛证：黄柏　苍术　川牛膝　薏苡仁　木瓜　秦艽　木通　防己　白鲜皮

58. 虚劳常用药

（1）肺气虚证：人参　黄芪　党参　山药　太子参　西洋参　甘草　蜂蜜

（2）脾气虚证：人参　党参　太子参　黄芪　白术　茯苓　山药　黄精　白扁豆　莲子　芡实　龙眼肉　薏苡仁　大枣　饴糖　甘草

（3）中气下陷证：黄芪　升麻　柴胡　葛根　枳实

（4）肾阳虚证：附子　肉桂　鹿茸　鹿角胶　鹿角霜　淫羊藿　巴戟天　仙茅　补骨脂　益智仁　肉苁蓉　锁阳　菟丝子　沙苑子　杜仲　续断　韭菜子　阳起石　核桃仁　蛤蚧　冬虫夏草　蛇床子

（5）心肝血虚证：熟地黄　何首乌　当归　白芍　阿胶　桑椹　龙眼肉　大枣　鸡血藤　枸杞子　山茱萸　鹿角胶　黑芝麻　党参　黄芪

（6）肺胃阴虚证：北沙参　南沙参　麦冬　玉竹　黄精　芦根　天花粉　知母　生地黄　太子参

（7）肝肾阴虚证：熟地黄　白芍　何首乌　阿胶　玄参　枸杞子　墨旱莲　女贞子　桑椹　龟甲　鳖甲　知母　黄柏　山茱萸

（8）精血亏虚证：鹿茸　鹿角胶　淫羊藿　巴戟天　黄狗肾　肉苁蓉　锁阳　蛤蚧　冬虫夏草　熟地黄　制何首乌　黄精　枸杞子　山茱萸

59. 消渴常用药

（1）肺热津伤证：天花粉　生地黄　桑叶　麦冬　天冬　葛根　知母　桑白皮　西洋参　五味子

（2）胃热炽盛证：石膏　知母　麦冬　生地黄　石斛　牛膝　玄参　黄连　栀子　芒硝　大黄

（3）气阴不足证：西洋参　太子参　黄芪　黄精　玉竹　枸杞子　乌梅　熟地黄　山药　山茱萸　知母　黄柏

60. 疟疾常用药

（1）热疟证：常山　青蒿　柴胡　黄芩　知母　槟榔　仙鹤草　生何首乌　鸦胆子　鳖甲

（2）寒疟证：常山　草果　胡椒　青皮　槟榔　仙鹤草

61. 头痛常用药

（1）风寒头痛证：防风　荆芥　白芷　细辛　羌活　苍耳子　辛夷　川芎　独活　川乌　吴茱萸　藁本

（2）风热头痛证：薄荷　桑叶　菊花　蔓荆子　升麻　葛根　白僵蚕　川芎　大青叶

（3）寒湿头痛证：羌活　独活　藁本　防风　苍术　天麻　白芷　细辛

（4）肝火头痛证：龙胆　黄芩　柴胡　夏枯草　决明子　菊花　钩藤　牛膝　大青叶　栀子

（5）肝风头痛证：石决明　珍珠母　罗布麻　羚羊角　钩藤　菊花　白芍　天麻　牛膝　全蝎　蜈蚣　僵蚕

（6）痰浊头痛证：半夏　白术　天麻　茯苓　陈皮　生姜　天南星　禹白附　川芎

（7）瘀血头痛证：川芎　赤芍　当归　红花　桃仁　麝香　牛膝　延胡索　全蝎　蜈蚣　土鳖虫　虻虫　水蛭

附　引经药：太阳头痛用羌活、藁本；阳明头痛用白芷、升麻；少阳头痛用柴胡、青皮；厥阴头痛用吴茱萸、川芎、柴胡；少阴头痛用细辛、独活；太阴头痛用苍术、葛根。

62. 月经不调常用药

（1）肝血不足证：当归　熟地黄　白芍　丹参　何首乌　酸枣仁　鸡血藤

（2）气滞血瘀证：川芎　郁金　姜黄　延胡索　乳香　三棱　莪术

（3）血瘀证：川芎　郁金　姜黄　延胡索　乳香　没药　三棱　莪术　益母草　泽兰　桃仁　红花　苏木　牛膝　蒲黄　王不留行　马鞭草　赤芍　鸡血藤　茜草　玫瑰花　山楂　水蛭　虻虫　土鳖虫

（4）阴虚血热证：生地黄　熟地黄　地骨皮　玄参　麦冬　阿胶　牡丹皮　白芍　栀子　茜草　女贞子　墨旱莲

（5）下焦虚寒证：肉桂　吴茱萸　小茴香　艾叶　乌药　川芎　当归　补骨脂　葫芦巴　仙茅

63. 痛经常用药

（1）气滞血瘀证：当归　川芎　赤芍　桃仁　红花　延胡索　郁金　姜黄　三棱　莪术　牡丹皮　乌药　香附　益母草　柴胡　三七　乳香　没药　牛膝　王不留行　鸡血藤

（2）寒凝血瘀证：小茴香　干姜　延胡索　乳香　没药　当归　川芎　肉桂　附子　蒲黄　吴茱萸　桃仁　红花　乌药

（3）湿热瘀阻证：牡丹皮　黄连　生地黄　当归　赤芍　川芎　桃仁　红花　莪术　香附　延胡索　大血藤　败酱草　龙胆　川楝子　丹参　益母草　牛膝　黄柏　薏苡仁

（4）气血虚弱证：党参　黄芪　当归　川芎　熟地黄　白芍　甘草　大枣　鸡血藤

（5）肝肾虚损证：熟地黄　当归　白芍　山茱萸　阿胶　巴戟天　山药　枸杞子　龙

眼肉　鸡血藤　续断　杜仲　艾叶

64.闭经常用药　川芎　丹参　益母草
泽兰　桃仁　红花　苏木　玫瑰花　牛膝
蒲黄　延胡索　乳香　没药　王不留行　赤
芍　山楂　鸡血藤　茜草　姜黄　郁金　三
棱　莪术　水蛭　虻虫　土鳖虫　大黄

65.崩漏常用药

（1）血热证：生地黄　白芍　五倍子
墨旱莲　阿胶　黄芩　牡丹皮　龟甲　大蓟
地榆　苎麻根　荷叶　茜草　槐花　贯众

（2）肾虚证：山茱萸　阿胶　艾叶　续
断　鹿角胶

（3）气血虚弱证：人参　黄芪　熟地黄
当归　阿胶　龙眼肉　大枣　炮姜　荆芥
仙鹤草　灶心土

（4）血瘀证：当归　川芎　蒲黄　桃仁
红花　益母草　茜草　三七　续断

66.带下病常用药

（1）湿热带下证：黄柏　苍术　秦皮
苦参　鸡冠花　椿皮　车前子　龙胆　土茯
苓　芡实　茯苓　白扁豆　白果　栀子　泽
泻　牛膝

（2）寒湿带下证：补骨脂　菟丝子　沙
苑子　狗脊　蛇床子　山药　芡实　山茱萸
　茯苓　白扁豆　莲子　乌贼骨　韭菜子
金樱子

67.不孕常用药　人参　鹿茸　巴戟天
淫羊藿　肉苁蓉　鹿角胶　锁阳　枸杞子
菟丝子　补骨脂　熟地黄　白芍　杜仲　山
药　肉桂　附子

68.阴痒常用药

（1）肝经湿热证：龙胆　柴胡　生地黄
栀子　黄芩　木通　车前子　苍术　薏苡仁
黄柏　萆薢　茯苓　牡丹皮　泽泻　通草

滑石　苦参　百部　白矾　花椒　蛇床子
白鲜皮

（2）肝肾阴虚证：知母　黄柏　熟地黄
山茱萸　山药　茯苓　牡丹皮　泽泻　当归
何首乌　百部

69.胎动不安常用药　菟丝子　桑寄生
续断　阿胶　杜仲　艾叶　黄芩　苎麻根
砂仁　紫苏梗

70.产后瘀阻常用药　川芎　当归　丹
参　益母草　泽兰　桃仁　红花　赤芍　苏
木　牛膝　蒲黄　延胡索　姜黄　土鳖虫
血竭　三棱　莪术

71.乳少常用药　王不留行　木通　通
草　冬葵子　刺蒺藜

72.乳癖常用药

（1）肝郁痰凝证：柴胡　郁金　香附
青皮　枳实　川芎　白芍　当归　浙贝母
皂角刺　半夏　天南星　芥子　夏枯草　玄参
远志　三棱　莪术　鳖甲　丹参　鸡内金

（2）冲任失调证：熟地黄　山药　山茱
萸　枸杞子　知母　黄柏　菟丝子　鹿角胶
当归　仙茅　淫羊藿　巴戟天　浙贝母　牡
蛎　夏枯草　玄参　鳖甲

73.麻疹常用药　薄荷　蝉蜕　牛蒡子
葛根　升麻　荆芥　柽柳　胡荽　紫草

74.急惊风常用药　蝉蜕　菊花　重楼
青黛　羚羊角　牛黄　天麻　钩藤　地龙
僵蚕　全蝎　蜈蚣　天竺黄　竹沥　胆南星
礞石　朱砂

75.慢惊风常用药　天麻　钩藤　白僵蚕
蜈蚣　全蝎　人参　白术　茯苓　甘草
山药　附子　肉桂　白芍

76.食积常用药　莱菔子　麦芽　神曲
谷芽　山楂　鸡内金　青皮　枳实　槟榔　大

黄　郁李仁　芦荟　三棱　莪术　厚朴

77. 疳积常用药　使君子　芜荑　芦荟　鸡内金　鸡矢藤

78. 痈肿疔疮常用药　金银花　连翘　蒲公英　紫花地丁　野菊花　黄芩　黄连　黄柏　栀子　赤芍　牡丹皮　冰片　牛黄　大黄　虎杖　益母草　穿心莲　绿豆　白花蛇舌草　乳香　没药　麝香　皂角刺

79. 脓成不溃常用药　皂角刺　巴豆

80. 疮疡不敛常用药　血竭　乳香　没药　地榆　海螵蛸　煅石膏　赤石脂　冰片　黄芪　白及　蜂蜜

81. 乳痈常用药　瓜蒌　牛蒡子　白芷　浙贝母　蒲公英　金银花　连翘　牡丹皮　赤芍　丹参　当归　青皮　陈皮　橘叶　刺蒺藜　夏枯草　乳香　没药　皂角刺　柴胡　黄芩　王不留行　芒硝

82. 肺痈常用药　芦根　桃仁　冬瓜仁　薏苡仁　鱼腥草　蒲公英　合欢皮　金银花　浙贝母　瓜蒌　桔梗　甘草

83. 肠痈常用药　大黄　牡丹皮　芒硝　冬瓜仁　败酱草　大血藤　蒲公英　瓜蒌　地榆　赤芍　延胡索　桃仁　薏苡仁

84. 疝气常用药　小茴香　吴茱萸　荜澄茄　乌药　木香　香附　青皮　延胡索　橘核　山楂　荔枝核　川乌　附子　肉桂　川楝子　木香

85. 痔疮常用药　地榆　槐角　防风炭　荆芥炭　黄芩炭　马兜铃　胡黄连　芒硝

86. 瘰疬瘿瘤常用药　夏枯草　玄参　浙贝母　牡蛎　海蛤壳　瓦楞子　海浮石　海藻　昆布　禹白附　连翘　全蝎　蜈蚣　牛黄　僵蚕　乳香　没药　麝香

87. 阴疽流注常用药　芥子　鹿茸　鹿角　远志　禹白附　天南星　麻黄　肉桂　黄芪

88. 蛇虫咬伤常用药　紫花地丁　蒲公英　半枝莲　白芷　蜈蚣　白花蛇舌草　穿心莲

89. 风疹常用药　荆芥　防风　蝉蜕　刺蒺藜　僵蚕　地肤子　白鲜皮　苦参　生姜皮　茯苓皮　桑白皮　防己　苏木　姜黄　牡丹皮　赤芍　生首乌　首乌藤　蛇蜕　全蝎

90. 湿疹常用药　黄柏　黄连　苦参　白鲜皮　苍术　白矾　土茯苓　地肤子　秦皮　龙胆草　白芷　萆薢　花椒　蛇床子　百部　艾叶

91. 疥癣常用药　苦参　白鲜皮　地肤子　蕲蛇　乌梢蛇　苦楝皮　川楝子　蛇床子

92. 麻风常用药　苦参　苍耳子　蕲蛇　乌梢蛇

93. 梅毒常用药　土茯苓

94. 水火烫伤常用药　大黄　地榆　侧柏叶　煅石膏

95. 筋伤常用药　红花　桃仁　川芎　当归　赤芍　牡丹皮　姜黄　郁金　大黄　威灵仙　三七　延胡索　苏木　乳香　没药　自然铜　血竭　麝香　续断　骨碎补　土鳖虫　牛膝　虎杖

96. 骨折常用药　骨碎补　续断　自然铜　土鳖虫　血竭　苏木　乳香　没药　麝香

97. 目赤翳障常用药

（1）风热上扰证：桑叶　菊花　蝉蜕　蔓荆子　刺蒺藜　僵蚕

（2）肝热上攻证：决明子　夏枯草　龙胆　黄芩　黄连　槐角　车前子　秦皮　钩藤　羚羊角　珍珠母　石决明　僵蚕　野菊花　蒲公英　冰片

98. **目暗昏花常用药**　枸杞子　菊花　熟地黄　生地黄　菟丝子　沙苑子　女贞子　石斛　黑芝麻　桑叶　白芍　石决明　苍术

99. **鼻塞鼻渊常用药**　薄荷　辛夷　白芷　苍耳子　细辛　鱼腥草　黄芩　冰片　广藿香

100. **牙痛常用药**

（1）胃火牙痛证：石膏　黄连　升麻　山豆根　牡丹皮　牛黄　生地黄　知母　玄参

（2）风冷虫蛀牙痛证：细辛　白芷　花椒

101. **口疮常用药**

（1）脾胃积热证：石膏　知母　黄芩　栀子　黄连　牡丹皮　天花粉　广藿香　佩兰　木通　生地黄　大黄　芒硝

（2）虚火上炎证：知母　黄柏　熟地黄　山药　山茱萸　牡丹皮　茯苓　泽泻　玄参　牛膝　麦冬　广藿香　佩兰

102. **喉痹乳蛾常用药**

（1）风热上犯证：金银花　连翘　荆芥　牛蒡子　薄荷　蝉蜕　僵蚕　牛黄　冰片　玄明粉

（2）肺胃火盛证：板蓝根　黄芩　山豆根　大青叶　射干　马勃　胖大海　玄参　麦冬　野菊花　桔梗　生甘草　牛黄　冰片　玄明粉

（3）肺肾阴虚证：玄参　麦冬　生地黄　玉竹　百合　牡丹皮　知母　黄柏　熟地黄　山药　山茱萸　牛膝　白芍　石斛　桔梗　甘草

103. **耳鸣耳聋常用药**

（1）肝火上攻证：龙胆　柴胡　黄芩　栀子　黄柏

（2）清阳不升证：黄芪　升麻　葛根　细辛　石菖蒲

（3）肾虚证：熟地黄　山茱萸　茯苓　泽泻　牡丹皮　黄柏　五味子　骨碎补　珍珠母　石菖蒲　牡蛎

附录二

中药汉语拼音索引